ツボ単

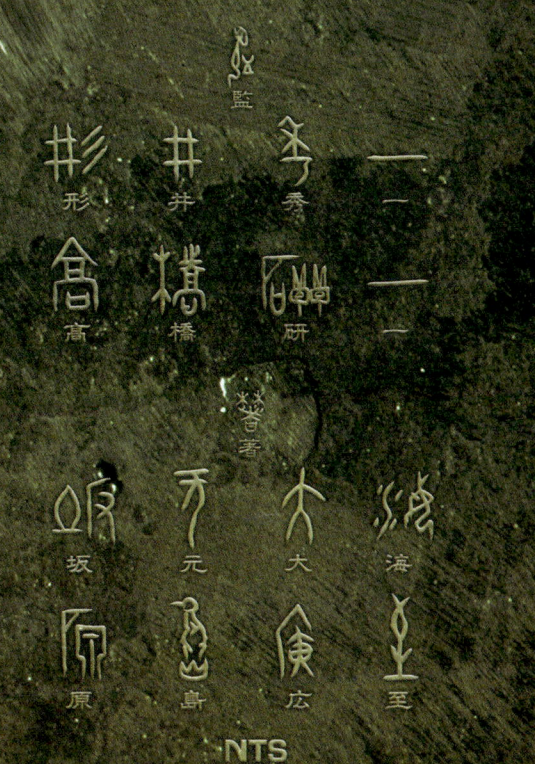

経穴取穴法・経穴名由来解説・腧穴単語集

監修
形井秀一
高橋研一

著者
坂元大海
原島広至

TSUBOTAN

Word book of Acupuncture points
— with the Localization of Acupuncture points
and the Etymology of their name —

First Edition

supervisor
Shuichi Katai
Paulo Kenichi Takahashi

author
Omi Sakamoto
Hiroshi Harashima

model
Artistic anatomy model **HIRO**

photographer
Kazuhito Takazawa

Acupuncture point locations
©The 2nd Japan Acupuncture Point Committee

Published by
NTS INC., 2011

監修のことば
『ツボ単』を世に送り出す喜び！

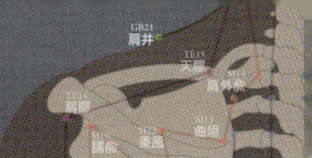

　『ツボ単』をやっと世に送り出すことができる。これまで、ツボをこんなに突き詰め、探り、検討し、その結果を分かりやすくビジュアルに示した本はなかったと思う。

　これまでのツボの勉強は、学生にとっては、単に、**「ツボ堪」**（たえること、がまんすること）としか思えず、名前を覚えられないと**「ツボ嘆」**（なげく、ため息をつく）するばかりで、挙げ句の果ては、ツボの勉強は、唾棄すべき**「ツボ痰」**（痰を吐き出す）だったのではないだろうか。

　しかし、本書を手に取られた方は、「ツボ単する」ことは、つまり、**「ツボ探」**（さぐること、さがし求めること）は、楽しく、有意義で、ツボは学ぶに値するものと感じるに違いない。ツボの名前の由来を知り、ツボの部位を自分なりに解剖学的に想像でき、身体の中に鍼が入り、組織にどのように近づいていくかを立体的にイメージすることが出来るようになるだろう。そしていつの間にか、自分がツボを学ぶことにのめり込んでいて、**「ツボ耽」**（夢中になること）してしまっていることに気づき、そんなことは鍼灸を学び始めて初めての経験だと感激するに違いない。そうしているうちに、自分の脳の筋肉を**「ツボ鍛」**（練り、きたえること）して、ツボをマスターしてしまおうと、熱心に取り組むことになるだろう。それこそが本書の狙いである。

　一般的に本を出版するには、多大な苦労があるが、本書が読者の手に届くまでにも、多くの苦労があった。中でも最も大きな難関は、そしてこれがすべてだったのだが、ツボ単そのものが製作されなかったかも知れない状況があったのである。

　3年前に、本書の製作の話は、監修者である私に来ていたが、その後、1年以上も諸々の事情により遅々として企画が前進しない時期があった。心配していた私がある時、「ツボ単は、**ボツ単**になったのですか？」と口火を切ったところ、それが契機になり、『ツボ単』製作チームに引火し、具体的に動き始めたという経緯がある。

　その後は、**「ツボ綻」**（ほころび、破綻する）することもなく、**「ツボ譚」**（はなす、かたる、ふかい、おおきい）して、自分を語り、大きく成長し、そして、ついに完成し、皆さんの手許に届いたのである。本書を読むことで、ツボの学習だけではなく、学ぶことそのものの楽しみを感じて頂ければ、幸いである。その時、『ツボ単』は、きっとあなたの**「ツボ胆」**（きも、度胸、勇気、こころ）となるに違いない。

2011年 2月

筑波技術大学 教授

形井 秀一

監修のことば
『ツボ単』は鍼灸知識の宝庫である！

　私は1988年4月から6月までの3ヶ月間、大阪・上海研究者交流協定により上海中医学院（現上海中医薬大学）に短期留学した経験がある。実はそれ以前の1984年、上海中医学院解剖学教研室教授の厳振国先生が、当時私が所属していた大阪市立大学医学部解剖学教室に研修に来られ、その時初めて厳教授から鍼麻酔などの中国の鍼事情を拝聴した。当時、中国では中医学と西洋医学を結合し、両者の長所を生かす方向で医療改革が進められていた。また、留学中に、中医学の基礎理論の講義を受けるとともに、厳教授が中心となって執筆した経穴断面解剖図解（上肢・下肢編）の翻訳も行なっていた。帰国後、厳教授の申し出によって、関西鍼灸短期大学（現関西医療大学）の先生方と共著で、1992年3月に上肢編を、12月に下肢編を出版した。このような経歴から、今回、NTS単シリーズの一環として発刊が決まった『ツボ単』の中で、"経穴に関係する解剖学的構造の説明部分"を担当することになった。

　本書では、多くの書籍でみられるような、ただ単に解剖学的構造の名称だけを記載するというのではなく、鍼が通過する解剖学的構造やその近傍の構造に関する説明を併記している。さらに別枠を設定してその内容を深めている（例えば、鎖骨下窩、三角筋胸筋溝などについて）。具体的にいえば、まず、針が最初に通過する皮膚にある感覚を受容する「神経」を黒色で記載してある。脊髄神経の場合、どの脊髄分節由来かを（　）内に記したが、いろいろな文献があるのでその一つとして参考にしていただきたい。次に「筋」を橙色で表示したが、筋名だけでなく支配神経と機能も記してある。ただし、機能についてはすべての運動を記しているわけではなく、代表的なものを中心に記してある。さらに、動脈を赤色、静脈を青色で表示し、動脈はどの動脈の枝分かれか、静脈はどの静脈に流入するかを記してある。伴行する場合は、枝分かれの「動・静脈」で表現してある。最後に針の深部にある骨や内臓などを緑色で表示し、特に、気胸などに関する危険穴の場合は「注意」で喚起してある。

　本書は、既刊の単シリーズの『骨単』・『肉単』・『脳単』・『臓単』からの引用も含め、すべての経穴について、その命名由来と意味、部位と取穴方法、解剖学的構造、関連する臨床用語などについて多岐にわたる解説が加えられ、1冊にまとめられているのが最大の特徴である。関連する書籍を何冊も購入することなく、経穴に関する基本的な知識をカラーで視覚化されたこの1冊で、包括的に学習できるよう配慮されている。

　WHOもその効果を認めている鍼灸治療は、今後、日本において推進される統合医療の中で、ますます重要な位置を占めていくものと思われる。国民の未病と治療に携わる伝統医療を担う鍼灸師、あんま・マッサージ・指圧師の養成をするうえで、また、経絡や経穴を重視する民間療法において重要視される科学的なものの見方を習得するうえで、本書が役立つことを願ってやまない。

2011年 2月　沖縄統合医療学院（OCIM）学院長

髙橋 研一

序文
面白くて為になる『ツボ単』!

　私が1999年から、理学療法士そしてアスレティックトレーナーとして多くの一般の方々やアスリート達と関わる中で鍼灸治療に興味を持ち始めたきっかけは2007年にアメリカ留学した際の事であった。街には鍼治療を行う病院が既に存在し、一般人の鍼灸治療に対する認知度が非常に高いことに大きな衝撃を受けた。アジアという限られた地域での医療と捉えていた鍼治療が、科学的根拠を重要視するアメリカで受け入れられている現実は、私にとって、今後の世界における医療の成長の可能性を大きく期待するものであった。日本に帰国後、鍼灸師の国家資格を取得するための学校に入学したのだが、その世界の扉を開けて真っ先に飛び込んできたのが361個という膨大な数の経穴であった。鍼灸治療を行う為には経穴を覚えることは避けては通れない道であることは覚悟していたが、それらの経穴は難解な漢字で表現され、併せて解剖学的構造(筋、骨、神経、血管など)も覚えなければならなかった。当時、既に医学的な基礎知識が備わっていた私でさえ労を要したので、その知識を持たない学生にとってこの作業は想像以上の努力を要する事だろう。しかし、鍼灸の学生にとって重要な事は、単に経穴を覚えるだけでなく、実際の身体で正確に取穴(経穴を取る)できなければ、鍼治療の効果が出ないばかりか、重大な事故を起こしてしまうというリスクをも孕んでいる。そこで、これらの問題をクリアするため、**徹底的に解りやすいツボのテキスト**を目指して『ツボ単』企画が立ち上がり、私は各章の扉の解説や流注、コラムなどを中心に担当し、とくにコラムでは私が鍼灸治療に興味を持つきっかけともなった世界における鍼治療の実際などを取り上げた。

　これまでの経穴本は判型が大きくて持ち運びをするのに労を要し、さらに解剖学的要素も併せて学べるものがほとんど無かった。そこで、本書では**コンパクト**かつ**充実した内容**として実績のある単シリーズの特徴を最大限に活かし、**経穴の語源**、**部位と取穴方法**、**解剖学的構造**、関連する臨床用語などを**実写+3DCG画像**を用いてわかりやすく表現することで、鍼灸を学ぶ学生にとってはまさに**理想の本**としてご活用いただけるものと確信している。また、鍼灸師のみならず、理学療法士や作業療法士、柔道整復師やトレーナーの方々にも解剖学的構造と経穴との関連がカラーでわかりやすく視覚化された本書を活用し更なる知識・技術の向上のお役にたてていただけるものと期待している。今後は私もこれまでのトレーナーとしての経験と今回の『ツボ単』作成に関わらせていただいた経験を活かし、まず2011年からは鹿児島県と福岡県にて、一般の方、高齢者、そしてスポーツ選手の方々が治療や運動を行うことが可能な施設(Core Factory)とサービスの提供をスタートする。このことで、一人でも多くの方々の健康とスポーツ選手のベストなコンディションづくり、そして医療の発展に貢献していきたいと考えている。

　最後に、多くの関係者の知識と技術が集結した本書を一人でも多くの方にご愛読頂き、鍼灸学の益々の発展と人類の健康の一助となることを期待し序の辞とする。

2011年2月　アークメディカルジャパン株式会社　代表取締役・理学療法士
坂元 大海

序文
経穴名の由来を探る難しさと愉しさ！

　「単シリーズ」の読者から、今まで医学や生物学のみならず様々な分野の『〜単』のリクエストが寄せられて来た。その中で、ようやく実現化したのが、この『ツボ単』である。解剖学の「単シリーズ」では、解剖学英単語の由来を古代ギリシャ語やラテン語の世界から紐解いてきたが、本書では、「鍼灸の初学生の理解を助ける情報を数多く、かつ簡潔に盛り込むこと」をモットーとし、経穴名の意味を、古今の経穴名の由来説や、古代の漢字の起原を通して紹介することを試みた。

　漢字の経穴名は、わずか二、三の音節の語によって、体表上のあらゆる箇所を指し示すことを可能にしている(もちろん、ラテン語や欧米の言語でも表現はできるが、大抵は長々とした語句となってしまう)。しかも、解剖学的な各部の特徴を、自然界や日常生活のあらゆる事象を使って、時には誇張表現を用いて(外果を「崑崙山脈」に例えたり等)、生き生きと描写している。『ツボ単』によって、経穴を命名した古代人の観察眼の鋭さ、卓越した表現力に思いを馳せて頂ければ幸いである。

　経穴名が誕生した当初は、その意味は理解されていたに違いないが、今日では大抵、それらはベールに包まれている。巻末の参考文献には、『中国針灸穴位通鑑』(王徳深主編)等の、参考にした文献を列挙しているが、同一経穴についての記述を比較すれば、解釈が幾通りも(時には10以上)存在することが分かる。本書は、ポータブル、かつコンパクトな本を指向したため、やむを得ずそれら諸説のうちの一つ、ないし数説を紹介するにとどめた。選定基準は、**「現代の学生が経穴名を覚える際、どの由来の説明がヒントになるか」**であるため、必ずしも学問的に見て一貫性が取れているとはいえない。詳細に、この問題を研究したい場合、巻末の参考文献を御活用頂きたい。

　学生が経穴名を覚える際、原義を云々する以前に、漢字そのものの難解さが障害となっている。例えば、彧、膈、顳、懍、濼、乘、螯、顱、蠡、瘈、腨、輒といった字は、経穴名以外で滅多に目にしない特殊なものばかりである。それらに親しむため、本書では「漢字の由来を探る」という魅惑の世界をほんの少しばかり披露した。また常用漢字の中にも、思いがけない象形の起原が隠されたものがある(県、厭、然、期等)。彧中の彧を見て「肋骨の並んだ様(彡)」を思い出し、膈関の膈を見て「蒸し器」を、さらには胸腔、腹腔を隔てる「横隔膜」を想起し、顱会の顱を見て新生児の「泉門(ひよめき)」が頭に浮かべば、それら経穴の位置も覚えやすくなるに違いない。

　これら漢字の由来説には、意見の一致を見ているものもあれば、経穴名の由来と同様に研究者によって説明が全く異なるものも多い。本書の漢字解説では藤堂説からも白川説からも引いているため、専門家から見て「節操がない」と感じられることとは思うが、経穴の由来と関連付けやすい説を優先した結果であるため、どうかご容赦願いたい。

　経穴名や漢字の起原など過去を探る学問には、現存している文献、発見済みの出土品といった手札だけで理論を構築せねばならないという制約があり、もどかしさを禁じえない。「かつては存在したとおぼしきあの『札』さえあれば」と誰しも思うものである。しかし、19世紀末の甲骨文字発見により、漢字学に急速な進展の道が開けたように、経穴名の由来も、新たな考古学的発見や既存の資料の再評価により、思わぬ『札』が手元に転がり込む可能性は十分にある。それにより、

1971年、湖南省長沙市で発掘された**馬王堆漢墓**から『**足臂十一脈灸経**』や『**陰陽十一脈灸経**』という医書が発見された。西暦前2世紀のこれら医書には、五臓六腑に対応した11経脈の記載はあったが、経穴の言及はなかった。約1世紀頃、今日の『**素問**』『**霊枢**』の前身となった原『**素問**』『**霊枢**』が書かれたが、そこには恐らく約130穴の経穴が書かれていたと見られる。約2世紀頃の『**明堂経**』には約350穴が、3世紀後半の『**鍼灸甲乙経**』には356穴が記載された。これらの時代の間に、経穴数は急速に増加したと見られる。

　今後さらに知見が深まることを、大いに期待している。

　最初の『ツボ単』の構想では、既刊の『3D踊る肉単』のように、コンピュータ上で自在に人体を動かし経穴の位置やその解剖学的構造を確認できるようなソフトウェアを意図していた。とはいえ、3DCG化において、一体どこに基礎データを置くか、つまり老若男女・人種・体型等によって異なる身体の形状にどう対処するか（体型ごとに何十通りもの3D人体を作るか、諸元を入力するとそれに応じて変形する3D人体ができれば素晴らしいのだが…）という問題や、経穴の刺針角度や深度の問題、血管や神経の走行や分布の個々の変異、姿勢による骨や筋、血管や神経の位置関係の変化など、とても短期間では解決できない難問が山積みであった。いずれは、三次元ソフト化を目指したいと目論んでいるが、まずは二次元の紙面での表現という形で世に出す事を一つの里程標とした。経穴に鍼を刺入する際、皮下のどんな神経・血管・筋・骨に作用を及ぼすのかを思い描くために、こうした3DCG画像が一助となれば、嬉しい限りである。

　本書の完成は、多くの方々の御協力なしには到底実現しえなかった。第二次日本経穴委員会委員長であり、筑波技術大学の形井秀一教授にはお忙しい中、監修者として多大なるご指導を賜った。また、『臓単』や『3D踊る肉単』の校正の際にもご助力頂いている、沖縄統合医療学院の髙橋研一学院長には、この度は、解剖学的構造の説明部分の監修をして頂くと共に、紙面的な制約が厳しい中、簡潔にして要を得た解剖学解説をご執筆頂いた。坂元大海氏には、流注のコメントや扉の経絡概説、コラムの執筆を引き受けて頂いた上に、頭部のモデルとしても「一肌脱いで」下さった。3DCG＋実写合成の解剖学的チェックに関して、聖マリアンナ医科大学解剖学教室の、復顔を得意とする長岡朋人先生にご指導を頂いた。

　実写モデルに関して、美術解剖モデルのHIRO氏、および女性モデルとしてKAWASHIMA氏に、長時間に及ぶ、さまざまな角度からの数多くの写真撮影に快く応じて頂いた。

　出版社の(株)エヌ・ティー・エスの吉田隆社長、臼井唯伸氏には本企画に深いご理解とご協力を頂いた。さらに、Photographer兼デザイナーとして制作に携わった高澤和仁氏、本企画の編集者兼DTP制作兼デザイナーとして奮戦した松島寿子氏、3DCGのモデリングに携わった住岡大介氏は、長期にわたる膨大な作業を成し遂げて下さった。さらに同社の井上靖氏にもイラスト制作の協力を頂いた。

　さらに、谷川宗寿氏には資料調査・データ入力を、東島香織氏および田中李奈氏には、イラスト制作や解剖断面図、甲骨文字等のトレースを、堀場正彦氏にはDTP制作の協力をお願いした。また、中国語の文献調査に関しては、宮崎智美氏にご助力頂いた。加えて、(株)デジタルインプレッソの鳩誠一氏には、印刷に関して便宜を図って頂いた。

　この場をお借りして、多くの協力者各位に心から感謝の意を表したい。

2011年 2月　歴史・サイエンスライター

原島 広至

本書の構成

ツボの名前は難しい漢字が多く使用されているため、覚えるには大変な苦労を要しますが、本書では、経穴名の語源、及び、経穴名に使用されている漢字そのものの由来をわかりやすく解説します。これによりツボの世界に対する興味がさらに深まり、ツボの名前を楽しく覚えられることでしょう。

本書は各経脈ごとに、①概略、②図解と穴性、③語源解説、④経穴の取得法及び関連する部位の解剖学用語の解説からなっています。

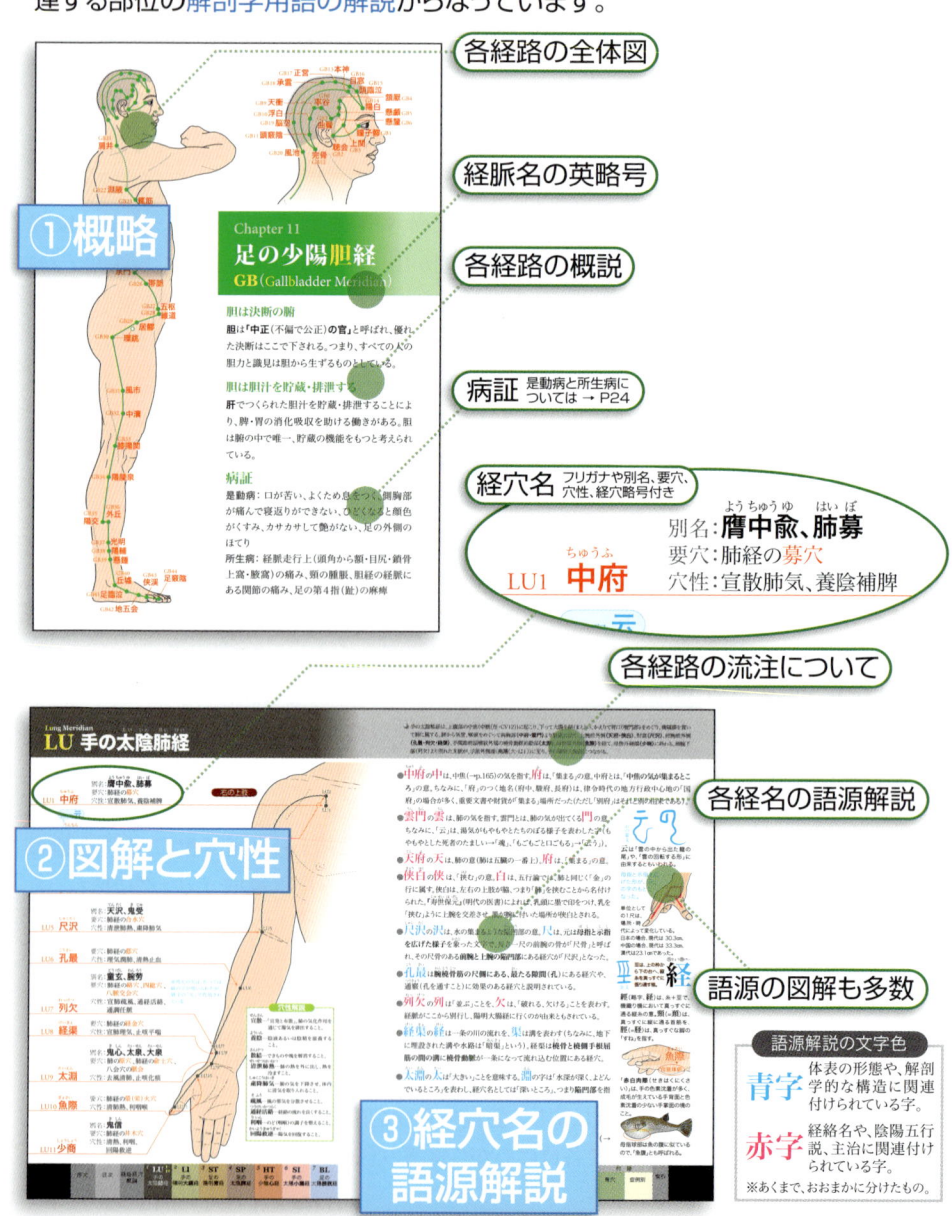

- 本書はWHO/WPROによって国際標準化された「鍼灸治療」に必要な361経穴部位をすべて網羅しています。
- 正確なツボの位置を取るためには解剖学用語を理解し、その部位を実際のからだで触ることが必須です。
- 実写と3DCG画像の合成図を通し、筋や骨のランドマーク(骨指標)等の解剖学的構造と経穴の部位をセットで効率よく学べます。
- 役立つ豆知識コラムも満載!!

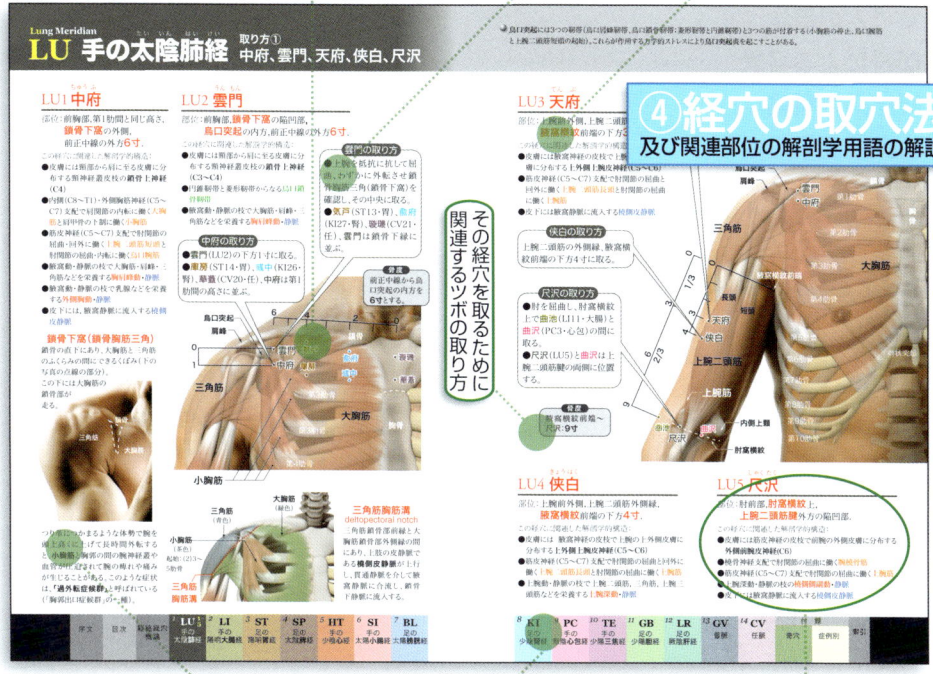

実写+3DCG画像の合成図

経穴の取り方

経穴部位の定義

④経穴の取穴法 及び関連部位の解剖学用語の解説

その経穴を取るために関連するツボの取り方

解剖用語のミニ解説

開きやすいインデックス

尺沢

部位:肘前部,**肘窩横紋**上, **上腕二頭筋腱**外方の陥凹部.

この経穴に関連した解剖学的構造:
- 皮膚には筋皮神経の皮枝で前腕の外側皮膚に分布する**外側前腕皮神経(C6)**
- 橈骨神経支配で肘関節の屈曲に働く**腕橈骨筋**
- 筋皮神経(C5〜C7)支配で肘関節の屈曲に働く**上腕筋**
- 上腕深動・静脈の枝の**橈側側副動・静脈**
- 腋窩静脈に流入する**橈側皮静脈**

関連する代表的な解剖学的構造
- ●神経は黒
- ●筋はオレンジ
- ●動脈は赤
- ●静脈は青

Contents 章ごとの目次

経穴名ページ…2（ローマン体） 取り方ページ… 4（イタリック）

序文	iii
本書の構成	viii
章ごとの目次	x
部位による目次	xvii
経絡経穴概論	xxviii
古典解剖学の名称	xl

Chapter 1
LU 手の太陰肺経 Lung Meridian …… 1

中府 (LU1) 雲門 (LU2)	2	4
天府 (LU3) 俠白 (LU4) 尺沢 (LU5)	2	5
孔最 (LU6) 列欠 (LU7)	2	6
経渠 (LU8) 太淵 (LU9) 魚際 (LU10) 少商 (LU11)	2	7

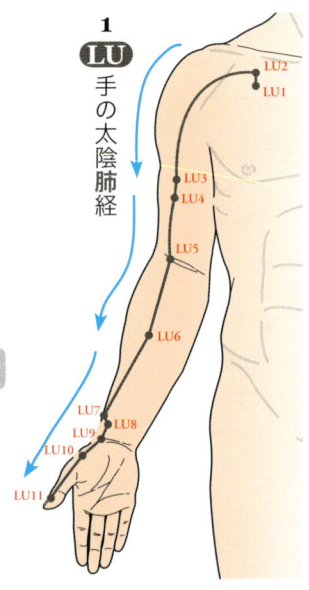

Chapter 2
LI 手の陽明大腸経 Large Intestine Meridian …… 9

商陽 (LI1) 二間 (LI2)	10	14
三間 (LI3) 合谷 (LI4)	10	15
陽渓 (LI5)	10	16
偏歴 (LI6) 温溜 (LI7)	10	17
下廉 (LI8) 上廉 (LI9) 手三里 (LI10)	10	18
曲池 (LI11)	10	19
肘髎 (LI12)	12	19
手五里 (LI13) 臂臑 (LI14)	12	20
肩髃 (LI15) 巨骨 (LI16)	12	21
天鼎 (LI17) 扶突 (LI18)	12	22
禾髎 (LI19) 迎香 (LI20)	12	23

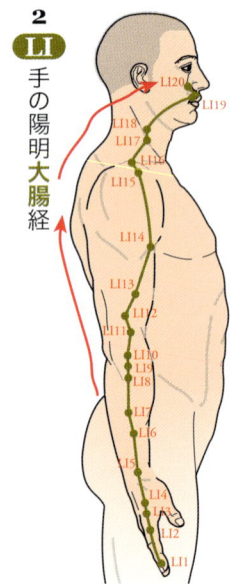

Chapter 3
ST 足の陽明胃経 Stomach Meridian …… 25

承泣 (ST1) 四白 (ST2)	26	34
巨髎 (ST3) 地倉 (ST4)	26	35

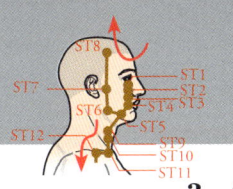

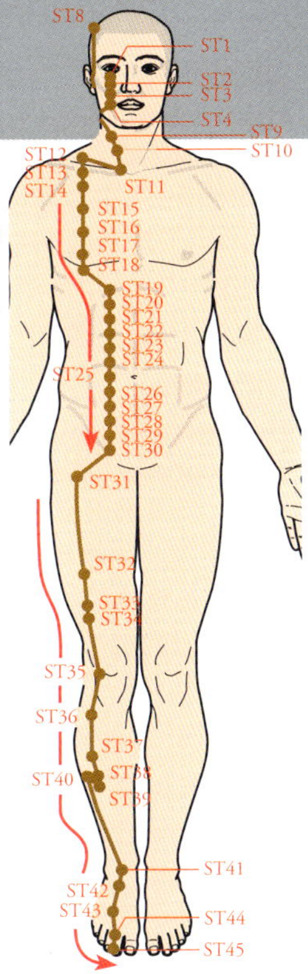

大迎 (ST5) 頰車 (ST6) ……………………… 26	…	*36*
下関 (ST7) 頭維 (ST8) ……………………… 26	…	*37*
人迎 (ST9) 水突 (ST10) …………………… 26	…	*38*
気舎 (ST11) 欠盆 (ST12) …………………… 26	…	*39*
気戸 (ST13) 庫房 (ST14) …………………… 28	…	*40*
屋翳 (ST15) 膺窓 (ST16) …………………… 28	…	*41*
乳中 (ST17) 乳根 (ST18) …………………… 28	…	*42*
不容 (ST19) 承満 (ST20) …………………… 28	…	*43*
梁門 (ST21) 関門 (ST22) 太乙 (ST23) …… 28	…	*44*
滑肉門 (ST24) 天枢 (ST25) ……………… 28	…	*45*
外陵 (ST26) 大巨 (ST27) 水道 (ST28) …… 30	…	*46*
帰来 (ST29) 気衝 (ST30) …………………… 30	…	*47*
髀関 (ST31) ………………………………… 30	…	*48*
伏兎 (ST32) 陰市 (ST33) 梁丘 (ST34) …… 30	…	*49*
犢鼻 (ST35) ………………………………… 32	…	*50*
足三里 (ST36) 上巨虚 (ST37) 条口 (ST38) … 32	…	*51*
下巨虚 (ST39) 豊隆 (ST40) 解渓 (ST41) … 32	…	*52*
衝陽 (ST42) 陥谷 (ST43) 内庭 (ST44)		
厲兌 (ST45) ………………………………… 32	…	*53*

Chapter 4
SP 足の太陰脾経 *Spleen Meridian* …………… 55

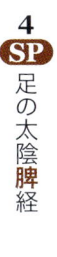

隠白 (SP1) 大都 (SP2) ……………………… 56	…	*60*
太白 (SP3) 公孫 (SP4) 商丘 (SP5) ……… 56	…	*61*
三陰交 (SP6) 漏谷 (SP7) 地機 (SP8)		
陰陵泉 (SP9) ………………………………… 56	…	*62*
血海 (SP10) 箕門 (SP11) …………………… 56	…	*63*
衝門 (SP12) ………………………………… 58	…	*63*
府舎 (SP13) 腹結 (SP14) …………………… 58	…	*64*
大横 (SP15) 腹哀 (SP16) …………………… 58	…	*65*
食竇 (SP17) 天渓 (SP18) 胸郷 (SP19) …… 58	…	*66*
周栄 (SP20) 大包 (SP21) …………………… 58	…	*67*

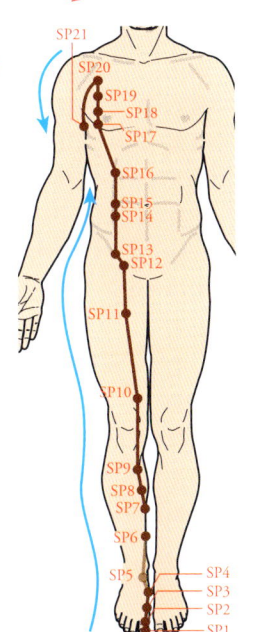

目次　Contents ch.
経穴名ページ…2（ローマン体）　取り方ページ… *4*（イタリック）

Chapter 5
HT 手の少陰心経 Heart Meridian ……………… 71

経穴	経穴	経穴	頁	頁
極泉 (HT1)	青霊 (HT2)		72	*74*
少海 (HT3)	霊道 (HT4)	通里 (HT5)	72	*75*
陰郄 (HT6)	神門 (HT7)		72	*76*
少府 (HT8)	少衝 (HT9)		72	*77*

Chapter 6
SI 手の太陽小腸経 Small Intestine Meridian …… 79

少沢 (SI1)	前谷 (SI2)	後渓 (SI3)	80	*84*
腕骨 (SI4)	陽谷 (SI5)		80	*85*
養老 (SI6)	支正 (SI7)	小海 (SI8)	80	*86*
肩貞 (SI9)	臑兪 (SI10)		80	*87*
天宗 (SI11)			82	*87*
秉風 (SI12)	曲垣 (SI13)		82	*88*
肩外兪 (SI14)	肩中兪 (SI15)		82	*89*
天窓 (SI16)	天容 (SI17)		82	*90*
顴髎 (SI18)	聴宮 (SI19)		82	*91*

Chapter 7
BL 足の太陽膀胱経 Bladder Meridian ………… 93

睛明 (BL1)	攅竹 (BL2)		94	*106*
眉衝 (BL3)	曲差 (BL4)		94	*107*
五処 (BL5)	承光 (BL6)		94	*108*
通天 (BL7)	絡却 (BL8)		94	*109*
玉枕 (BL9)			94	*110*
天柱 (BL10)			94	*111*
大杼 (BL11)	風門 (BL12)		96	*112*
肺兪 (BL13)	厥陰兪 (BL14)		96	*113*
心兪 (BL15)	督兪 (BL16)		96	*114*
膈兪 (BL17)			96	*115*
肝兪 (BL18)	胆兪 (BL19)		96	*116*
脾兪 (BL20)	胃兪 (BL21)		96	*117*
三焦兪 (BL22)	腎兪 (BL23)	気海兪 (BL24)	96	*118*
大腸兪 (BL25)	関元兪 (BL26)		96	*119*
小腸兪 (BL27)	膀胱兪 (BL28)		98	*120*
中膂兪 (BL29)	白環兪 (BL30)		98	*121*

5 HT 手の少陰心経

6 SI 手の太陽小腸経

7 BL 足の太陽膀胱経

上髎 (BL31) 次髎 (BL32) 中髎 (BL33)	98	122
下髎 (BL34) 会陽 (BL35)	98	123
承扶 (BL36)	98	124
殷門 (BL37) 浮郄 (BL38)	100	124
委陽 (BL39) 委中 (BL40)	100	125
附分 (BL41) 魄戸 (BL42)	100	126
膏肓 (BL43) 神堂 (BL44)	100	127
譩譆 (BL45) 膈関 (BL46)	102	128
魂門 (BL47) 陽綱 (BL48)	102	129
意舎 (BL49) 胃倉 (BL50)	102	130
肓門 (BL51) 志室 (BL52)	102	131
胞肓 (BL53) 秩辺 (BL54)	102	132
合陽 (BL55) 承筋 (BL56) 承山 (BL57)		
飛揚 (BL58) 跗陽 (BL59)	104	133
崑崙 (BL60) 僕参 (BL61) 申脈 (BL62)	104	134
金門 (BL63) 京骨 (BL64) 束骨 (BL65)		
足通谷 (BL66) 至陰 (BL67)	104	135

Chapter 8
KI 足の少陰腎経 *Kidney Meridian* ……… 137

湧泉 (KI1)	138	144
然谷 (KI2) 太渓 (KI3) 大鍾 (KI4) 水泉 (KI5)	138	145
照海 (KI6) 復溜 (KI7) 交信 (KI8)	138	146
築賓 (KI9) 陰谷 (KI10)	138	147
横骨 (KI11) 大赫 (KI12) 気穴 (KI13)	140	148
四満 (KI14) 中柱 (KI15) 肓兪 (KI16)	140	149
商曲 (KI17) 石関 (KI18)	140	150
陰都 (KI19) 腹通谷 (KI20)	140	151
幽門 (KI21)	142	151
歩廊 (KI22) 神封 (KI23)	140	152
霊墟 (KI24) 神蔵 (KI25) 彧中 (KI26) 兪府 (KI27)	142	153

Chapter 9
PC 手の厥陰心包経 *Pericardium Meridian* ……… 155

天池 (PC1) 天泉 (PC2)	156	158
曲沢 (PC3) 郄門 (PC4)	156	159
間使 (PC5)	156	160

7 **BL** 足の太陽膀胱経

8 **KI** 足の少陰腎経

目次　Contents ch.
経穴名ページ…2（ローマン体）　取り方ページ…4（イタリック）

内関 (PC6) ･･････････････････････ 156 … *161*
大陵 (PC7) ･･････････････････････ 156 … *162*
労宮 (PC8) 中衝 (PC9) ･･････････ 156 … *163*

Chapter 10
TE 手の少陽三焦経 *Triple Energizer Meridian* ……165

関衝 (TE1) 液門 (TE2) ･･････････ 166 … *170*
中渚 (TE3) 陽池 (TE4) ･･････････ 166 … *171*
外関 (TE5) 支溝 (TE6) ･･････････ 166 … *172*
会宗 (TE7) 三陽絡 (TE8) 四瀆 (TE9) ･･ 166 … *173*
天井 (TE10) 清冷淵 (TE11) ･･････ 166 … *174*
消濼 (TE12) ････････････････････ 166 … *175*
臑会 (TE13) ････････････････････ 168 … *175*
肩髎 (TE14) ････････････････････ 168 … *176*
天髎 (TE15) ････････････････････ 168 … *177*
天牖 (TE16) 翳風 (TE17) ･･･････ 168 … *178*
瘈脈 (TE18) 顱息 (TE19) 角孫 (TE20) ･･ 168 … *179*
耳門 (TE21) ････････････････････ 168 … *180*
和髎 (TE22) 糸竹空 (TE23) ･････ 168 … *181*

Chapter 11
GB 足の少陽胆経 *Gallbladder Meridian* …………183

瞳子髎 (GB1) 聴会 (GB2) ･･････ 184 … *192*
上関 (GB3) ･････････････････････ 184 … *193*
頷厭 (GB4) 懸顱 (GB5) 懸釐 (GB6) ･･ 184 … *194*
曲鬢 (GB7) 率谷 (GB8) 天衝 (GB9) ･･ 184 … *195*
浮白 (GB10) 頭竅陰 (GB11) ････ 184 … *196*
完骨 (GB12) ････････････････････ 184 … *197*
本神 (GB13) 陽白 (GB14) ･･････ 186 … *197*
頭臨泣 (GB15) ････････････････ 186 … *198*
目窓 (GB16) 正営 (GB17) ･･････ 186 … *199*
承霊 (GB18) 脳空 (GB19) ･･････ 186 … *200*
風池 (GB20) ････････････････････ 186 … *201*
肩井 (GB21) ････････････････････ 186 … *202*
淵腋 (GB22) 輒筋 (GB23) ･･････ 186 … *203*
日月 (GB24) 京門 (GB25) ･･････ 188 … *204*

9 PC 手の厥陰心包経

10 TE 手の少陽三焦経

11 GB 足の少陽胆経

| 序文 | 目次 | 経絡経穴概論 | 1 LU 手の太陰肺経 | 2 LI 手の陽明大腸経 | 3 ST 足の陽明胃経 | 4 SP 足の太陰脾経 | 5 HT 手の少陰心経 | 6 SI 手の太陽小腸経 | 7 BL 足の太陽膀胱経 |

帯脈 (GB26)	188	205
五枢 (GB27) 維道 (GB28)	188	206
居髎 (GB29)	188	207
環跳 (GB30)	188	208
風市 (GB31)	188	210
中瀆 (GB32) 膝陽関 (GB33)	188	211
陽陵泉 (GB34)	190	211
陽交 (GB35) 外丘 (GB36)	190	212
光明 (GB37) 陽輔 (GB38) 懸鍾 (GB39)	190	213
丘墟 (GB40) 足臨泣 (GB41)	190	214
地五会 (GB42) 侠渓 (GB43) 足竅陰 (GB44)	190	215

Chapter 12
LR 足の厥陰肝経 *Liver Meridian* ……217

大敦 (LR1) 行間 (LR2) 太衝 (LR3)	218	222
中封 (LR4)	218	223
蠡溝 (LR5) 中都 (LR6)	218	224
膝関 (LR7) 曲泉 (LR8)	218	225
陰包 (LR9)	220	226
足五里 (LR10) 陰廉 (LR11) 急脈 (LR12)	220	227
章門 (LR13) 期門 (LR14)	220	228

Chapter 13
GV 督脈 *Governor Vessel* ……231

長強 (GV1) 腰兪 (GV2)	232	238
腰陽関 (GV3)	232	239
命門 (GV4) 懸枢 (GV5) 脊中 (GV6)	232	240
中枢 (GV7) 筋縮 (GV8)	232	241
至陽 (GV9) 霊台 (GV10)	232	242
神道 (GV11)	232	243
身柱 (GV12) 陶道 (GV13)	234	244
大椎 (GV14)	234	245
瘂門 (GV15) 風府 (GV16)	234	246
脳戸 (GV17)	234	247
強間 (GV18) 後頂 (GV19)	234	248
百会 (GV20)	234	249
前頂 (GV21) 顖会 (GV22)	236	250

11 GB 足の少陽胆経

12 LR 足の厥陰肝経

13 GV 督脈

| 8 KI 足の少陰腎経 | 9 PC 手の厥陰心包経 | 10 TE 手の少陽三焦経 | 11 GB 足の少陽胆経 | 12 LR 足の厥陰肝経 | 13 GV 督脈 | 14 CV 任脈 | 付録 奇穴 | 症例別 | 索引 |

上星 (GV23) 神庭 (GV24)	…………………	236	*251*
素髎 (GV25)	…………………	236	*252*
水溝 (GV26) 兌端 (GV27) 齦交 (GV28)	…	236	*253*

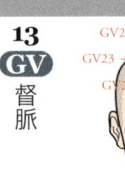
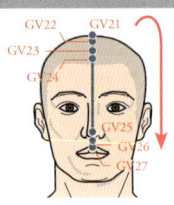
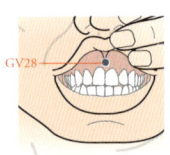

Chapter 14
CV 任脈 *Conception Vessel* ……………………… *255*

会陰 (CV1) 曲骨 (CV2)	………………………	256	*262*
中極 (CV3) 関元 (CV4) 石門 (CV5)	………	256	*263*
気海 (CV6) 陰交 (CV7)	………………………	256	*264*
神闕 (CV8)	………………………	258	*264*
水分 (CV9) 下脘 (CV10) 建里 (CV11)	………	258	*265*
中脘 (CV12) 上脘 (CV13)	………………………	258	*266*
巨闕 (CV14) 鳩尾 (CV15)	………………………	258	*267*
中庭 (CV16)	………………………	258	*268*
膻中 (CV17)	………………………	260	*268*
玉堂 (CV18) 紫宮 (CV19) 華蓋 (CV20)	……	260	*269*
璇璣 (CV21) 天突 (CV22)	………………………	260	*270*
廉泉 (CV23)	………………………	260	*272*
承漿 (CV24)	………………………	260	*273*

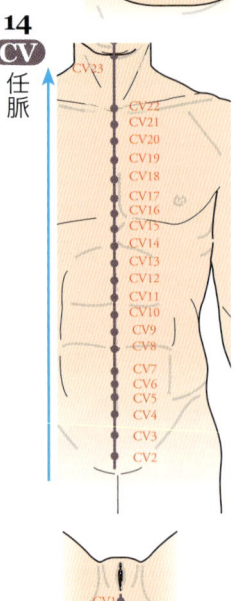

付録

奇穴①〜④	…………………………………………	274
症例別・使用経穴例一覧《1》〜《6》	………	282

コラム目次

経穴名における呉音と漢音	原島広至	xliv	経穴の読み方テスト《前面編》	………	136
「穴性」について	形井秀一	8	鍼(はり)治療は痛い!?	坂元大海	154
是動病と所生病・デルマトーム dermatome	坂元大海	24	世界で認められた鍼治療	坂元大海	164
体表から見て凹んでいないのになぜ「条口」?			経穴の読み方テスト《背面編》	………	182
—足三里・上巨虚・条口・下巨虚について—	形井秀一	54	経穴の読み方テスト《側面編》	………	216
胸部にある経穴への刺鍼時の危険性	髙橋研	68	過度な感情作用は病気の原因になる!?	坂元大海	230
触知による体表背部における骨格指標の取り方		70	気になる「気」	坂元大海	254
東洋医学の誕生とあゆみ	坂元大海	78	経穴の書き取りテスト《応用編》	………	294
臓と蔵について —東西医学の違い—	形井秀一	92	同音の経穴名を発音で区別する方法はないのか?	原島広至	295

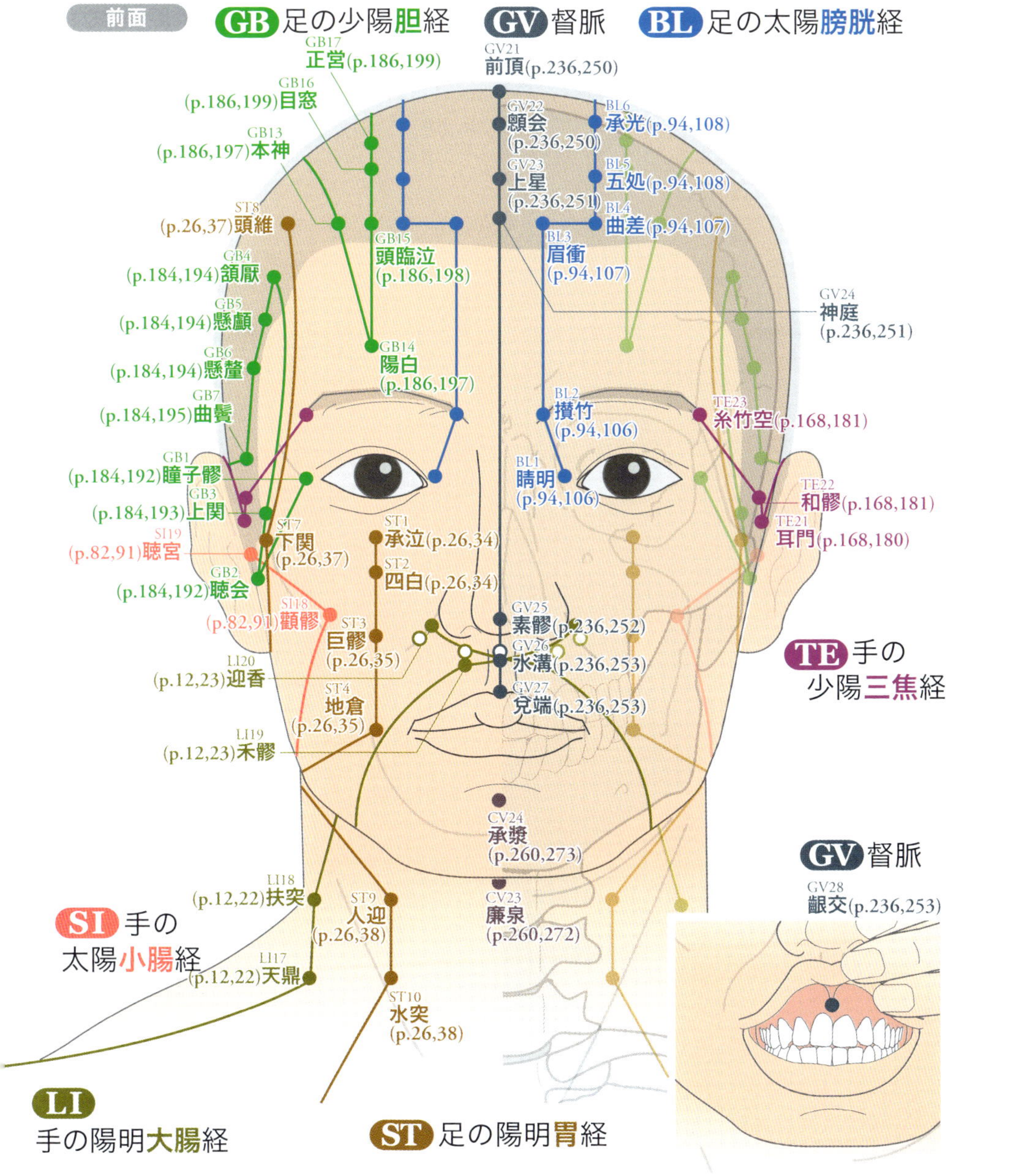

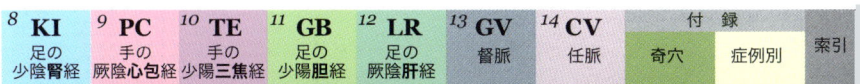

Contents 部位による目次 ②頭頸部

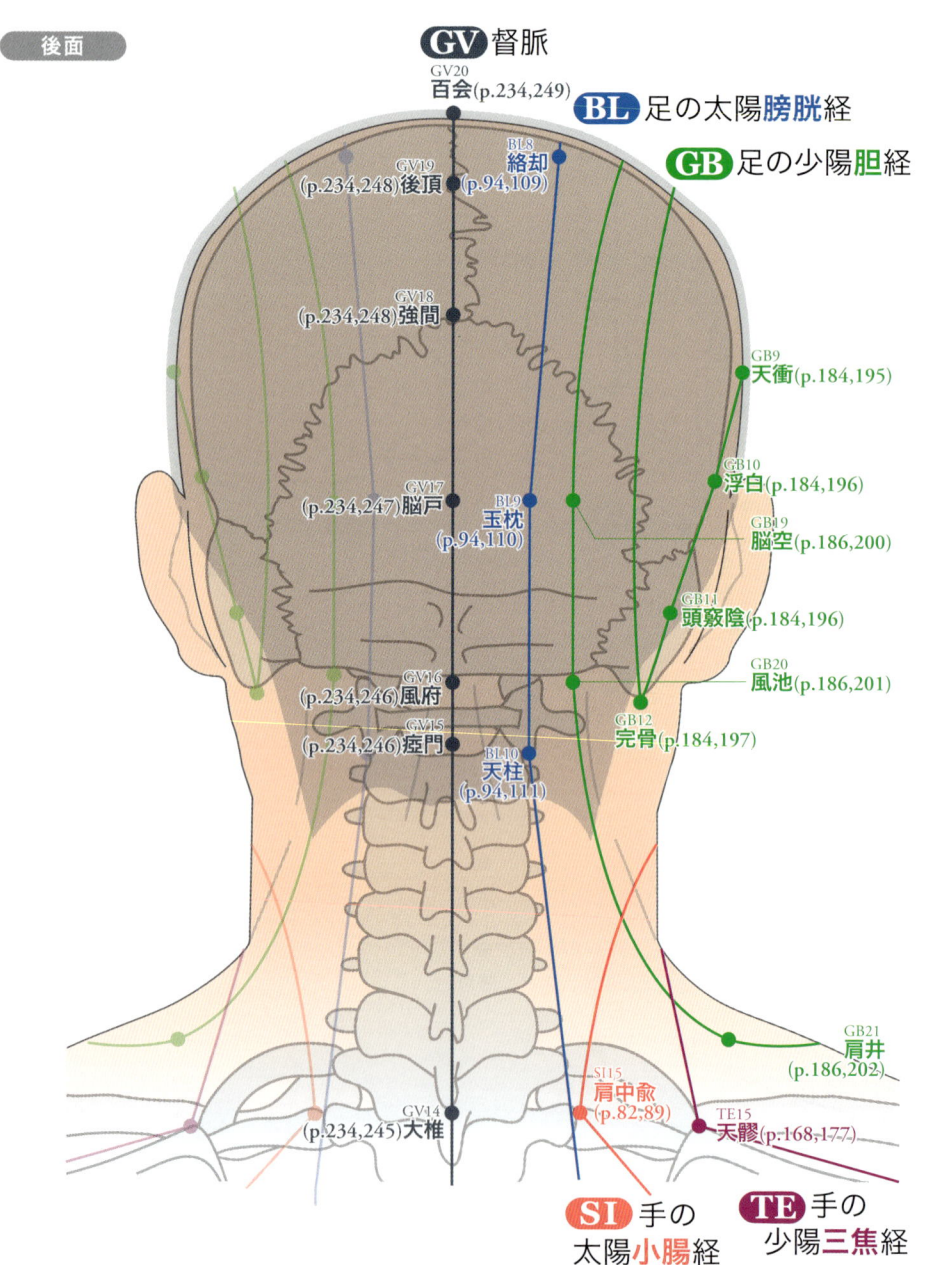

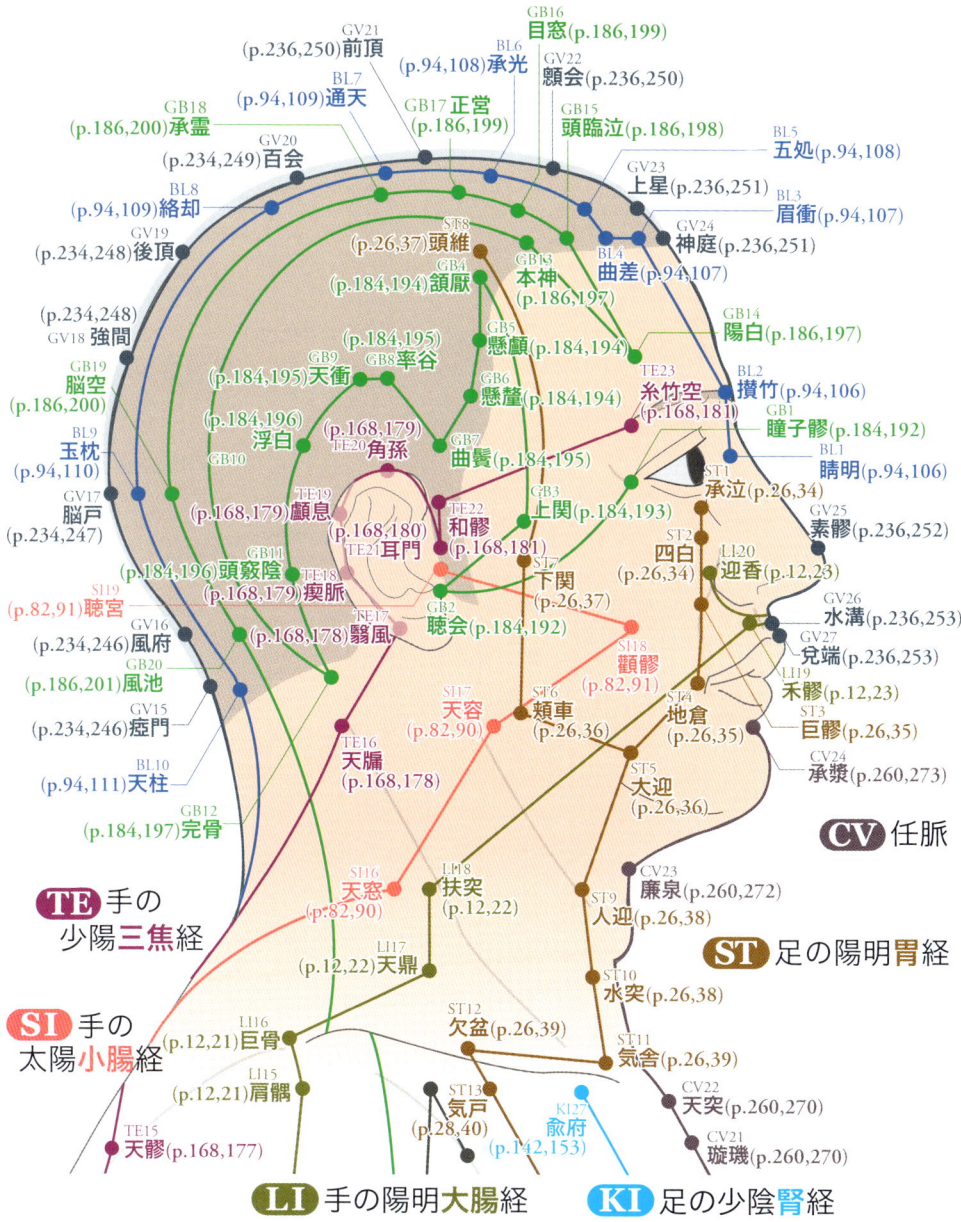

Contents 部位による目次 ③体幹

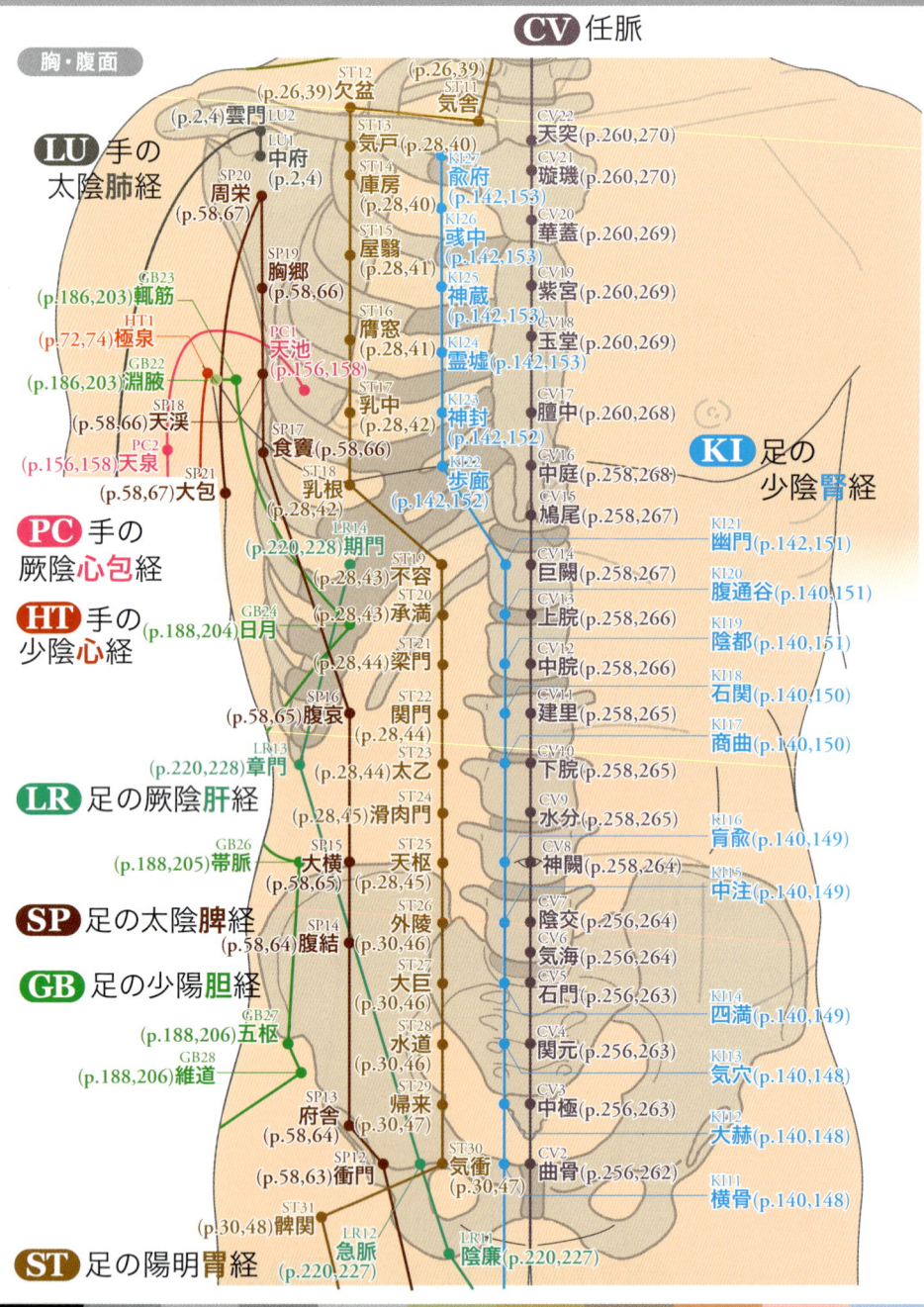

● LU	手の太陰肺経	● LI	手の陽明大腸経	● ST	足の陽明胃経
● SP	足の太陰脾経	● HT	手の少陰心経	● SI	手の太陽小腸経
● BL	足の太陽膀胱経	● KI	足の少陰腎経	● PC	手の厥陰心包経
● TE	手の少陽三焦経	● GB	足の少陽胆経	● LR	足の厥陰肝経
● GV	督脈	● CV	任脈		

GV 督脈　　　　　　　　　　　　　　　　　　　　　背面

SI15 肩中兪 (p.82,89)
GB21 肩井 (p.186,202)
SI14 肩外兪 (p.82,89)
GV14 (p.234,245) 大椎
TE15 天髎 (p.168,177)
SI10 臑兪 (p.80,87)
GV13 (p.234,244) 陶道
BL41 附分 (p.100,126)
BL11 (p.96,112) 大杼
BL13 曲垣 (p.82,88)
TE14 肩髎 (p.168,176)
BL12 (p.96,112) 風門
SI12 秉風 (p.82,88)
GV12 (p.234,244) 身柱
BL42 魄戸 (p.100,126)
BL13 (p.96,113) 肺兪
SI11 天宗 (p.82,87)
BL43 膏肓 (p.100,127)
BL14 (p.96,113) 厥陰兪
SI9 肩貞 (p.80,87)
GV11 (p.232,243) 神道
BL44 神堂 (p.100,127)
TE13 臑会 (p.168,175)
BL15 (p.96,114) 心兪
BL45 譩譆 (p.102,128)
GV10 (p.232,242) 霊台
BL16 (p.96,114) 督兪
TE12 消濼 (p.166,175)
GV9 (p.232,242) 至陽
BL46 膈関 (p.102,128)
BL17 (p.96,115) 膈兪
BL18 (p.96,116) 肝兪
BL47 魂門 (p.102,129)
GV8 (p.232,241) 筋縮
BL19 (p.96,116) 胆兪
BL48 陽綱 (p.102,129)
GV7 (p.232,241) 中枢
TE 手の少陽三焦経
BL49 意舎 (p.102,130)
GV6 (p.232,240) 脊中
BL20 (p.96,117) 脾兪
BL50 胃倉 (p.102,130)
SI 手の太陽小腸経
BL21 (p.96,117) 胃兪
BL51 肓門 (p.102,131)
GV5 (p.232,240) 懸枢
GB 足の少陽胆経
GB25 京門 (p.188,204)
BL22 (p.96,118) 三焦兪
BL52 志室 (p.102,131)
GV4 (p.232,240) 命門
BL23 (p.96,118) 腎兪
BL24 (p.96,118) 気海兪
GV3 (p.232,239) 腰陽関
BL25 (p.96,119) 大腸兪
BL26 (p.96,119) 関元兪
BL27 小腸兪 (p.98,120)
BL31 (p.98,122) 上髎
BL 足の太陽膀胱経
BL32 (p.98,122) 次髎
BL53 胞肓 (p.102,132)
BL33 (p.98,122) 中髎
BL28 膀胱兪 (p.98,120)
BL29 中膂兪 (p.98,121)

Contents 部位による目次 ④臀部、上肢

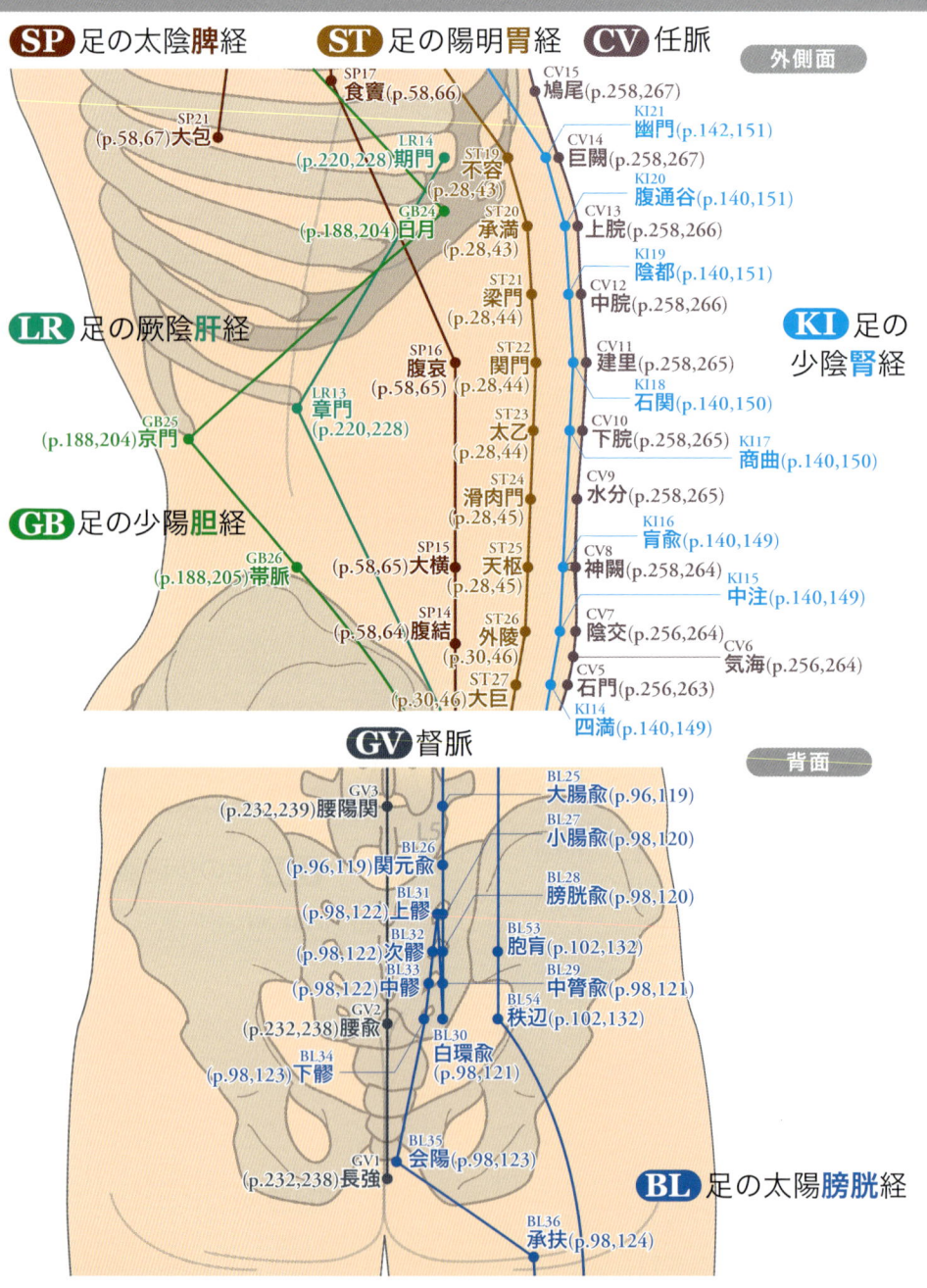

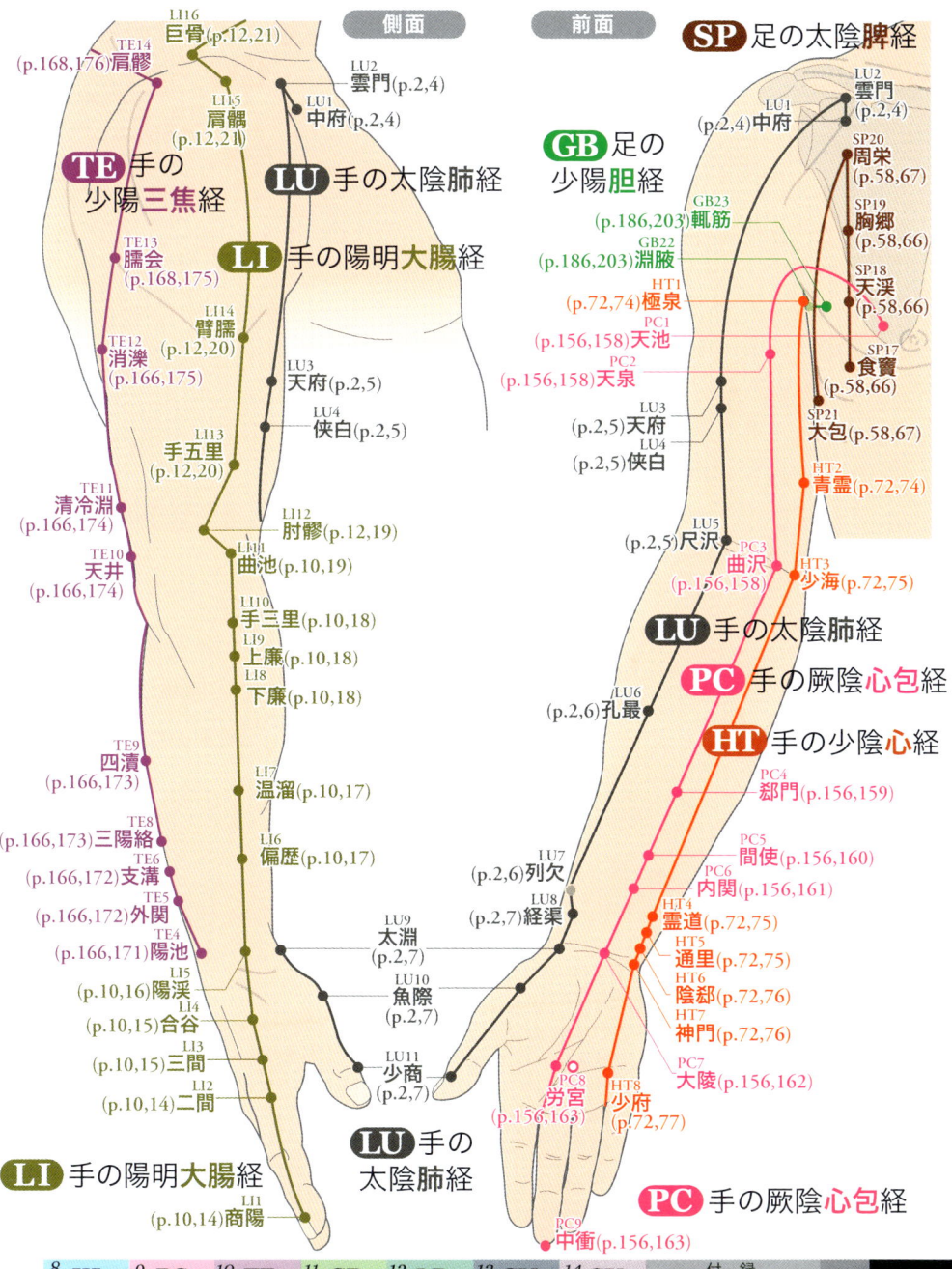

Contents 部位による目次 ⑤上肢、手、下肢

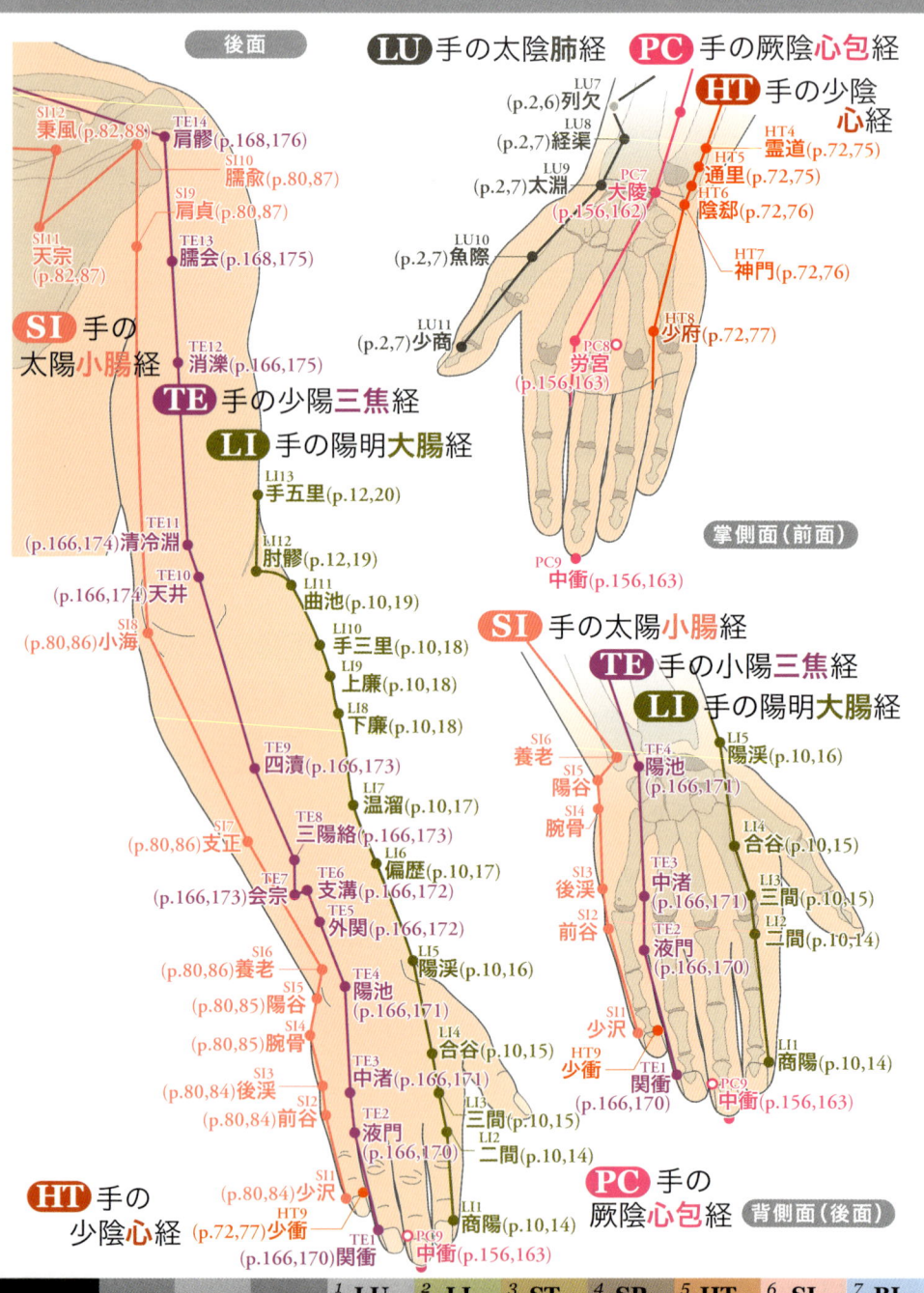

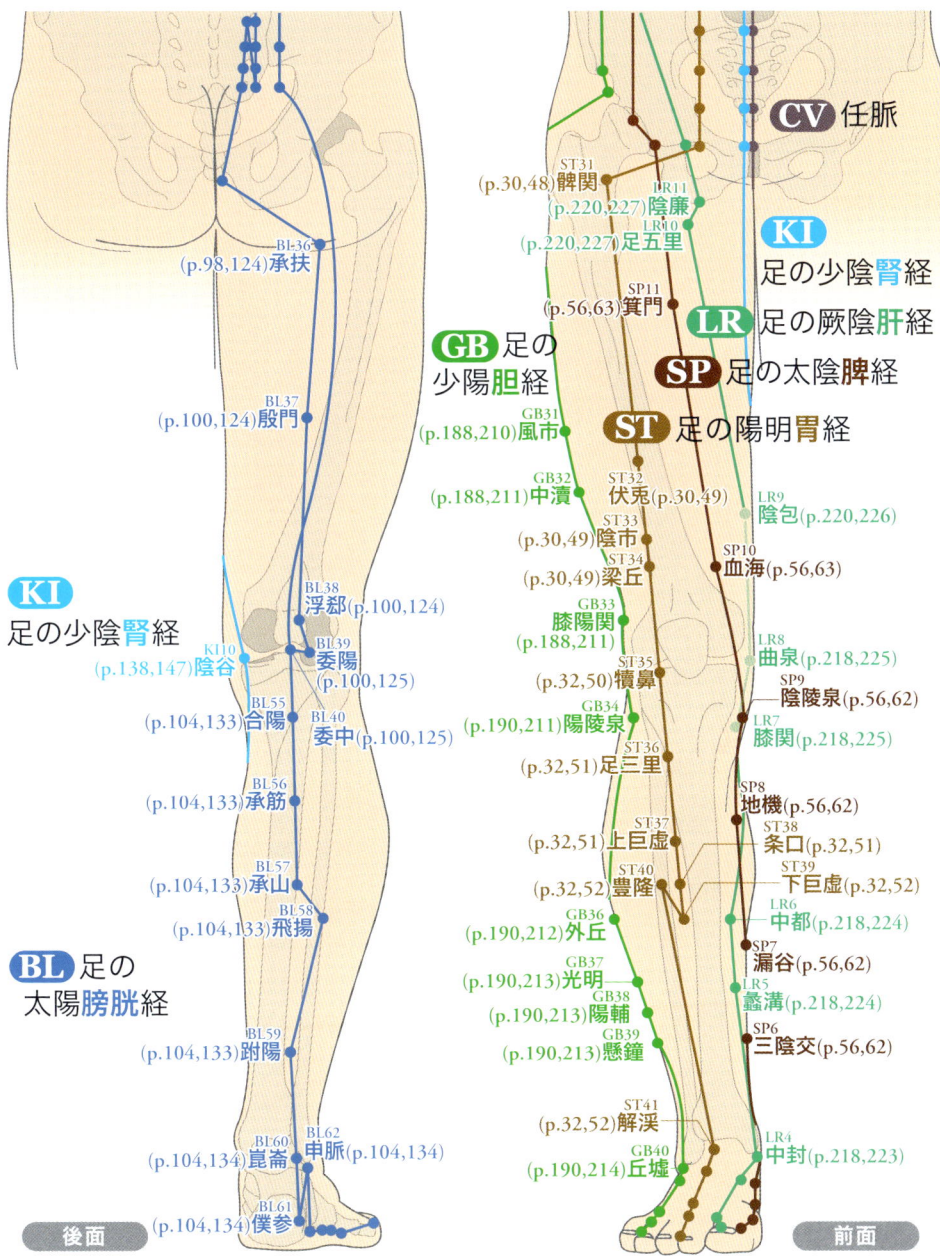

Contents 部位による目次 ⑥下肢、足

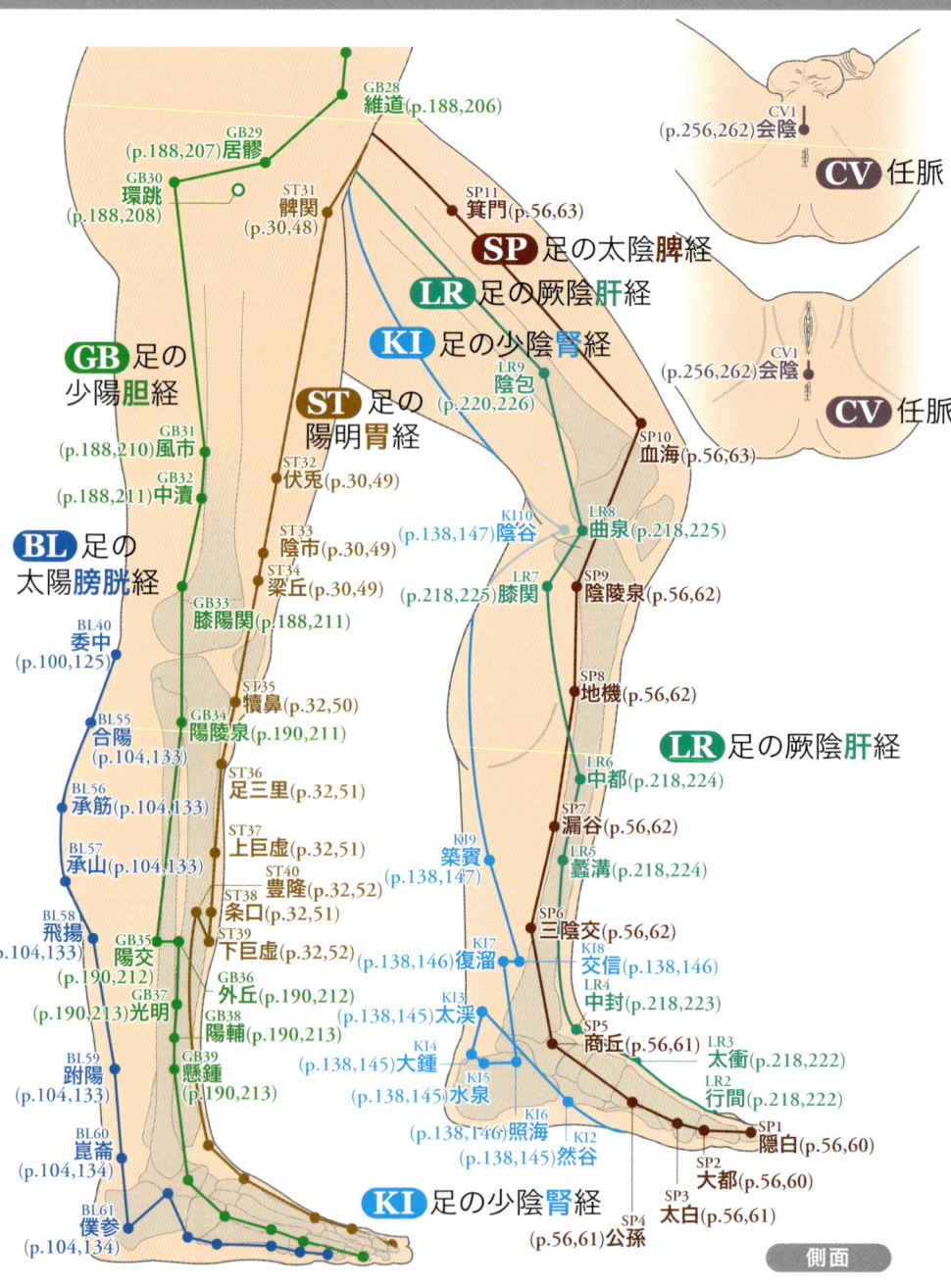

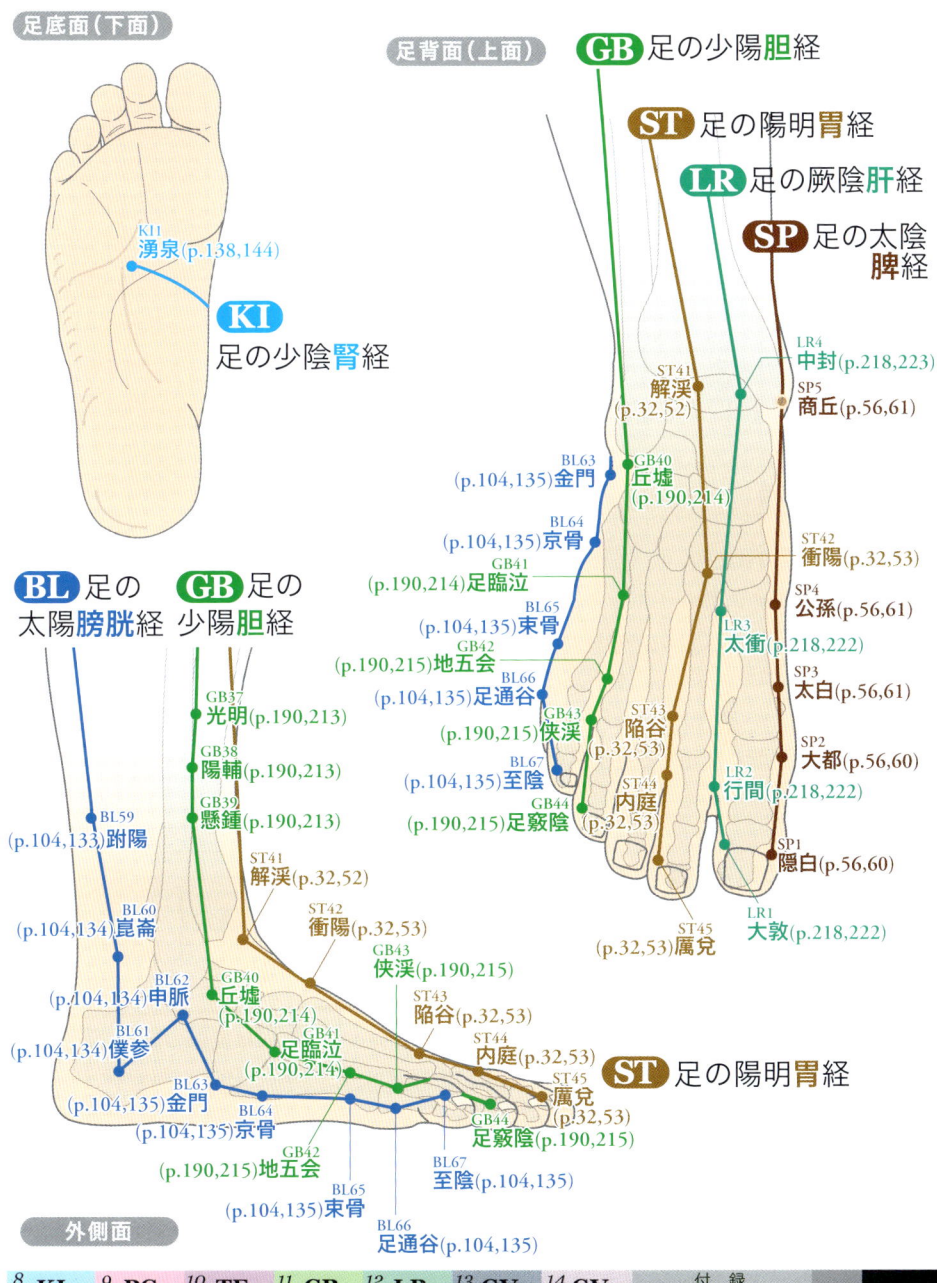

経絡経穴概論〈ツボについて〉

ツボについて

　ツボと言えば通常は、**壺**や**坪**であろう。辞書には壺の定義に、「ここと見込んだ所」の4番目に「灸をすえるべき場所」とある。あるいは、粒（ツブ）の訛りという考えもあり、この概念も近いかも知れない。

　鍼灸学では漢字は**穴**を当てる。穴（アナ）は、過失、欠点、欠損など、欠けて不完全な所の意で、「帳簿の穴」などは良い意味ではないが、競馬で「大穴」を当てるなどと番狂わせの意味もある。また、穴場というように、「一般に知られていない有効なところ」の意味もあり、鍼灸のツボの意味に近い概念である。

　鍼灸学ではこれまで、ツボは**孔穴**、**気穴**、**穴道**、**砭穴**などと表現してきた。

　現代中医学では、**腧穴**（しゅけつ）を使用する。

ツボの発見

　一般的に、**ツボ**は、痛い所や違和感のあるところに自然に手がいって、触れているうちに症状が緩和された経験や、親が子供を慈しみ撫でることで子供の心身の具合が良くなるなどの体験から発見されたと言われている。いわゆる「手当て」という言葉の誕生と関連するツボ発見説である。

　しかし、学術的には、最初、灸を手足の末梢にすえることで、身体に縦に伝達される感覚の連なりを認識することから縦の流れ（経脈の原形）が見いだされ、その後、その縦の流れの途上に鍼を打つことで、特異的に作用する点が見いだされた。このように、経脈の発見後にツボ（の初期の形態）が発見されたと考えられる。

ツボは経穴、奇穴、阿是穴の3種類ある。

従って、**ツボ＝経穴ではない**。経穴は三つのツボ概念の一つ。

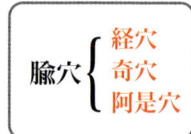

経穴

　経脈上のツボ。鍼灸学理論体系の中で活用するツボ。従って、**経穴**は経脈の概念、臓腑の概念、気血の概念、などと不可分な関係にある。例えば、経穴は、12正経脈と2奇経脈（督脈、任脈）の計14経脈上にあり、計361穴ある。経脈（気血の流れ）に影響を与える**経穴**（例えば**五行穴**＜**井穴**、**滎穴**、**兪穴**、**経穴**、**合穴**＞と**原穴**、**絡穴**、**郄穴**）、それに臓腑と直接的に関係のある**兪穴**と**募穴**がある。また、病因、病状、病態にどう影響するかといった経穴ごとの穴性や主治も決められていて、経

穴は、鍼灸学という学問体系の中にそれぞれの役割を持っている。

奇穴(きけつ)

名称や部位は決められているが、鍼灸学理論体系とは別の考え方で、臨床の場で応用されるツボ。現在WHOが定めた**奇穴**が48ある(→p.274参照)。特効穴などとも言われる。

阿是穴(あぜけつ)

触れられたり、押圧されたりした時に感じる体表の圧痛部や敏感になっている点、また、触れた人が感じる硬結であったり、陥凹したりしているなどの点が**阿是穴**である。睦穴、天応穴ともいう。現代において阿是穴の概念に近いものは、圧痛点、知覚過敏点、圧診点、丘診点、皮電点、良導点、トリガーポイントなどがある。

> **新穴と奇穴**
>
> **奇穴**は48穴とWHOに定められている。その一方で**新穴**(しんけつ)というものもある。奇穴と新穴の違いは、奇穴は1900年以前に、新穴は1901年以降に見いだされたツボである。いずれも奇穴であるが、年代で呼び名が異なる。

五行穴

12経脈のうち、腎経を除く11経脈は、上下肢の指にいっている。各経脈には指先から肘か膝までの間の経穴のいずれかに、五行の分類に従った特徴的な性質が配当されている。それらの経穴を**五行穴**(ごぎょうけつ)という。五行穴は、手足の指の井穴から始まり肘または膝の合穴まで、井栄兪経合の流れで終わっている。

そして、陰経の場合は、木火土金水の順番に五行配当され、陽経の場合は金水木火土の順番に五行配当されている。

つまり、陰経の井穴は井木穴であるが、陽経の井穴は井金穴となる。

この五行穴は、『難経』69難や75難の選穴法に従い、治療穴を割り出そうとするとき、それぞれの経脈の五行と経穴の五行を組み合わせて治療穴が割り出されることになる。そのため、どの経穴に五行が配当されるかも知っておかないと、選穴の最後で経穴に到達できないことになる。

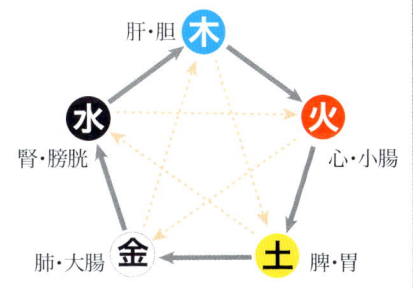

経絡経穴概論〈ツボの名称〉

ツボの名称の付け方

ツボの名称は、部位や形状、働きなどの特徴により、幾つかの付け方がある。

- **ツボの位置：**骨や関節、経穴などランドマークからの距離で名前が付けられたもの。
　足三里は膝蓋骨下縁から三寸、足五里は期門から五寸、扶突は喉頭隆起（突）から一扶（三寸）にある。

- **部位の解剖名：**ツボのある部の古代解剖学名や、それとの関連で名称が付けられたもの。
　顖会の顖（前頂）、玉枕（玉枕骨：後頭骨の部）、完骨（乳様突起の名称）、欠盆（鎖骨窩の名称）、巨骨（鎖骨のこと、欠盆骨とも）、頬車（下顎骨）、臂臑（臂は前腕、臑は上腕、あるいは上腕二頭筋部）、伏兎（大腿四頭筋部）、束骨（第5中足骨頭）、京骨（第5中足骨粗面）、関（主に関節）など。

- **ツボがある部の形状：**ツボが存する部位やその形状により、名称が付けられたもの。
　沢、谷、渓、池、などはくぼみにある、溝、渠、虚、条などは細長い溝状、廉、隆、陵（隆起を意味する。陰陵泉、陽陵泉、外陵）などは興隆部、魚（母指球）、犢鼻（子牛の鼻の形）、庭（内庭）、兌（入り口、門を意味する。厲兌）、箕（箕は脱穀用のかご。箕門）などはものの形状に似たもの。

- **ツボの部の働き：**
　太乙（乙は前屈の際に大きく曲がる部の意味）。

- **ツボの作用：**
　血海（婦人科、特に月経に関係するという意味）、水道（排尿障害など水分代謝に関係するという意味）、漏谷（漏は排尿障害に作用するという意味）、青霊、霊道、神門、神道など（霊や神などは、いずれも、精神作用に関係するという意味）。

- **ツボの部の状態：**
　衝（衝門、気衝）は、動脈の拍動を意味する。

- **ツボの役割：**鍼灸学の上の役割により付けられた名称。
　気戸（気が出入りする門＝戸）、温溜（温かさが留まるところ）、商丘、少商（商は五行の五音の肺＝金の行に属する）、少府、少衝、少海（少は、少陰心経の少を意味する）など。魂門、神堂、意舎、魄戸、志室などは、五神が反映された経穴名。背部の兪穴（肺兪、心兪、膀胱兪、…）は、その臓腑名との関係で付けられた。

兪の字について

　兪の字がつくツボは、背部にある臓腑の名前が付いた経穴を始め、臑兪、肩中兪、肩外兪など少なからずある。

　兪（ゆ、または、しゅ）は、①木をくりぬいて作った舟の意味、②「しかり」と言う同意を意味する言葉、また、③いえる、いやす、なおす、なおるなどの癒と同義語であり、さらに、④背中という意味があり、そして、背中にある灸の穴（ツボ）の意味がある。〈俞は、俗字〉（『大字源』角川書店、1992年初版）

　兪は、兪募穴のうち、背中側にある兪穴を意味するが、五行穴（井・滎・兪・経・合）のうちの兪穴と同じ字（同じ音）であり、輸、腧に通じる。

大と太

　大赫、大衝、大鍾、大都……、太渓、太乙、太白、太淵……のように、経穴名には、大と太が付く字が少なくない。日本語の発音では、大は「ダイ」「タイ」、太は「タイ」「タ」と発音されるが、大都や大陵など、「タイ」と「ダイ」両方の発音がある。

　大はものやことが大きいこと、また、優秀、最上級を意味する。一方、太も、大きいことや立派なものという意味があるが、大との違いは、太初、太祖などのように「始め、第1、コア」という意味があることである。太極拳や太郎の太である。泰に通じて用いられたので、穏やかという意味合いもある（→p.139参照）。

風が付く字について

　風府、風池、風門、翳風、乗風など、風の字が付く経穴は、頭部、項部、頸部、肩部など、五邪の一つである風邪が進入しやすいとされる身体上部に多く見られる。ちなみに身体上部から進入しやすいのは、その他に暑邪、燥邪であり、寒邪と湿邪は身体下部から進入しやすいとされる。風邪は、感冒、中風（脳血管障害の総称）、偏枯（半身不随をいい、偏風ともいう）などを引き起こす。上記、風の字が付く経穴はこれらの病を治療するのに適している。風邪が入る門や集まる府、たまる池などが示され、また、風邪の進入を防ぐ、翳や乗などの字も当てられている。

経絡経穴概論〈経絡・経脈①〉

経絡について

経絡は、経と絡。経は、縦糸。経緯は、「いきさつ」の意味で使用されるが、元は、縦糸と横糸。また、経は南北に走る道路の意味があったが、現在では、地球の縦の基準線、東経や西経として使用される。絡は、「まとう」や網状のもの、また、すじ、すじみち、体表面に近い血管を指す。

経絡は、鍼灸学では、**経脈**と**絡脈**のことである。経脈は、身体を縦に流れる脈のことで、絡脈は、経脈同士を連係したり、網状に全身をまとうという意味がある。経脈と絡脈それぞれにグループがある。

経脈のことを経絡と表現してしまい勝ちだが、経絡の意味からすると〈経絡イコール経脈〉ではない。

経絡は、縦の経脈と、それを横方向につなぐ絡脈とを意味する場合と、深部の経脈から体表面に向かって支脈、孫絡、細絡と枝分かれし、浅い部で全身を覆う絡脈全体を意味する場合がある。

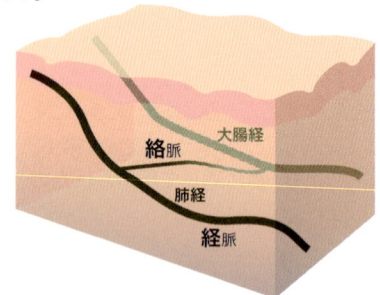

縦の**経脈**と、それを横方向につなぐ**絡脈**

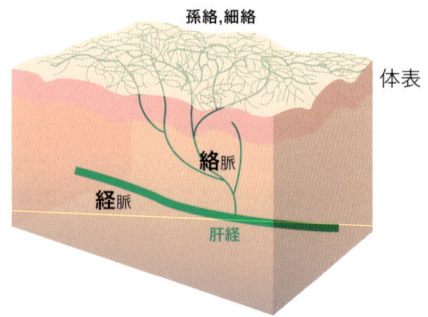

深部の**経脈**から体表面に向かって枝分かれし、浅い部で全身を覆う**絡脈**

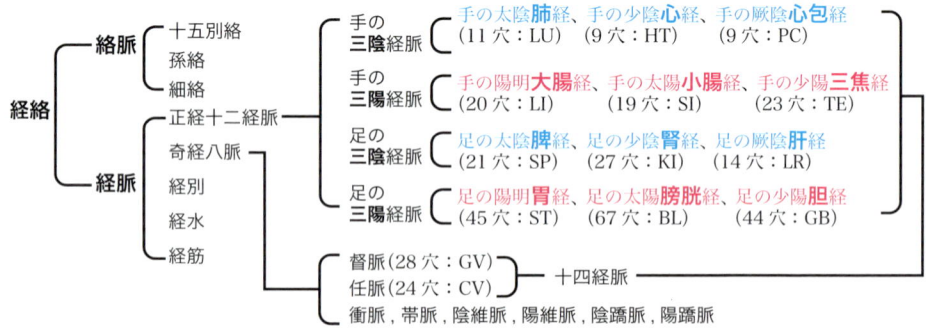

経脈の種類

1. 十二経脈

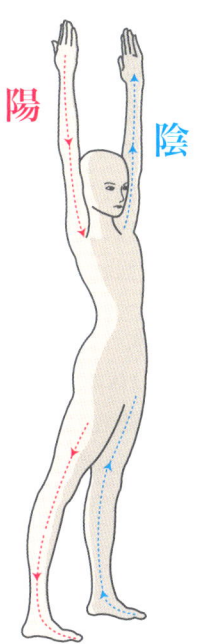

　十二経脈は、それぞれが臓腑・頭部・体幹・四肢などと連絡しており、全身に気血をめぐらせ相互に接続して端のない1本の環になる。

　十二経脈は六臓六腑のいずれかの臓腑に属し、三つの陰経と三つの陽経(三陰三陽)からなる。両手両足を地面につけたとき、ヒトの体で、太陽が当たる側を**陽**、当たらない側を**陰**と考えると分かりやすい。陽の側を走る経脈は陽経であり、陰の側を通る経脈は陰経である。三陰は太陰・少陰・厥陰、三陽は太陽・少陽・陽明となり、それぞれ手足を走行している(手の三陰、手の三陽、足の三陰、足の三陽)。なお、胃経は体の前面の陰側、胆経は側面の陰陽の境界を走る。また、走行には方向性があり、その流れを**流注**という。流注の方向を考える時は、両手を上げて万才をしている姿勢を考えると分かりやすい。

2. 奇経八脈

　正経十二経脈中を流れている気血が満ち溢れると、氾濫しないように奇経に流入するとされる。奇経は平常でない、別に扱う脈という意味で、正経十二経脈とは別のグループとされている。

　この**奇経**には**八脈**(**督脈、任脈、衝脈、帯脈、陽蹻脈(ようきょう)、陰蹻脈(いんきょう)、陽維脈、陰維脈**)があるが、正経十二経脈のように臓腑に連絡することはなく、奇経八脈相互の間には表裏関係はない。

　奇経八脈の役割は正経十二経脈の間を縦横に走り、交差して経絡間の連携を密接にするとともに、経脈を流れる気血を調整し、経脈中の気血が旺盛になれば、溢れた気血を蓄え、不足すれば補充する。

　奇経八脈のうち、任脈と督脈は、それぞれ体幹の正中の前後を流注し、正経十二経脈と同様に固有の経穴が配当されている。

　奇経八脈には経脈ごとに主治穴が定められ、それは**総穴**とも呼ばれる。二つの奇経脈の主治穴を組み合わせて行う治療法がある。そのため、2つの主治穴を組み合わせた治療は、同時に2つの正経を挟み込んだ治療になっている。

陰維脈	**内関**(心包)	── (脾)	**公孫**	衝脈
陽維脈	**外関**(三焦)	── (胆)	**足臨泣**	帯脈
督　脈	**後渓**(小腸)	── (膀胱)	**申脈**	陽蹻脈
任　脈	**列欠**(肺)	── (腎)	**照海**	陰蹻脈

二つの奇経脈の主治穴の組み合わせ

経絡経穴概論〈経脈②〉

3. 経別

「十二経別」「別行の正経」とも呼ばれ、正経十二経脈から別れ出て、胸腹部および頭部を循行する6対の重要な経脈で、主に正経十二経脈の走行の不足を補充する役割がある。

十二経別の循行は、正経から別れた後、四肢から体腔部に入り臓腑をめぐり、再び体表に出て、多くは頭頂部に上行し、もとの正経にもどる。十二経別の作用は、表裏関係になる2経の結びつきを強め、さらには経脈と臓腑との連携をも強める役割を担っている。

4. 経水

経水は体内における津液（しんえき）の流れを中国における主な12の河川に例えたものである。気血だけでなく津液（体内の水分）の流れも河川のように流れていると考えられ、『霊枢』の経水篇に「足の太陽は清水に合し、膀胱に属し、水道に通ず。足の少陽は渭水（いすい）に合し、胆に属す。足の陽明は海水に合し、胃に属す」などと述べられている。

5. 経筋

経筋とは、正経十二経脈の流注上、およびそれに関係する絡脈中の気血によって滋養されている運動機能に関連した系統である。十二ある経筋は正経十二経脈と同様に三陰三陽に分類されるが、体内の臓腑を絡（まと）うことはない。

経筋の循行は全て四肢末端より起こり、肌肉の豊富な所を経て大関節の周囲に結集している。また、いくつかの経筋は前陰の生殖器の部位に結集している。十二経筋は全身に分布しており、正常な関節の運動を可能にしている。また、十二経脈の体表での循行の不足を補う役割も担っている。したがって、経筋に異常が起こると、痺痛（ひつう）、拘攣（こうれん）などの運動機能に関連した病証が現れる。

要穴について

各経脈には10以上の経穴が配置されているが、それらの中で臨床上重要な作用を持つとされるものがあったり、経脈毎に互いに同じ性質を持ち、その臨床的役割が決められている経穴があり、**要穴**（ようけつ）という。

要穴には、五要穴、五行穴があるが、その他に、四総穴、八会穴、八脈交会穴、交会穴、下合穴がある。

五要穴：原穴、郄穴、絡穴、募穴、兪穴
五行穴：井穴、滎穴、兪穴、経穴、合穴
四総穴：足三里、委中、列欠、合谷
八会穴：臓、腑、気、血、筋、脈、骨、髄の経気の交会する経穴
八脈交会穴：列欠、照海、後渓、申脈、内関、公孫、外関、臨泣
交会穴：複数の経脈が交わる経穴
下合穴：六腑の合穴

流注

　経脈には気血が流れているとされる。飲食物を消化・吸収して陰気を取り込み、大気の陽気と合わせて真気を作り、それを全身に巡らせるが、そのルートが経脈であり、経脈中を気血が巡る。この気血の巡りを担う気が営気であり、営血として経脈を巡り、全身を滋養する。

　さて、営血が巡るルートは、肺経から始まり、大腸経→胃経→脾経と辿り、最終的には、→胆経→肝経で終了する。このように、気血が経脈を流れる方向は決まっていて、それを**流注**という。流注は大まかに言って、手の三陰経は体幹から手の指先に、手の三陽経は手の指先から顔面部へ、また、足の三陰経は足の指先から胸部へ、足の三陽経は頭部(目の周り)から足の指へと流れている。この三陰三陽の12の流れで手足、頭顔、頸部、胸背部、腰仙椎部と、身体全体がカバーされることになる。

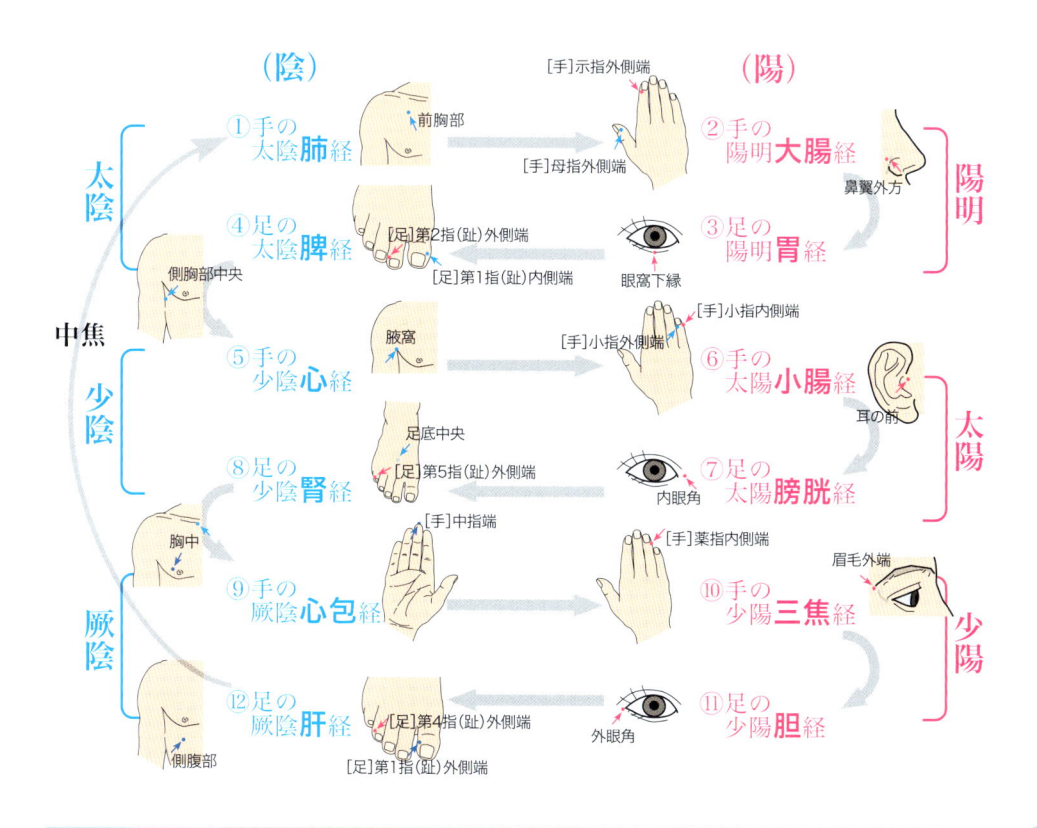

（陰）　　　　　　　　　　　　　　　　（陽）

中焦

太陰
- ①手の太陰肺経 — 前胸部 → [手]示指外側端 — ②手の陽明大腸経（鼻翼外方）
- ④足の太陰脾経 — 側胸部中央／[足]第1指(趾)内側端 ← [足]第2指(趾)外側端 — ③足の陽明胃経（眼窩下縁）

陽明

少陰
- ⑤手の少陰心経 — 腋窩 → [手]小指内側端 ← [手]小指外側端 — ⑥手の太陽小腸経（耳の前）
- ⑧足の少陰腎経 — 足底中央／[足]第5指(趾)外側端 — ⑦足の太陽膀胱経（内眼角）

太陽

厥陰
- ⑨手の厥陰心包経 — 胸中 → [手]中指端 ← [手]薬指内側端 — ⑩手の少陽三焦経（眉毛外端）
- ⑫足の厥陰肝経 — 側腹部／[足]第1指(趾)外側端 ← [足]第4指(趾)外側端 — ⑪足の少陽胆経（外眼角）

少陽

経絡経穴概論〈臓腑・気血・骨度法①〉

臓腑の概念

　臓腑とは、主な内臓器官である六臓(肝、心、脾、肺、腎、心包)と六腑(胆、小腸、胃、大腸、膀胱、三焦)の総称である。五臓六腑という言葉もあるが、その場合は、心包が含まれない。他の器官には奇恒の府(胆、脳、髄、骨、脈、女子胞)がある。

　臓のつくりは蔵で、臓は中に五神を蔵(ぞう)する意で、実質臓器である。陰陽では陰の器官とされる。腑は中空臓器で、栄養物の消化と吸収、また、食物残渣や尿の排泄を行う役割を持つ。腑のつくりは府で、くらの意、また、人やものが集まる所の意味で、陽の器官とされる。

　腑が、体外から摂取した飲食物を消化・吸収して、生命現象を営むための気血を作り出し、それにより人は生活しているが、気血の余りを蓄えるのが臓の役割。そしてまた、臓の蓄えた気血を使って腑は消化・吸収活動を行うことが出来るという、相互に補い合い、生体の基本的な働きを担う関係であり、臓腑と言われる。

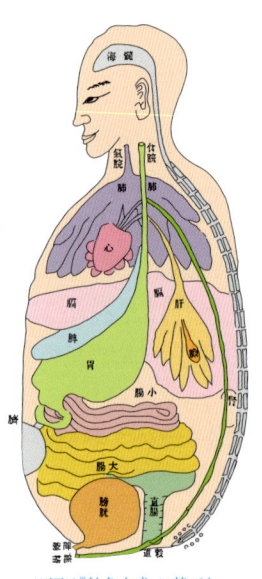

※図は『針灸大成』に基づく。

気血の概念

　気血は、身体を滋養する栄養素、生きていくための最も基本的な元気の素である。気と血は別の概念。生命現象を営む要素としては、血が先に概念化された。血は動物を殺して食肉にする際にも、また、人が出血多量で息絶える際にも身体から流出し、流出がなくなることと息絶えることが比較的容易に、関係づけて認識されていたと考えられる。その後、気の概念が体系化され、気血と言われるようになる。

　気血の源は、**水穀(の気)***1と**大気***2、**先天の気***3から作られ、肺から全身に運ばれる。水穀は飲食物、大気は空気である。つまり、地球上に存在する有機物と無機物を体内に取り入れ、分解・吸収してそれぞれから気を取りだし、身体の構造物として、また、エネルギー源として利用する、と東洋医学では考える。生きていく源としての要素取り込みについては、現代西洋医学と基本的には同じ考え方をしていたことが分かる。

*1 **水穀(の気)**
飲食物のこと。胃は「水穀の海」と呼ばれ、飲食物を貯蔵し、消化する働きがある。

*2 **大気**
水穀(飲食物)から変化した気が、胸中に分散され呼吸や心臓の原動力となったもの。肺の呼吸機能と心血の循環を良くする作用がある。

*3 **先天の気**
人が生まれながらに親から受け継ぎ、生命活動の原動力となる気のこと。先天の気に対して、生後自らの生命活動の中で作り出した気のことを「後天の気」という。

骨度法

どうやってツボの位置を決めたか

　古代の人々がツボの位置を決めることは、容易ではなかったであろう。一人一人身長が異なり、体幹と手足の長さも人により一定していない。一応、モデルとして、七尺五寸の人を標準として定め、手足、体幹の分寸を決めてはいる。しかし、それだけで一つのツボの位置を矛盾なく定めることができるだろうか。

　例えば前腕は手関節から肘関節まで12寸（正確には12.5寸であるが、WHOでは12寸とした）と定められている。経穴が定められた漢代の1寸はほぼ2.3cmで、前腕全体は27.6cmとなる。しかし、おそらく前腕の長さを測っても27.6cmの人は少ないであろう。

　ここで1寸と言っているのは、絶対尺度の寸（則ち、1寸が2.3cm）ではなく、部位全体の長さを等分したときに割り出される長さである。前腕の長さに関わらずその12分の1をその部の1寸とするのである。

　変ではないかと最初は思うかもしれない。しかし、古代中国人が考え出したこの骨度法は、非常に合理性が高い。つまり、すべての人の郄門の位置は、絶対寸では個人差があって部位に統一性がないが、前腕の長さを12寸とし、手関節から5寸の位置であるので、5/12とすれば、すべての人が同じ比率で郄門を取穴することになる。すばらしい方法である。

基本骨度

［頭部］
前髪際中点〜後髪際中点：12寸
髪際は頭髪の生え際。前髪際は前額部、後髪際は項部。

［頭部］
眉間〜前髪際中点：3寸
眉間は両眉毛間の中点。

［顔面部］
両額角間：9寸
額角は、前額部の外側部で前髪際の左右両端の角の部分。

経絡経穴概論〈骨度法②〉

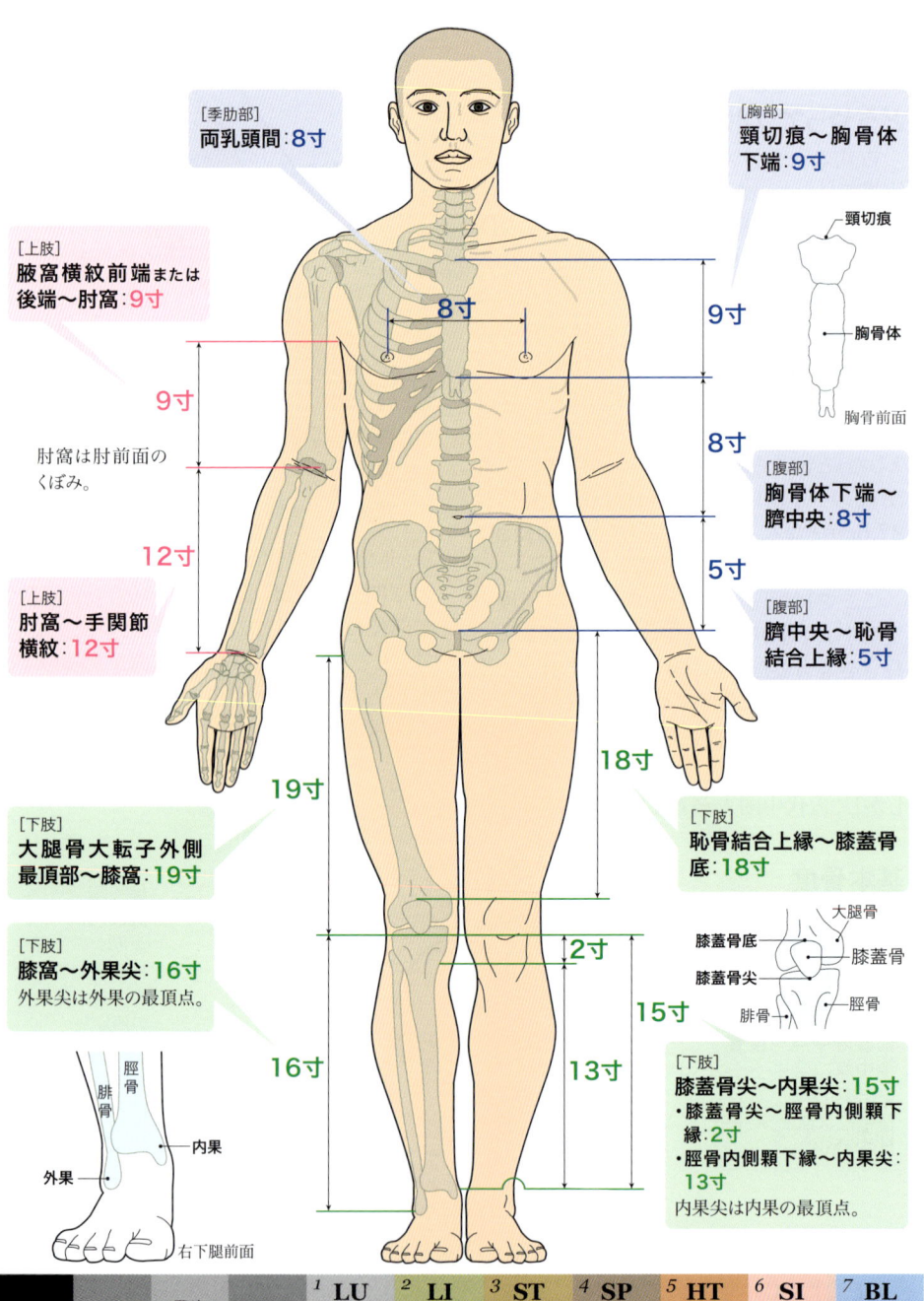

[季肋部]
両乳頭間：8寸

[胸部]
頸切痕～胸骨体下端：9寸

[上肢]
腋窩横紋前端または後端～肘窩：9寸

9寸

肘窩は肘前面のくぼみ。

8寸

9寸

8寸

[腹部]
胸骨体下端～臍中央：8寸

5寸

[腹部]
臍中央～恥骨結合上縁：5寸

12寸

[上肢]
肘窩～手関節横紋：12寸

19寸

18寸

[下肢]
恥骨結合上縁～膝蓋骨底：18寸

[下肢]
大腿骨大転子外側最頂部～膝窩：19寸

2寸

[下肢]
膝窩～外果尖：16寸
外果尖は外果の最頂点。

15寸

16寸

13寸

[下肢]
膝蓋骨尖～内果尖：15寸
・膝蓋骨尖～脛骨内側顆下縁：2寸
・脛骨内側顆下縁～内果尖：13寸
内果尖は内果の最頂点。

頸切痕
胸骨体
胸骨前面

大腿骨
膝蓋骨底
膝蓋骨
膝蓋骨尖
腓骨
脛骨

脛骨
腓骨
内果
外果
右下腿前面

| | 序文 | 目次 | 経絡経穴概論 | ¹ LU 手の太陰肺経 | ² LI 手の陽明大腸経 | ³ ST 足の陽明胃経 | ⁴ SP 足の太陰脾経 | ⁵ HT 手の少陰心経 | ⁶ SI 手の太陽小腸経 | ⁷ BL 足の太陽膀胱経 |

同身寸法

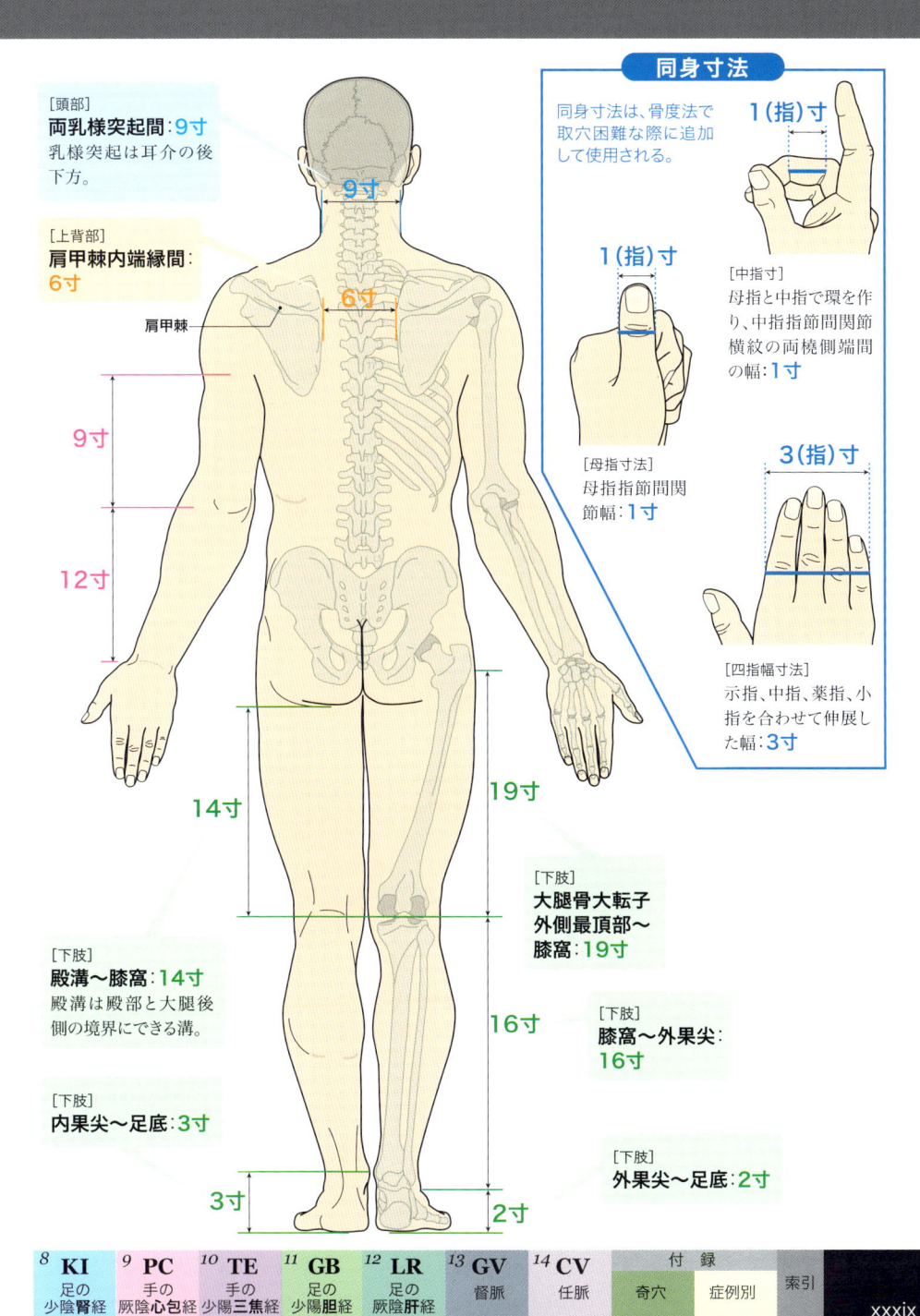

同身寸法は、骨度法で取穴困難な際に追加して使用される。

[中指寸] 母指と中指で環を作り、中指指節間関節横紋の両橈側端間の幅：1寸

[母指寸法] 母指指節間関節幅：1寸

[四指幅寸法] 示指、中指、薬指、小指を合わせて伸展した幅：3寸

[頭部]
両乳様突起間：9寸
乳様突起は耳介の後下方。

[上背部]
肩甲棘内端縁間：6寸

肩甲棘

9寸
6寸
9寸
12寸
14寸
19寸
16寸
3寸
2寸

[下肢]
殿溝〜膝窩：14寸
殿溝は殿部と大腿後側の境界にできる溝。

[下肢]
大腿骨大転子外側最頂部〜膝窩：19寸

[下肢]
膝窩〜外果尖：16寸

[下肢]
内果尖〜足底：3寸

[下肢]
外果尖〜足底：2寸

| 8 KI 足の少陰腎経 | 9 PC 手の厥陰心包経 | 10 TE 手の少陽三焦経 | 11 GB 足の少陽胆経 | 12 LR 足の厥陰肝経 | 13 GV 督脈 | 14 CV 任脈 | 付録 奇穴 | 症例別 | 索引 |

古典解剖の名称 ①頭頸部、上肢

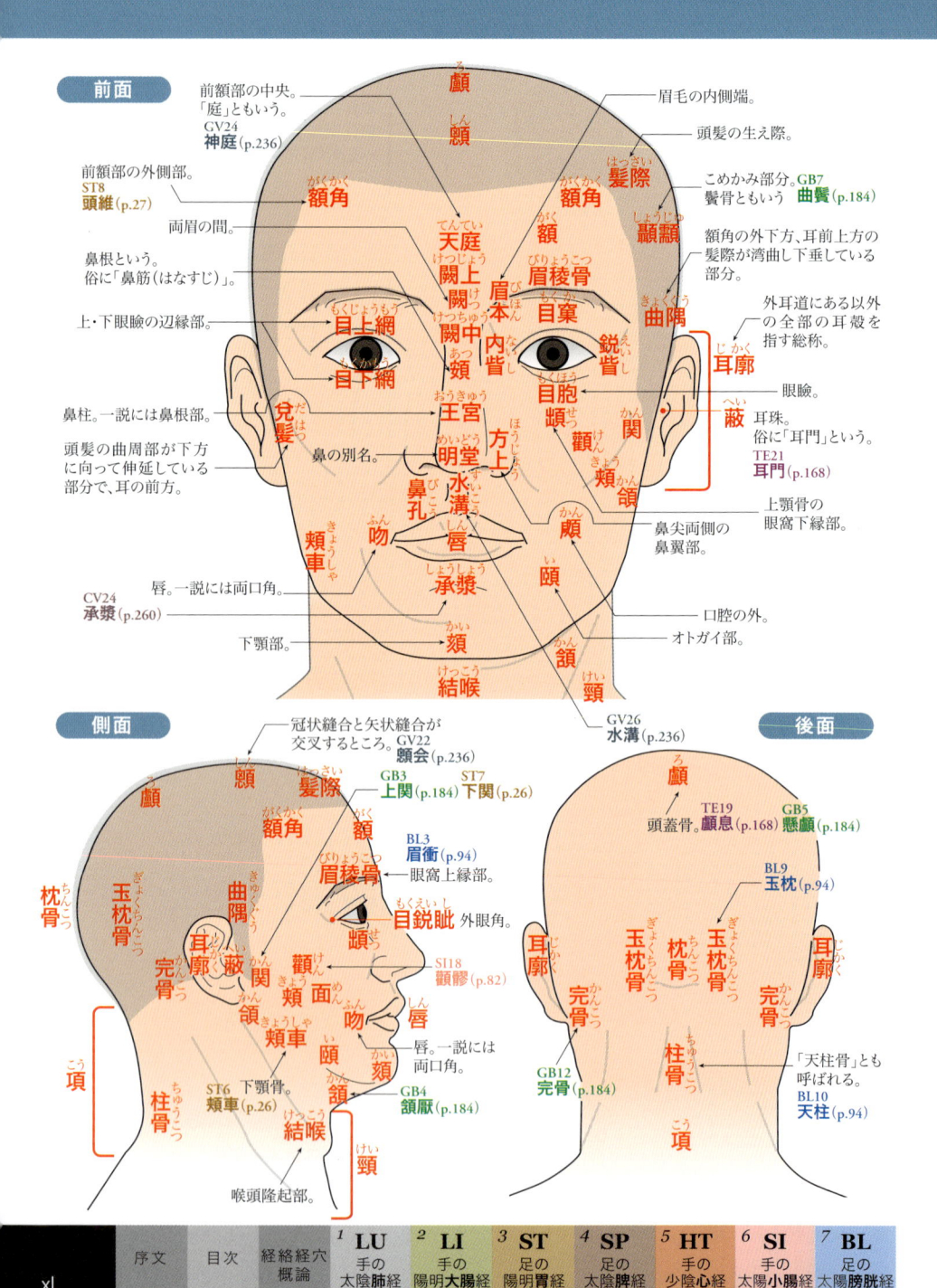

前面・側面

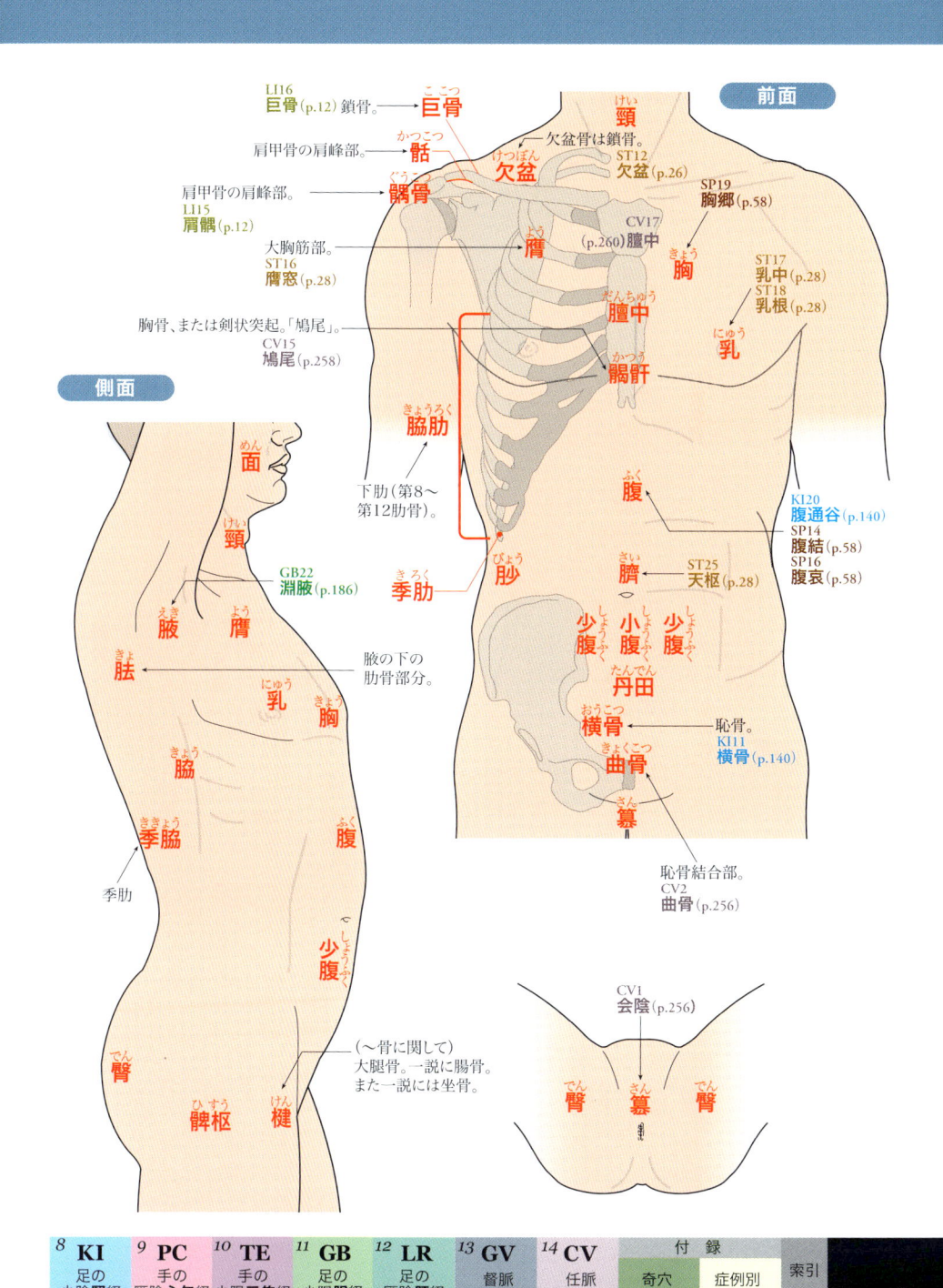

前面

- LI16 巨骨(ここつ)(p.12) 鎖骨。 → 巨骨
- 肩甲骨の肩峰部。 → 骭(かつこつ)
- 肩甲骨の肩峰部。 LI15 肩髃(けんぐう)(p.12) → 髃骨
- 大胸筋部。 ST16 膺窓(ようそう)(p.28) → 膺(よう)
- 胸骨、または剣状突起。「鳩尾」。 CV15 鳩尾(きゅうび)(p.258) → 䪼骭
- 頸(けい)
- 欠盆骨は鎖骨。 ST12 欠盆(けつぼん)(p.26) → 欠盆
- SP19 胸郷(p.58) → 胸
- CV17 (p.260) 膻中 → 膻中(だんちゅう)
- ST17 乳中(p.28) ST18 乳根(p.28) → 乳(にゅう)
- 脇肋(きょうろく)
- 下肋(第8～第12肋骨)。 → 䏚(びょう)
- 季肋(きろく)
- 腹(ふく)
- KI20 腹通谷(p.140) SP14 腹結(p.58) SP16 腹哀(p.58)
- ST25 天枢(p.28) → 臍(さい)
- 少腹(しょうふく) 小腹(しょうふく) 少腹(しょうふく)
- 丹田(たんでん)
- 横骨(おうこつ) KI11 横骨(p.140)
- 恥骨。
- 曲骨(きょくこつ)
- 恥骨結合部。 CV2 曲骨(p.256)
- 幕(きん)

側面

- 面(めん)
- 頸(けい)
- GB22 淵腋(p.186)
- 腋(えき) 膺(よう)
- 胠(きょ)
- 腋の下の肋骨部分。
- 乳(にゅう) 胸(きょう)
- 脇(きょう)
- 季脇(ききょう)
- 腹(ふく)
- 少腹(しょうふく)
- 臀(でん)
- 髀枢(ひすう) 楗(けん)
- (〜骨に関して)大腿骨。一説に腸骨。また一説には坐骨。

背面下部

- CV1 会陰(p.256)
- 臀(でん) 幕(きん) 臀(でん)

| 8 KI 足の少陰腎経 | 9 PC 手の厥陰心包経 | 10 TE 手の少陽三焦経 | 11 GB 足の少陽胆経 | 12 LR 足の厥陰肝経 | 13 GV 督脈 | 14 CV 任脈 | 付録 奇穴 | 症例別 | 索引 |

xli

古典解剖の名称 ②体幹、上肢、下肢

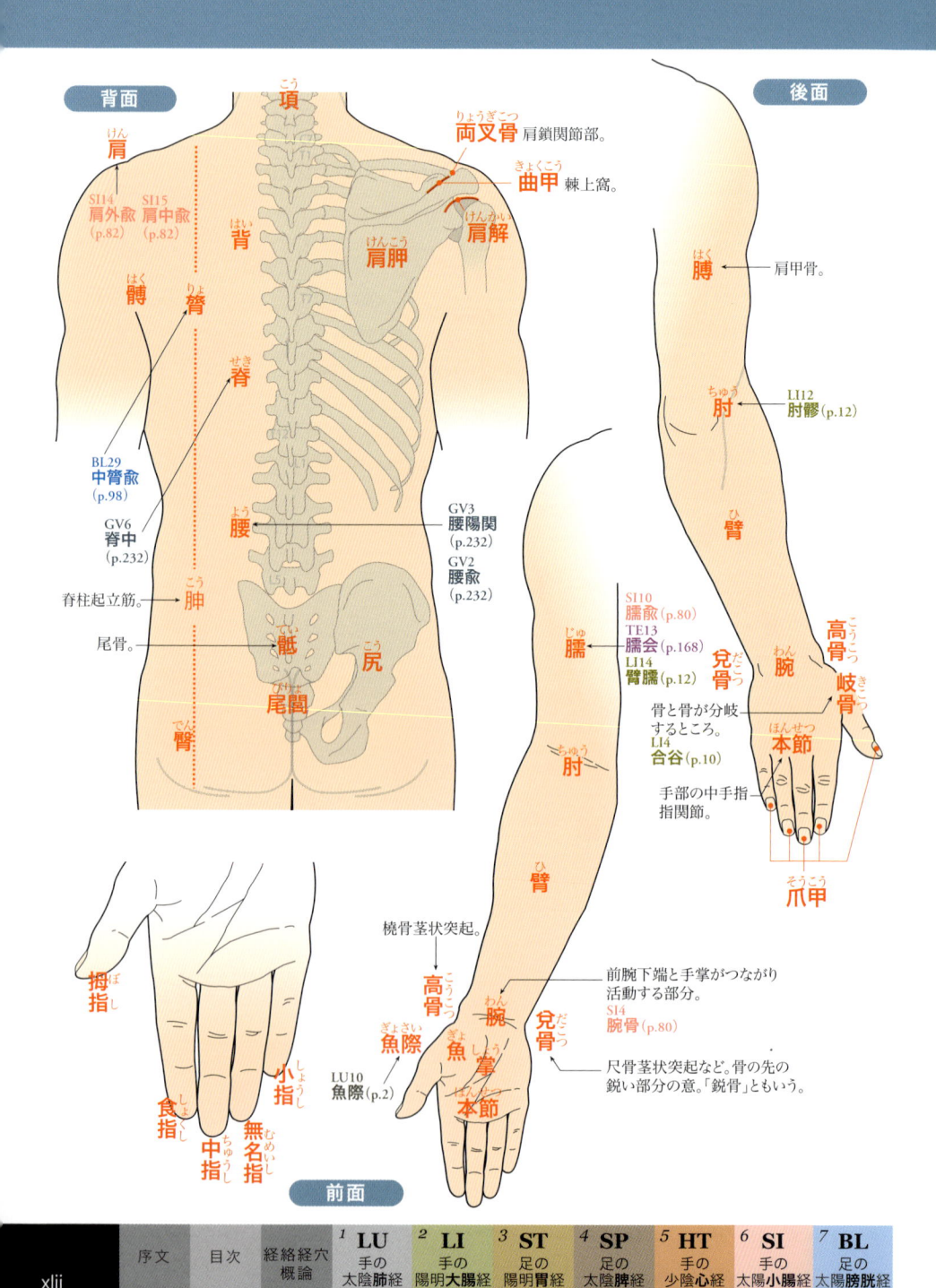

背面

- 項（こう）
- 肩（けん）
  - SI14 肩外兪（p.82）
  - SI15 肩中兪（p.82）
- 両叉骨（りょうさこつ）：肩鎖関節部。
- 曲甲（きょくこう）：棘上窩。
- 背（はい）
- 肩胛（けんこう）
- 肩解（けんかい）
- 髆（はく）
- 臑（りょう）
- 脊（せき）
- BL29 中膂兪（p.98）
- GV6 脊中（p.232）
- 脊柱起立筋。
- 腰（よう）
- GV3 腰陽関（p.232）
- GV2 腰兪（p.232）
- 胂（こう）
- 尾骨。
- 骶（てい）
- 尻（こう）
- 尾閭（びろ）
- 臀（でん）

後面

- 髆（はく）：肩甲骨。
- LI12 肘髎（p.12）
- 肘（ちゅう）
- 臂（ひ）
- 高骨（こうこつ）
- 腕（わん）
- 岐骨（きこつ）
- 兌骨（だこつ）
- 本節（ほんせつ）：手部の中手指指関節。
- 骨と骨が分岐するところ。
- SI10 臑兪（p.80）
- TE13 臑会（p.168）
- LI14 臂臑（p.12）
- 臑（じゅ）
- LI4 合谷（p.10）
- 爪甲（そうこう）
- 肘（ちゅう）
- 臂（ひ）
- 橈骨茎状突起。
- 高骨（こうこつ）
- 魚際（ぎょさい）
- LU10 魚際（p.2）
- 魚（ぎょ）
- 掌（しょう）
- 腕（わん）
- 兌骨（だこつ）
- SI4 腕骨（p.80）
- 本節（ほんせつ）
- 前腕下端と手掌がつながり活動する部分。
- 尺骨茎状突起など。骨の先の鋭い部分の意。「鋭骨」ともいう。
- 拇指（ぼし）
- 小指（しょうし）
- 無名指（むめいし）
- 中指（ちゅうし）
- 食指（しょくし）

前面

			1 LU 手の太陰肺経	2 LI 手の陽明大腸経	3 ST 足の陽明胃経	4 SP 足の太陰脾経	5 HT 手の少陰心経	6 SI 手の太陽小腸経	7 BL 足の太陽膀胱経
序文	目次	経絡経穴概論							

xlii

足底面

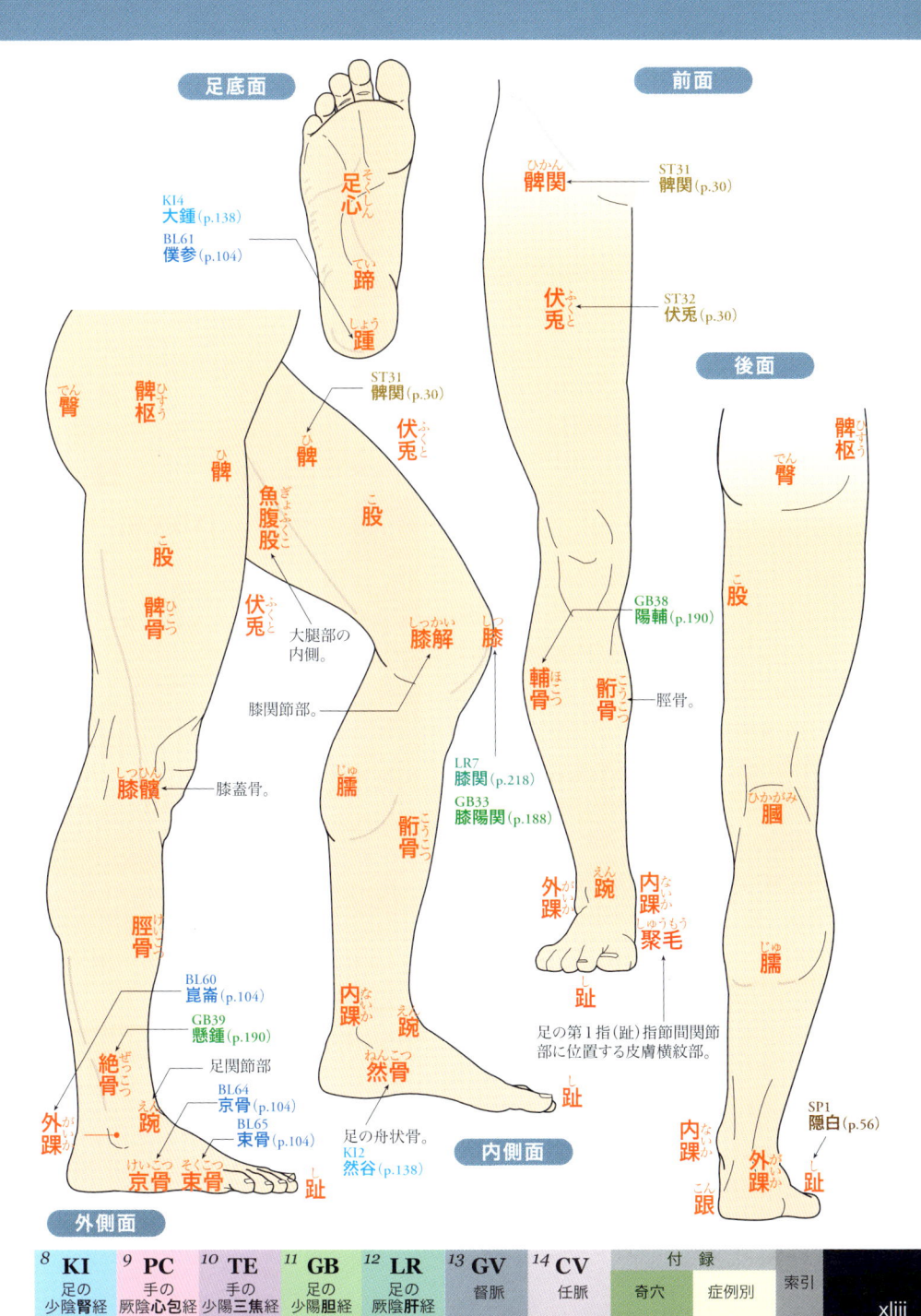

- KI4 大鍾 (p.138)
- BL61 僕参 (p.104)

足心（そくしん）
蹄（てい）
踵（しょう）

外側面

臀（でん）
髀枢（ひすう）
髀（ひ）
股（こ）
髀骨（ひこつ）
伏兎（ふくと）
膝髕（しつひん）— 膝蓋骨。
脛骨（けいこつ）
- BL60 崑崙 (p.104)
- GB39 懸鍾 (p.190)
絶骨（ぜっこつ）
踝（か）
外踝（がいか）
- BL64 京骨 (p.104)
- BL65 束骨 (p.104)
京骨 束骨 趾

内側面

髀（ひ）
魚腹股（ぎょふくこ）
伏兎（ふくと）
大腿部の内側。
膝解（しっかい）— 膝関節部。
膝（しつ）
臏（ひん）
骭骨（かんこつ）
内踝（ないか）
踝（か）
然骨（ねんこつ）— 足の舟状骨。
- KI2 然谷 (p.138)
趾

前面

髀関（ひかん）
- ST31 髀関 (p.30)
伏兎（ふくと）
- ST32 伏兎 (p.30)
- GB38 陽輔 (p.190)
輔骨（ほこつ）
骭骨（かんこつ）— 脛骨。
- LR7 膝関 (p.218)
- GB33 膝陽関 (p.188)
外踝（がいか）
内踝（ないか）
聚毛（しゅうもう）
趾 — 足の第1指（趾）指節間関節部に位置する皮膚横紋部。

後面

髀枢（ひすう）
臀（でん）
股（こ）
膕（ひかがみ）
臏（ひん）
内踝（ないか）
外踝（がいか）
跟（こん）
趾
- SP1 隠白 (p.56)

| 8 KI 足の少陰腎経 | 9 PC 手の厥陰心包経 | 10 TE 手の少陽三焦経 | 11 GB 足の少陽胆経 | 12 LR 足の厥陰肝経 | 13 GV 督脈 | 14 CV 任脈 | 付録 奇穴 | 症例別 | 索引 |

経穴名における呉音と漢音

鍼灸を学ぶ学生が、経穴名の**「行間」**を初めて見ると、つい「ぎょうかん」と読みたくなるであろう。**「日月」**なら、「にちげつ」や「ひつき」、**「下関」**は、「かかん」か「げかん」か悩むところである（もちろん、「しものせき」ではない）。そもそも、なぜ日本語には、漢字の読みが幾通りもあるのだろうか？

漢字は中国に由来するが、その中国内でも地方により、時代によって発音は刻々と変わっている。日本に5、6世紀の頃に伝えられたとされる発音は、後に**「呉音」**と呼ばれ、8世紀前後の長安（今の西安）の発音が遣隋使、遣唐使によってもたらされたものが**「漢音」**と呼ばれた。実は呉音も漢音も、中国の「中古音」と呼ばれる発音が伝わったものだが、当時の長安で生じていた、濁音の無声音化、鼻音の消失といった音韻変化が呉音・漢音の違いに反映している。日本において新たな漢音が、古い呉音を駆逐していれば、発音が複雑にならずに済んだのだが、特に生活に密着した語は、古くからの呉音が根強く残った。後に漢学から入った語は漢音が使われ、明治以降にやっと漢音が日常用語でも優勢になる。医学用語の多くも漢音である。

他の学問の用語と同様、**経穴名の読みは漢音が多い**が、横、正、上、下、大、頭、道、通、内のように、呉音が一般に定着している場合は、経穴名に呉音が使われている。前述の行、日、月のように呉音・漢音の両方が日常的に使われている場合、悩まされることになる。いっそ経穴名が成立した時の元の発音にすれば？と思うかもしれないが、右の表から分かるように、初期の古典が書かれた頃の発音（上古音）は、日本の呉音・漢音、また現代中国語の発音のどれとも大きく異なっている。（原）

「行」、「日」を例とした字体の歴史・発音の歴史

中国	日本	字体	「行」	「日」
前17世紀頃 **殷（商）**	縄文時代	**甲骨文** 骨や甲羅に刻まれ、直線的。	? 上古音 [ɣeŋ]	? 上古音 [nit]
前1046年 **西周** 前770年 **春秋** 前403年 **戦国** 前221年 **秦**		**金文** 青銅器に刻まれ、曲線的	「ガン」のようなrota音。ɣは、「有声軟口蓋摩擦音」。軽く「ガ行」を発音する時、この音で発音されることがある。	「ニ」。nは、「硬口蓋鼻音」。日本人が「ニヒル」と発音する時の「ニ」は、この音になる。
前202年 **漢**	弥生時代	**小篆** 秦の始皇帝により統一された文字		「中舌狭めの広母音nよりも、舌がやや後ろで口を閉じ気味。
		隷書 簡略化された日常の書体	行	日

前2世紀『足臂十一脈灸経』『陰陽十一脈灸経』
約1世紀頃 原『素問』、『霊枢』（約130穴記載）
約2世紀頃 『明堂経』（約350穴記載）

220年 **三国** 280年 **西晋**		**行書** 3世紀に広まる 行		

3世紀後半『鍼灸甲乙経』（356穴記載）

304年 **五胡十六国** 439年 **南北朝** 589年 **隋** 618年 **唐**	古墳時代 飛鳥 奈良 794 平安時代	**楷書** 南北朝時代～唐で用いられた書体	行 中古音 [xɦæŋ] 呉音「ぎょう（ぎやう）」 「ハン」と「ガン」の中間に似る※1。 音節末の「ŋ」（鼻音のンng）は呉音・漢音では「う」になる。 漢音「こう」	日 中古音 [nzit] 呉音「にち」 「ジト」に似る。 [zit] 漢音「じつ」 「ジト」※3。
907年 **五代十国** 960年 **北宋** 1115年 **金** 1260年 **元**	1185 鎌倉		近代音（近古音）[xæŋ] 「ハン」と「ヘン」の中間に似る。	近代音 [ʒi] 「ジ」 ※2
1368年 **明**		**明朝体**（宋体、明朝）	行 唐音「あん」 現代音 [ɕiŋ] ピンインはxíng。「シン」。	日 現代音 [ʐi] ピンインはrì ※2。そり舌の「リ」。

[ ]の中はIPA（国際発音記号）。

呉音	漢音
奈良時代以前。呉といった中国南部の発音といわれるが問題は単純ではない。	遣隋使・遣唐使以後。唐代の長安においてなされていた発音。
仏教用語や庶民の用いた**言葉**に多く見られる。→呉音の経穴名は少ない。	**儒学用語**など漢籍を通し入った**学問用語**が多い。→漢音の経穴名は多い。
清音・濁音がある。 呉音ではナ行、マ行 ⇔ 呉音ではエ ⇔	濁音は清音に（→p.219） 漢音はダ行、バ行（→p.95） 漢音ではア

鎌倉以降に入った「唐音」（「唐」の時代に伝わったのではない）は、日本語にはあまり浸透しなかった。唐音は現代の北京語に最も似ている。他にも、旁から類推されたりして造られた日本独特の読みは「**慣用読み**」という。

※1 xは「無声軟口蓋摩擦音」、ɦは「有声声門摩擦音」。唐代には濁音が完全に清音化せず、子音の出だしは声帯を振るわせず、途中から喉を鳴らし声帯を振るわせるという一種の「半有声音」だったと考えられる。
※2 「行」は、さらに詳しくは、近代音[xæŋ]（ヘン）→[ɕiəŋ]（ヒアン）→[ɕiŋ]（ヒン）→現代音[ɕiŋ]（シン）へと変化してきたとと考えられている。

また、中国語の「行」が「店、列」を意味する時は、中古音[ɣɑŋ]、現代音「háng」となるのだが、ここでは詳しく取り上げない。
※3 zは「有声歯茎硬口蓋摩擦音」。ʐはそり舌音を表わす。ここで示された音は推定によるものであり、説により異なる。古代中国の発音を正確にカタカナで表記できないので、あくまで目安である。

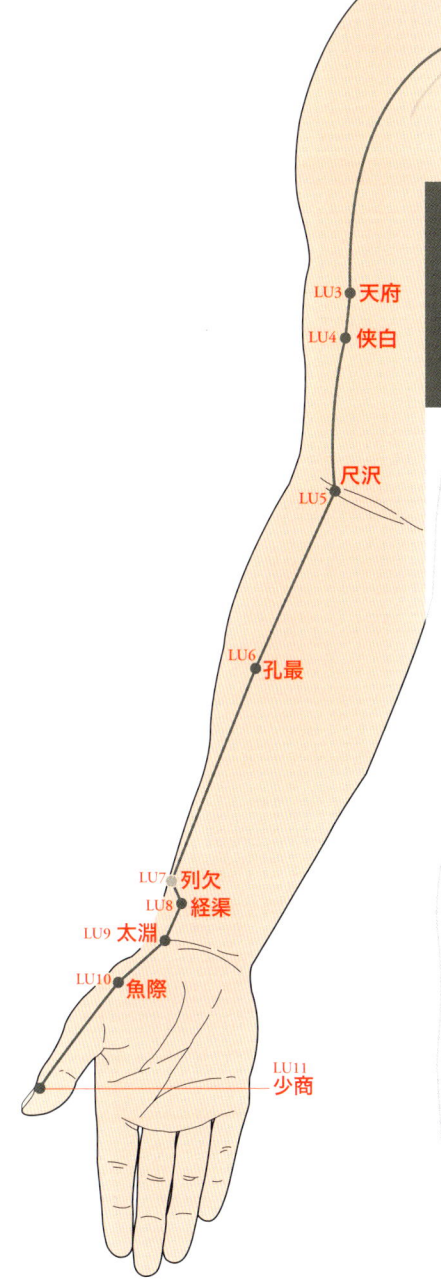

経穴ラベル（図中）:
- LU2 雲門
- LU1 中府
- LU3 天府
- LU4 俠白
- LU5 尺沢
- LU6 孔最
- LU7 列欠
- LU8 経渠
- LU9 太淵
- LU10 魚際
- LU11 少商

Chapter 1
手の太陰肺経
LU（Lung Meridian）

肺は気（呼吸）をつかさどる

肺は「相傳の官（そうふ）」と呼ばれ、君主である心（しん）を補佐する役割を担う。呼吸作用により、大気中の清らかな気（清気、天空の気）を体に吸い込み、汚れた気（濁気（だくき））を外に出すとされる。

肺は宣発・粛降をつかさどる

宣発（せんぱつ）は、上に広げる意味であり、気を拡散させて、全身に行きわたらせる働きがある。この機能により体内の濁気は、上方へ、外側へと運ばれていき、最終的に吐き出される。

粛降（しゅくこう）は逆に、下に降ろすことである。大気から清らかな気を吸いこみ、体内に降ろす。これにより、清気、津液、栄養分が体の下の方に運ばれる。宣発と粛降により、体内の水分の働きも調節されている（**通調水道（つうちょうすいどう）**）。

病証

是動病：胸の張り、咳嗽（がいそう）、鎖骨上窩の痛み、息切れ

所生病：肺経の経脈上（上肢の前面外側）の痛み、知覚・運動障害、手掌のほてり、咳嗽、胸苦しさ、胸満（胸のふさがり）、喉の渇き

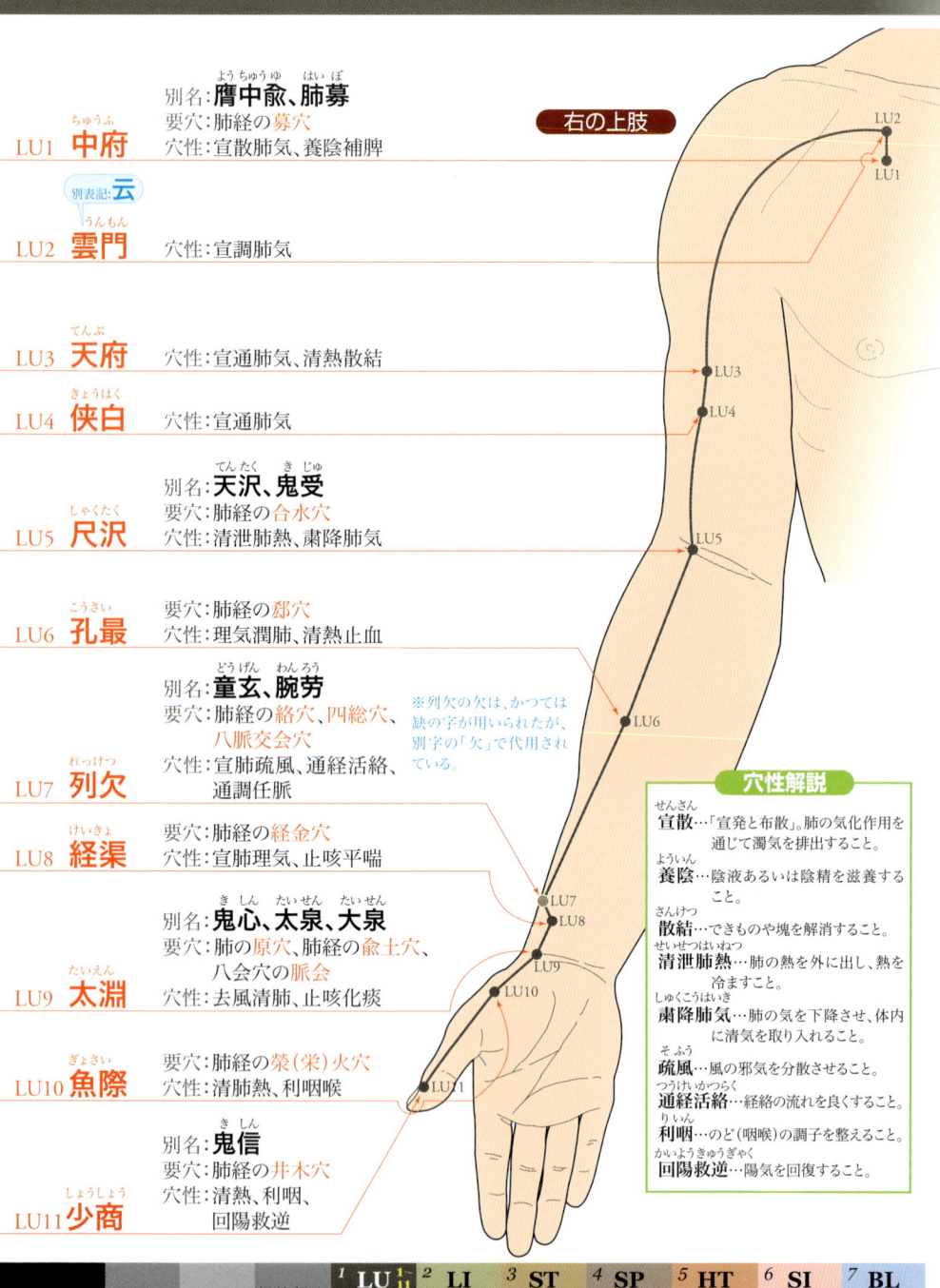

LU 手の太陰肺経
Lung Meridian
（たいいんはいけい）

右の上肢

LU1 中府（ちゅうふ）
- 別名：膺中兪、肺募（ようちゅうゆ、はいぼ）
- 要穴：肺経の募穴
- 穴性：宣散肺気、養陰補脾

LU2 雲門（うんもん）
- 別表記：云
- 穴性：宣調肺気

LU3 天府（てんぷ）
- 穴性：宣通肺気、清熱散結

LU4 俠白（きょうはく）
- 穴性：宣通肺気

LU5 尺沢（しゃくたく）
- 別名：天沢、鬼受（てんたく、きじゅ）
- 要穴：肺経の合水穴
- 穴性：清泄肺熱、粛降肺気

LU6 孔最（こうさい）
- 要穴：肺経の郄穴
- 穴性：理気潤肺、清熱止血

LU7 列欠（れっけつ）
- 別名：童玄、腕労（どうげん、わんろう）
- 要穴：肺経の絡穴、四総穴、八脈交会穴
- 穴性：宣肺疏風、通経活絡、通調任脈

※列欠の欠は、かつては缺の字が用いられたが、別字の「欠」で代用されている。

LU8 経渠（けいきょ）
- 要穴：肺経の経金穴
- 穴性：宣肺理気、止咳平喘

LU9 太淵（たいえん）
- 別名：鬼心、太泉、大泉（きしん、たいせん、たいせん）
- 要穴：肺の原穴、肺経の兪土穴、八会穴の脈会
- 穴性：去風清肺、止咳化痰

LU10 魚際（ぎょさい）
- 要穴：肺経の滎（栄）火穴
- 穴性：清肺熱、利咽喉

LU11 少商（しょうしょう）
- 別名：鬼信（きしん）
- 要穴：肺経の井木穴
- 穴性：清熱、利咽、回陽救逆

穴性解説

- 宣散（せんさん）…「宣発と布散」。肺の気化作用を通じて濁気を排出すること。
- 養陰（よういん）…陰液あるいは陰精を滋養すること。
- 散結（さんけつ）…できものや塊を解消すること。
- 清泄肺熱（せいせつはいねつ）…肺の熱を外に出し、熱を冷ますこと。
- 粛降肺気（しゅくこうはいき）…肺の気を下降させ、体内に清気を取り入れること。
- 疏風（そふう）…風の邪気を分散させること。
- 通経活絡（つうけいかつらく）…経絡の流れを良くすること。
- 利咽（りいん）…のど（咽喉）の調子を整えること。
- 回陽救逆（かいようきゅうぎゃく）…陽気を回復すること。

---

		1 **LU** 手の太陰肺経	2 **LI** 手の陽明大腸経	3 **ST** 足の陽明胃経	4 **SP** 足の太陰脾経	5 **HT** 手の少陰心経	6 **SI** 手の太陽小腸経	7 **BL** 足の太陽膀胱経
序文	目次	経絡経穴概論						

> 手の太陰肺経は、上腹部の中焦（中脘〔任・CV12〕）に起こり、下って大腸を絡（まと）い、かえりて胃口（噴門部）をめぐり、横隔膜を貫いて肺に属する。肺から気管、喉頭をめぐって前胸部（**中府・雲門**）より腋窩に出て、上腕前外側（**天府・俠白**）、肘窩（**尺沢**）、前腕前外側（**孔最・列欠・経渠**）、手関節前面横紋外端の橈骨動脈拍動部（**太淵**）、母指球外側（**魚際**）を経て、母指外側端（**少商**）に終わる。前腕下部（列欠）より別れた支脈が、示指外側端（商陽〔大・LI1〕）に至り、手の陽明大腸経につながる。

- **中府**の**中**は、中焦（→p.165）の気を指す。**府**は、「集まる」の意。中府とは、「**中焦の気が集まるところ**」の意。ちなみに、「府」のつく地名（府中、駿府、長府）は、律令時代の地方行政中心地の「国府」の場合が多く、重要文書や財貨が「集まる」場所だった（ただし「別府」はそれと別の由来である）。

- **雲門**の**雲**は、肺の気を指す。雲門とは、肺の気が出てくる**門**の意。ちなみに、「云」は、湯気がもやもやとたちのぼる様子を表わした字（もやもやとした死者のたましい→「魂」、「もごもごと口ごもる」→「云う」）。

- **天府**の**天**は、肺の意（肺は五臓の一番上）。**府**は、「集まる」の意。

- **俠白**の**俠**は、「挟む」の意。**白**は、五行論では、肺と同じく「金」の行に属す。俠白は、左右の上肢が脇、つまり「肺」を挟むことから名付けられた。『寿世保元』（明代の医書）によれば、乳頭に墨で印をつけ、乳を「挟む」ように上腕を交差させ、墨が腕に付いた場所が俠白とされる。

- **尺沢**の**沢**は、水の集まるような陥凹部の意。**尺**は、元は**母指と示指**を広げた様子を象った文字で、長さ一尺の前腕の骨が「尺骨」と呼ばれ、その尺骨のある**前腕と上腕の陥凹部にある経穴**が「尺沢」となった。

- **孔最**は腕橈骨筋の尺側にある、**最たる隙間（孔）**にある経穴や、通竅（孔を通すこと）に効果のある経穴と説明されている。

- **列欠**の**列**は「並ぶ」ことを、**欠**は、「破れる、欠ける」ことを表わす。経脈がここから別行し、陽明大腸経に行くのが由来ともされている。

- **経渠**の**経**は一条の川の流れを、**渠**は溝を表わす（ちなみに、地下に埋設された溝や水路は「暗渠」という）。経渠は橈骨と橈側手根屈筋の間の溝に橈骨動脈が一条になって流れ込む位置にある経穴。

- **太淵**の**太**は「大きい」ことを意味する。**淵**の字は「水深が深く、よどんでいるところ」を表わし、経穴名としては「深いところ」、つまり陥凹部を指している。太淵は、**橈骨と手根骨の間の大きい陥凹部にある経穴**。

- **魚際**は魚の腹（母指球）の**際**（赤白肉際）にある経穴。

- **少商**の**少**は、「末端」を表わす。**商**は五行論における五音（→p.141）の一つで、肺と同じ「金」の行に属す。

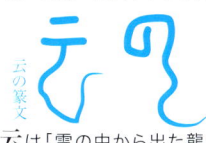

云は「雲の中から出た龍の尾」や、「雲の回転する形」に由来するともいわれる。

母指と示指を広げた形が、「尺」の字のもととなった。

単位としての1尺は、場所・時代によって変化している。日本の場合、現代は 30.3cm、中国の場合、現代は 33.3cm、漢代は23.1cmであった。

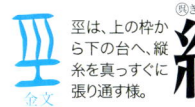

巠は、上の枠から下の台へ、縦糸を真っすぐに張り通す様。

經（略字、経）は、糸＋巠で、機織り機において真っすぐに通る縦糸の意。頸（=頚）は、真っすぐに縦に通る首筋を、脛（=胫）は、真っすぐな脚の「すね」を指す。

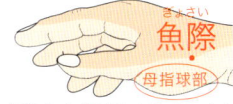

「**赤白肉際**（せきはくにくさい）」は、手の色素沈着が多く、成毛が生えている手背面と色素沈着の少ない手掌面の境のこと。

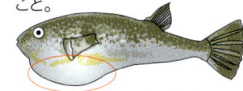

母指球部は魚の腹に似ているので、「魚腹」とも呼ばれる。

LU 手の太陰肺経
Lung Meridian
たいいんはいけい

取り方① 中府、雲門、天府、侠白、尺沢

LU1 中府（ちゅうふ）

部位：前胸部、第1肋間と同じ高さ、**鎖骨下窩**の外側、前正中線の外方**6寸**.

この経穴に関連した解剖学的構造：
- 皮膚には頸部から肩に至る皮膚に分布する頸神経叢皮枝の**鎖骨上神経**（C4）
- 内側(C8〜T1)・外側胸筋神経(C5〜C7)支配で肩関節の内転に働く**大胸筋**と肩甲骨の下制に働く**小胸筋**
- 筋皮神経(C5〜C7)支配で肘関節の屈曲・回外に働く**上腕二頭筋短頭**と肘関節の屈曲・内転に働く**烏口腕筋**
- 腋窩動・静脈の枝で大胸筋・肩峰・三角筋などを栄養する**胸肩峰動・静脈**
- 腋窩動・静脈の枝で乳腺などを栄養する**外側胸動・静脈**
- 皮下には、腋窩静脈に流入する**橈側皮静脈**

鎖骨下窩（鎖骨胸筋三角）
鎖骨の直下にあり、大胸筋と三角筋のふくらみの間にできるくぼみ（下の写真の点線の部分）。
この下には大胸筋の鎖骨部が走る。

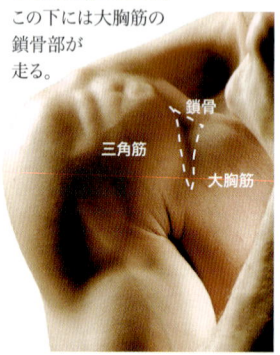

つり革につかまるような体勢で腕を頭上高くに上げて長時間外転すると、**小胸筋**と胸郭の間の腕神経叢や血管が圧迫されて腕の痺れや痛みが生じることがある。このような症状は、**「過外転症候群」**と呼ばれている（「胸郭出口症候群」の一種）。

LU2 雲門（うんもん）

部位：前胸部、**鎖骨下窩**の陥凹部、**烏口突起**の内方、前正中線の外方**6寸**.

この経穴に関連した解剖学的構造：
- 皮膚には頸部から肩に至る皮膚に分布する頸神経叢皮枝の**鎖骨上神経**（C3〜C4）
- 円錐靭帯と菱形靭帯からなる**烏口鎖骨靭帯**
- 腋窩動・静脈の枝で大胸筋・肩峰・三角筋などを栄養する**胸肩峰動・静脈**

中府の取り方
- 雲門(LU2)の下方1寸に取る。
- **庫房**(ST14・胃)、**彧中**(KI26・腎)、**華蓋**(CV20・任)、**中府**は第1肋間の高さに並ぶ。

雲門の取り方
- 上腕を抵抗に抗して屈曲、わずかに外転させ鎖骨胸筋三角（鎖骨下窩）を確認し、その中央に取る。
- **気戸**(ST13・胃)、**兪府**(KI27・腎)、**璇璣**(CV21・任)、雲門は鎖骨下縁に並ぶ。

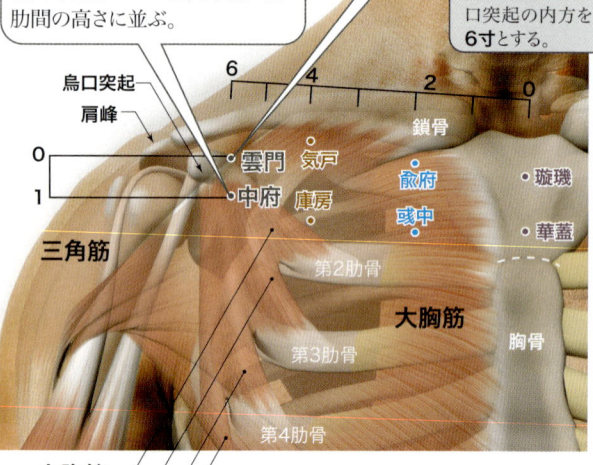

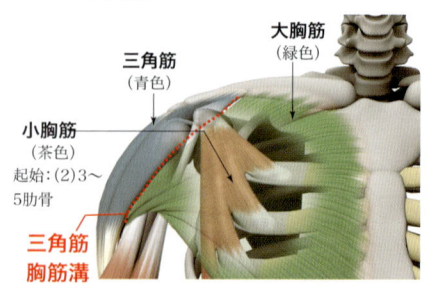

骨度：前正中線から烏口突起の内方を6寸とする。

三角筋胸筋溝
deltopectoral notch
三角筋鎖骨部前縁と大胸筋鎖骨部外側縁の間にあり、上肢の皮静脈である**橈側皮静脈**が上行し、貫通静脈を介して腋窩静脈に合流し、鎖骨下静脈に流入する。

---

			1 LU 1〜5 手の太陰肺経	2 LI 手の陽明大腸経	3 ST 足の陽明胃経	4 SP 足の太陰脾経	5 HT 手の少陰心経	6 SI 手の太陽小腸経	7 BL 足の太陽膀胱経
4	序文	目次	経絡経穴概論						

● 烏口突起には3つの靱帯(烏口肩峰靱帯、烏口鎖骨靱帯:菱形靱帯と円錐靱帯)と3つの筋が付着する(小胸筋の停止、烏口腕筋と上腕二頭筋短頭の起始)。これらが作用する力学的ストレスにより**烏口突起炎**を起こすことがある。

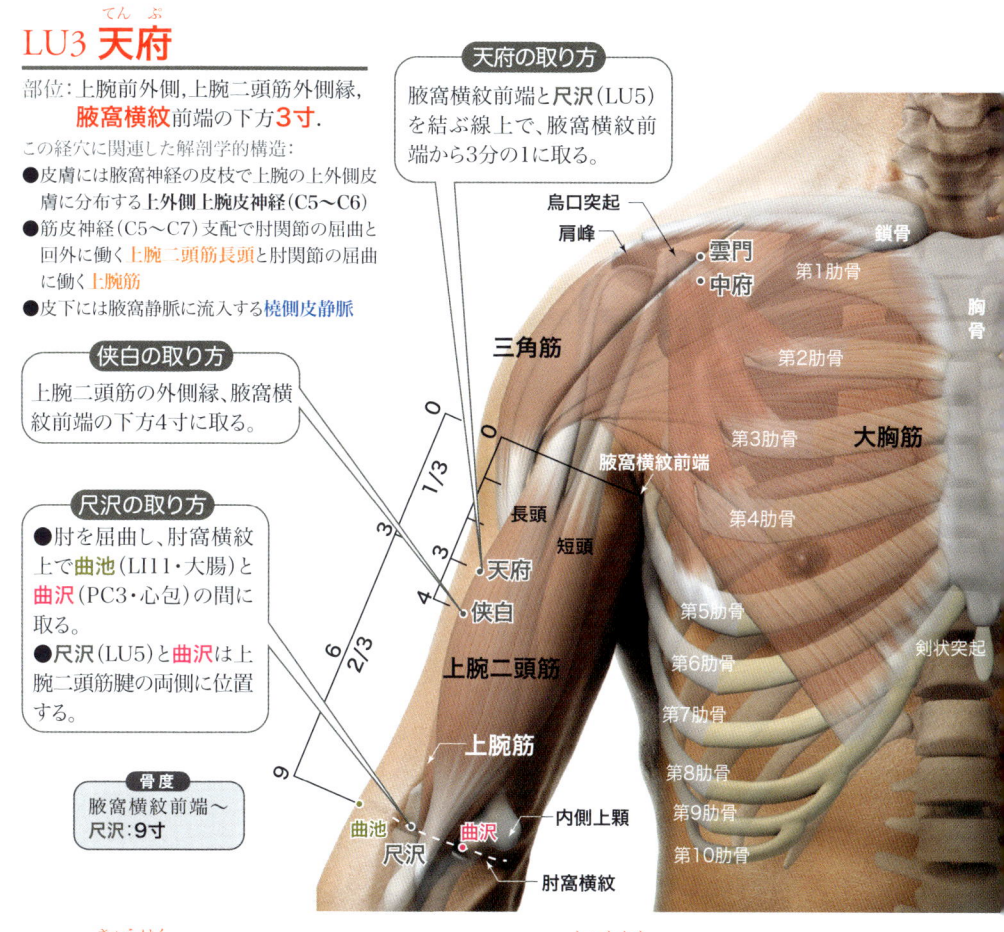

LU3 天府(てんぷ)

部位:上腕前外側,上腕二頭筋外側縁,
腋窩横紋前端の下方**3寸**.

この経穴に関連した解剖学的構造:
● 皮膚には腋窩神経の皮枝で上腕の上外側皮膚に分布する**上外側上腕皮神経(C5〜C6)**
● 筋皮神経(C5〜C7)支配で肘関節の屈曲と回外に働く**上腕二頭筋長頭**と肘関節の屈曲に働く**上腕筋**
● 皮下には腋窩静脈に流入する**橈側皮静脈**

天府の取り方
腋窩横紋前端と尺沢(LU5)を結ぶ線上で、腋窩横紋前端から3分の1に取る。

侠白の取り方
上腕二頭筋の外側縁、腋窩横紋前端の下方4寸に取る。

尺沢の取り方
● 肘を屈曲し、肘窩横紋上で曲池(LI11・大腸)と曲沢(PC3・心包)の間に取る。
● 尺沢(LU5)と曲沢は上腕二頭筋腱の両側に位置する。

骨度
腋窩横紋前端〜
尺沢:9寸

LU4 侠白(きょうはく)

部位:上腕前外側,上腕二頭筋外側縁,
腋窩横紋前端の下方**4寸**.

この経穴に関連した解剖学的構造:
● 皮膚には 腋窩神経の皮枝で上腕の上外側皮膚に分布する**上外側上腕皮神経(C5〜C6)**
● 筋皮神経(C5〜C7)支配で肘関節の屈曲と回外に働く**上腕二頭筋長頭**と肘関節の屈曲に働く**上腕筋**
● 上腕動・静脈の枝で上腕二頭筋,三角筋,上腕三頭筋などを栄養する**上腕深動・静脈**

LU5 尺沢(しゃくたく)

部位:肘前部,**肘窩横紋**上,
上腕二頭筋腱外方の陥凹部.

この経穴に関連した解剖学的構造:
● 皮膚には筋皮神経の皮枝で前腕の外側皮膚に分布する**外側前腕皮神経(C6)**
● 橈骨神経支配で肘関節の屈曲に働く**腕橈骨筋**
● 筋皮神経(C5〜C7)支配で肘関節の屈曲に働く**上腕筋**
● 上腕深動・静脈の枝の**橈側側副動・静脈**
● 皮下には腋窩静脈に流入する**橈側皮静脈**

| 8 KI 足の少陰腎経 | 9 PC 手の厥陰心包経 | 10 TE 手の少陽三焦経 | 11 GB 足の少陽胆経 | 12 LR 足の厥陰肝経 | 13 GV 督脈 | 14 CV 任脈 | 付 録 奇穴 | 症例別 | 索引 |

LU 手の太陰肺経 取り方② 孔最、列欠、経渠、太淵他

Lung Meridian

LU6 孔最（こうさい）

部位:前腕前外側,尺沢(LU5)と太淵(LU9)を結ぶ線上,**手関節掌側横紋**の上方**7寸**。

この経穴に関連した解剖学的構造：
- 皮膚には筋皮神経の皮枝で前腕の外側皮膚に分布する**外側前腕皮神経(C6)**
- 橈骨神経深枝(筋枝)(C5～T1)支配で肘関節の屈曲に働く**腕橈骨筋**
- 正中神経(C5～T1)支配の**円回内筋**
- 肘窩内側端で上腕動・静脈から分枝する前腕の橈側に位置する筋などを栄養する**橈骨動・静脈**
- 皮下には腋窩静脈に流入する**橈側皮静脈**

LU7 列欠（れっけつ）

部位:前腕橈側,長母指外転筋腱と短母指伸筋腱の間,**手関節掌側横紋**の上方**1.5寸**。

この経穴に関連した解剖学的構造：
- 皮膚には筋皮神経の皮枝で前腕の外側皮膚に分布する**外側前腕皮神経(C6)**
- 橈骨神経深枝(筋枝)(C5～T1)支配で肘関節の屈曲に働く**腕橈骨筋(腱)、長母指外転筋(腱)、短母指伸筋腱**
- 正中神経(C5～T1)支配の**方形回内筋**
- 肘窩内側端で上腕動・静脈から分枝する前腕の橈側に位置する筋などを栄養する**橈骨動・静脈**
- 皮下には腋窩静脈に流入する**橈側皮静脈**

孔最の取り方
尺沢(LU5)と太淵(LU9)を結ぶ線上で、尺沢の下方5寸、太淵の上方7寸に取る。

経渠の取り方
橈骨茎状突起と橈骨動脈の間、手関節掌側横紋の上方1寸に取る。

太淵の取り方
手関節掌側横紋の橈側、橈骨動脈上に取る。

列欠の取り方
太淵(LU9)の上方(近位方向に)1.5寸で、母指を外転・伸展させ、長母指外転筋腱と短母指伸筋腱を緊張させて、その間の溝に取る。

霊道 (HT4・心→p.75)

列欠を通る断面

序文	目次	経絡経穴概論	1 LU 6/11 手の太陰肺経	2 LI 手の陽明大腸経	3 ST 足の陽明胃経	4 SP 足の太陰脾経	5 HT 手の少陰心経	6 SI 手の太陽小腸経	7 BL 足の太陽膀胱経

● **魚際**は母指球上に位置する。母指球を構成する筋は①短母指外転筋（正中神経）、②母指対立筋（正中神経）、③短母指屈筋（浅頭：正中神経、深頭：尺骨神経）、④母指内転筋（尺骨神経）である。手根管症候群などで、正中神経麻痺が起こると母指球の麻痺と萎縮がみられ、「サル手」となる。

LU8 経渠 (けいきょ)

部位：前腕前外側，
橈骨茎状突起[※1]と橈骨動脈の間，
手関節掌側横紋の上方1寸．

この経穴に関連した解剖学的構造：
- 皮膚には筋皮神経の皮枝で前腕の外側皮膚に分布する**外側前腕皮神経**（C5〜C7）
- **橈骨神経浅枝**（皮枝：C5〜C8, T1）
- 橈骨神経深枝（筋枝）（C7〜T1）支配で肘関節の屈曲に働く**腕橈骨筋**(腱)と**長母指外転筋**(腱)
- 肘窩内側端で上腕動・静脈から分枝する前腕の橈側に位置する筋などを栄養する**橈骨動・静脈**
- 深部には腕橈骨筋腱が停止する**橈骨茎状突起**がある。

LU9 太淵 (たいえん)

部位：手関節前外側，**橈骨茎状突起**と**舟状骨**の間，**長母指外転筋腱**の尺側陥凹部．

この経穴に関連した解剖学的構造：
- 皮膚には筋皮神経の皮枝で前腕の外側皮膚に分布する**外側前腕皮神経**（C5〜C7）
- **橈骨神経浅枝**（皮枝：C5〜C8, T1）
- 正中神経（C5〜T1）支配の**橈側手根屈筋**(腱)
- 橈骨神経の枝の後骨間神経支配の**長母指外転筋**(腱)
- 肘窩内側端で上腕動・静脈から分枝する前腕の橈側に位置する筋などを栄養する**橈骨動・静脈**
- 皮下には腋窩静脈に流入する**橈側皮静脈**

LU10 魚際 (ぎょさい)

部位：手掌，**第1中手骨**
中点の橈側，赤白肉際．

この経穴に関連した解剖学的構造：
- 皮膚には**正中神経手掌枝**（C5〜T1）
- 手背の橈側半の皮膚に分布する**橈骨神経浅枝**（皮枝）（C5〜T1）
- 正中神経（C6〜C7）支配の**短母指外転筋**, **母指対立筋**
- 正中神経（C6〜C7）支配の**短母指屈筋浅頭**と尺骨神経（C6〜C7）支配の**短母指屈筋深頭**
- 橈骨動脈の枝で母指対立筋の下を通り、第1固有掌側指動・静脈を分岐する**母指主動・静脈**

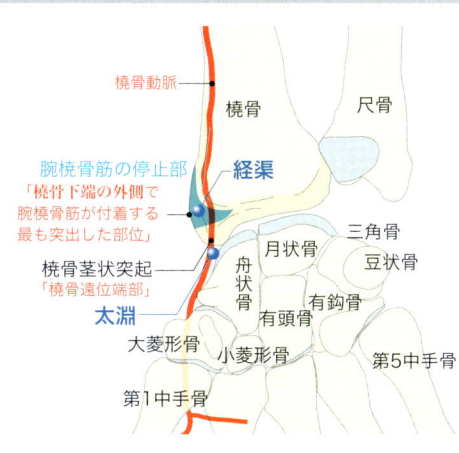

経渠
「橈骨下端の外側で腕橈骨筋が付着する最も突出した部位」

太淵
「橈骨遠位端部」

※1「橈骨茎状突起」は、解剖学書では「橈骨遠位端部」が多く、経渠(LU8)の部位で使う「腕橈骨筋の停止部」を指す語としては適切ではない。だが、日中韓で長く慣用され、WHO/WPROの経穴部位表記でもそう表記するので、「橈骨茎状突起」とした。しかし、意味する部位は「腕橈骨筋の停止部」である。古典では、「高骨」、「関」と表記する。

少商の取り方
母指爪甲根部近位縁に引いた線と、橈側縁に引いた線との交点に取る。

魚際の取り方
手掌、第1中手骨中点の橈側、赤白肉際、陥凹部に取る。

LU11 少商 (しょうしょう)

部位：母指，末節骨橈側，爪甲角の近位外方**0.1寸**(指寸)，
爪甲橈側縁の垂線と爪甲基底部の水平線の交点．

この経穴に関連した解剖学的構造：
- 皮膚には母指末節骨の手背の皮膚に分布する**橈骨神経浅枝**（皮枝）（C5〜T1）
- **母指主動脈の枝の固有掌側指動脈**（母指橈側動脈ともいう）
- 第1指の**爪甲角**

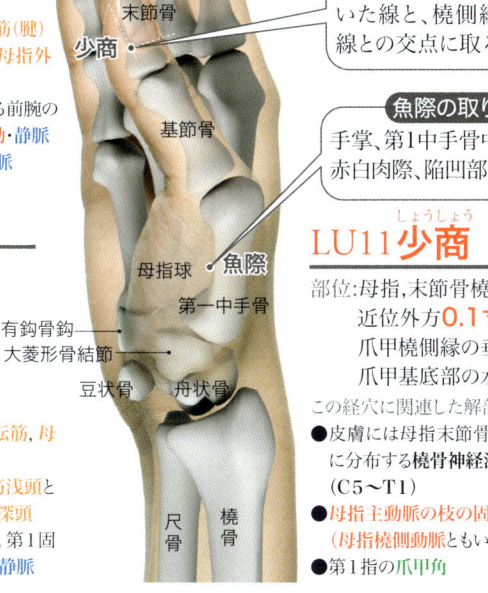

「穴性」について

　本著では、経穴の部位、解剖・生理学、用語の解説などと共に、穴性を記載している。穴性とは、簡単に言うと、経穴の持つ作用と治効のことである。

　穴性理論は1930年代に中国で刊行されていた『鍼灸雑誌』に連載された羅兆琚の著した「実用鍼灸指要」の中ではじめて明確にされたと報告されている（譚源生）。これに従うと、穴性の考え方は提唱されてから80年くらいしか経っておらず、鍼灸学の長い歴史からするとまだ若い理論である。

　穴性は、ある経穴が関係する経脈に与える影響や、効果のある症候、疾患、病気、さらには、生体に対する作用などを表す。この経穴の有効性や作用を定義する考え方は、中医薬の薬性理論（西洋医学の薬理理論）を経穴に応用したものであると譚は述べている。日本では、多くの鍼灸師が湯液を考慮しないで臨床を行っているので、薬性理論を経穴に応用するこの考え方には戸惑いを感じるかも知れない。例を挙げて説明しよう。

　例えば、風邪薬として有名な葛根湯の7種の素材（単味、生薬）の一つである葛根は、薬性理論の大分類としては「解表剤（発汗、発散を促す作用のある剤）」であり、中分類としては辛涼解表剤（冷やしながら解表する剤）とされる。つまり、葛根は、比較的、実証の人の風邪の初期で、発熱するが発汗できずに、頸肩部が張って強ばり、頭が重い状態のとき、また、頭痛や筋肉痛などのときに、解表（発汗によって、肌表にある邪気を取り除くこと）して、それらの症状を緩解させるのに適した作用を持つ。そのため、葛根湯が風邪の初期に投与される。このように、中医薬の単味が持つ生体への作用を分類・整理したものが、薬性理論である。

　では、次に、この考え方を経穴に当てはめた穴性とはどのようなものか説明しよう。

　例えば、風邪の鍼灸治療で説明すると、「解表類」に分類される経穴は、「発散風寒類」として風池、風府、風門、列欠、頭維、四白、玉枕、天柱が、また、「発散風熱類」として魚際、少商、中府、尺沢、大椎、曲池、合谷がある。これらは、主治に風邪を含んでいる経穴群であり、これらの経穴を使った風邪の治療を行う。

　このように、もし、経穴それぞれに、薬性理論のような作用があり、経穴も薬物と同じように分類出来るのであれば、経穴の理論的組み合わせによる治療体系を作りやすく、経穴処方学の確立も容易かも知れない。

　確かに、穴性学は中国では、一つの考え方として確立してきたが、現在までのところ、穴性の裏付けのための臨床的な検討は十分ではないように思える。穴性学が鍼灸理論体系に根を張って行くには、経穴の実際の作用の確認と有効性の立証、それに、これまで言われてきた治効作用や治効理論と穴性の関係を明確にすることが不可欠であり、今後、それが期待される。(形)

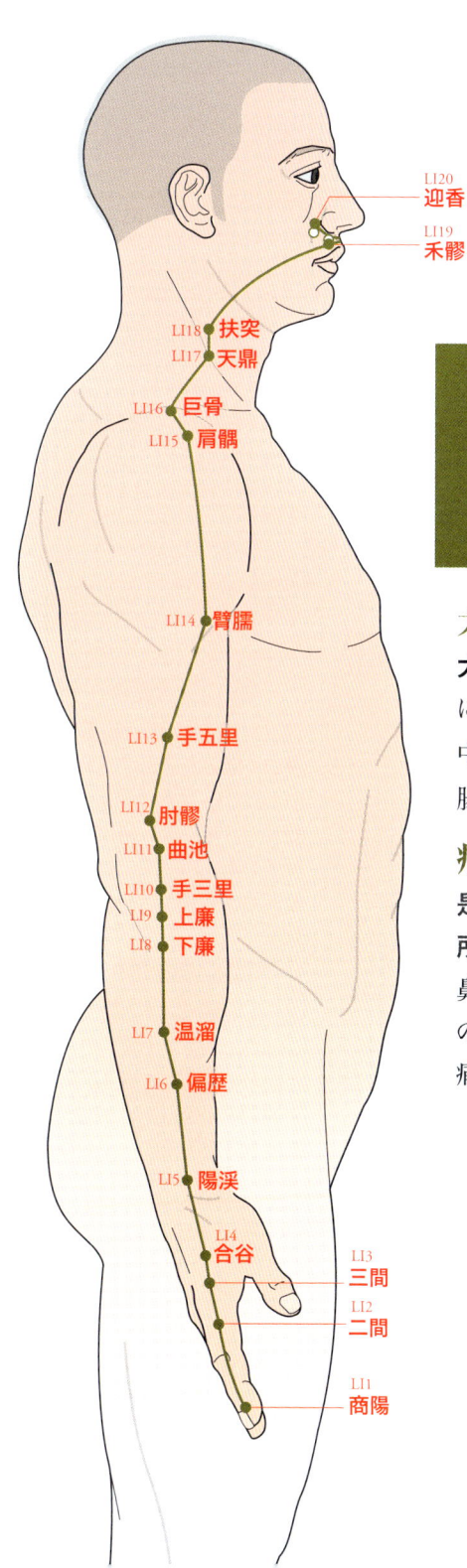

Chapter 2
手の陽明大腸経
LI (Large Intestine Meridian)

LI20 迎香
LI19 禾髎
LI18 扶突
LI17 天鼎
LI16 巨骨
LI15 肩髃
LI14 臂臑
LI13 手五里
LI12 肘髎
LI11 曲池
LI10 手三里
LI9 上廉
LI8 下廉
LI7 温溜
LI6 偏歴
LI5 陽渓
LI4 合谷
LI3 三間
LI2 二間
LI1 商陽

大腸は伝化をつかさどる

大腸は、「**伝導の官**」と呼ばれ、小腸により清濁に別けられた飲食物の残渣（ざんさ）を受け取り、その中から水液（津液〈しんえき〉）を吸収し、糞便を形成し、大腸末端に伝送し、体外に排出する役割がある。

病証

是動病：歯の痛み、頸や喉の腫れ・痛み
所生病：眼が黄色くなる、口の渇き、鼻づまり、鼻血、喉の腫れ・痛み、大腸経の経脈上（上肢の後面外側）の痛み、知覚・運動障害、示指の痛み

LI 手の陽明大腸経 ①手・前腕
Large Intestine Meridian　ようめい　だいちょうけい

LI1 商陽 (しょうよう)
- 別名：絶陽 (ぜつよう)
- 要穴：大腸経の井金穴
- 穴性：泄熱消腫、開竅醒神

LI2 二間 (じかん)
- 別名：間谷 (かんこく)
- 要穴：大腸経の滎(栄)水穴
- 穴性：散風、清熱、消腫

LI3 三間 (さんかん)
- 別名：少谷 (しょうこく)
- 要穴：大腸経の兪木穴
- 穴性：散風、行気、清熱

LI4 合谷 (ごうこく)
- 別名：虎口 (ここう)
- 要穴：大腸の原穴、四総穴
- 穴性：鎮痛安神、神経活絡、疏風解表

LI5 陽渓 (ようけい)
- 別名：中魁 (ちゅうかい)
- 要穴：大腸経の経火穴
- 穴性：清熱散風、明目利咽

LI6 偏歴 (へんれき)
- 要穴：大腸経の絡穴
- 穴性：清熱疏肺、通調水道

別表記：溜、別の発音：「りゅう」
※溜、留は「る」が呉音。「りゅう」が漢音。

LI7 温溜 (おんる)
- 別名：逆注、蛇頭、池頭 (ぎゃくちゅう、じゃとう、ちとう)
- 要穴：大腸経の郄穴
- 穴性：清熱解毒、調理腸胃

LI8 下廉 (げれん)
- 穴性：通腑気、利関節

LI9 上廉 (じょうれん)
- 穴性：通腑気、利関節

LI10 手三里 (てさんり)
- 別名：鬼邪、三里 (きじゃ、さんり)
- 穴性：去風通絡、調理腸胃、消腫止痛

単に「三里」とも呼ばれるが、足三里(→p.32)と区別するために、「手」という言葉が加えられた。

LI11 曲池 (きょくち)
- 別名：鬼臣 (きこ)
- 要穴：大腸経の合土穴
- 穴性：去風解表、清熱利湿、調和気血

右の前腕

穴性解説
- 泄熱 (せつねつ)…熱を体外に出すこと。
- 開竅 (かいきょう)…九竅(目・耳・鼻・口・尿道・肛門)の通りを良くして邪気を体外に出すこと。また、意識をはっきりさせること。
- 醒神 (せいしん)…意識をはっきりさせること。
- 散風 (さんふう)…風の邪気を体外へ追い出すこと。
- 行気 (こうき)…気の流れを良くすること。気滞を治療する方法。
- 疏風 (そふう)…風の邪気を分散させること。
- 解表 (げひょう)…疏表ともいう。外感初期に体表の邪気を取り除くこと。
- 利咽 (りいん)…のど(咽喉)の調子を整えること。
- 通調水道 (つうちょうすいどう)…水液代謝を円滑にすること。
- 通腑気 (つうふき)…大腸の動きをよくして排便を促すこと。

渓とは？
渓は、浅在血管や筋腱の浅いくぼみを表わすためにしばしば用いられる。
- 解渓(ST41・胃)→p.33
- 後渓(SI3・小)→p.81
- 太渓(KI3・腎)→p.139

池とは？
池は、陥凹部にある経穴名にしばしば用いられている。
- 天池(PC1・包)→p.157
- 陽池(TE4・焦)→p.167
- 風池(GB20・胆)→p.187

| 序文 | 目次 | 経絡経穴概論 | 1 LU 手の太陰肺経 | 2 LI 1-11 手の陽明大腸経 | 3 ST 足の陽明胃経 | 4 SP 足の太陰脾経 | 5 HT 手の少陰心経 | 6 SI 手の太陽小腸経 | 7 BL 足の太陽膀胱経 |

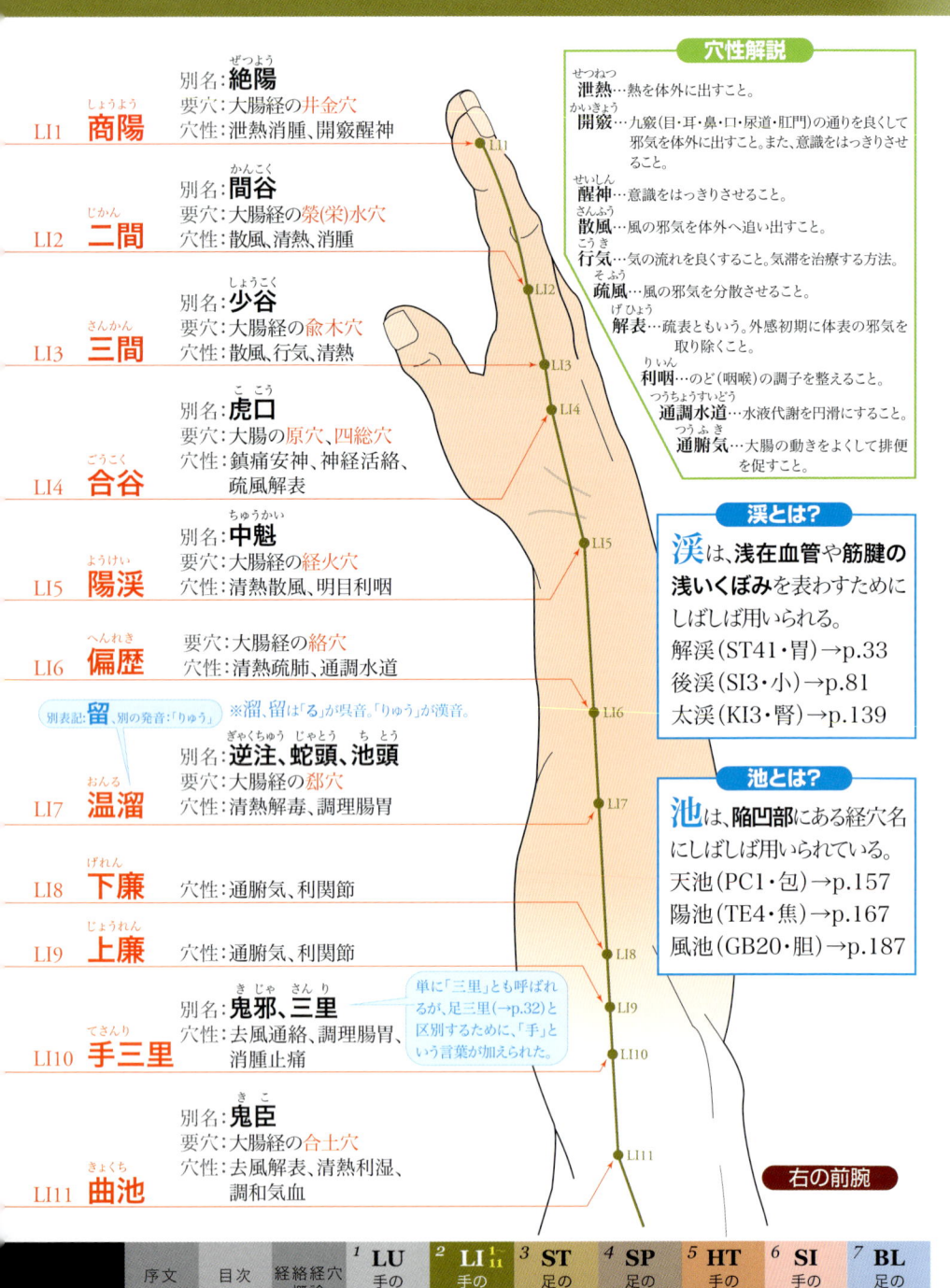

手の陽明大腸経は、手の太陰肺経の脈気を受けて示指外側端(**商陽**)に起こり、示指外方をめぐって(**二間・三間**)、第1・第2中手骨間の手背側(**合谷**)に出て、長・短母指伸筋腱の間(**陽渓**)に入る。さらに、橈骨に沿って前腕後外側(長橈側手根伸筋と短橈側手根伸筋との間)を上り(**偏歴・温溜・下廉・上廉・手三里**)、肘窩横紋外端(**曲池**)に至る。

- **商陽**の商は、陰陽五行説では五音の一つで、「肺や大腸」と同じ行に属す(→p.141)。**陽**は手背面(つまり、手関節の背面)にある陽経であることを指す。

- **二間**は、二番目の節(近位指節間関節[PIP関節])の近位よりにある、大腸経の2番目の経穴。

- **三間**は、三番目の節(中手指節関節[MP関節])の近位よりにある、大腸経の3番目の経穴。

- **合谷**の谷や、別名の「虎口」は、母指と示指を開いたときの形状を例えたもの。

- **陽渓**の陽は陽側(手に関していえば手背面)を、渓(旧字は**谿**)は、橈骨小窩の陥凹部を指す。

- **偏歴**の偏は「片端」、歴は「めぐる」の意味で、前腕背面の片端を「めぐる」経絡中にある経穴を表わす。もしくは、偏は「斜め」を意味し、大腸経の絡穴である偏歴から肺経に向かって「斜めに」走ることから名づけられた。

- **温溜**の温は「温かさ」、溜は「溜まる」を意味する。温溜は「温かさ」が注ぎ溜まるところの意。

- **下廉**の廉は、菱形の「角」を指すが、「簾(すだれ)」の意味もある。下廉は肘を曲げて深部に斜めに現れる骨稜の尺側下方にある経穴の意。また、廉は、上廉・下廉の二つの経穴にある筋(長・短橈側手根伸筋など)を例えたものとも考えられる。

- **上廉**は前述の下廉の**上**方にある経穴。

- **手三里**の里は「気血の集まる」ところを、人の集まる「里」に例えたもの。手三里は、曲池から2寸のところにある経穴だが、曲池から3寸とする説も少ないながら存在する。経穴名における1里は1寸を表わし、前腕における1寸は前腕の長さの1/12となる。

- **曲池**は、肘を曲げる部分にある浅い陥凹部を意味する。

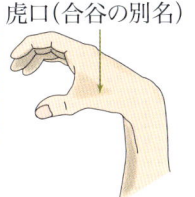

虎口(合谷の別名)

ワンポイント漢字講座

呉音のNI→漢音のJI

二間 にけん [呉音]

二間 じかん [漢音]

経穴名の「二間」は、建築の世界では「にけん」と読み、約3.6mの長さを指す。この「にけん」は、呉音(遣唐使以前に日本に入った発音)。それに対して「じかん」という発音は漢音(遣唐使以降に入った発音)である。呉音niは、漢音でjiになるケースが多い(呉音と漢音は→p.219)。

呉音	漢音
明日(みょう**にち**)	本日(ほん**じつ**)
女人(**にょ**にん)	男女(だん**じょ**)
小児(しょう**に**)	児童(**じ**どう)

経穴名・経絡名称は、漢音読みの場合が比較的多いことを知っていると、読みで迷った時に役立つ。

呉音のA →漢音のE

間の呉音は「けん」、漢音は「かん」。「人間」、「世間」のように古くから一般に浸透した語も仏教用語に「けん」という発音が見られる。ただし経穴で下の字は、漢音「か」ではなく、呉音「げ」の方が使われている。

下廉 **げ**れん、下関 **げ**かん
下脘 **げ**かん、下髎 **げ**りょう
下巨虚 **げ**こきょ

Large Intestine Meridian
LI 手の陽明大腸経 ②上腕、顔
ようめい　だいちょうけい

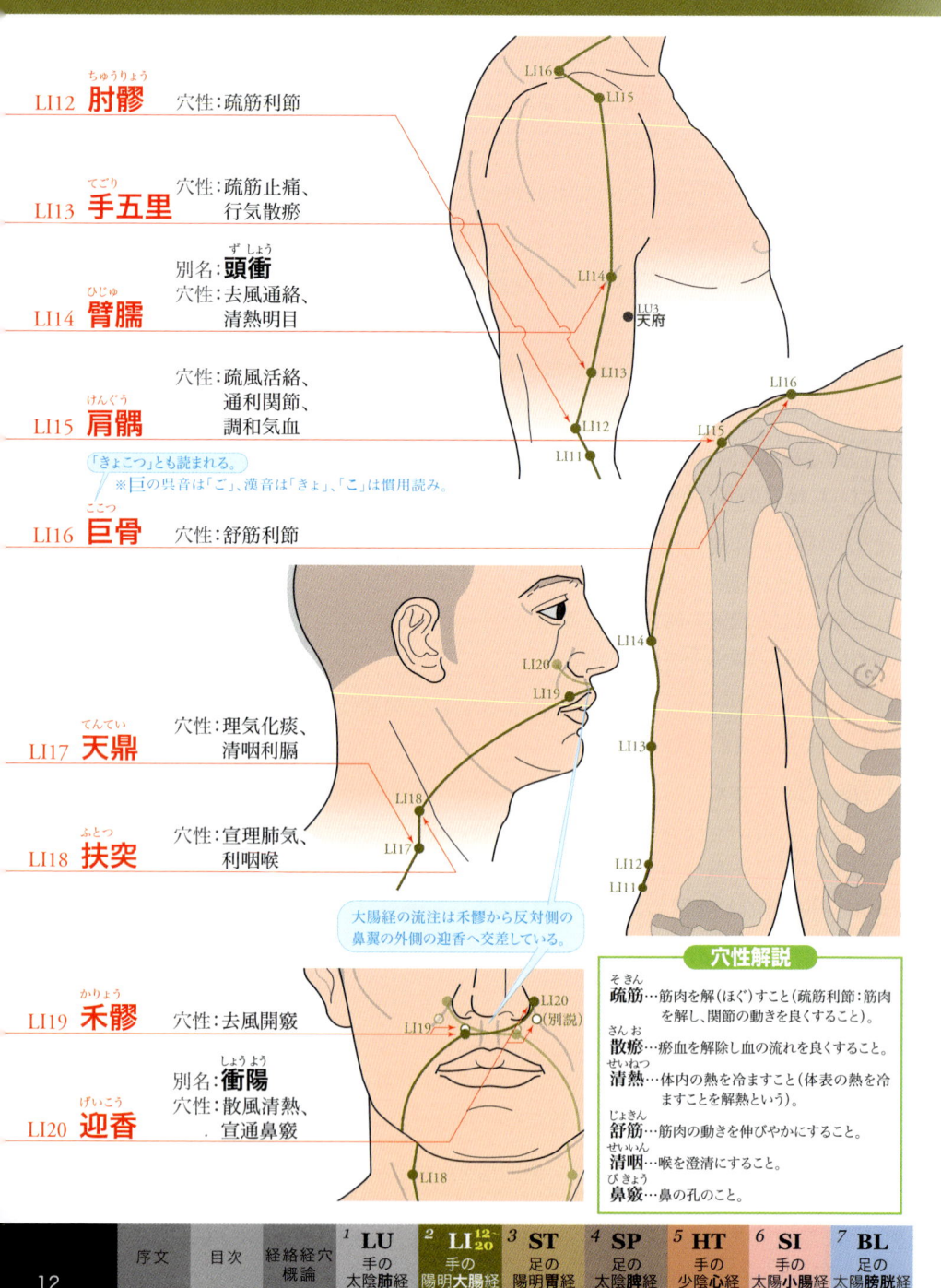

経穴	別名/穴性
LI12 肘髎（ちゅうりょう）	穴性：疏筋利節
LI13 手五里（てごり）	穴性：疏筋止痛、行気散瘀
LI14 臂臑（ひじゅ）	別名：頭衝（ずしょう） 穴性：去風通絡、清熱明目
LI15 肩髃（けんぐう）	穴性：疏風活絡、通利関節、調和気血
LI16 巨骨（ここつ）	「きょこつ」とも読まれる。 ※巨の呉音は「ご」、漢音は「きょ」、「こ」は慣用読み。 穴性：舒筋利節
LI17 天鼎（てんてい）	穴性：理気化痰、清咽利膈
LI18 扶突（ふとつ）	穴性：宣理肺気、利咽喉
LI19 禾髎（かりょう）	穴性：去風開竅
LI20 迎香（げいこう）	別名：衝陽（しょうよう） 穴性：散風清熱、宣通鼻竅

大腸経の流注は禾髎から反対側の鼻翼の外側の迎香へ交差している。

穴性解説

疏筋（そきん）…筋肉を解（ほぐ）すこと（疏筋利節：筋肉を解し、関節の動きを良くすること）。
散瘀（さんお）…瘀血を解除し血の流れを良くすること。
清熱（せいねつ）…体内の熱を冷ますこと（体表の熱を冷ますことを解熱という）。
舒筋（じょきん）…筋肉の動きを伸びやかにすること。
清咽（せいいん）…喉を澄清にすること。
鼻竅（びきょう）…鼻の孔のこと。

| 序文 | 目次 | 経絡経穴概論 | 1 LU 手の太陰肺経 | 2 LI 12〜20 手の陽明大腸経 | 3 ST 足の陽明胃経 | 4 SP 足の太陰脾経 | 5 HT 手の少陰心経 | 6 SI 手の太陽小腸経 | 7 BL 足の太陽膀胱経 |

● 肘窩横紋外端(曲池)より上腕後外側(肘髎・手五里・臂臑)、肩を上り(肩髃)、肩関節外端に行き(巨骨)、大椎(督・GV14)で他の諸陽経(手足の三陽経および督脈)と会す。さらに大鎖骨上窩の欠盆(胃・ST12)を下り、肺を絡い横隔膜を貫いて大腸に属する。大鎖骨上窩で分かれた支脈は、頚部を上り(天鼎・扶突)、頬を貫き、下歯に入り、かえり出て口をはさみ、鼻下の人中で左右交差し、外鼻孔直下(禾髎)を経て、鼻翼外方(迎香)で足の陽明胃経につながる。

● **肘髎**の髎は骨の隙間、陥凹部を指す(→p.99)。肘髎は肘関節(細かくいえば**腕橈関節**)の近くにある陥凹部の経穴。

● **手五里**は、肘と肩の間を1尺7寸とした時、肺経の天府(LU3、→p.2)から**5寸**のところにある経穴。効用に基づく解釈では、**五臓の病に効果のある経穴**と説明されている。

● **臂臑**の**臂**は「腕」ないしは「前腕」を、**臑**は、上腕の前面(上腕二頭筋の側)、または「柔らかい肉」を表わす(→p.81)。

● **肩髃**は肩甲骨の**肩峰**と**上腕骨頭**の間にある経穴。**髃**とは、鎖骨と上腕骨が並び、出会うところである**肩峰端**を示す。

● **巨骨**とは古代中国で「**鎖骨**」を表わし、鎖骨の外側端の後内方にある経穴を指す。元来「巨」という字は「**定規、差し金**」を表わしていたため、巨骨の「巨」は、巨大な骨という意味よりも、鎖骨の形を定規・差し金に例えたのだとする説がある。

● **天鼎**の鼎(かなえ)とは古代中国の**3本脚の青銅器**の一種。天鼎は、天(頭部)を左右の胸鎖乳突筋と脊椎の三本脚で支えているとみなすとか、左右の天鼎と大椎(→p.234)で支えているため、または左右の大腸経と督脈で支えているなど諸説がある。

● **扶突**の**突**は頚の突出している部位、すなわち**喉頭隆起**(のどぼとけ)のこと。扶突は喉頭隆起から**一扶**(=3寸・手の指4本分の幅)外側にある経穴の意。

● **禾髎**の**禾**は「稲の穂」のこと(→p.83)で、五行論では「金」に属し、五感のうち「鼻」と関係する。**髎**は「陥凹部、穴」で、ここでは**外鼻孔**を指す。禾髎は外鼻孔の直下にある経穴を表わす。

● **迎香**は**香**りを**迎**え入れる**外鼻孔**の外方にある経穴、もしくは、鼻の疾患に関する要穴という意味に解釈されている。

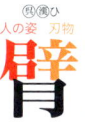

辟 (人の姿/刃物)
辟は、刑を命じる君主が人を平伏させる姿、または刑として刃物で人から肉を切り取る姿といわれ、「薄く平らな」ものを意味する。

「辟易する」とは、身を「平ら」にして退くことに由来。壁は、薄く平らなもの。臂は、腕の外側の「平らな部分」、または、体の外側で「壁」にあたる部分を指した。ちなみに、八面六臂(はちめんろっぴ)は、元は8つの顔と6本の腕のある仏像を指し、「一人で多方面に活躍すること」を表わす。

髃 (キンシコウ)
大きい頭／脚／丸まった長い尾
禺は、尾の長いサルの象形で、人と似ていることから「対をなす」という意味になったという(他説あり)。ここから、偶数の偶(二つが並ぶこと)、千載一遇の遇(道で偶然出会うこと)が派生した。

巨
ちょうど数学の授業で先生が使うような取っ手のある定規。

巨は、元は定規を表わし、そこから離れたものを測る道具から、「隔たったもの」、後には「大きいもの(→巨大)」という意味が派生した。

鼎 古代中国で煮炊きや祭儀用に使われた三本脚の青銅器のこと。→p.81。

「鼎の軽重を問う」という成語に出てくる鼎は、夏王朝の始祖の禹(う)が献じられた金属で造った巨大な鼎のこと。夏が滅ぶと殷に、次いで周に移り王位継承の象徴とみなされた。春秋五覇の一人、楚の荘王が、当時の周王・定王の使者・王孫満に鼎の重さ、大きさについて尋ね、もっと大きな鼎を造ることをほのめかし、帝位への野心を示したが、王孫満は「帝位は徳とされる人に継承され続けてきたのであって、鼎の軽重は問題ではない」と諌めた。今日、「上に立つ人の能力を疑い、その地位を奪う野心を示す」という意味で用いられている。

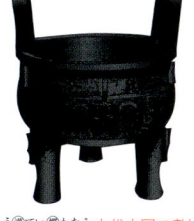

ちなみに、「鼎談」とは、三人向かい合わせの座談会・会議。

| 8 KI 足の少陰腎経 | 9 PC 手の厥陰心包経 | 10 TE 手の少陽三焦経 | 11 GB 足の少陽胆経 | 12 LR 足の厥陰肝経 | 13 GV 督脈 | 14 CV 任脈 | 付録 奇穴 | 症例別 | 索引 |

LI 手の陽明大腸経

Large Intestine Meridian
ようめい だいちょうけい

取り方① 商陽、二間、三間、合谷

LI1 商陽 しょうよう

部位：示指，末節骨橈側，爪甲角の近位外方 **0.1寸**（指寸），爪甲橈側縁の垂線と爪甲基底部の水平線の交点．

この経穴に関連した解剖学的構造：
- 皮膚には第2指の手背の皮膚に分布する**正中神経の固有掌側指神経(C7)**
- 橈骨動脈と尺骨動脈の背側手根枝からの背側中手動脈に続く**背側指動脈**
- 第2指の**爪角**

商陽の取り方
示指爪甲根部近位縁に引いた線と外側縁に引いた線との交点に取る。

LI2 二間 じかん

部位：示指，第2中手指節関節橈側の遠位陥凹部，赤白肉際．

この経穴に関連した解剖学的構造：
- 皮膚には手背の橈側半の皮膚に分布する**橈骨神経浅枝（皮枝）(C5〜T1)**
- 尺骨神経支配で第2指の外転に働く**第1背側骨間筋（腱）**
- 橈骨動脈と尺骨動脈の背側手根動脈網からの第1背側中手動脈に続く**背側指動脈**
- 深部には第2指の**基節骨底**がある。

二間の取り方
第2中手指節関節の遠位、橈側の陥凹部に取る。

三間の取り方
第2中手指節関節の近位、橈側の陥凹部に取る。

合谷の取り方
第2中手骨中点の外側に取る。

レイノー現象（病，症候群）
Raynaud phenomena (disease, syndrom)

寒冷時や精神的ストレスなどにより、発作性に手や足の指の細動脈に痙攣が生じて、指の皮膚が蒼白で、チアノーゼになり、回復時には逆に充血と発赤が現われる現象を**レイノー現象**という。この現象で基礎疾患が疑われない場合、つまり、原因不明の場合を**レイノー病**という。明らかな基礎疾患、例えば、強皮症、慢性関節リウマチなどの膠原病、そしてベータ遮断薬（ベータ-ブロッカー）などの一部の薬によって起こる場合は**レイノー症候群**と区別している。

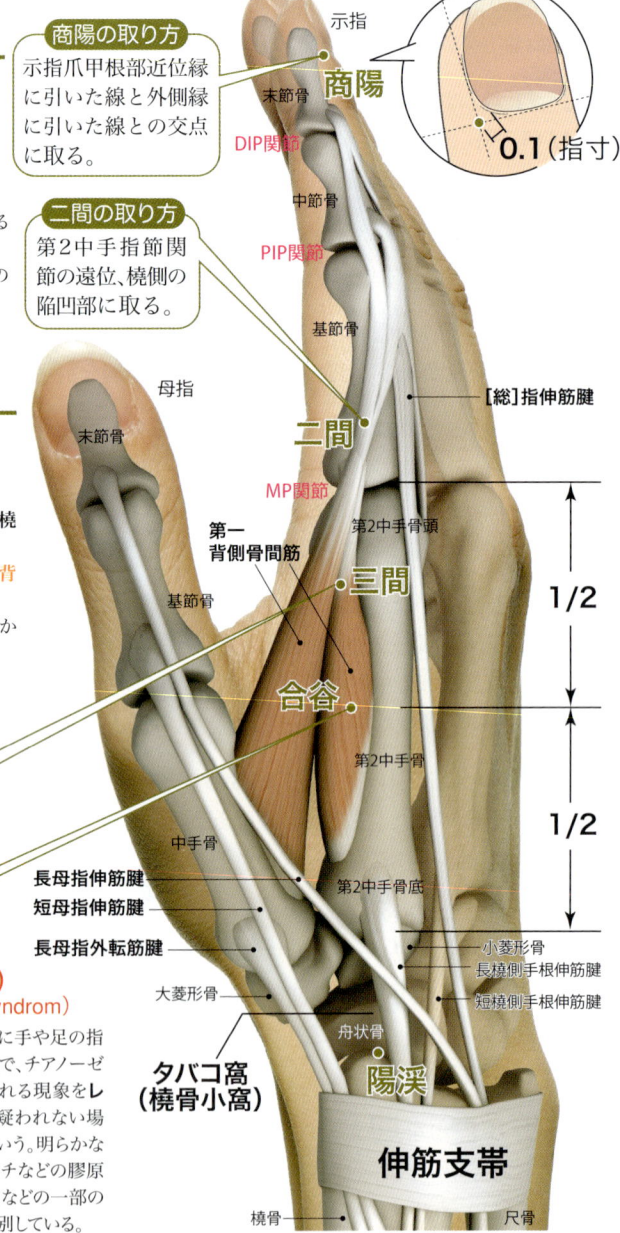

図中ラベル：示指、末節骨、商陽、0.1(指寸)、DIP関節、中節骨、PIP関節、基節骨、[総]指伸筋腱、母指、二間、MP関節、第2中手骨頭、第一背側骨間筋、三間、第2中手骨、合谷、中手骨、第2中手骨底、長母指伸筋腱、短母指伸筋腱、長母指外転筋腱、小菱形骨、長橈側手根伸筋腱、短橈側手根伸筋腱、大菱形骨、舟状骨、陽渓、タバコ窩（橈骨小窩）、伸筋支帯、橈骨、尺骨、1/2、1/2

| 序文 | 目次 | 経絡経穴概論 | 1 LU 手の太陰肺経 | 2 LI 1/4 手の陽明大腸経 | 3 ST 足の陽明胃経 | 4 SP 足の太陰脾経 | 5 HT 手の少陰心経 | 6 SI 手の太陽小腸経 | 7 BL 足の太陽膀胱経 |

● **合谷**は幅広い症状に活用されるので、使用頻度が高く、優れた鎮痛効果が期待でき、上肢の痛み・痺れ・麻痺に対して効果的である。また、古典においては、大腸経の原穴であり、大腸の疾患、および大腸経の異常に用いることができる。また、四総穴の一つであり（面目の病は合谷に収む）、顔面、頭部の痛み（頭痛、歯痛、喉の痛み）など多彩な症状に使用できる。

LI3 三間 (さんかん)

部位：手背，第2中手指節関節橈側の近位陥凹部．
この経穴に関連した解剖学的構造：
- 皮膚には手背の橈側半の皮膚に分布する**橈骨神経浅枝（皮枝）（C5〜T1）**
- 尺骨神経（C8〜T1）支配で第2指の外転に働く**第1背側骨間筋（腱）**
- 正中神経支配で第2指の基節骨の屈曲に働く**第1虫様筋**
- 橈骨動脈と尺骨動脈の背側手根枝からの背側中手動脈に続く**背側指動脈**
- 鍼は**第2中手骨**の掌側を通過する．

LI4 合谷 (ごうこく)

部位：手背，第2中手骨中点の橈側．
この経穴に関連した解剖学的構造：
- 皮膚には第2指の手背の皮膚に分布する**橈骨神経浅枝（皮枝）（C5〜T1）**
- 尺骨神経支配で第2指の外転に働く**第1背側骨間筋（腱）**
- 橈骨動脈と尺骨動脈の背側手根動脈網からの**第1背側中手動脈**
- 橈側皮静脈に流入する**手背静脈網**
- 鍼は**第1，第2中手骨**の間を通過する．

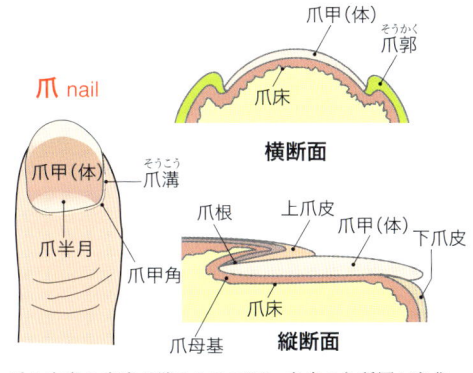

爪 nail

爪は皮膚の表皮が陥入してできる。表皮の角質層が角化して硬くなった部分が**爪甲**（爪体）で、その下の結合組織層が爪床である。爪甲をつくる基部が**爪母基**である。白く見える**半月**といわれる部分は角化が不完全な部分である。

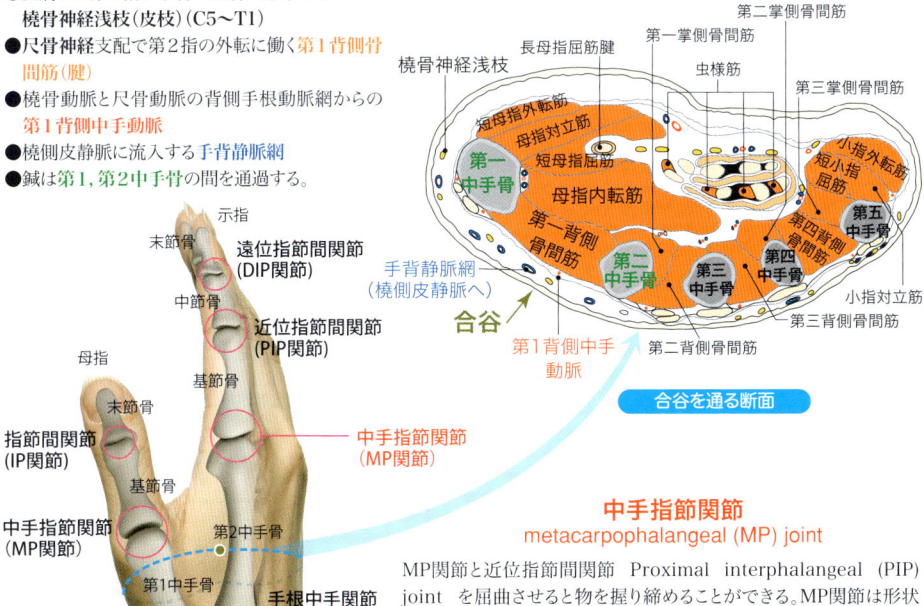

中手指節関節
metacarpophalangeal (MP) joint

MP関節と近位指節間関節 Proximal interphalangeal (PIP) joint を屈曲させると物を握り締めることができる。MP関節は形状分類では**多軸性の球関節**であるが、掌側靱帯（掌側板）や側副靱帯で運動制限が起こり、**屈曲・伸展と外転・内転**の運動のみとなる。さらに、物を握り締める場合、MP関節の側副靱帯が緊張して外転・内転運動ができなくなり、この関節が安定ししっかりと物を強く握り締めることができるようになっている。→『3D踊る肉単』p.4参照。

| 8 KI 足の少陰腎経 | 9 PC 厥陰心包経 | 10 TE 手の少陽三焦経 | 11 GB 足の少陽胆経 | 12 LR 足の厥陰肝経 | 13 GV 督脈 | 14 CV 任脈 | 付録 奇穴 | 症例別 | 索引 |

LI 手の陽明大腸経
Large Intestine Meridian
ようめい　だいちょうけい
取り方② 陽渓、偏歴、温溜

LI5 陽渓 ようけい

部位:手関節後外側,手関節背側横紋橈側,橈骨茎状突起の遠位,**タバコ窩**(橈骨小窩)の陥凹部.

この経穴に関連した解剖学的構造:
- 皮膚には手根の背側皮膚に分布する**橈骨神経浅枝(皮枝)(C6)**
- 長母指外転筋(腱)とともに同一滑液(腱)鞘に包まれ第1トンネルを通過する**短母指伸筋(腱)**と第3トンネルを通過する**長母指伸筋(腱)**の間を通過
- 肘窩を通る上腕二頭筋腱の内側で上腕動脈から分枝する**橈骨動脈の背側手根枝**
- 手背静脈網から続く**橈側皮静脈**
- 深部には**舟状骨**がある。

タバコ窩(橈骨小窩) radial foveola

タバコ窩とは、母指を強く外転・伸展した時にできる**長母指伸筋腱**と、**長母指外転筋腱と短母指伸筋腱**の間のくぼみ。この下を**橈骨動脈**が通り、さらに奥には大菱形骨と舟状骨がある。"**解剖学的嗅ぎタバコ入れ**"や、"**タバチエール**"(フランス語で"嗅ぎタバコ入れ"の意)ともいう。かつては粉末の嗅ぎタバコをこのくぼみに置き、それを鼻に近づけてから吸い込んだ。
→『肉単』p.68参照。

陽渓の取り方
長母指伸筋腱と短母指伸筋腱との間で、母指を十分に外転・伸展させたときにできる陥凹部で、橈骨と舟状骨との間に取る。

陽渓を通る断面

小菱形骨、短橈側手根伸筋腱、長橈側手根伸筋腱、長母指伸筋腱、橈骨神経浅枝、陽渓、橈側皮静脈、短母指伸筋腱、長母指外転筋腱、橈骨動脈、太淵(LU9・肺→p.7)、橈側手根屈筋腱、長母指屈筋腱、大陵(PC7・心包→p.162)、正中神経、神門(HT7・心→p.76)、尺側手根屈筋腱、尺骨神経、尺骨動脈、豆状骨、三角骨、月状骨、舟状骨、陽池(TE4・三焦→p.171)、(総)指伸筋腱、示指伸筋腱、小指伸筋腱、尺側手根伸筋腱、陽谷(SI5・小腸→p.85)

商陽、IP関節、二間、三間、MP関節、合谷、中手骨、CM関節、大菱形骨、舟状骨、(橈骨)茎状突起、橈骨動脈、短母指伸筋腱、長母指外転筋腱、長母指伸筋腱、陽渓、月状骨、三角骨、橈骨動脈の背側手根枝、橈骨、伸筋支帯、尺骨

● 陽渓は長母指伸筋腱と短母指伸筋腱の間にできる(タバコ窩)に取る。この部位はドゥ・ケルバン病(長母指外転筋と短母指伸筋腱の腱鞘炎)の際に圧痛が生じやすい部位である。また、深部には舟状骨が存在し、転倒し手を衝いた時にこの骨の骨折が起こることがある。さらに、舟状骨骨折は治癒が難渋することがある。

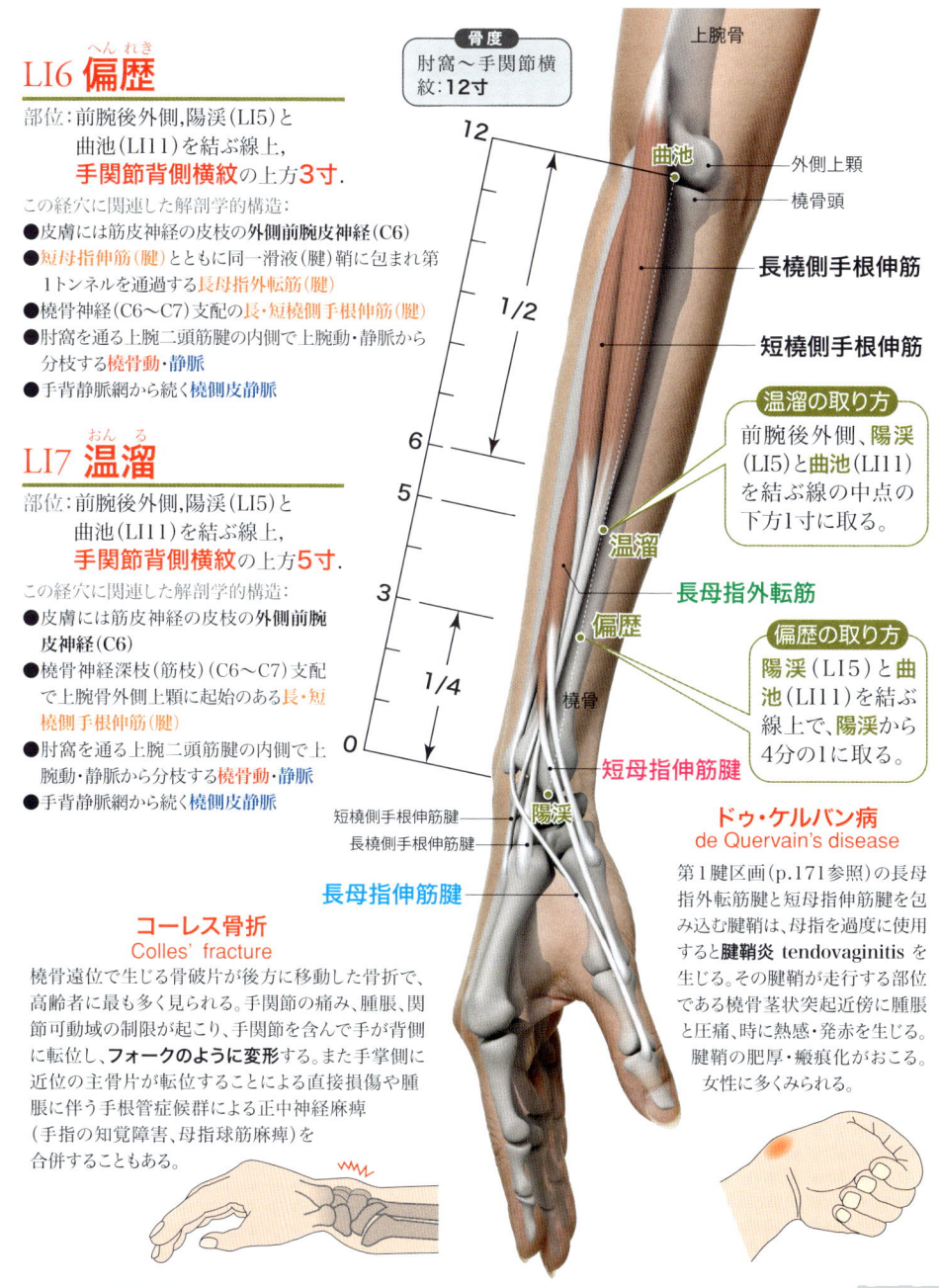

LI6 偏歴(へんれき)

部位:前腕後外側,陽渓(LI5)と曲池(LI11)を結ぶ線上,**手関節背側横紋**の上方3寸.

この経穴に関連した解剖学的構造:
- 皮膚には筋皮神経の皮枝の**外側前腕皮神経(C6)**
- **短母指伸筋(腱)**とともに同一滑液(腱)鞘に包まれ第1トンネルを通過する**長母指外転筋(腱)**
- 橈骨神経(C6〜C7)支配の**長・短橈側手根伸筋(腱)**
- 肘窩を通る上腕二頭筋腱の内側で上腕動・静脈から分枝する**橈骨動・静脈**
- 手背静脈網から続く**橈側皮静脈**

LI7 温溜(おんる)

部位:前腕後外側,陽渓(LI5)と曲池(LI11)を結ぶ線上,**手関節背側横紋**の上方5寸.

この経穴に関連した解剖学的構造:
- 皮膚には筋皮神経の皮枝の**外側前腕皮神経(C6)**
- 橈骨神経深枝(筋枝)(C6〜C7)支配で上腕骨外側上顆に起始のある**長・短橈側手根伸筋(腱)**
- 肘窩を通る上腕二頭筋腱の内側で上腕動・静脈から分枝する**橈骨動・静脈**
- 手背静脈網から続く**橈側皮静脈**

骨度 肘窩〜手関節横紋:12寸

温溜の取り方
前腕後外側、陽渓(LI5)と曲池(LI11)を結ぶ線の中点の下方1寸に取る。

偏歴の取り方
陽渓(LI5)と曲池(LI11)を結ぶ線上で、陽渓から4分の1に取る。

上腕骨 / 曲池 / 外側上顆 / 橈骨頭 / 長橈側手根伸筋 / 短橈側手根伸筋 / 温溜 / 長母指外転筋 / 偏歴 / 橈骨 / 短母指伸筋腱 / 短橈側手根伸筋腱 / 長橈側手根伸筋腱 / 陽渓 / 長母指伸筋腱

コーレス骨折
Colles' fracture

橈骨遠位で生じる骨破片が後方に移動した骨折で、高齢者に最も多く見られる。手関節の痛み、腫脹、関節可動域の制限が起こり、手関節を含んで手が背側に転位し、**フォークのように変形**する。また手掌側に近位の主骨片が転位することによる直接損傷や腫脹に伴う手根管症候群による正中神経麻痺(手指の知覚障害、母指球筋麻痺)を合併することもある。

ドゥ・ケルバン病
de Quervain's disease

第1腱区画(p.171参照)の長母指外転筋腱と短母指伸筋腱を包み込む腱鞘は、母指を過度に使用すると**腱鞘炎 tendovaginitis** を生じる。その腱鞘が走行する部位である橈骨茎状突起近傍に腫脹と圧痛、時に熱感・発赤を生じる。腱鞘の肥厚・瘢痕化がおこる。女性に多くみられる。

| 8 KI 足の少陰腎経 | 9 PC 手の厥陰心包経 | 10 TE 手の少陽三焦経 | 11 GB 足の少陽胆経 | 12 LR 足の厥陰肝経 | 13 GV 督脈 | 14 CV 任脈 | 付録 奇穴 | 症例別 | 索引 |

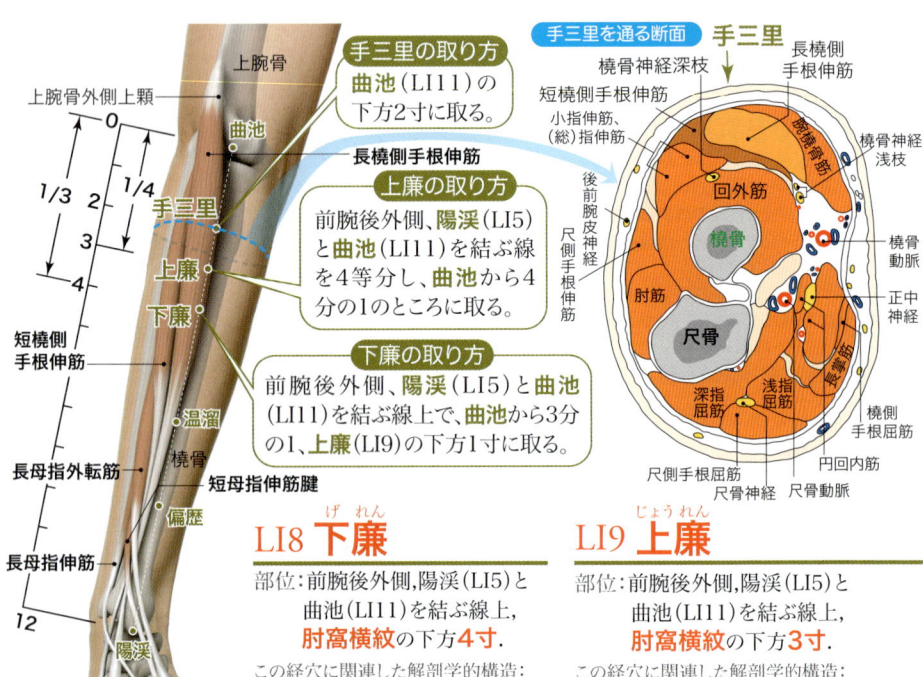

LI 手の陽明大腸経
Large Intestine Meridian / ようめい だいちょうけい

取り方③ 下廉、上廉、手三里、曲池 他

手三里の取り方
曲池（LI11）の下方2寸に取る。

上廉の取り方
前腕後外側、陽渓（LI5）と曲池（LI11）を結ぶ線を4等分し、曲池から4分の1のところに取る。

下廉の取り方
前腕後外側、陽渓（LI5）と曲池（LI11）を結ぶ線上で、曲池から3分の1、上廉（LI9）の下方1寸に取る。

LI8 下廉 げれん
部位：前腕後外側，陽渓（LI5）と曲池（LI11）を結ぶ線上，**肘窩横紋の下方4寸**．

この経穴に関連した解剖学的構造：
- 皮膚には筋皮神経の皮枝の**外側前腕皮神経**（C6）
- 橈骨神経深枝（筋枝）（C6～C7）支配で上腕骨外側上顆に起始のある長・短橈側手根伸筋（腱）と回外筋
- 肘窩を通る上腕二頭筋腱の内側で上腕動・静脈から分枝する橈骨動・静脈
- 深部には橈骨がある。

LI9 上廉 じょうれん
部位：前腕後外側，陽渓（LI5）と曲池（LI11）を結ぶ線上，**肘窩横紋の下方3寸**．

この経穴に関連した解剖学的構造：
- 皮膚には筋皮神経の皮枝の**外側前腕皮神経**（C6）
- 橈骨神経深枝（筋枝）（C6～C7）支配で上腕骨外側上顆に起始のある長・短橈側手根伸筋（腱）
- 第1トンネルを通過する長母指外転筋
- 肘窩を通る上腕二頭筋腱の内側で上腕動・静脈から分枝する橈骨動・静脈
- 深部には橈骨がある。

LI10 手三里 てさんり
部位：前腕後外側，陽渓（LI5）と曲池（LI11）を結ぶ線上，**肘窩横紋の下方2寸**．

この経穴に関連した解剖学的構造：
- 皮膚には筋皮神経の皮枝の**外側前腕皮神経**（C6）
- 橈骨神経深枝（筋枝）（C6～C7）支配で上腕骨外側上顆から起始する長・短橈側手根伸筋（腱）
- 橈骨神経深枝（筋枝）（C6～C7）支配で上腕骨外側上顆と尺骨回外筋稜から起始する回外筋
- 深部には橈骨がある。

曲池の取り方①
肘を十分屈曲して、肘窩横紋外端の陥凹部に取る。

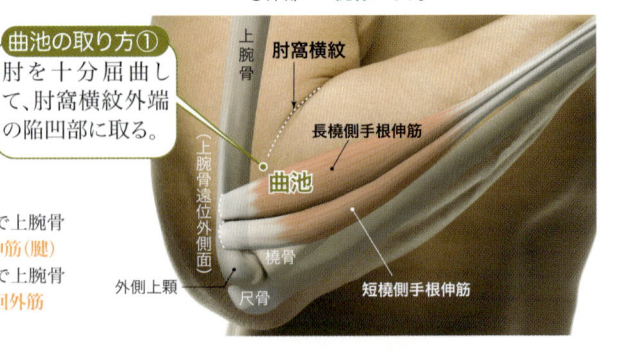

上腕骨外側上顆には手関節、手指の伸筋群が付着している。これらの筋の使い過ぎが原因となり**上腕骨外側上顆炎**(別名：テニス肘)を起こすことがある。この疾患は30～50歳代の中年女性に多くみられ、短橈側手根伸筋が特に関係している。手三里、曲池はどちらも長橈側手根伸筋と短橈側手根伸筋上に位置していることから両穴に著明な圧痛を来すことが多い。

LI11 曲池 (きょくち)

部位：肘外側、尺沢(LU5)と上腕骨外側上顆を結ぶ線上の中点。

この経穴に関連した解剖学的構造：
- 皮膚には橈骨神経の皮枝の**後前腕皮神経**(C6)
- 橈骨神経深枝(筋枝)(C5～T1)支配で**上腕骨外側上顆から起始する長・短橈側手根伸筋**(腱)
- 深部に**橈骨神経**(C5～C8)
- 上腕動脈から分枝する上腕深動・静脈の枝の**橈側側副動・静脈**

LI12 肘髎 (ちゅうりょう)

部位：肘後外側、上腕骨外側上顆の上縁、外側顆上稜の前縁。

この経穴に関連した解剖学的構造：
- 皮膚には橈骨神経の皮枝の**後前腕皮神経**(C5)
- 橈骨神経支配で肘関節の伸展に働く**上腕三頭筋**
- 上腕動脈から分枝する上腕深動・静脈の枝の**中側副動・静脈**

肘髎の取り方
曲池(LI11)の後上方で、上腕骨外側顆上稜の前方に取る。

尺沢の取り方
- 肘を屈曲し、肘窩横紋上で曲池(LI11・大腸)と曲沢(PC3・心包)の間に取る。
- 尺沢(LU5)と曲沢は上腕二頭筋腱の両側に位置する。

曲沢の取り方
肘を45度屈曲したとき、上腕二頭筋腱の内方に取る。

曲池の取り方②
尺沢(LU5)と上腕骨外側上顆の中点。

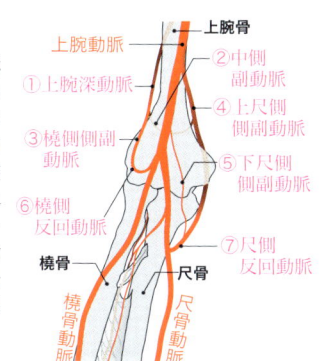

写真は、回外と回内の中間位

外側上顆炎 lateral epicondylitis

外側上顆は**前腕浅層の伸筋群の起始**となっているので、テニスプレー時にこれらの筋を過度に使用すると付着部が繰り返し引っ張られる結果、慢性的な炎症を引き起こし、圧痛を伴う。これをテニス肘という。テニスプレーをしていなくても30～50歳の女性で、フキンや雑巾絞りができなくなる場合もテニス肘といわれる場合がある。

上腕動脈 brachial artery と側副血行路 collateral artery

腋窩動脈から続く上腕動脈から最初に分岐した①**上腕深動脈**は上腕骨後面を走行し、②**中側副動脈**と③**橈側側副動脈**を分岐する。上腕深動脈分岐部より下方から④**上**・⑤**下尺側側副動脈**が分岐する。これら4つの側副血管は、肘窩で上腕動脈から分岐する橈骨動脈と尺骨動脈の枝から上行する⑥**橈側**・⑦**尺側反回動脈**と吻合し、肘関節周囲の**動脈網**を形成し、上腕動脈が肘関節近くで閉塞が生じても、上肢末端まで血液を供給できるシステムになっている。

図内ラベル：上腕二頭筋、上腕骨、肘窩横紋、尺沢、曲沢、外側顆上稜、曲池、外側上顆、上腕二頭筋腱、橈骨粗面、橈骨、尺骨、橈骨頭、尺骨頭

血管図ラベル：上腕骨、上腕動脈、①上腕深動脈、②中側副動脈、③橈側側副動脈、④上尺側側副動脈、⑤下尺側側副動脈、⑥橈側反回動脈、⑦尺側反回動脈、橈骨、尺骨、橈骨動脈、尺骨動脈

| 8 KI 足の少陰腎経 | 9 PC 手の厥陰心包経 | 10 TE 手の少陽三焦経 | 11 GB 足の少陽胆経 | 12 LR 足の厥陰肝経 | 13 GV 督脈 | 14 CV 任脈 | 付録 奇穴 | 症例別 | 索引 |

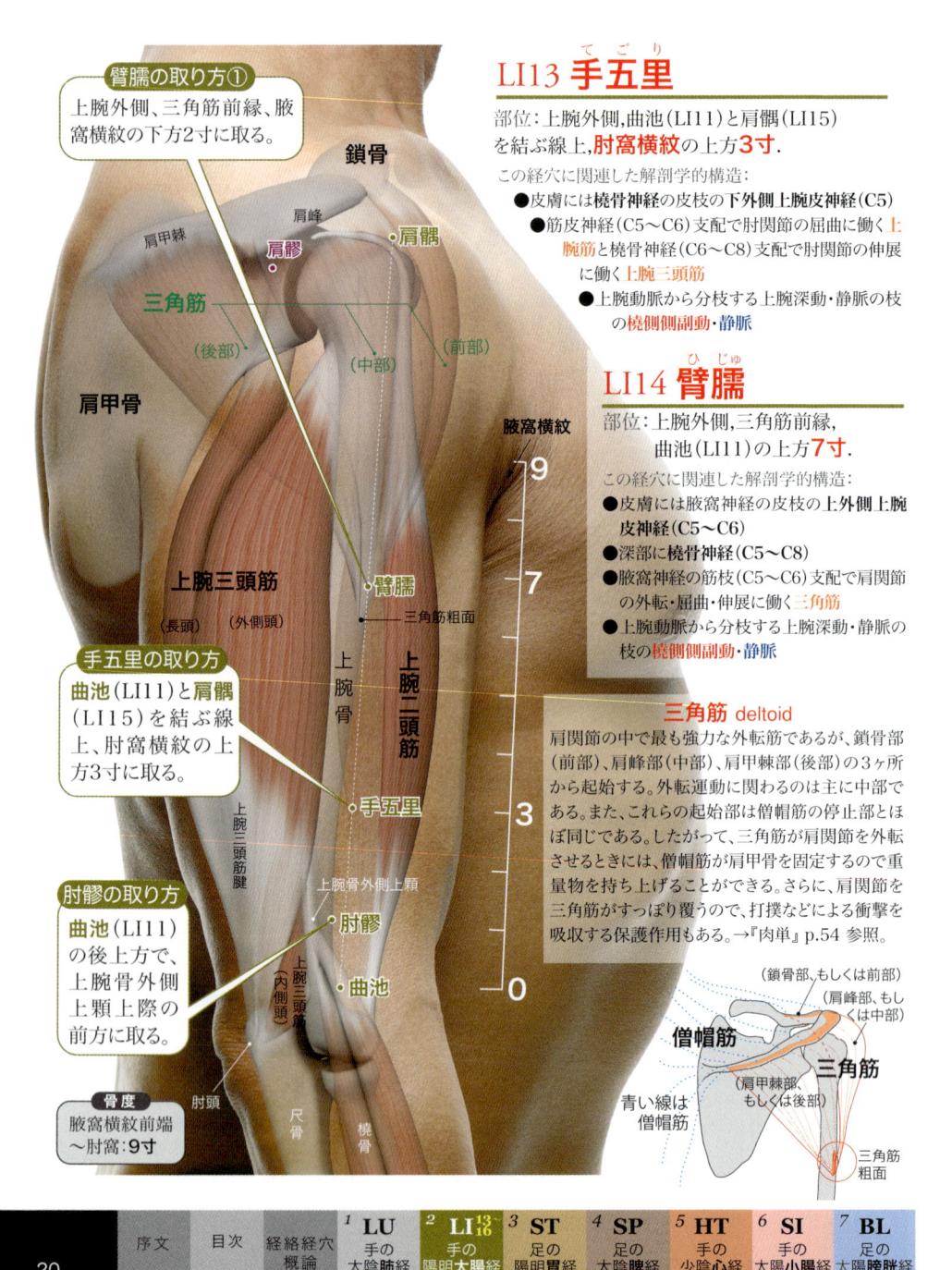

LI 手の陽明大腸経
Large Intestine Meridian
ようめい だいちょうけい

取り方④ 手五里、臂臑、肩髃、巨骨

臂臑の取り方①
上腕外側、三角筋前縁、腋窩横紋の下方2寸に取る。

手五里の取り方
曲池(LI11)と肩髃(LI15)を結ぶ線上、肘窩横紋の上方3寸に取る。

肘髎の取り方
曲池(LI11)の後上方で、上腕骨外側上顆上際の前方に取る。

骨度
腋窩横紋前端〜肘窩:9寸

LI13 手五里（てごり）
部位:上腕外側,曲池(LI11)と肩髃(LI15)を結ぶ線上,**肘窩横紋**の上方**3寸**.

この経穴に関連した解剖学的構造:
- 皮膚には橈骨神経の皮枝の**下外側上腕皮神経**(C5)
- 筋皮神経(C5〜C6)支配で肘関節の屈曲に働く**上腕筋**と橈骨神経(C6〜C8)支配で肘関節の伸展に働く**上腕三頭筋**
- 上腕動脈から分枝する上腕深動・静脈の枝の**橈側側副動・静脈**

LI14 臂臑（ひじゅ）
部位:上腕外側,三角筋前縁,曲池(LI11)の上方**7寸**.

この経穴に関連した解剖学的構造:
- 皮膚には腋窩神経の皮枝の**上外側上腕皮神経**(C5〜C6)
- 深部に橈骨神経(C5〜C8)
- 腋窩神経の筋枝(C5〜C6)支配で肩関節の外転・屈曲・伸展に働く**三角筋**
- 上腕動脈から分枝する上腕深動・静脈の枝の**橈側側副動・静脈**

三角筋 deltoid
肩関節の中で最も強力な外転筋であるが、鎖骨部(前部)、肩峰部(中部)、肩甲棘部(後部)の3ヶ所から起始する。外転運動に関わるのは主に中部である。また、これらの起始部は僧帽筋の停止部とほぼ同じである。したがって、三角筋が肩関節を外転させるときには、僧帽筋が肩甲骨を固定するので重量物を持ち上げることができる。さらに、肩関節を三角筋がすっぽり覆うので、打撲などによる衝撃を吸収する保護作用もある。→『肉単』p.54 参照。

● 三角筋は前部・中部・後部の3つの線維から構成され、肩関節の各種運動において力を発揮する重要な筋である。また、三角筋を支配している**腋窩神経麻痺**により、三角筋萎縮、外転筋力低下、上腕外側の知覚障害が出現する。

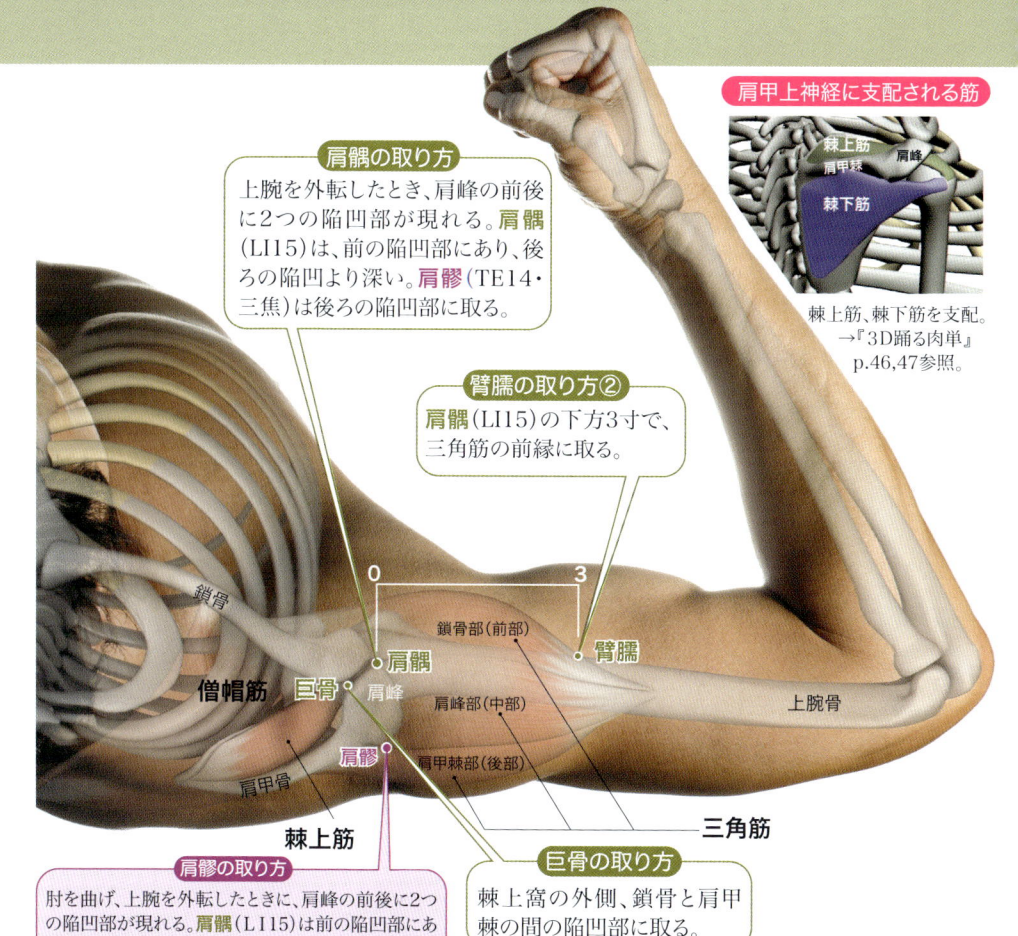

肩甲上神経に支配される筋

棘上筋、棘下筋を支配。
→『3D踊る肉単』
p.46,47参照。

肩髃の取り方

上腕を外転したとき、肩峰の前後に2つの陥凹部が現れる。肩髃(LI15)は、前の陥凹部にあり、後ろの陥凹より深い。肩髎(TE14・三焦)は後ろの陥凹部に取る。

臂臑の取り方②

肩髃(LI15)の下方3寸で、三角筋の前縁に取る。

鎖骨　鎖骨部(前部)　臂臑
肩峰　肩峰部(中部)　上腕骨
僧帽筋　巨骨　肩甲棘部(後部)　三角筋
肩甲骨　肩髎
棘上筋

肩髎の取り方

肘を曲げ、上腕を外転したときに、肩峰の前後に2つの陥凹部が現れる。肩髃(LI15)は前の陥凹部にあり、後ろの陥凹より深い。後ろの陥凹部に肩髎を取る。

巨骨の取り方

棘上窩の外側、鎖骨と肩甲棘の間の陥凹部に取る。

LI15 肩髃(けんぐう)

部位：肩周囲部、肩峰外縁の前端と上腕骨大結節の間の陥凹部.

この経穴に関連した解剖学的構造：
● 皮膚には頸神経叢の皮枝で頸部から肩にいたる皮膚に分布する**鎖骨上神経(C4)**
● 腋窩神経の筋枝(C5～C6)支配で肩関節の外転・屈曲・伸展に働く**三角筋**
● 肩甲上神経(C5～C6)支配で肩関節の外転に働く**棘上筋腱**
● 腋窩動脈から分枝する**後上腕回旋動・静脈**
● 深部には**肩峰下包**がある。

C5
C6
肩甲上神経
腕神経叢(C5、C6)の分枝(運動性)
肩甲背神経
(肩甲挙筋、大・小菱形筋支配)

LI16 巨骨(こ こつ)

部位：肩周囲部、鎖骨の肩峰端と肩甲棘の間の陥凹部.

この経穴に関連した解剖学的構造：
● 皮膚には頸神経叢の皮枝で頸部から肩にいたる皮膚に分布する**鎖骨上神経(C4)**
● 肩甲上神経(C5～C6)支配で肩関節の外転に働く**棘上筋**
● 肩甲骨上縁の肩甲切痕を通り棘上筋と棘下筋を支配する**肩甲上神経(C5～C6)**
● 鎖骨下動脈の枝の甲状頸動・静脈から枝分かれし、肩甲切痕を通らない**肩甲上動・静脈**
● 鎖骨肩峰端と肩峰の間にある**肩鎖靱帯**

| 8 KI 足の少陰腎経 | 9 PC 手の厥陰心包経 | 10 TE 手の少陽三焦経 | 11 GB 足の少陽胆経 | 12 LR 足の厥陰肝経 | 13 GV 督脈 | 14 CV 任脈 | 付録 奇穴 | 症例別 | 索引 |

LI 手の陽明大腸経
Large Intestine Meridian

取り方⑤ 天鼎、扶突、禾髎、迎香

LI17 天鼎(てんてい)
部位：前頸部, 輪状軟骨と同じ高さ, 胸鎖乳突筋の後縁.

この経穴に関連した解剖学的構造：
- 皮膚には頸神経叢の皮枝で頸部から肩にいたる皮膚に分布する**鎖骨上神経(C3)**
- 顔面神経頸枝支配の表情筋で口角を下げる**広頸筋**
- 副神経脊髄根と頸神経叢の前枝(C2〜C3)支配の**胸鎖乳突筋**
- 後頭静脈や下顎後静脈からの血液を集め鎖骨下静脈に流入する**外頸静脈**
- 深部には**腕神経叢**がある.

LI18 扶突(ふとつ)
部位：前頸部, 甲状軟骨上縁と同じ高さ, 胸鎖乳突筋の前縁と後縁の間.

この経穴に関連した解剖学的構造：
- 皮膚には頸神経叢の皮枝である**頸横神経(C2〜C3)**
- 顔面神経頸枝支配の表情筋で口角を下げる**広頸筋**
- 副神経脊髄根と頸神経叢の前枝(C2〜C3)支配の**胸鎖乳突筋**
- 胸鎖乳突筋の深部に頸動脈鞘に包まれた**総頸動脈・迷走神経・内頸静脈**
- 後頭静脈や下顎後静脈からの血液を集め鎖骨下静脈に流入する**外頸静脈**

頸神経叢と鎖骨上神経
cervical plexus and supraclavicular nerve

頸神経は脊髄分節の頸髄から出入りする左右8対の末梢神経で、椎間孔より末梢側で前枝と後枝に分かれる。C1からC4までの前枝が**頸神経叢**を形成し、C5からT1までの前枝が**腕神経叢**を形成する。頸部から肩にいたる皮膚に分布する皮枝には小後頭神経(C2〜C3)、大耳介神経(C3)、頸横神経(C3)、鎖骨上神経(C3〜C4)がある。C1からC3の前枝の筋枝は**頸神経ワナ**を形成し舌骨下筋群を支配する。大後頭神経はC2の後枝の皮枝で後頭部皮膚に分布する。→『脳単』p.101参照。

扶突の取り方
下顎角の直下で、胸鎖乳突筋の前縁と後縁の間、**人迎(ST9・胃)**の外方に取る。

水突の取り方
人迎(ST9)の下方で胸鎖乳突筋の前縁、輪状軟骨の高さに取る。
＊胸鎖乳突筋をはさんで、天鼎(LI17)と同じ高さに取る。

天鼎の取り方
- **扶突(LI18)**の下方で胸鎖乳突筋の後縁に取る。
- 胸鎖乳突筋をはさんで、**水突(ST10・胃)**と同じ高さに取る。

図中ラベル：外耳孔、環椎、軸椎、第3頸椎、第4頸椎、第5頸椎、第6頸椎、第7頸椎、第1胸椎、胸鎖乳突筋、下顎角、下顎骨、舌骨、甲状軟骨、扶突、天窓、人迎、天鼎、水突、輪状軟骨、鎖骨頭、胸骨頭、気管、鎖骨

神経図ラベル：大耳介神経、後頭下神経、副神経、頸神経叢、深頸神経ワナ、舌下神経、頸横神経、頸神経ワナ、鎖骨上神経、横隔神経、C1、C2、C3、C4、C5

22 | 序文 | 目次 | 経絡経穴概論 | 1 LU 手の太陰肺経 | 2 LI17-20 手の陽明大腸経 | 3 ST 足の陽明胃経 | 4 SP 足の太陰脾経 | 5 HT 手の少陰心経 | 6 SI 手の太陽小腸経 | 7 BL 足の太陽膀胱経

● 口輪筋は12対の脳神経の中で7番目の顔面神経の支配を受ける。したがって、顔面神経麻痺が起こると口をすぼめたり、口笛を吹く時に唇を突き出すことができなくなる。また、迎香は鼻唇溝上に位置するが、顔面神経麻痺では麻痺側の鼻唇溝が浅くなる。

LI19 禾髎 (かりょう)

部位：顔面部，人中溝中点と同じ高さ，鼻孔外縁の下方．
別説：顔面部，人中溝の上から1/3と同じ高さ，鼻孔外縁の下方．

この経穴に関連した解剖学的構造：
- 皮膚には上顎神経の枝で**眼窩下孔**を通る**眼窩下神経**
- 顔面神経の筋枝支配の表情筋で口を閉じさせる**口輪筋**
- 皮膚に触知できる顔面動・静脈から枝分かれする**上唇動・静脈**

LI20 迎香 (げいこう)

部位：顔面部，鼻唇溝中，鼻翼外縁中点と同じ高さ．
別説：顔面部，鼻唇溝中，鼻翼下縁の高さ．

この経穴に関連した解剖学的構造：
- 皮膚には上顎神経の枝で**眼窩下孔**を通る**眼窩下神経**
- 顔面神経の筋枝支配の表情筋で上唇を引き挙げる**上唇挙筋**
- 皮膚に触知できる顔面動・静脈から枝分かれし，鼻翼の外側を走行する**眼角動・静脈**
- 深部には**上顎骨**がある。

禾髎の取り方
水溝(GV26・督)の外方0.5寸に取る。
別説
水溝の外方0.5寸、人中溝の上から3分の1と同じ高さ、鼻孔外縁の下方に取る。

迎香の取り方
鼻翼外側縁の中点と同じ高さで、鼻唇溝中に取る。
別説
顔面部、鼻唇溝中、鼻翼下縁の高さに取る。

水溝の取り方
人中溝の中点に取る。
別説：顔面部、人中溝の上から3分の1に取る。

顔面神経麻痺 facial palsy

眼の周囲にある眼輪筋は眼を強く閉じるときに収縮する眼窩部と眼を軽く閉じるときに収縮する眼瞼部に分けられる。どちらも**顔面神経運動線維**の支配を受けるので、皮質核路の障害で反対側の眼輪筋が麻痺する。その結果、眼を開けたままの状態になるので角膜が刺激を受け**赤眼**になり、涙が流れ出る。また、口の周囲にある口輪筋は口を閉じるときに機能するが、顔面神経麻痺では口を閉じることができなくなり、物を口に入れてもこぼれたり、涎(よだれ)が流れでる状態が見られる。頬筋はbuccinator(ラッパ吹き)といわれるように麻痺すると口笛が吹けなくなる。

→脳出血側

右側半の表情筋麻痺

左の内包出血による右側半の表情筋麻痺
前額部は両側の顔面神経支配なので麻痺しない。

是動病と所生病

経脈や絡脈の病症について、『黄帝内経』では種々の篇で記載されている。この『黄帝内経』は東洋医学の代表的な医学書であるが、著者、編者は不詳である。この本は『素問』と『霊枢』に分けられ、『素問』には生理、病理、診断、治療、養生法などが書かれている。『霊枢』には鍼医学の基礎となる人体の組織や機能、病因、病機、脈診、および鍼の具体的な使用法などについて書かれている。さらに『霊枢』経脈篇には、病証に関してそれぞれの経脈に、二種類の病症群が記述されており、それらを是動病と所生病と呼んでいる。

是動病は「これが動じているときの病」という意味で、外邪が経脈に影響して起こる病気である。経脈に外邪が侵入して異常(病)が発症した場合が是動病である。

所生病は「(臓腑によって)生じるところの病」の意味で、臓腑に生ずる病気、あるいはその臓器が所属する経脈に波及して起こる病気である。すなわち、臓腑およびその経脈上に起こる病が所生病である。

しかし、『霊枢』には是動病と所生病を比較した解説は述べられていない。このため、後世の人々は様々な解釈をしており、その相違点を挙げると左表の五種に大別される。(坂)

出典	是動病	所生病
『難経二十二難』	まず気が病むこと	後に血が病むこと
『難経楊玄操注』	邪が外にある病	邪が内にある病
『難経徐霊胎注』	本経の病	他経の病
『十四経発揮和語鈔』	経絡の病	臓腑の病
『霊枢集註』	外因による病	内因による病

デルマトーム dermatome

一つの脊髄分節の神経に支配される皮膚領域をデルマトームdermatome(皮膚分節)という。皮膚感覚領域を神経根単位で理解しておくことは臨床的にきわめて重要である。例えば、椎間板ヘルニアで感覚神経根が障害されると、それに対応するデルマトームに感覚障害が起こる。したがって、感覚障害の領域から「どの椎間板にヘルニアがあるのか」を同定することが可能となる。また、帯状疱疹(ヘルペスウィルスによる脊髄神経節の炎症)の患者は、その神経節の支配するデルマトームに一致して症状がみられる。(坂)

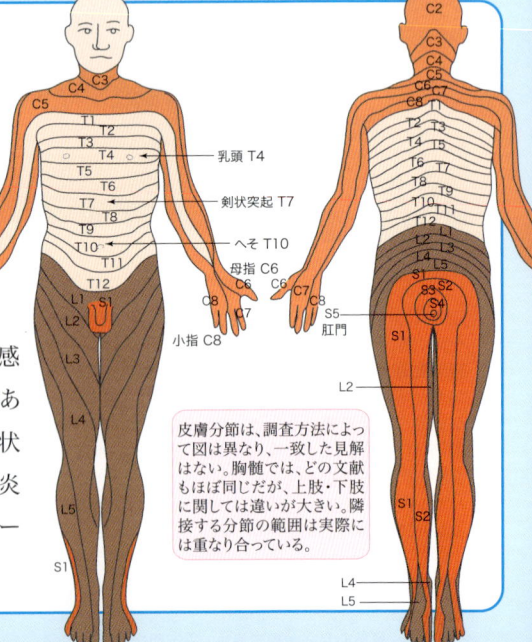

皮膚分節は、調査方法によって図は異なり、一致した見解はない。胸髄では、どの文献もほぼ同じだが、上肢・下肢に関しては違いが大きい。隣接する分節の範囲は実際には重なり合っている。

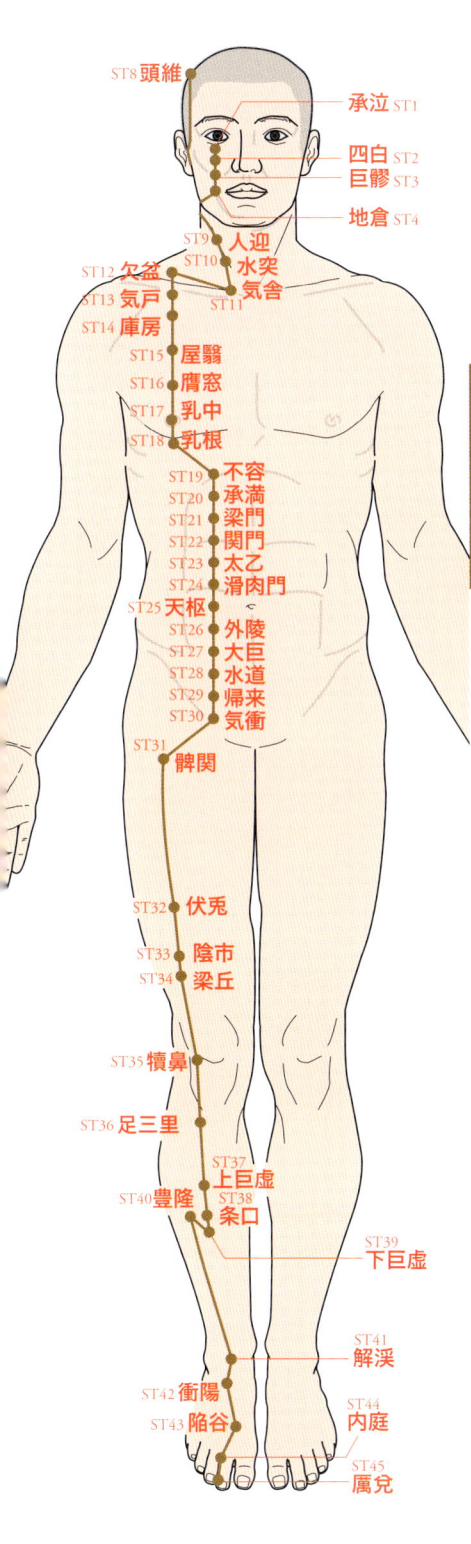

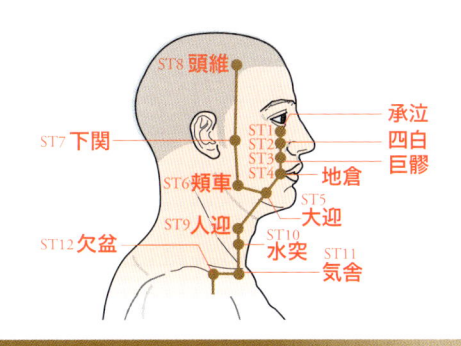

Chapter 3
足の陽明胃経
ST（Stomach Meridian）

胃は受納、腐熟、通降をつかさどる（水穀の海）

胃は脾と同じく「**倉廩（そうりん）の官**」と呼ばれ、飲食物を受け入れて（**受納**）、それを消化（**腐熟・熟成**）し、小腸に降ろす（**通降**）役割を任う。
五臓六腑の活動源である水穀の精気（栄養）は必ず胃の消化作用を経て生成される。そのため、もし、胃の機能に異常が生じると、他の臓腑の働きに重大な影響を及ぼし、疾病を誘発する。

病証

是動病：悪寒（おかん）、欠伸（あくび）が多い、顔色が黒くなる、ひどくなると人や火を嫌い、木と木が打ち合う音を聞いても非常に驚き、ドキドキして、一人で部屋に閉じこもろうとする。それがさらにひどくなると高い所に登って歌を歌ったり、衣服を脱ぎ捨てて走ったりする。また、腹鳴、腹脹がある。

所生病：鼻血、胃痛、口顔歪斜（わいしゃ）（顔面神経麻痺）、前頸部の腫れ、胃経の経脈上（胸腹部・鼡径部・下肢前面外側・足背部）の痛み、足の第2指（趾）の麻痺

ST 足の陽明胃経　①頭頸部
Stomach Meridian　ようめいいけい

ST1	承泣 しょうきゅう	別名：谿穴 穴性：散風泄火、疏邪明目
ST2	四白 しはく	穴性：去風明目
ST3	巨髎 こりょう	穴性：去風活絡
		※巨の呉音は「ご」、漢音は「きょ」、「こ」は慣用読み。「きょりょう」とも読む。
ST4	地倉 ちそう	別名：会維 穴性：疏風行気、利機関、扶正鎮痛
ST5	大迎 だいげい	別名：髄孔 穴性：疏風散寒、清熱解毒
ST6	頬車 きょうしゃ	別名：機関、鬼牀 穴性：開関通絡、疏風清熱
ST7	下関 げかん	穴性：疏風清熱、通関利竅
ST8	頭維 ずい(づい)	穴性：去風泄火、止痛明目
ST9	人迎 じんげい	別名：天五会 穴性：通脈、降逆、理気、清熱平喘
ST10	水突 すいとつ	別名：水門、水天 穴性：隆逆平喘、清咽
ST11	気舎 きしゃ	穴性：散結降逆、清咽止痛
ST12	欠盆 けつぼん	別名：天蓋 穴性：宣肺降逆、清熱散結

穴性解説

- 疏邪（そじゃ）…邪気を疏散すること。
- 疏風（そふう）…風の邪気を分散させること。
- 扶正（ふせい）…気の不足を補うこと。
- 平喘（へいぜん）…呼吸困難や喘息を改善すること。
- 清咽（せいいん）…喉を澄清にすること。
- 宣肺（せんぱい）…宣白ともいう。肺気を宣通する治療法。

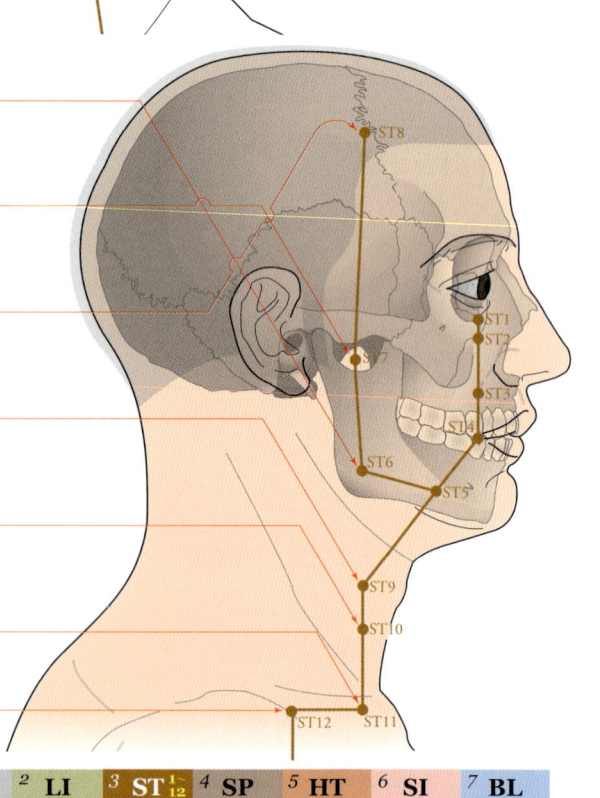

			1 LU 手の 太陰肺経	2 LI 手の 陽明大腸経	3 ST 1〜12 足の 陽明胃経	4 SP 足の 太陰脾経	5 HT 手の 少陰心経	6 SI 手の 太陽小腸経	7 BL 足の 太陽膀胱経
26	序文	目次	経絡経穴概論						

- 足の陽明胃経は、手の陽明大腸経の脈気を受けて鼻翼外方に起こり、鼻根部で足の太陽膀胱経と交わり、下って鼻の外側をめぐり(**承泣・四白・巨髎**)、上歯に入り、かえり出て口をはさみ(**地倉**)、唇をめぐり、オトガイで交わる。戻って、下顎の顔面動脈拍動部(**大迎**)、下顎角(**頬車**)、耳前(**下関**)から髪際をめぐり、額角(**頭維**)に至る。**大迎**から分かれた支脈は、総頸動脈拍動部(**人迎**)、気管をめぐり(**水突・気舎**)、大鎖骨上窩(**欠盆**)に入り、横隔膜を貫いて、胃に属し、脾を絡う。

- **承**は「うけたまわる、受ける」の意。**承泣**は泣いた涙を受ける場所にある経穴を指す。

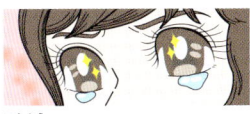

承泣は、「泣いた涙」を受け止める部分。

- **四白**の四は「四方、周囲に広まる」こと、**白**は「明るい」という意味をもつ。この経穴が目の疾患に効果があることを示唆している。別説では、**白**の字がとっくりや酒杯などの酒器を指すことがあることから、杯のような形の眼窩の意を表わすという。
  ※ちなみに、「挙白」という熟語は、「酒杯をかざして酒を飲むことや、酒をすすめること」をさす。

- **巨**は大きい。**髎**は「骨の陥凹部」を指す(→p.99)。鼻の外方で**頬骨突起下方の陥凹部**にある経穴の意。

- **地倉**は、**地**気(食物)を**倉**である胃に収める「口」の周りにある経穴の意。また胃は、脾と共に五行論では「土」に属し、**地**と結びつけられている。※ちなみに「地」と名の付く経穴は、下半身に多いが、地倉は例外。

- **大迎**は、承泣からと頭維からの2本の経脈が「迎合」する部位にあるためという説がある。

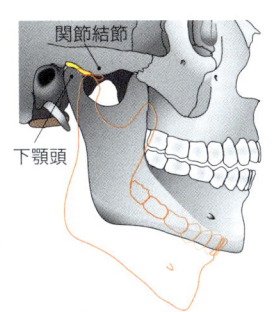

頬車の**車**は、下顎骨の開閉を車に例えたもの。厳密には、下顎骨が開くと**回転軸は前方に移動する**。下顎頭が関節結節よりも前方に行き過ぎると、「顎関節脱臼」、つまり「顎が外れること」になる。

- **頬車**とは、古代中国で**下顎骨**を意味したといわれている。

- **関**は頬骨弓を指し、**下関**は、頬骨弓中央の下部にある経穴の意。また、**関**は顎関節を指し、下顎骨の関節運動障害に効用があることを由来とする説もある。

「隹」(ふるとり)は、鳥を表わす。

維の金文

- **頭維**の**維**は「つなぐ」、または「額角」(→p.xl)、すなわち「頭と顔のつなぎ目の髪際、こめかみ」の意。

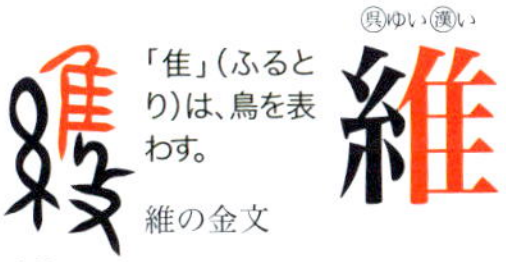

維の字は、一説には、隹が重みのある鳥を表わし、その重みで下方に垂れる綱、糸を表わすという。また鳥を下方に押さえて引っ張る綱という説もある。

- **人迎**の**人**は、中焦(この場合は胃)を表わし、食物を口より中焦(胃)に迎える経穴の意。別説では、人迎は**総頸動脈**の拍動点で、「人気を迎え」、「拍動を触診」できることが由来とする説がある。

- **水突**は、「**水**を飲み込むときに**突**き出るところ」の意。

- **気舎**は気管の近くにあって、「気が集まる場所(**舎**)」、「気の出入りする部位」とされる。

鎖骨上窩

鎖骨

- **欠盆**は、「**鎖骨上窩**」を「欠けた茶碗(**盆**)」に例えたもの。

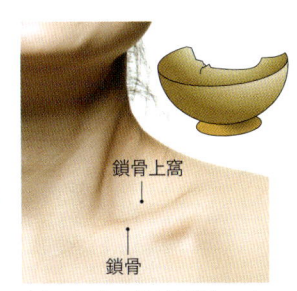

ちなみに、**欠盆骨**とは鎖骨のこと。

| 8 KI 足の少陰腎経 | 9 PC 手の厥陰心包経 | 10 TE 手の少陽三焦経 | 11 GB 足の少陽胆経 | 12 LR 足の厥陰肝経 | 13 GV 督脈 | 14 CV 任脈 | 付録 奇穴 | 症例別 | 索引 |

Stomach Meridian
ST 足の陽明胃経 ②胸腹部

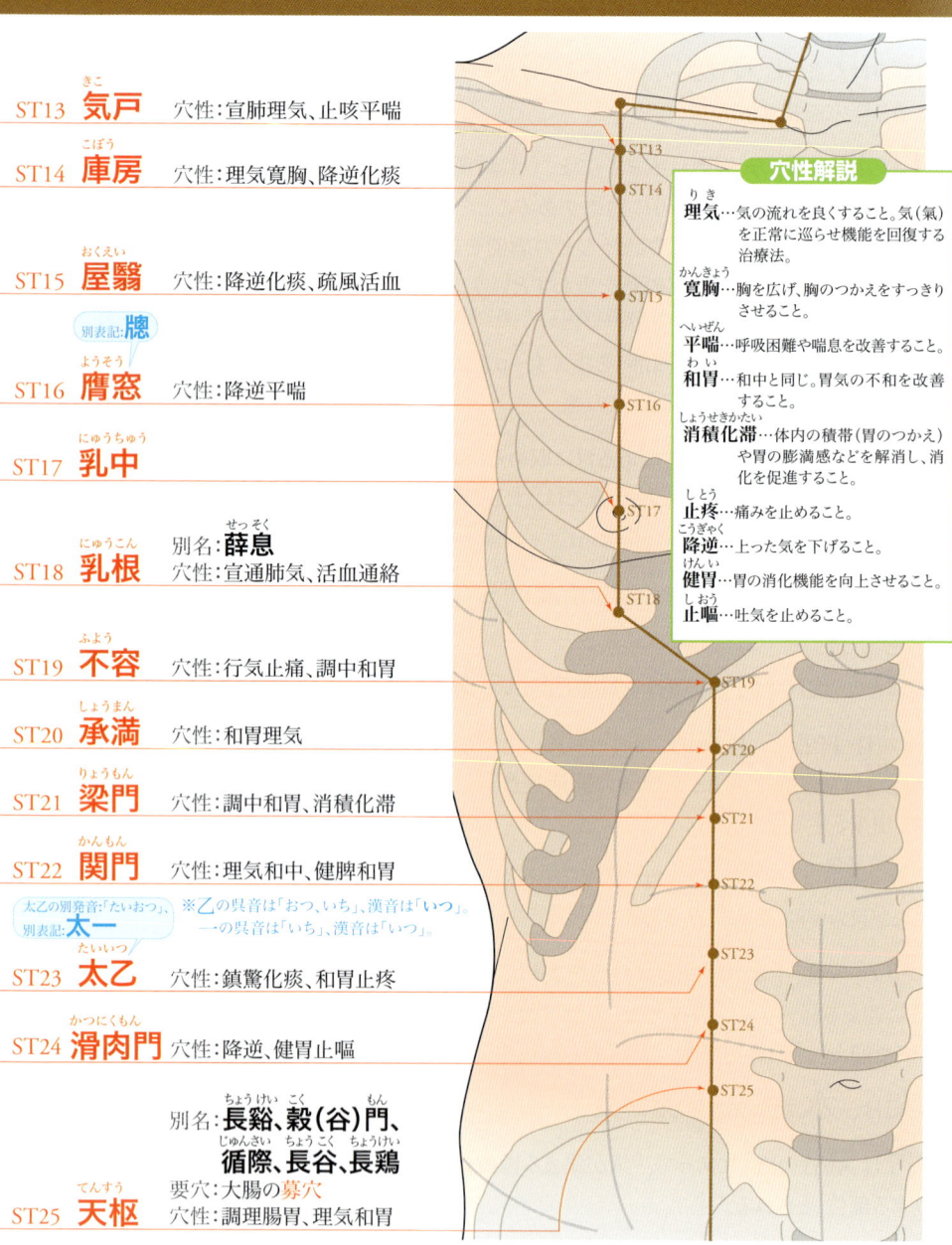

ST13 気戸（きこ）　穴性：宣肺理気、止咳平喘

ST14 庫房（こぼう）　穴性：理気寛胸、降逆化痰

ST15 屋翳（おくえい）　穴性：降逆化痰、疏風活血

別表記：膺（ようそう）
ST16 膺窓　穴性：降逆平喘

ST17 乳中（にゅうちゅう）

ST18 乳根（にゅうこん）　別名：薛息（せっそく）　穴性：宣通肺気、活血通絡

ST19 不容（ふよう）　穴性：行気止痛、調中和胃

ST20 承満（しょうまん）　穴性：和胃理気

ST21 梁門（りょうもん）　穴性：調中和胃、消積化滞

ST22 関門（かんもん）　穴性：理気和中、健脾和胃

太乙の別発音：「たいおつ」、別表記：太一
※乙の呉音は「おつ、いち」、漢音は「いつ」。
一の呉音は「いち」、漢音は「いつ」。
ST23 太乙（たいいつ）　穴性：鎮驚化痰、和胃止疼

ST24 滑肉門（かつにくもん）　穴性：降逆、健胃止嘔

別名：長谿（ちょうけい）、穀（谷）門（こくもん）、循際（じゅんさい）、長谷（ちょうこく）、長鶏（ちょうけい）
ST25 天枢（てんすう）　要穴：大腸の募穴　穴性：調理腸胃、理気和胃

穴性解説

理気…気の流れを良くすること。気（氣）を正常に巡らせ機能を回復する治療法。
寛胸…胸を広げ、胸のつかえをすっきりさせること。
平喘…呼吸困難や喘息を改善すること。
和胃…和中と同じ。胃気の不和を改善すること。
消積化滞…体内の積帯（胃のつかえ）や胃の膨満感などを解消し、消化を促進すること。
止疼…痛みを止めること。
降逆…上った気を下げること。
健胃…胃の消化機能を向上させること。
止嘔…吐気を止めること。

● 本経は、大鎖骨上窩(欠盆)より、胸部では乳頭線上の前正中線外方4寸(気戸・庫房・屋翳・膺窓・乳中・乳根)を、腹部では腹直筋外側縁の前正中線外方2寸(臍と同高位まで:不容・承満・梁門・関門・太乙・滑肉門・天枢)を下る。

● **気戸**は気の出入りする門戸の意。「肺」の上部にある経穴。

● **庫房**は、気を蓄える倉庫、または房(部屋)である「肺」にある経穴の意。

● **屋翳**の屋は、気を蓄える家屋を指し、翳は、「羽でできた(もしくは羽で飾った)大きな扇子、日除け傘」のこと。経穴の「膺窓」を「窓」に見立てると、屋翳はその上の「ひさし、屋根」に相当する。また「肺」は五臓の「蓋、屋根」なので、肺を表わすともいう。

● **膺窓**の膺は、「胸の肉」、つまり大胸筋あたりを指す(右の解説参照)。窓は、胸部にあって気の通じる窓の意。

● **乳中**は、乳首に中る経穴の意。

● **乳根**は、乳房の根元にある経穴の意。

● **不容**とは、「はいらず」、つまり「飲み物や食物が停滞しやすく、通過しにくい部位」を示唆しているといわる。左の不容は、食道から胃への入口である「噴門」の近くにある。

● **承満**とは、食物を受けて膨満する部位にあたる経穴の意。もしくは、食べ過ぎによる胃の膨満感に効果のある経穴の意。

● **梁門**の梁(はり)とは、「柱と柱の上に水平にわたす横木」のこと。梁をかけた門柱のように緊張している「腹直筋」を指しているともいわれる。または、心窩部から臍にかけての緊張を東洋医学で「伏梁」と呼ぶが、これを治す経穴の意。

● **関門**は腹直筋の部位にある経穴、また、門が閉じたように食を受け付けない時に用いる経穴。

● **太乙**の太は「大きく」、乙は「屈める」の意。体を前屈する際、大きく曲がる部位にある経穴。

● **滑肉門**とは、腹直筋の部位にある経穴、舌の動きを滑らかにするために効果のある経穴の意。

● **天枢**とは、国土の中央を意味することから、人体の中心、臍を表わし、その外方にある穴の意。また、胃腸の機能を調整する要穴であることを指す。ちなみに、北斗七星の一番端にある星(おおくま座α星)も古代中国では「天枢」と呼ばれた(→p.261)。

↓雁とは違う。

雁 + 月(にくづき=肉) = 膺(おう・よう)

鷹狩りの鷹を胸に抱いている様子

膺 + 鳥 = 鷹(たか・おう・よう)

雁は鷹匠が「隹」(ふるとり・鳥を表すが、この場合は鷹)を胸に近づけている姿を象ったもので、「鷹狩り」を表わす。これに月(にくづき)を付けて、鷹を近づける部分の「胸(の肉)」を意味した。「鷹を胸に抱く様子」から「抱く」、「守る」という意味も生じた。抱擁の「擁」の旁も、雁が変形したもの。慶應の「應(応の旧字)」の一部にもなっている。ちなみに、雁(がん、かり)の厂は、かりがV字形に並んで飛ぶ様を表わすので、由来が異なる。

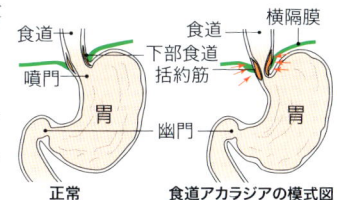

正常 / 食道アカラジアの模式図

噴門の近くの下部食道括約(かつやく)筋が正常に弛緩できず、飲食物が食道を通過しても食道は拡張し、嚥下困難や胸痛、嘔吐や食物の逆流が生じることを**食道アカラジア**(噴門痙攣症)という。

ST 足の陽明胃経 ③腰大腿部

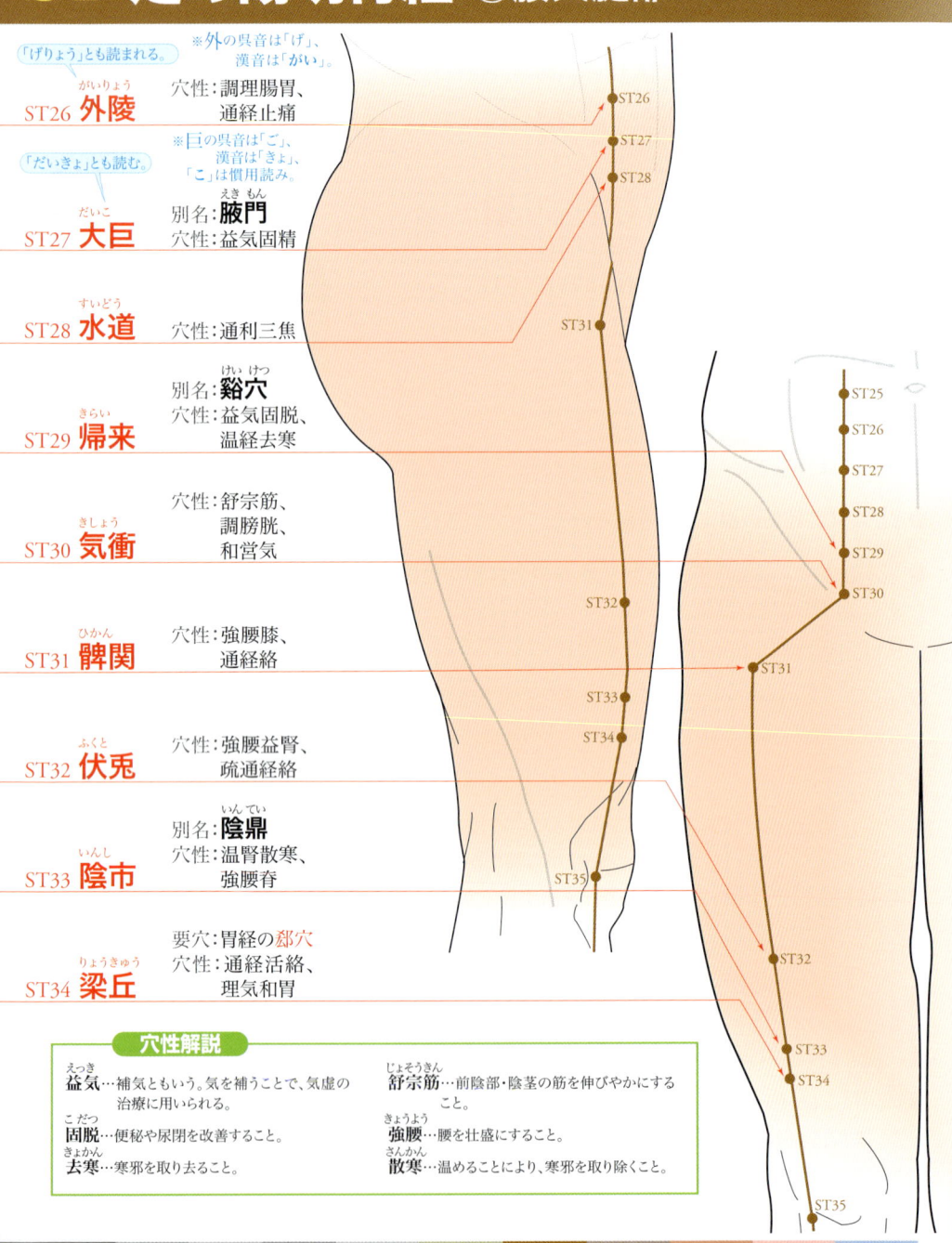

Stomach Meridian

ようめいいけい

ST26 外陵 がいりょう
「げりょう」とも読まれる。
※外の呉音は「げ」、漢音は「がい」。
穴性：調理腸胃、通経止痛

ST27 大巨 だいこ
「だいきょ」とも読む。
※巨の呉音は「ご」、漢音は「きょ」、「こ」は慣用読み。
別名：腋門（えきもん）
穴性：益気固精

ST28 水道 すいどう
穴性：通利三焦

ST29 帰来 きらい
別名：谿穴（けいけつ）
穴性：益気固脱、温経去寒

ST30 気衝 きしょう
穴性：舒宗筋、調膀胱、和営気

ST31 髀関 ひかん
穴性：強腰膝、通経絡

ST32 伏兎 ふくと
穴性：強腰益腎、疏通経絡

ST33 陰市 いんし
別名：陰鼎（いんてい）
穴性：温腎散寒、強腰脊

ST34 梁丘 りょうきゅう
要穴：胃経の郄穴
穴性：通経活絡、理気和胃

穴性解説

益気（えっき）…補気ともいう。気を補うことで、気虚の治療に用いられる。
固脱（こだつ）…便秘や尿閉を改善すること。
去寒（きょかん）…寒邪を取り去ること。
舒宗筋（じょそうきん）…前陰部・陰茎の筋を伸やかにすること。
強腰（きょうよう）…腰を壮盛にすること。
散寒（さんかん）…温めることにより、寒邪を取り除くこと。

ST25 / ST26 / ST27 / ST28 / ST29 / ST30 / ST31 / ST32 / ST33 / ST34 / ST35

---

30 | 序文 | 目次 | 経絡経穴概論 | ¹LU 手の太陰肺経 | ²LI 手の陽明大腸経 | ³ST²⁶₃₄ 足の陽明胃経 | ⁴SP 足の太陰脾経 | ⁵HT 手の少陰心経 | ⁶SI 手の太陽小腸経 | ⁷BL 足の太陽膀胱経

● 天枢より腹部の前正中線外方2寸をさらに下り(**外陵・大巨・水道・帰来・気衝**)、下腕(任・CV10)に起こり腹部を下る支脈と、鼠径部の大腿動脈拍動部(**気衝**)で合流し、下行して大腿前面(**髀関**)を経て、大腿前外側(**伏兎・陰市・梁丘**)を下る。

● **外陵**の**陵**は、「突起したところ」の意。**外陵**とは、腹部正中線の**外**側にあり、**腹直筋が隆起する**ところの経穴の意。

● **大巨**とは、腹部で、**大**きく膨らんでいる部位の経穴の意。

● **水道**は、**膀胱**の部位にある経穴の意。ないしは、排尿障害や浮腫に効果のある経穴の意。

● **帰来**は、息を吐くときに腹の気が下降して、この経穴のところに**帰**るために名付けられた。他に、帰来が「子宮下垂に効果があり、下垂した臓器を元の位置に戻す」という説や、「生理(月経)を再び戻す」ことのできる経穴という説がある。それに関連して、「病弱で子ができず実家に帰された女性が、この経穴による治療で病弱を克服し、夫の元へ帰って来ることができた」という説明もある。※この説明は生薬の「当帰」や「山帰来」と由来が似ている。→『生薬単』p.21、239参照。

● **気衝**は、息を吸うときに腹の**気**が上**衝**し、出入りする経穴といわれる。

● **髀**は、**大腿**(**太腿**)ないしは、その大腿の上部を指しており、**髀骨**は**大腿骨**、ないしは大腿骨頭が骨盤にはまる**寛骨臼**を指すという。**関**は「境」、つまり**大腿と体幹の境**にある経穴の意。もしくは、**関**は「関節」、つまり股関節を表わすともいう。

● **伏兎**とは**大腿前面の筋**(**大腿四頭筋**、特に**大腿直筋**)が緊張すると、**兎**(ウサギ)が**伏**せた、つまり草むらに潜伏した「姿」に似るという説や、形ではなく筋の「堅さ」が伏したウサギの堅さに似るためという説もある。別説に、**大腿前面の筋がしっ**かり大腿骨に付いている様を、古代中国の馬車の**伏兎**(車軸を本体に固定させる部品)に例えたとする見解もある。

● **陰市**の**陰**は、山の北側の陰、つまり**大腿前面の筋**の膨らみの下方の陥凹部を指す。**市**は、気血の集まる場所の意。

● **梁丘**は、**大腿前面の筋**が**丘**陵のように盛り上がった部位にある経穴の意。山の高いところを**丘**、その背を**梁**という。

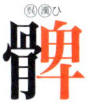

髀

髀の旁の「卑」は、「低いこと」を意味し、大腿骨が骨格のうち低い部分にあることに由来するといわれる。

成語の「**髀肉の嘆**」は、劉備が荊州の劉表の元に身を寄せていた頃、酒宴の途中で厠に行き、安穏とした生活を過ごして馬に乗らなかったために髀(内もも)に肉がついているのに気づいて嘆いたことに由来。「平和なために実力を発揮できる機会がないと嘆く」ときに使われる。

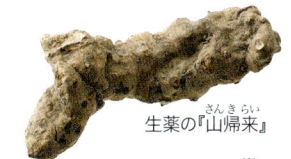

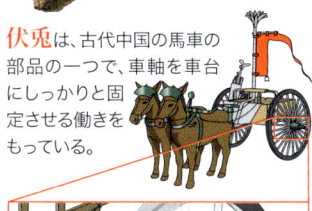

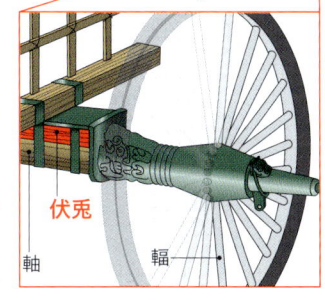

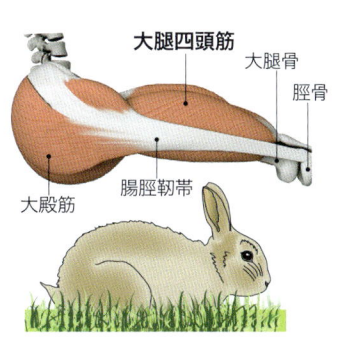

生薬の『山帰来』

伏兎は、古代中国の馬車の部品の一つで、車軸を車台にしっかりと固定させる働きをもっている。

伏兎　軸　輻

大腿四頭筋　大腿骨　脛骨　大殿筋　腸脛靭帯

Stomach Meridian
ST 足の陽明胃経 ④下腿部
よう めい い けい

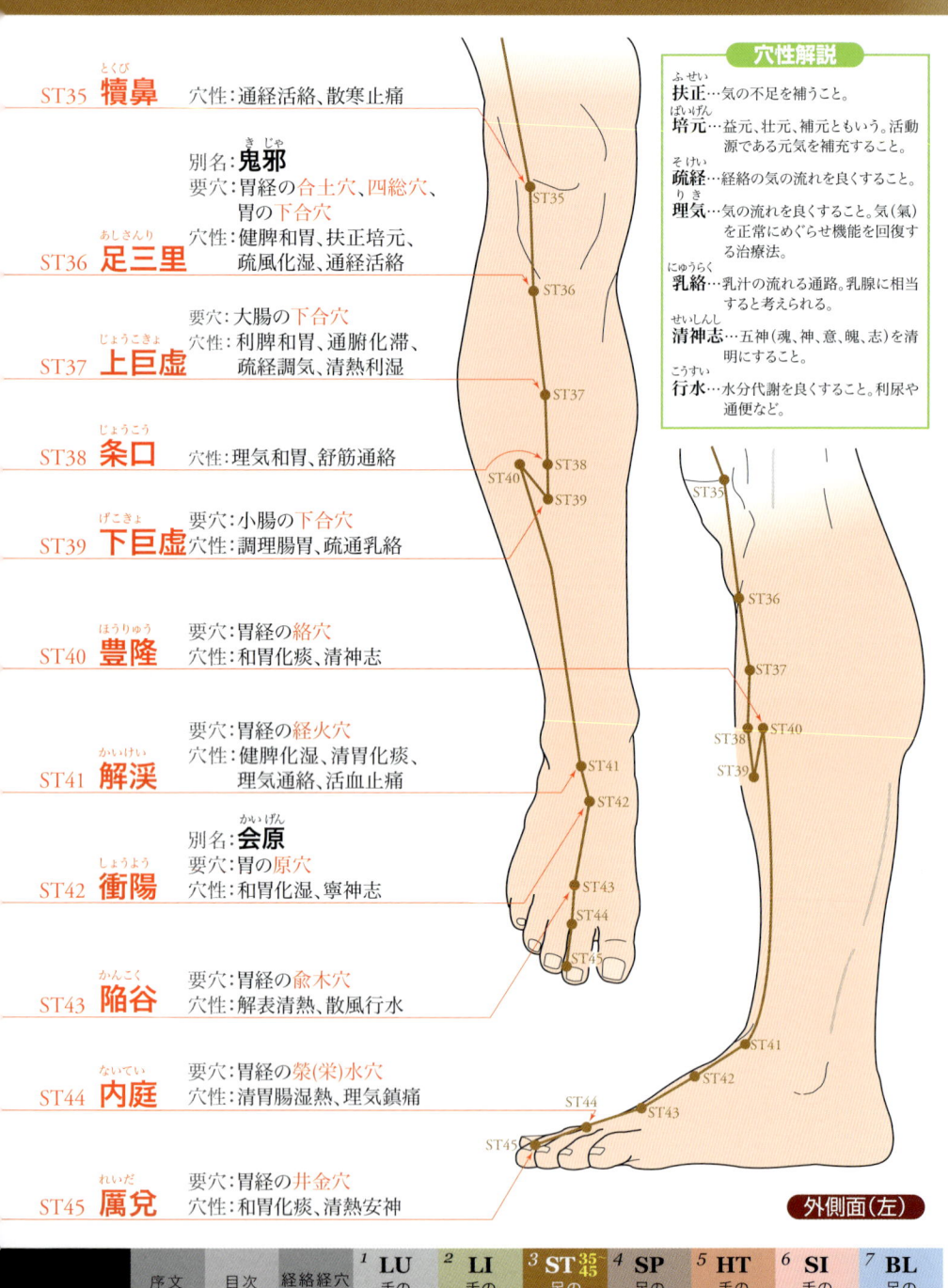

ST35 犢鼻 とくび	穴性：通経活絡、散寒止痛
ST36 足三里 あしさんり	別名：**鬼邪** きじゃ 要穴：胃経の合土穴、四総穴、胃の下合穴 穴性：健脾和胃、扶正培元、疏風化湿、通経活絡
ST37 上巨虚 じょうこきょ	要穴：大腸の下合穴 穴性：利脾和胃、通腑化滞、疏経調気、清熱利湿
ST38 条口 じょうこう	穴性：理気和胃、舒筋通絡
ST39 下巨虚 げこきょ	要穴：小腸の下合穴 穴性：調理腸胃、疏通乳絡
ST40 豊隆 ほうりゅう	要穴：胃経の絡穴 穴性：和胃化痰、清神志
ST41 解渓 かいけい	要穴：胃経の経火穴 穴性：健脾化湿、清胃化痰、理気通絡、活血止痛
ST42 衝陽 しょうよう	別名：**会原** かいげん 要穴：胃の原穴 穴性：和胃化湿、寧神志
ST43 陥谷 かんこく	要穴：胃経の兪木穴 穴性：解表清熱、散風行水
ST44 内庭 ないてい	要穴：胃経の滎(栄)水穴 穴性：清胃腸湿熱、理気鎮痛
ST45 厲兌 れいだ	要穴：胃経の井金穴 穴性：和胃化痰、清熱安神

穴性解説

扶正…気の不足を補うこと。
ふせい
培元…益元、壮元、補元ともいう。活動源である元気を補充すること。
ばいげん
疏経…経絡の気の流れを良くすること。
そけい
理気…気の流れを良くすること。気(氣)を正常にめぐらせ機能を回復する治療法。
りき
乳絡…乳汁の流れる通路。乳腺に相当すると考えられる。
にゅうらく
清神志…五神(魂、神、意、魄、志)を清明にすること。
せいしんし
行水…水分代謝を良くすること。利尿や通便など。
こうすい

外側面(左)

大腿前外側の梁丘から、膝蓋骨（**犢鼻**）、下腿前面（**足三里・上巨虚・条口・下巨虚・豊隆**）をさらに下り、足関節前面（**解渓**）から足背（**衝陽・陥谷・内庭**）に至り、足の第2指（趾）外側端（**厲兌**）に終わる。気衝から本経と合して下行したその枝なるものは、膝下3寸の足三里のところから別れ、下腿前面外側（胃経と胆経の中間）を下り、足の第3指（趾）外側端に出る。足背で分かれた支脈は、足の第1指（趾）内側端（隠白〔脾・SP1〕）に至り、足の太陰脾経につながる。

- **犢鼻**は、膝蓋骨の下方付近が、子牛の鼻のように見えることから名付けられた。**犢**は、子牛のこと。

- **足三里**とは、犢鼻の下**三**寸にある経穴の意（一里＝一寸）。また、腹部の上、中、下の三部の諸症をまとめて治療できる経穴という説もある。

- **上巨虚**の**巨虚**は、大きな空間、隙間のことで、脛骨と腓骨の間の大きな隙間にある経穴の意。

- **条口**の**条**は、前脛骨筋が緊張した時に**条**ができるために名づけられた。

◎ **上巨虚・条口・下巨虚**は、前脛骨筋の筋腹に位置するので、決して体表としてはくぼみではない。これらの名称が「くぼみ」を示唆している理由については p.54 のコラム参照。

- **豊隆**は、前脛骨筋と長指（趾）伸筋の境にあり、豊かに隆起した部分の経穴の意。また、古代中国では雷神は**豊隆**と呼ばれ、頭がかすんで雲霧に覆われたかのような陰鬱を消すため、雷雨後に空が晴れるように効果のある経穴ともいわれる。

- **解渓**の**渓**は、脛距関節のくぼみを指す。**解**は、靴紐を解くところに由来。足関節が脱臼する位置という説もある。

- **衝陽**の**陽**は足背面を指し、**衝**は、**足背動脈の拍動部**にある経穴の意。

- **陥谷**は、第2、3中足骨間の谷のような陥凹部にある経穴。

- **内庭**は、**庭**の中に入るときに一番早く足が地に着くところや、厲兌を「口、門」とした時に、「庭」にあたる経穴ともいわれる。

- **厲兌**の**厲**は、疫病など激しい症状の病に用いられる経穴を意味する。また、**兌**は「末」を表わし、足の末端の経穴の意。「易経」では、**兌**は門を指す。

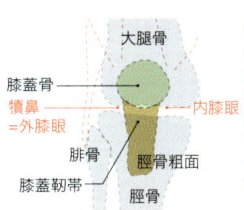

犢鼻は、ちょうど膝蓋靱帯の両側のくぼみが鼻孔に相当するといわれている（膝蓋骨が子牛の額に相当するなど、他説もあり）。犢鼻の別名の**外膝眼**は、このくぼみを「眼」と見なしたもの。

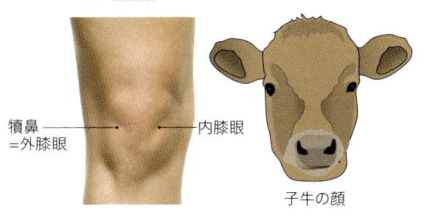

大腿骨／膝蓋骨／犢鼻＝外膝眼／内膝眼／腓骨／脛骨粗面／膝蓋靱帯／脛骨

犢鼻＝外膝眼／内膝眼

子牛の顔

松尾芭蕉（1644〜94年）の「奥の細道」の序文にも、「笠の緒付かえて、**三里の灸**すゆるより、松島の月先心にかかりて…」という文があり、旅行準備として旅慣れた芭蕉が足三里に灸を据えていたことが分かる。足三里が胃腸の働きを整え、足の疲れにも効くとして江戸時代にも広く活用されていたことをうかがわせる記述となっている。また、宋代の中国の書籍にも同様の記述があり、芭蕉の博識を示している。

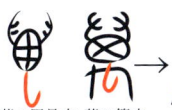

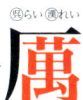

萬の甲骨文　萬の篆文　→　厲（らい）（れい）

萬（略字は万）は毒針を持ったさそりを象った文字。厲は厂（崖、石）＋萬（さそり）で、さそりの毒のような激しい摩擦を加える石、砥石（といし）を表わした（他にも説がある）。また、猛毒を持つ意から、「はげしい病気、疫病」の意となった。

ST 足の陽明胃経
Stomach Meridian ようめいいけい
取り方① 承泣、四白、巨髎、地倉

ST1 承泣 (しょうきゅう)

部位：顔面部、眼球と
　　　眼窩下縁の間、瞳孔線上。
この経穴に関連した解剖学的構造：
- 皮膚には上顎神経の枝で**眼窩下孔**を通る**眼窩下神経**
- 顔面神経側頭枝支配の表情筋で眼を閉じさせる**眼輪筋**
- 外頸動脈2終枝の一つである顎動脈の枝で**眼窩下孔**から顔面に出る**眼窩下動・静脈**

ST2 四白 (しはく)

部位：顔面部、眼窩下孔部。
この経穴に関連した解剖学的構造：
- 皮膚には上顎神経の枝で**眼窩下孔**を通る**眼窩下神経**
- 顔面神経側頭枝支配の表情筋で眼を閉じさせる**眼輪筋**
- 顔面神経側頭枝支配の表情筋で上唇を引き挙げる**上唇挙筋**
- 外頸動脈2終枝の一つである顎動脈の枝で**眼窩下孔**から顔面に出る**眼窩下動・静脈**

承泣の取り方
正視し、瞳孔を通る垂線と眼窩下縁との交点に取る。

顔面における三叉神経の枝と3つの孔
第V脳神経である三叉神経には**眼神経、上顎神経、下顎神経**の3つの枝分かれがある。それらに含まれる感覚神経はそれぞれ眼窩上神経、眼窩下神経、オトガイ神経として顔面骨の**眼窩上孔、眼窩下孔、オトガイ孔**から出てそれぞれ前頭部、上顎部、下顎部皮膚に分布する。→『脳単』p.100。

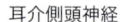

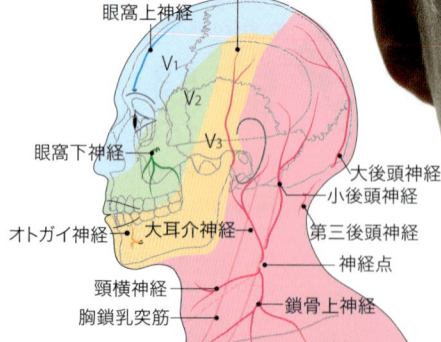

頸部の神経
※ピンク色の部分の皮膚が脊髄神経の支配域。
青・緑・橙は、三叉神経による脳神経の支配域。

四白の取り方
正視し、承泣(ST1)の下方、骨が陥凹しているところに取る。

● 三叉神経(第V脳神経)は12対ある脳神経の中で最も大きく、知覚性の部分と運動性の部分からなる。知覚性の部分(知覚根)は顔面の皮膚と鼻腔および口腔粘膜とに分布してその知覚をつかさどり、運動性の部分(運動根)は咀嚼筋を主に支配する。三叉神経は三叉神経節をつくり、眼神経(第1枝)・上顎神経(第2枝)・下顎神経(第3枝)の3枝に分かれる。三叉神経痛は各分枝または、全分枝に突発的な激しい顔面痛が起こる症状であり、四白の深部は、眼窩下孔に相当するので三叉神経(上顎神経)痛の圧痛が認められる部位である。

ST3 巨髎(こりょう)

部位：顔面部,瞳孔線上,鼻翼下縁と同じ高さ.

この経穴に関連した解剖学的構造：
- 皮膚には上顎神経の枝で**眼窩下孔**を通る**眼窩下神経**
- 顔面神経頬骨枝支配の表情筋で上唇と口角を引き挙げる**上唇挙筋**と**口角挙筋**
- 外頸動脈から枝分かれした顎動脈の枝で**眼窩下孔**から顔面に出る**眼窩下動・静脈**
- 外頸動脈第3枝で触知できる顔面動・静脈から分枝する**眼角動・静脈**

ST4 地倉(ちそう)

部位：顔面部,口角の外方**0.4寸**(指寸).

この経穴に関連した解剖学的構造：
- 皮膚には上顎神経の枝で**眼窩下孔**を通る**眼窩下神経**
- 下顎神経の枝で**オトガイ孔**を通る**オトガイ神経**
- 顔面神経頬骨枝支配の表情筋で口を閉じる**口輪筋**、頬を膨らませる**頬筋**
- 外頸動脈第3枝で触知できる顔面動・静脈から分枝する**上唇動・静脈**

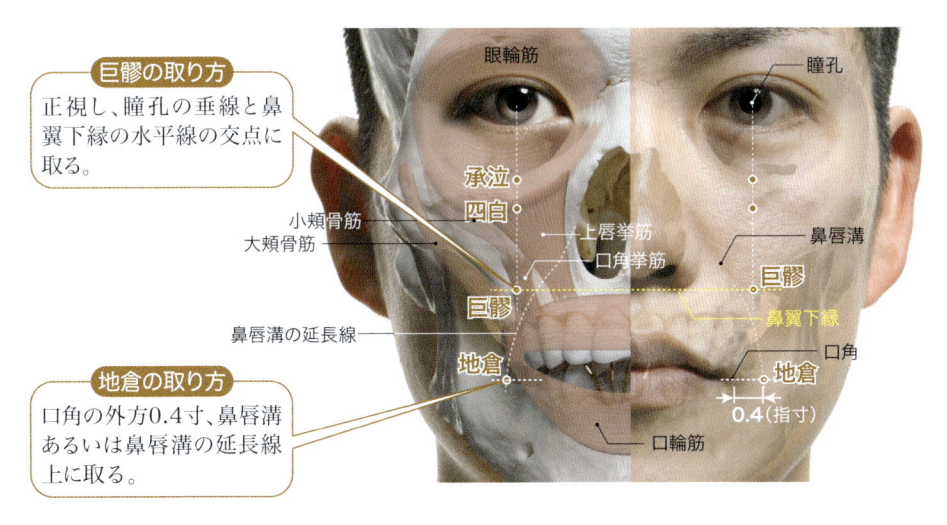

巨髎の取り方
正視し、瞳孔の垂線と鼻翼下縁の水平線の交点に取る。

地倉の取り方
口角の外方0.4寸、鼻唇溝あるいは鼻唇溝の延長線上に取る。

皮筋
cutaneous (skin) muscleと
表情筋
mimetic muscles

系統発生学的にはカエルで鼻の周囲に認められており、蛇や鳥にも認められる。皮筋を収縮させ、鱗を逆立てたり、羽毛を立てたりすることができる。ヒトでは、体幹部の皮筋は退化してしまい頸部と顔面にのみ認められ、頸部に広頸筋、顔面に表情筋として残り、喜怒哀楽を表現する。第二咽頭弓由来の筋なので顔面神経支配である。

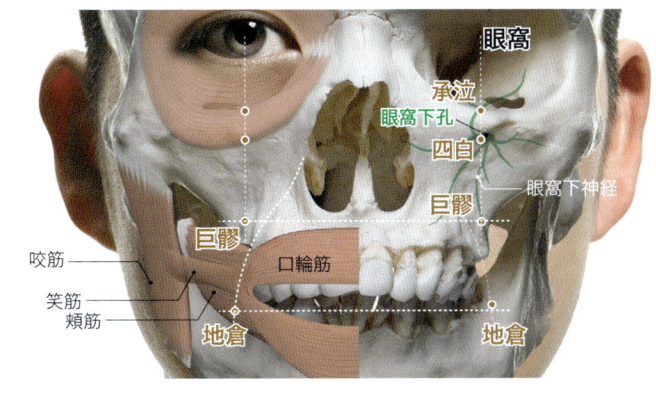

ST 足の陽明胃経
Stomach Meridian
ようめいいけい

取り方② 大迎、頬車、下関、頭維

ST5 大迎 (だいげい)
部位：顔面部, 下顎角の前方, 咬筋付着部の前方陥凹部, 顔面動脈上.
この経穴に関連した解剖学的構造：
- 皮膚には頸神経叢の皮枝の**大耳介神経**(C2〜C3)
- 顔面神経頸枝支配の表情筋で口角を下げる**広頸筋**
- 三叉神経第3枝の下顎神経の運動根支配で咀嚼筋の一つである**咬筋**
- 外頸動脈の第2枝で触知できる**顔面動・静脈**
- 咬筋の前縁と下顎骨下縁との交点で触知できる外頸動脈の第2枝の**顔面動・静脈**

ST6 頬車 (きょうしゃ)
部位：顔面部, 下顎角の前上方1横指(中指).
この経穴に関連した解剖学的構造：
- 皮膚には頸神経叢の皮枝の**大耳介神経**(C2〜C3)
- 三叉神経第3枝の下顎神経の運動根支配で咀嚼筋の一つである**咬筋**
- 外頸動脈の第2枝で触知できる**顔面動・静脈**
- 深部には咬筋の停止する咬筋粗面のある**下顎角**がある.

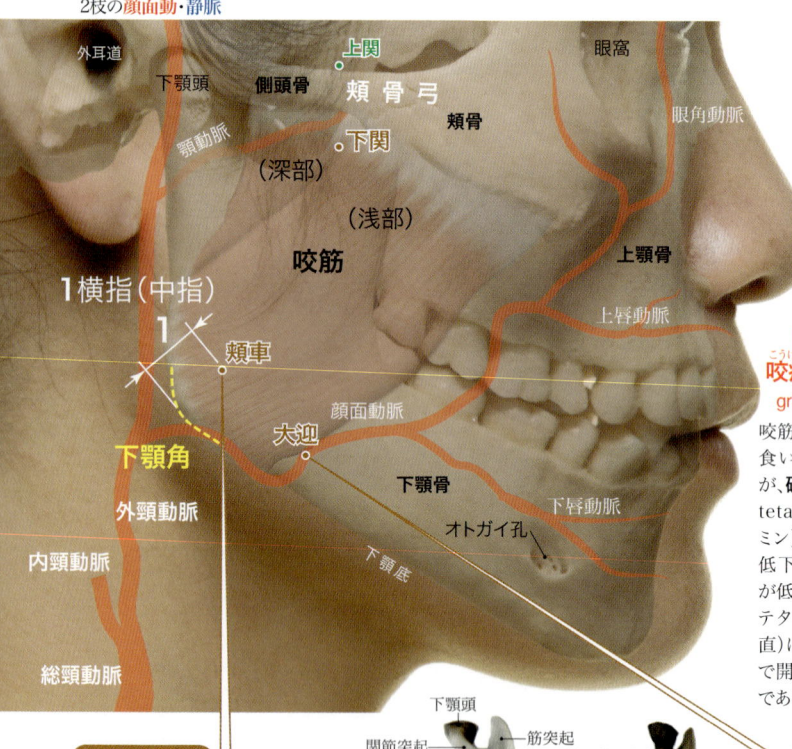

咬筋 masseter と
咬痙 (開口障害, 牙関緊急)
こうけい　　　がかんきんきゅう
grinding trismus, lock jaw

咬筋は咀嚼筋で咀嚼や歯を食いしばるときに機能するが, **破傷風菌** Clostridium tetaniの毒素(テタノスパスミン)やパラトルモン分泌が低下し血液中のカルシウムが低下することによる咬筋のテタニー(持続的収縮：強直)になると, 口が閉じたままで開かなくなる. これが**咬痙**である.

頬車の取り方
下顎角の斜め上方, 口を閉じて噛むと咬筋が隆起し, 力を抜くと陥凹するところに取る.

下顎角は, やや外方に反っている. そのため, 咬筋の力を抜けば, 咬筋粗面の付近にくぼみが生じる.

大迎の取り方
顔面部下顎角から下顎体に沿って指を前方に進め, 咬筋の前方にある顔面動脈拍動部に取る.

● 「関」とは関節の「関」と同じで、軸を中心にして動くという意味である。顎関節は関節円板を持つ顆状関節である。**下関**は咬筋と外側翼突筋（どちらも三叉神経支配）上にあり、顎関節症の治療に用いられる。咀嚼筋のうち外側翼突筋は下顎頭を前方に引く唯一の筋である。片側のみ収縮すると下顎骨は反対側に動き、両側が収縮すると前方に動く。

ST7 下関（げかん）

部位：顔面部，頬骨弓の下縁中点と下顎切痕の間の陥凹部．

この経穴に関連した解剖学的構造：
- 皮膚には三叉神経第3枝の**下顎神経**である**耳介側頭神経**
- 三叉神経第3枝の下顎神経の運動根支配で咀嚼筋の**咬筋**と**外側翼突筋**
- 外頚動脈2終枝の一つである**顎動**・**静脈**
- 皮下には唾液腺である**耳下腺**

ST8 頭維（ずい）

部位：頭部，額角髪際の直上**0.5寸**，前正中線の外方**4.5寸**．

この経穴に関連した解剖学的構造：
- 皮膚には三叉神経第3枝の下顎神経の感覚神経である**耳介側頭神経**
- 前頭部皮膚に分布する眼神経の枝の**眼窩上神経**
- 顔面神経側頭枝支配の表情筋で額に横じわを形成する**前頭筋**
- 前頭筋と後頭筋の間に張る**帽状腱膜**
- 外頚動・静脈2終枝の一つである**浅側頭動**・**静脈**

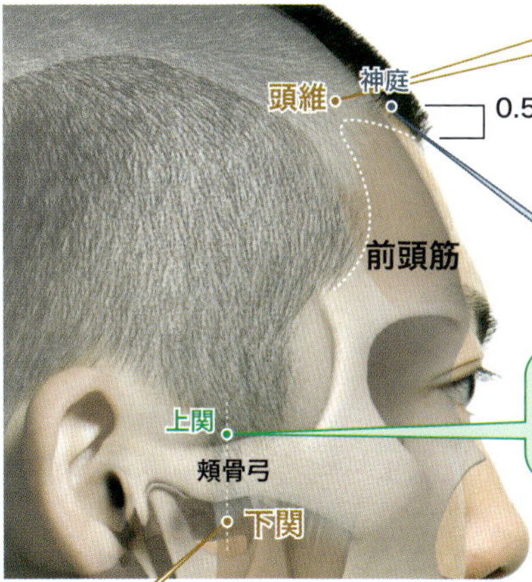

頭維の取り方
頭部、額角髪際の直上0.5寸、**神庭**（GV24・督）の外方4.5寸に取る。

*頭維は、前髪際から0.5寸にある経穴［神庭（GV24）、頭臨泣（GB15）、本神（GB13）、曲差（BL4）、眉衝（BL3）］や胆経の経穴［頷厭（GB4）、懸顱（GB5）、懸釐（GB6）］の基準穴である。

神庭の取り方
前髪際がはっきりしないか変化している場合は、眉間の中点上方3.5寸に取る（眉間と前髪は3寸）。

前頭筋 frontal muscle
前頭筋は驚いたときに額に**横皺**を形成する顔面神経支配の表情筋である。この筋は両側の顔面神経支配を受けているので内包における一側のみの障害では麻痺が起こらない。

上関の取り方
頬骨弓上縁の陥凹部で、**下関**（ST7・胃）の直上に取る。

下関の取り方
- 口を閉じ、頬骨弓下方の陥凹部、**上関**（GB3・胆）の直下に取る。
- 顔面部、頬骨弓の下縁中点と下顎切痕の間で、口を閉じれば陥凹ができ、口を開けば下顎骨関節突起が前に移動して陥凹がなくなるところに取る。

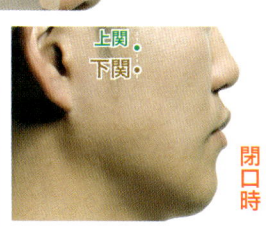

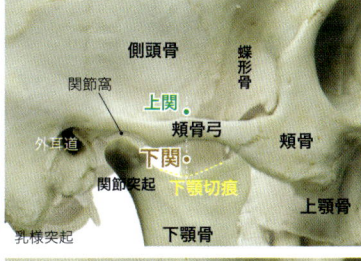

顎関節の開口時には、下顎骨の関節突起尖端の関節頭が、前方にスライドする（→p.27）。

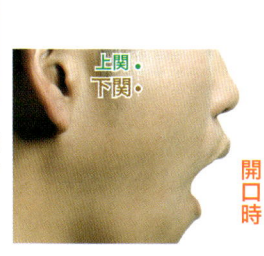

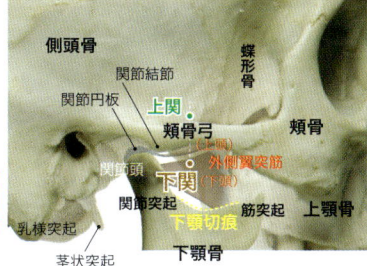

閉口時 / 開口時

側頭骨／蝶形骨／関節窩／上関／頬骨弓／頬骨／外耳道／下関／関節突起／下顎切痕／上顎骨／下顎骨／乳様突起

側頭骨／蝶形骨／関節結節／関節円板／上関／頬骨弓／頬骨／下関／外側翼突筋／関節頭／筋突起／上顎骨／関節突起／下顎切痕／乳様突起／茎状突起／下顎骨

ST 足の陽明胃経
Stomach Meridian
取り方③ 人迎、水突、気舎、欠盆

ST9 人迎（じんげい）
部位：前頸部，甲状軟骨上縁と同じ高さ，胸鎖乳突筋の前縁，総頸動脈上．

この経穴に関連した解剖学的構造：
- 皮膚には胸鎖乳突筋後縁中央部から皮膚に出る頸神経叢の枝の**頸横神経**（C2～C3）
- 胸骨と鎖骨から起始し内側・外側胸筋神経に支配される**胸鎖乳突筋**
- 顔面神経頸枝支配の表情筋で口角を下げる**広頸筋**
- 前斜・肩甲舌骨筋上腹・顎二腹筋で構成される頸動脈三角内にあり拍動を触れる**総頸動脈**
- 外頸動脈第1枝の**上甲状腺動・静脈**

ST10 水突（すいとつ）
部位：前頸部，輪状軟骨と同じ高さ，胸鎖乳突筋の前縁．

この経穴に関連した解剖学的構造：
- 皮膚には胸鎖乳突筋後縁中央部から出る頸神経叢の枝の**頸横神経**（C2～C3）
- 顔面神経頸枝支配の表情筋で口角を下げる**広頸筋**
- 副神経と頸神経叢の筋枝（C2～C4）支配である**胸鎖乳突筋**
- 頸神経ワナ支配の舌骨下筋群の**胸骨甲状筋**
- 大動脈弓の枝の腕頭動脈から分枝する**右総頸動脈**と大動脈弓から直接分枝する**左総頸動脈**
- 深部には内分泌腺である**甲状腺**がある．

鎖骨上窩 suplasubclavian fossa
大・小鎖骨上窩、頸切痕 juglar notch

頭を強く回転させると胸鎖乳突筋の起始である胸骨頭と鎖骨頭が明瞭になる。その2頭間に観察できる小さな陥凹部が**小鎖骨上窩**で、鎖骨頭の外側に観察できる大きな陥凹部が**大鎖骨上窩**である。左右の胸骨頭の間で胸骨柄の上部には**頸切痕**がある。

人迎の取り方
扶突（LI18・大腸）、天窓（SI16・小腸→p.90）および甲状軟骨上縁と同じ高さに取る。胸鎖乳突筋の前縁が**人迎**、後縁が**天窓**、前縁と後縁の中央に**扶突**が取れる。

水突の取り方
- **人迎**（SP9）の下方で胸鎖乳突筋の前縁、輪状軟骨と同じ高さに取る。
- 胸鎖乳突筋をはさんで、**天鼎**（LI17・大腸→p.22）と同じ高さに取る。

欠盆の取り方
前頸部、大鎖骨上窩、前正中線外方4寸の乳頭線上で鎖骨上方の陥凹部に取る。

扶突の取り方
下顎角の直下で、胸鎖乳突筋中、**人迎**（ST9・胃）の外方に取る。

気舎の取り方
- 鎖骨の上方で**人迎**（ST9）の下方に取る。
- 鎖骨内端の上部で、胸鎖乳突筋の二頭間に取る。

			1 LU 手の太陰**肺**経	2 LI 手の陽明**大腸**経	3 ST 9 12 足の陽明**胃**経	4 SP 足の太陰**脾**経	5 HT 手の少陰**心**経	6 SI 手の太陽**小腸**経	7 BL 足の太陽**膀胱**経
	序文	目次	経絡経穴概論						

● 胸郭出口症候群では腕神経叢と鎖骨下動・静脈が①前斜角筋と中斜角筋の間（斜角筋症候群）、②鎖骨と肋骨の間（肋鎖症候群）、③小胸筋の下層（小胸筋または過外転症候群）のいずれかで圧迫されることにより上肢のしびれや痛み、脱力などを訴える症状である。欠盆は①の部位にあり、圧痛や上肢への放散痛は**モーレイテスト**と呼ばれ、斜角筋症候群の重要な臨床所見である。

ST11 気舎(きしゃ)

部位：前頸部、小鎖骨上窩で鎖骨胸骨端の上方、胸鎖乳突筋の胸骨頭と鎖骨頭の間の陥凹部．

この経穴に関連した解剖学的構造：
- 皮膚には頸神経叢の皮枝で頸部から肩にいたる皮膚に分布する**鎖骨上神経(C3)**
- 顔面神経頸枝支配の表情筋で口角を下げる**広頸筋**
- 副神経と頸神経叢の筋枝(C2〜C4)支配である**胸鎖乳突筋胸骨頭**
- 頸神経ワナ支配の舌骨下筋群の**胸骨甲状筋**と**胸骨舌骨筋**
- 大動脈弓の枝の腕頭動脈から分枝する**右総頸動脈**と大動脈弓から直接分枝する**左総頸動脈**

ST12 欠盆(けつぼん)

部位：前頸部、大鎖骨上窩、前正中線の外方**4寸**、鎖骨上方の陥凹部．

この経穴に関連した解剖学的構造：
- 皮膚には頸神経叢の皮枝で頸部から肩にいたる皮膚に分布する**鎖骨上神経(C3)**
- 顔面神経頸枝支配の表情筋で口角を下げる**広頸筋**
- 後頭静脈や下顎後静脈からの血液を集め鎖骨下静脈に流入する**外頸静脈**
- 頸神経叢前枝(C3〜C8)支配で斜角筋隙を構成する**前斜角筋**と**中斜角筋**
- 大動脈弓の枝の腕頭動・静脈から分枝する**右鎖骨下動・静脈**と大動脈弓から直接分枝する**左鎖骨下動・静脈**

注意：深刺すると気胸を引き起こす可能性のある**危険穴**である．

頸動脈鞘
jugular artery sheath

総頸動脈は右側が腕頭動脈から、左側が大動脈弓から分岐し、迷走神経、内頸静脈とともに頸動脈鞘という**結合組織の鞘**に包まれている。したがって、頸部の屈曲や回旋時においても血液循環が保障される。

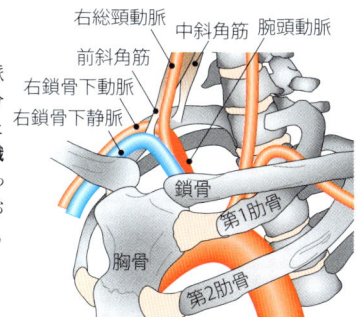

右総頸動脈 中斜角筋 腕頭動脈
前斜角筋
右鎖骨下動脈
右鎖骨下静脈
鎖骨
第1肋骨
胸骨
第2肋骨
大動脈弓

先天性筋性斜頸
congenital muscular torticollis

分娩時に**胸鎖乳突筋**が過伸展されて、筋内に出血が起こり、線維化が進行すると筋が短縮・硬化・拘縮し、運動障害が起こる。胸鎖乳突筋は側頭骨の乳様突起に停止するので、患側の筋は胸鎖関節方向へ引っ張られる。その結果、頭部が患側に傾き、下顎の先端部分(オトガイ)が反対側上方を向くことになる。

頸部横断面

頸半棘筋 僧帽筋
頭半棘筋 頭板状筋
頸多裂筋 頭板状筋
中斜角筋
前斜角筋
食道
気管 頸長筋
頸動脈鞘 胸鎖乳突筋
内頸静脈 肩甲舌骨筋
迷走神経 胸骨甲状筋
総頸動脈 広頸筋 胸骨舌骨筋

斜角筋隙 scalene gap と
(前)斜角筋症候群 scalenus (anticus) syndrom

第1肋骨に停止する前斜角筋と中斜角筋の間にできる**斜角筋隙**内を腕神経叢と鎖骨下動脈が通過し、その前方を第1肋骨に沿って鎖骨下静脈が走行する。したがって、この部位の障害、例えば、長時間のコンピュータ使用時の前傾姿勢による前斜角筋の神経や動脈の圧迫で手の薬指、小指に知覚障害・麻痺、また、血管運動障害による指先の冷えなどを伴う**(前)斜角筋症候群**(胸郭出口症候群の一つ)を生じる。なで肩の30代の女性に多く見られるといわれている。
→『肉単』p.19参照．

前斜角筋
中斜角筋
後斜角筋
斜角筋隙

ST 足の陽明胃経 取り方④ 気戸、庫房、屋翳、膺窓

Stomach Meridian
ようめいいけい

ST13 気戸（きこ）

部位：前胸部,鎖骨下縁,前正中線の外方**4寸**.
この経穴に関連した解剖学的構造：
- 皮膚には頸神経叢の皮枝で頸部から肩にいたる皮膚に分布する**鎖骨上神経**(C3)
- 内側(C8～T1)・外側胸筋神経(C5～C7)支配で肩関節の内転に働く**大胸筋**と鎖骨下筋神経支配の**鎖骨下筋**
- **大胸筋**を栄養する腋窩動・静脈の枝の**胸肩峰動・静脈**
- 後頭静脈や下顎後静脈からの血液を集め鎖骨下静脈に流入する**外頸静脈**

注意：深刺すると気胸を引き起こす可能性のある**危険穴**である。

ST14 庫房（こぼう）

部位：前胸部,第1肋間,前正中線の外方**4寸**.
この経穴に関連した解剖学的構造：
- 皮膚には頸神経叢の皮枝で頸部から肩にいたる皮膚に分布する**鎖骨上神経**(C4)
- 内側(C8～T1)・外側胸筋神経(C5～C7)支配で肩関節の内転に働く**大胸筋**と肩甲骨の下制に働く**小胸筋**
- 肋間神経(T1～T12)支配の**外・内肋間筋**

注意：深刺すると気胸を引き起こす可能性のある**危険穴**である。

気戸の取り方
鎖骨下縁、乳頭線との交点に取る。

庫房の取り方
華蓋（CV20・任）から第1肋間に沿って外方4寸、乳頭線上に取る。

屋翳の取り方
紫宮（CV19・任）から第2肋間に沿って外方4寸、乳頭線上に取る。
＊第2肋間は、胸骨角と同じ高さの第2肋骨の下。

膺窓の取り方
玉堂（CV18・任）から第3肋間に沿って外方4寸、乳頭線上に取る。

華蓋の取り方
胸骨前面の正中線上で、胸骨角と胸鎖関節の高さとのほぼ中央に取る。

紫宮の取り方
胸骨前面の正中線上、第2肋間と同じ高さに取る。

玉堂の取り方
胸骨角を基準とし、胸骨前面の正中線上で、第3肋間の高さに取る。

骨度
両乳頭間：8寸

＊胃経の胸部の経穴は、前正中線外方4寸、乳頭線上に取る。

※乳頭線上は、実際には完全な直線ではなく、体表上に沿う線となる。

| | 1 LU 手の太陰肺経 | 2 LI 手の陽明大腸経 | 3 ST 13-16 足の陽明胃経 | 4 SP 足の太陰脾経 | 5 HT 手の少陰心経 | 6 SI 手の太陽小腸経 | 7 BL 足の太陽膀胱経 |

序文　目次　経絡経穴概論

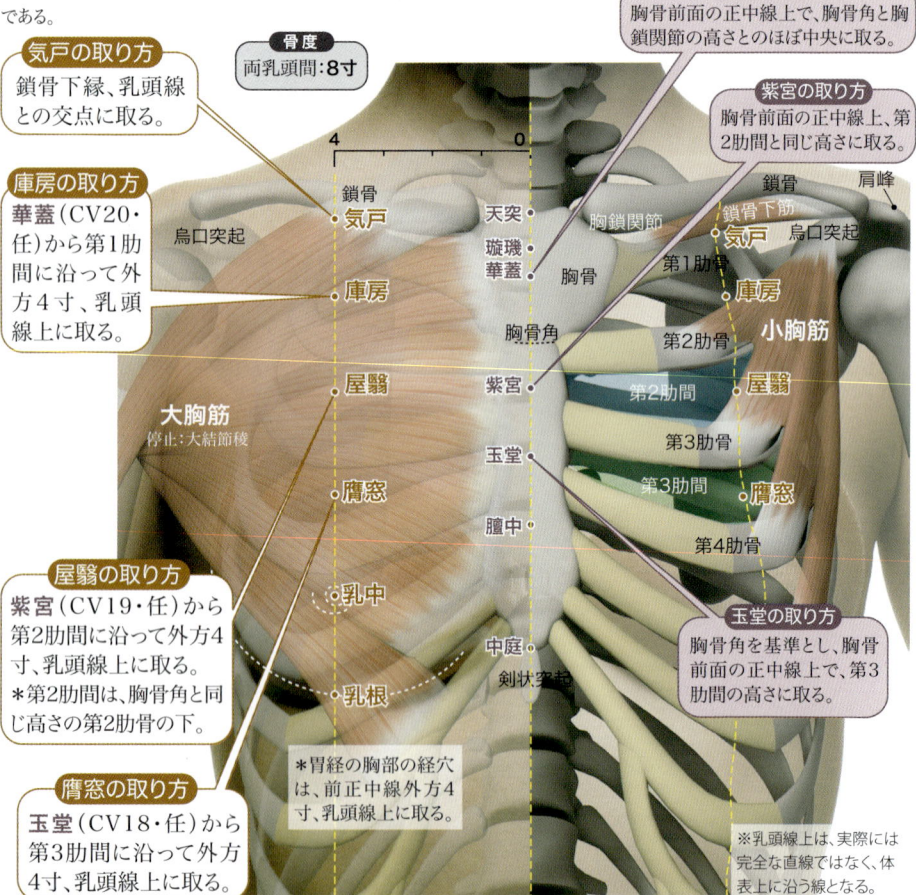

・**肋間神経**はTh1〜12の前枝で12対ある。同名の動静脈に伴って各肋間隙を走り、固有胸筋・上下の後鋸筋・前鋸筋および側腹筋を支配し、皮枝は胸腹部の前面および側面の皮膚に分布する。第12肋間神経は「肋間」にはなく、最後の「肋骨の下」を通るので肋下神経と呼ばれる。

ST15 屋翳（おくえい）

部位：前胸部，第2肋間，前正中線の外方4寸．
この経穴に関連した解剖学的構造：
- 皮膚には**第2肋間神経の前皮枝と外側皮枝**
- 内側（C8〜T1）・外側胸筋神経（C5〜C7）支配で肩関節の内転に働く**大胸筋**と肩甲骨の下制に働く**小胸筋**
- 肋間神経（T2）支配の**外・内肋間筋**

注意：深刺しすると気胸を引き起こす可能性のある**危険穴**である。

ST16 膺窓（ようそう）

部位：前胸部，第3肋間，前正中線の外方4寸．
この経穴に関連した解剖学的構造：
- 皮膚には**第3肋間神経の前皮枝と外側皮枝**
- 内側（C8〜T1）・外側胸筋神経（C5〜C7）支配で肩関節の内転に働く**大胸筋**
- 肋間神経（T2）支配の**外・内肋間筋**

注意：深刺しすると気胸を引き起こす可能性のある**危険穴**である。

肋骨溝 costal groove

3層の肋間筋のうちの内肋間筋と最内肋間筋の間で、肋骨内面にある溝を肋骨溝という。上から**肋間静脈**（Intercostal **V**ein)、**肋間動脈**（Intercostal **A**rtary)、**肋間神経**（Intercostal **N**erve）の順にVANの走行になっている。したがって、肋骨下縁に穿刺や鍼刺をすると血管や神経を損傷する危険がある。これ以外にもVANの走行は、例えば、鼠径部の内側から外側に血管裂孔の大腿静脈Femoral Vein、大腿動脈Femoral Arteryと、筋裂孔の大腿神経Femoral Nerve などがある。
→『肉単』p.28参照。

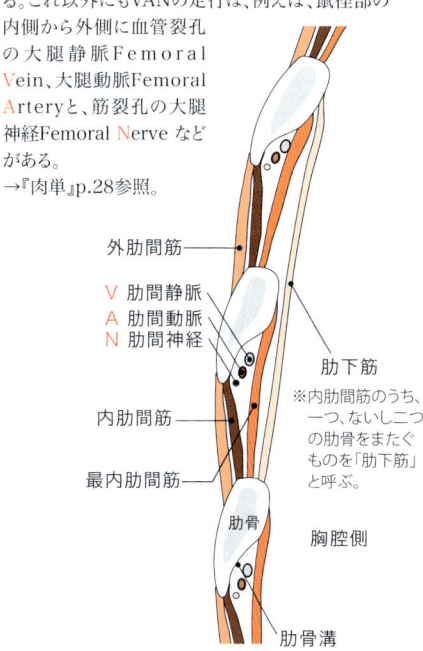

- 外肋間筋
- V 肋間静脈
- A 肋間動脈
- N 肋間神経
- 内肋間筋
- 最内肋間筋
- 肋骨
- 肋下筋
※内肋間筋のうち、一つ、ないし二つの肋骨をまたぐものを「肋下筋」と呼ぶ。
- 胸腔側
- 肋骨溝

肋間筋断面図

鎖骨下動脈 subclavian artery と外腸骨動脈 external iliac artery の側副血行路

鎖骨下動脈の枝である内胸動脈は胸部では肋間動脈を分岐するが、さらに肋軟骨後面を下行し、上腹壁動脈となるが、上行してくる外腸骨動脈の枝である下腹壁動脈と吻合し、**側副循環路**を形成する。この血行路は先天性大動脈狭窄により胸大動脈や腹大動脈の血液循環が阻害された場合には、**通常とは逆の血行**となり下肢へ血液を供給するように機能する。また、鼠径靭帯より下方で大腿動脈から枝分かれしてくる浅腹壁動脈も臍付近で上腹壁動脈と吻合する。

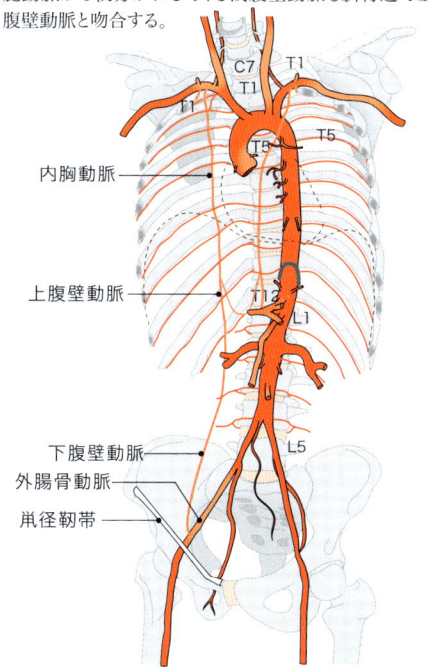

- 内胸動脈
- 上腹壁動脈
- 下腹壁動脈
- 外腸骨動脈
- 鼠径靭帯

| 8 KI 足の少陰腎経 | 9 PC 手の厥陰心包経 | 10 TE 手の少陽三焦経 | 11 GB 足の少陽胆経 | 12 LR 足の厥陰肝経 | 13 GV 督脈 | 14 CV 任脈 | 付録 奇穴 | 症例別 | 索引 |

ST 足の陽明胃経
Stomach Meridian　ようめいいけい　取り方⑤ 乳中、乳根、不容、承満

ST17 乳中 にゅうちゅう
部位：前胸部,乳頭中央.
この経穴に関連した解剖学的構造：
- 皮膚には**第4肋間神経の前皮枝と外側皮枝**
- 内側(C8～T1)・外側胸筋神経(C5～C7)支配で肩関節の内転に働く**大胸筋**
- 肋間神経(T2)支配の**外・内肋間筋**

注意：深刺しすると気胸を引き起こす可能性のある**危険穴**である。

乳中の取り方
- 男性では乳頭中央は第4肋間にあたる。
- 膻中(CV17・任)から第4肋間に沿って外方4寸、乳頭線上で、乳頭部中央に取る。

乳根の取り方
男性では乳頭線と第5肋間の交わるところ、女性では乳房下縁の中点に取る。

ST18 乳根 にゅうこん
部位：前胸部,第5肋間,前正中線の外方**4寸**.
この経穴に関連した解剖学的構造：
- 皮膚には**第5肋間神経の前皮枝と外側皮枝**
- 内側(C8～T1)・外側胸筋神経(C5～C7)支配で肩関節の内転に働く**大胸筋**
- 肋下神経(T12)支配の**外腹斜筋**

注意：深刺しすると気胸を引き起こす可能性のある**危険穴**である。

膻中の取り方
胸骨前面の正中線上で、第4肋間の高さに取る。＊胸骨角(第2肋骨の高さ)を基準に取る。

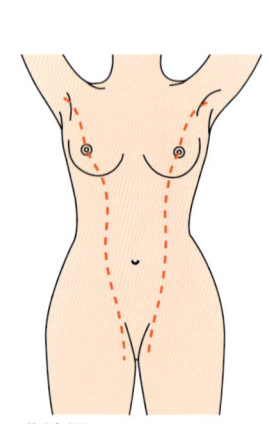

乳腺堤 mammary ridge (milk line)と**副乳** accessory mammary gland

胎生4週目ごろから**乳腺堤**ができ、6週の間に7～9個の**乳腺原基**が現れるが、ヒトの場合それらのうち1対のみが乳腺に発達する。しかし、腋窩の近傍に発達する場合があり、副乳といわれる。日本人の発生頻度は2～22％といわれている。

○ 胃は食道に続く上腹部にある臓器である。胃の上部には横隔膜があり、第11胸椎の高さに噴門がある。噴門は横隔膜の食道裂孔を迷走神経とともに通過する食道の続きである。胃の前面（腹面）にある経穴は中脘・上脘[任・CV]、陰都・腹通谷・幽門[腎・KI]、不容・承満・梁門[胃・ST]である。

ST19 不容（ふよう）

部位：上腹部、臍中央の上方**6寸**、前正中線の外方**2寸**．

この経穴に関連した解剖学的構造：
- 皮膚には**肋間神経前皮枝（C7）**
- 肋間神経（T7〜T12）と腸骨下腹神経の支配で体幹の前屈に働く**腹直筋と腹直筋鞘**
- 鎖骨下動脈の枝で腹壁を下行する内胸動・静脈の続きの**上腹壁動・静脈**
- 深部に**胃**がある。

ST20 承満（しょうまん）

部位：上腹部、臍中央の上方**5寸**、前正中線の外方**2寸**．

この経穴に関連した解剖学的構造：
- 皮膚には**肋間神経前皮枝（C7, 8）**
- 肋間神経（T7〜T12）と腸骨下腹神経の支配で体幹の前屈に働く**腹直筋と腹直筋鞘**
- 鎖骨下動脈の枝で腹壁を下行する内胸動・静脈の続きの**上腹壁動・静脈**
- 深部に**胃**がある。

骨度
胸骨体下端〜臍中央：8寸

＊胃経の腹部の経穴は前正中線外方2寸、前正中線と乳頭線との中線上に取る。

不容の取り方
- 天枢（ST25）の上方6寸、巨闕（CV14・任）の外方2寸で腹直筋中に取る。
- ※胸骨下角が狭く、不容の下に肋骨がある場合は、斜刺を採用すべきである。

承満の取り方
天枢（ST25）の上方5寸、不容（ST19）の下方1寸、上脘（CV13・任）の外方2寸に取る。

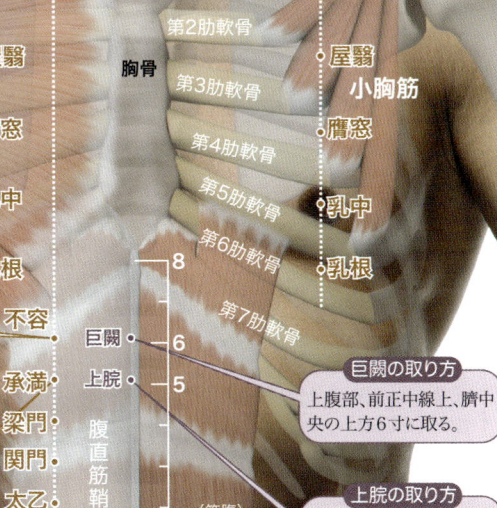

巨闕の取り方
上腹部、前正中線上、臍中央の上方6寸に取る。

上脘の取り方
上腹部、前正中線上、臍中央の上方5寸に取る。

ST 足の陽明胃経
Stomach Meridian
ようめいいけい

取り方⑥ 梁門、関門、太乙、滑肉門他

ST21 梁門 りょうもん
部位：上腹部,臍中央の上方**4寸**,
前正中線の外方**2寸**.

この経穴に関連した解剖学的構造：
- 皮膚には**肋間神経前皮枝(C8)**
- 肋間神経(T7〜T12)と腸骨下腹神経の支配で体幹の前屈に働く**腹直筋**と**腹直筋鞘**
- 鎖骨下動脈の枝で腹壁を下行する内胸動・静脈の続きの**上腹壁動**・**静脈**
- 深部に**胃**あるいは**小腸**がある。

ST22 関門 かんもん
部位：上腹部,臍中央の上方**3寸**,
前正中線の外方**2寸**.

この経穴に関連した解剖学的構造：
- 皮膚には**肋間神経前皮枝(C9)**
- 肋間神経(T7〜T12)と腸骨下腹神経の支配で体幹の前屈に働く**腹直筋**と**腹直筋鞘**
- 鎖骨下動脈の枝で腹壁を下行する内胸動・静脈の続きの**上腹壁動**・**静脈**
- 深部に**小腸**や**横行結腸**がある。

ST23 太乙 たいいつ
部位：上腹部,臍中央の上方**2寸**,
前正中線の外方**2寸**.

この経穴に関連した解剖学的構造：
- 皮膚には**肋間神経前皮枝(C9)**
- 肋間神経(T7〜T12)と腸骨下腹神経の支配で体幹の前屈に働く**腹直筋**と**腹直筋鞘**
- 鎖骨下動脈の枝で腹壁を下行する内胸動・静脈の続きの**上腹壁動**・**静脈**
- 深部に**小腸**がある。

骨度 両乳頭間：8寸

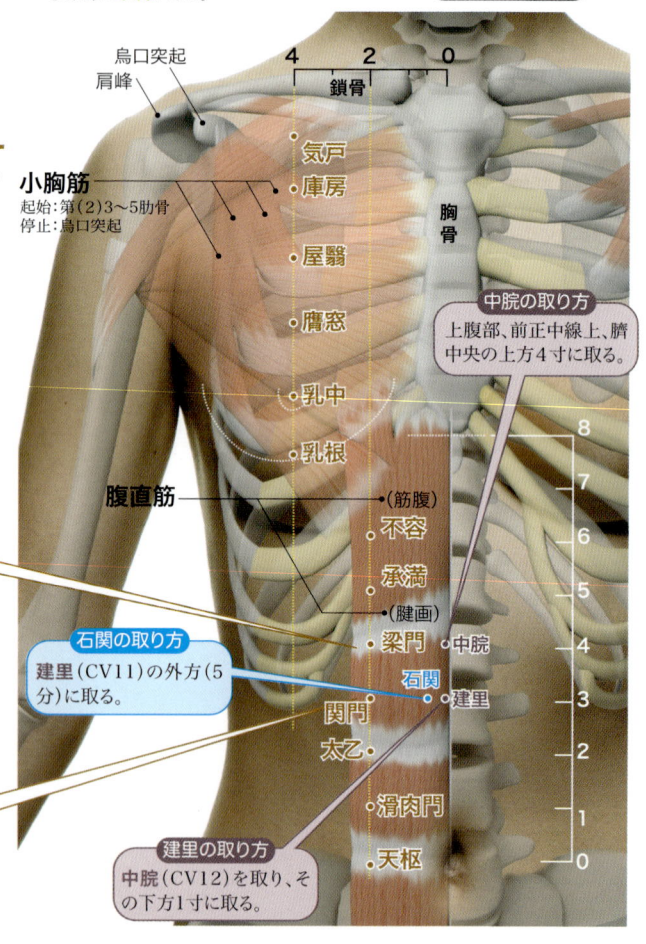

梁門の取り方
天枢(ST25)の上方4寸、承満(ST20)の下方1寸、中脘(CV12・任)の外方2寸に取る。

石関の取り方
建里(CV11)の外方(5分)に取る。

関門の取り方
石関(KI18・腎)、建里(CV11・任)と同じ高さで、建里の外方2寸、天枢(ST25)の上方3寸、腹直筋中に取る。

建里の取り方
中脘(CV12)を取り、その下方1寸に取る。

中脘の取り方
上腹部、前正中線上、臍中央の上方4寸に取る。

図中ラベル：烏口突起、肩峰、小胸筋（起始：第(2)3〜5肋骨、停止：烏口突起）、鎖骨、胸骨、気戸、庫房、屋翳、膺窓、乳中、乳根、腹直筋、(筋腹)、不容、承満、(腱画)、梁門、中脘、石関、建里、関門、太乙、滑肉門、天枢

| | 序文 | 目次 | 経絡経穴概論 | 1 LU 手の太陰**肺**経 | 2 LI 手の陽明**大腸**経 | 3 ST 21〜25 足の陽明**胃**経 | 4 SP 足の太陰**脾**経 | 5 HT 手の少陰**心**経 | 6 SI 手の太陽**小腸**経 | 7 BL 足の太陽**膀胱**経 |

- 腹直筋は恥骨結合および恥骨結節から起始し、第5～7肋軟骨と剣状突起に停止する(p.267参照)。作用は骨盤が固定された場合には体幹の屈曲、胸郭が固定された場合には骨盤の後傾である。

ST24 滑肉門 (かつにくもん)

部位：上腹部，臍中央の上方**1寸**，前正中線の外方**2寸**．

この経穴に関連した解剖学的構造：
- 皮膚には**肋間神経前皮枝**(C10)
- 肋間神経(T7～T12)と腸骨下腹神経の支配で体幹の前屈に働く腹直筋と腹直筋鞘
- 鎖骨下動脈の枝で腹壁を下行する内胸動・静脈の続きの上腹壁動・静脈
- 深部に小腸あるいは横行結腸がある。

ST25 天枢 (てんすう)

部位：上腹部，臍中央の外方**2寸**．

この経穴に関連した解剖学的構造：
- 皮膚には**肋間神経前皮枝**(C10)
- 肋間神経(T7～T12)と腸骨下腹神経の支配で体幹の前屈に働く腹直筋と腹直筋鞘
- 外腸骨動・静脈から枝分かれし上行する下腹壁動・静脈
- 大腿動・静脈から枝分かれし上行する浅腹壁動脈・静脈
- 深部に小腸あるいは横行結腸がある。

太乙の取り方
商曲（KI17・腎）、下脘（CV10・任）と同じ高さで、下脘の外方2寸、天枢（ST25）の上方2寸、腹直筋中に取る。

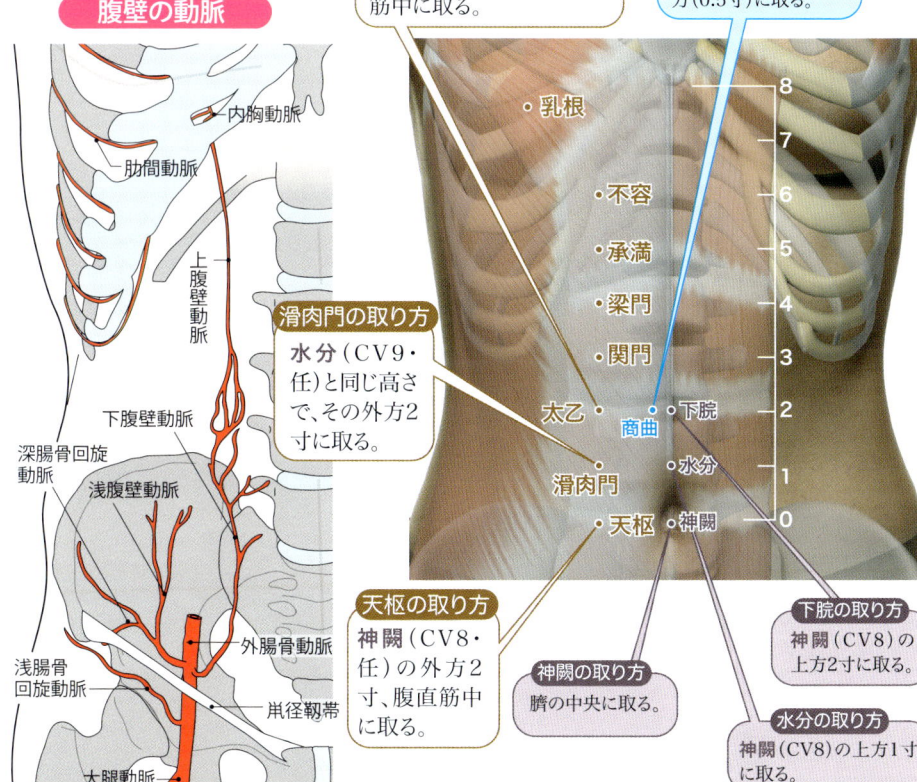

商曲の取り方
下脘（CV10・任）の外方(0.5寸)に取る。

滑肉門の取り方
水分（CV9・任）と同じ高さで、その外方2寸に取る。

天枢の取り方
神闕（CV8・任）の外方2寸、腹直筋中に取る。

神闕の取り方
臍の中央に取る。

下脘の取り方
神闕（CV8）の上方2寸に取る。

水分の取り方
神闕（CV8）の上方1寸に取る。

腹壁の動脈

Stomach Meridian

ST 足の陽明胃経

ようめいいけい

取り方⑦ 外陵、大巨、水道、帰来、気衝

ST26 外陵 がいりょう

部位：下腹部,臍中央の下方1寸,前正中線の外方2寸.

この経穴に関連した解剖学的構造：
- 皮膚には**肋間神経前皮枝（C10）**
- 肋間神経（T7～T12）と腸骨下腹神経の支配で体幹の前屈に働く**腹直筋**と**腹直筋鞘**
- 外腸骨動・静脈から枝分かれし上行する**下腹壁動**・**静脈**
- 大腿動・静脈から枝分かれし上行する**浅腹壁動脈**・**静脈**
- 深部に**小腸**あるいは**横行結腸**がある.

ST27 大巨 だいこ

部位：下腹部,臍中央の下方2寸,前正中線の外方2寸.

この経穴に関連した解剖学的構造：
- 皮膚には**肋間神経前皮枝（C11）**
- 肋間神経（T7～T12）と腸骨下腹神経の支配で体幹の前屈に働く**腹直筋**と**腹直筋鞘**
- 外腸骨動・静脈から枝分かれし上行する**下腹壁動**・**静脈**
- 大腿動・静脈から枝分かれし上行する**浅腹壁動脈**・**静脈**
- 深部に**小腸**がある.

ST28 水道 すいどう

部位：下腹部,臍中央の下方3寸,前正中線の外方2寸.

この経穴に関連した解剖学的構造：
- 皮膚には**肋間神経前皮枝（C11）**と**腸骨下腹神経前皮枝**
- 肋間神経（T6～T7）と腸骨下腹神経の支配で体幹の前屈に働く**腹直筋**と**腹直筋鞘**
- 外腸骨動・静脈から枝分かれし上行する**下腹壁動**・**静脈**
- 大腿動・静脈から枝分かれし上行する**浅腹壁動脈**・**静脈**
- 深部に**小腸**がある.

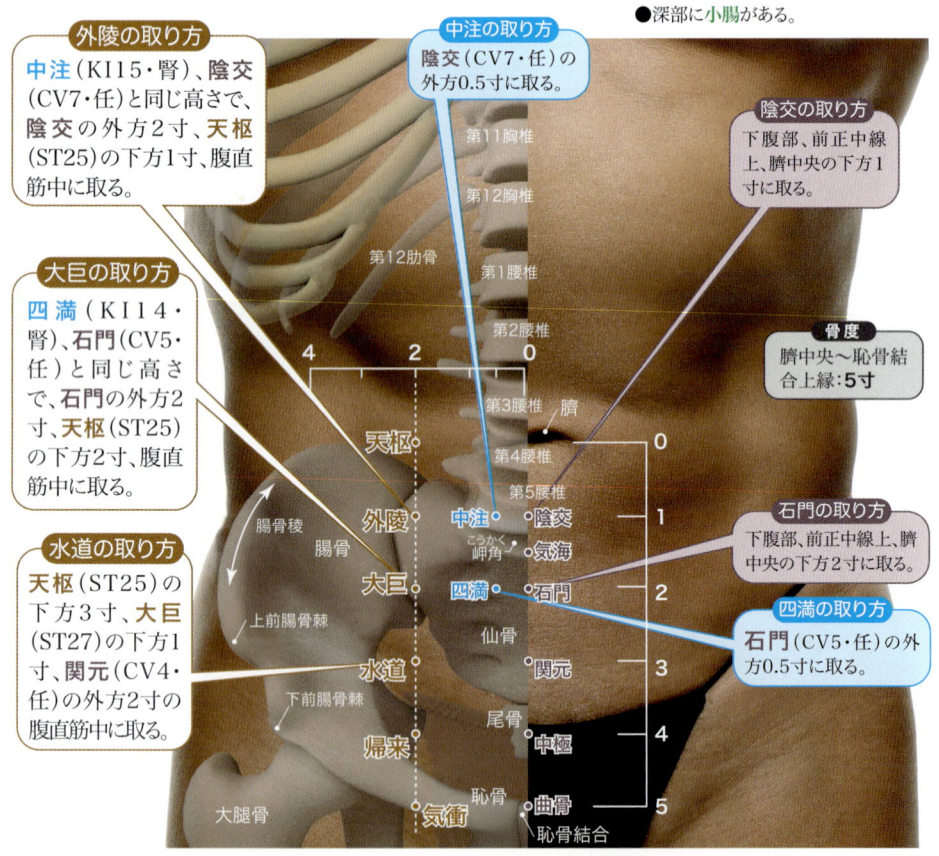

外陵の取り方
中注（KI15・腎）、陰交（CV7・任）と同じ高さで、陰交の外方2寸、天枢（ST25）の下方1寸、腹直筋中に取る。

大巨の取り方
四満（KI14・腎）、石門（CV5・任）と同じ高さで、石門の外方2寸、天枢（ST25）の下方2寸、腹直筋中に取る。

水道の取り方
天枢（ST25）の下方3寸、大巨（ST27）の下方1寸、関元（CV4・任）の外方2寸の腹直筋中に取る。

中注の取り方
陰交（CV7・任）の外方0.5寸に取る。

陰交の取り方
下腹部、前正中線上、臍中央の下方1寸に取る。

石門の取り方
下腹部、前正中線上、臍中央の下方2寸に取る。

四満の取り方
石門（CV5・任）の外方0.5寸に取る。

骨度 臍中央～恥骨結合上縁：5寸

	1 LU 手の太陰肺経	2 LI 手の陽明大腸経	3 ST 26〜30 足の陽明胃経	4 SP 足の太陰脾経	5 HT 手の少陰心経	6 SI 手の太陽小腸経	7 BL 足の太陽膀胱経
序文　目次　経絡経穴概論							

● **鼠径靭帯**は上前腸骨棘と恥骨結節を結ぶ靭帯である。スカルパ三角は鼠径靭帯、縫工筋、長内転筋の3辺により構成される三角形をいい、この部分のほぼ中央に**大腿動脈**があり、そのすぐ内側に大腿静脈、外側に大腿神経が通過する(p.48参照)。

ST29 帰来(きらい)

部位：下腹部,臍中央の下方**4寸**,
　　　前正中線の外方**2寸**.

この経穴に関連した解剖学的構造：
- 皮膚には**腸骨下腹神経前皮枝(C11)**
- 肋間神経(T6～T7)と腸骨下腹神経の支配で体幹の前屈に働く**腹直筋**と**腹直筋鞘**
- 外腸骨動・静脈から枝分かれし上行する**下腹壁動・静脈**
- 大腿動・静脈から枝分かれし上行する**浅腹壁動脈・静脈**
- 深部に**小腸**がある。

ST30 気衝(きしょう)

部位：鼠径部,恥骨結合上縁と
　　　同じ高さで,前正中線の外方
　　　2寸,大腿動脈拍動部.

この経穴に関連した解剖学的構造：
- 皮膚には腰神経叢の枝の**陰部大腿神経の大腿枝**
- 大腿神経(L2～L3)と閉鎖神経(L2～L3)支配で股関節の内転に働く**恥骨筋**
- 総腸骨動・静脈から分枝する**外腸骨動・静脈**
- 外腸骨動・静脈から枝分かれし上行する**下腹壁動・静脈**
- 大腿動・静脈から枝分かれし上行する**浅腹壁動脈・静脈**

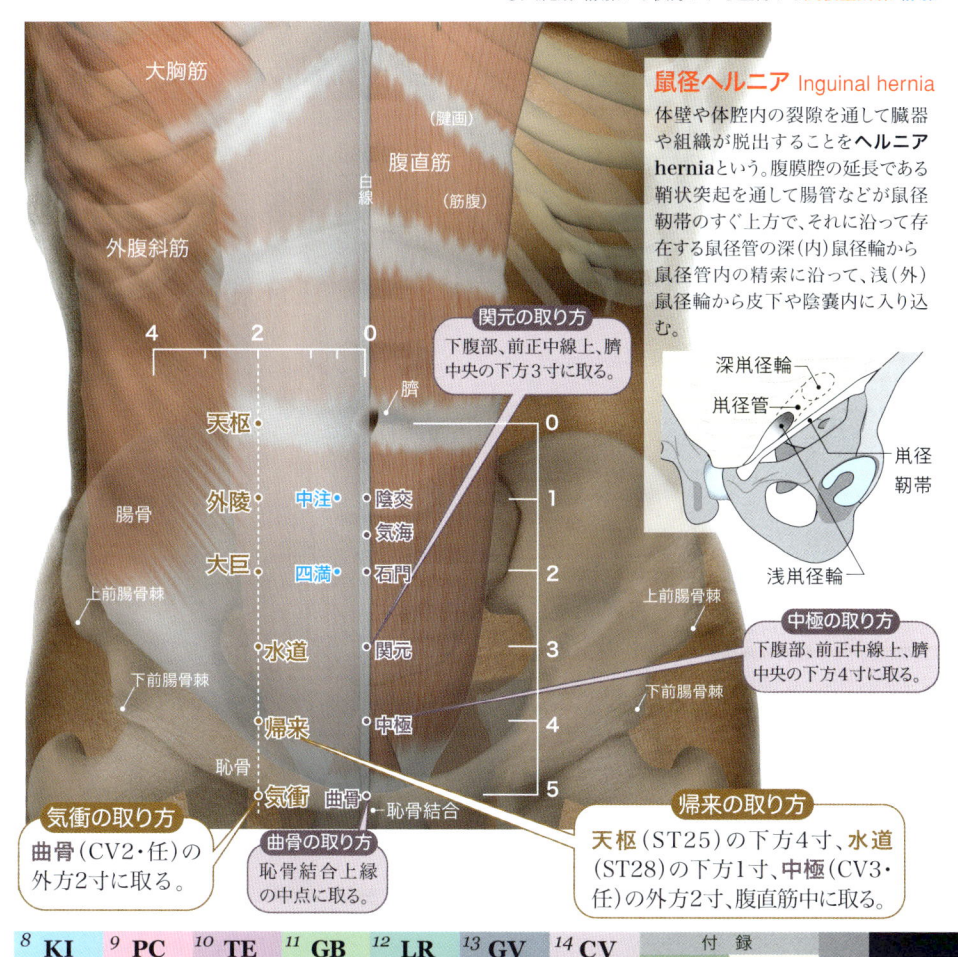

鼠径ヘルニア Inguinal hernia

体壁や体腔内の裂隙を通して臓器や組織が脱出することを**ヘルニア hernia**という。腹膜腔の延長である鞘状突起を通して腸管などが鼠径靭帯のすぐ上方で、それに沿って存在する鼠径管の深(内)鼠径輪から鼠径管内の精索に沿って、浅(外)鼠径輪から皮下や陰嚢内に入り込む。

関元の取り方
下腹部、前正中線上、臍中央の下方3寸に取る。

中極の取り方
下腹部、前正中線上、臍中央の下方4寸に取る。

気衝の取り方
曲骨(CV2・任)の外方2寸に取る。

曲骨の取り方
恥骨結合上縁の中点に取る。

帰来の取り方
天枢(ST25)の下方4寸、水道(ST28)の下方1寸、中極(CV3・任)の外方2寸、腹直筋中に取る。

Stomach Meridian
ST 足の陽明胃経 _{ようめいいけい} 取り方⑧ 髀関、伏兎、陰市、梁丘

ST31 髀関 _{ひかん}

部位：大腿前面、3筋（大腿直筋と縫工筋と、大腿筋膜張筋）の近位部の間の陥凹部．

この経穴に関連した解剖学的構造：
- 皮膚には腰神経叢の枝である**外側大腿皮神経**（L2）
- 上殿神経（L4～S1）支配で股関節の屈曲に働く**大腿筋膜張筋**
- 大腿神経（L2～L4）支配で大腿四頭筋のうち股関節の屈曲と膝関節の伸展に働く**大腿直筋**と膝関節の伸展に働く**外側広筋**
- 大腿動脈の枝の大腿深動・静脈から枝分かれする**外側大腿回旋動・静脈**

髀関の取り方

● 膝蓋骨底外端と上前腸骨棘を結ぶ線が、恥骨結合下縁の水平線と交わるところに取る。
＊股関節と膝をわずかに屈曲し、股関節をわずかに外転し、大腿前内側に加えられた抵抗に抗したとき、三角形の陥凹が現れる。大腿直筋近位部は、内側の縫工筋と外側の大腿筋膜張筋の間の陥凹部にあり、この三角形の頂点の下方にある陥凹の最も深い部分に取る。

伏在神経
saphenous nerve（L3～L4）

腰神経叢を構成する**大腿神経**の筋枝は恥骨筋、縫工筋、大腿四頭筋、膝関節筋を支配し、皮枝は大腿前面皮膚に分布する。その中でも、**伏在神経**といわれる大きな皮枝は膝関節の内側から皮下に分枝して、さらに下行し、下腿と足背の内側面に分布する。

大腿三角 femoral triangle
（スカルパ三角 Scarpa's triangle）

上縁は**鼠径靱帯**、外側縁は**縫工筋**、内側縁は**長内転筋**により三角形となる。鼠径靱帯から出てくる**大腿動・静脈**は血管裂孔を通過する。この三角の後面には外側に腸腰筋、内側に恥骨筋があり、さらにその奥には大腿骨頭がある。腸腰筋とともに筋裂孔を通過した大腿神経が大腿四頭筋、縫工筋、恥骨筋を支配する。

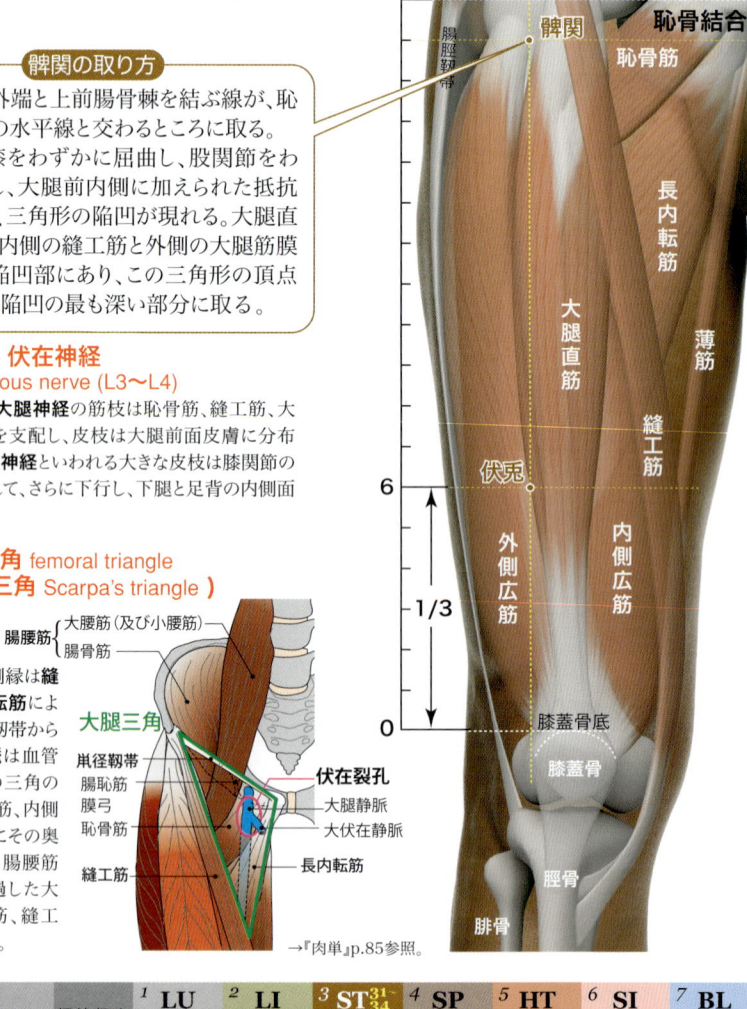

→『肉単』p.85参照。

● 上前腸骨棘は腸骨稜の前端に位置し、縫工筋と大腿筋膜張筋の起始となる。また、上前腸骨棘の下方(2横指)に下前腸骨棘が位置し、大腿直筋の起始となる。縫工筋の牽引により上前腸骨棘が、大腿直筋の牽引力により下前腸骨棘の裂離骨折が生じることがある。上前腸骨棘は骨盤上面で最も前方に突出した骨隆起で容易に触診できる。

ST32 伏兎(ふくと)

部位:大腿前外側,膝蓋骨底外端と上前腸骨棘を結ぶ線上,膝蓋骨底の上方**6寸**.

この経穴に関連した解剖学的構造:
- 皮膚には腰神経叢の枝である**大腿神経前皮枝(L2)**と**外側大腿皮神経(L2)**
- 大腿神経(L2〜L4)支配で大腿四頭筋のうち股関節の屈曲と膝関節の伸展に働く**大腿直筋**
- 大腿動脈の枝の大腿深動・静脈から枝分かれする**外側大腿回旋動・静脈**
- 深部には中間広筋と大腿骨がある。

ST33 陰市(いんし)

部位:大腿前外側,大腿直筋腱の外側で,膝蓋骨底の上方**3寸**.

この経穴に関連した解剖学的構造:
- 皮膚には腰神経叢の枝である**大腿神経前皮枝(L2)**と**外側大腿皮神経(L2)**
- 大腿神経(L2〜L4)支配で大腿四頭筋のうち股関節の屈曲と膝関節の伸展に働く**大腿直筋腱**と膝関節の伸展に働く**外側広筋**
- 大腿動脈の枝の大腿深動・静脈から枝分かれする**外側大腿回旋動・静脈**
- 深部には中間広筋と大腿骨がある。

ST34 梁丘(りょうきゅう)

部位:大腿前外側,外側広筋と大腿直筋腱外縁の間,膝蓋骨底の上方**2寸**.

この経穴に関連した解剖学的構造:
- 皮膚には腰神経叢の枝である**大腿神経前皮枝(L2)**と**外側大腿皮神経(L2)**
- 大腿神経(L2〜L4)支配で大腿四頭筋のうち股関節の屈曲と膝関節の伸展に働く**大腿直筋腱**と膝関節の伸展に働く**中間広筋腱**と**外側広筋**
- 大腿動脈の枝の大腿深動・静脈から枝分かれする**外側大腿回旋動・静脈**
- 深部には大腿骨がある。

精巣挙筋反射(挙睾反射)
cremaster reflex

精巣は胎生28週から32週の間に鼠径管内を下降し、陰囊内に収まるが、同時に腹壁の筋も下降するので、陰囊周囲には**内腹斜筋由来の精巣挙筋**がある。その筋は腰神経叢の枝の**陰部大腿神経**に支配されているが、その神経は大腿近位部の内側部皮膚にも分布する。したがって、内側部皮膚を擦ると**精巣挙筋の反射的収縮**が起こり、精巣(睾丸)が挙上する。ちなみに、卵巣は鼠径管を下降しないで、骨盤腔内に留まる。したがって女性の鼠径管内には子宮円索が存在する。

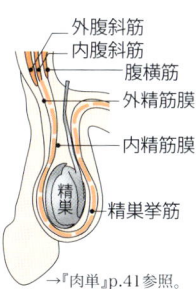

外腹斜筋
内腹斜筋
腹横筋
外精筋膜
内精筋膜
精巣
精巣挙筋

→『肉単』p.41参照。

陰市の取り方
伏兎(ST32)と膝蓋骨底外端を結ぶ線上の中点に取る。

梁丘の取り方
大腿の筋を緊張させると、大腿直筋腱と外側広筋がより明瞭になる。梁丘は、大腿直筋腱と外側広筋の間で膝蓋骨底の上方2寸、陰市(ST33)の直下1寸に取る。

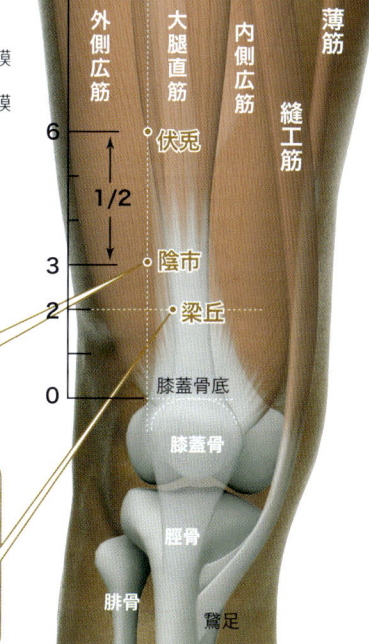

骨度
恥骨結合上縁〜膝蓋骨底:18寸

外側広筋 / 大腿直筋 / 内側広筋 / 薄筋 / 縫工筋

6 — 伏兎
1/2
3 — 陰市
2 — 梁丘
0 — 膝蓋骨底
膝蓋骨
脛骨
腓骨 鵞足

| 8 KI 足の少陰腎経 | 9 PC 手の厥陰心包経 | 10 TE 手の少陽三焦経 | 11 GB 足の少陽胆経 | 12 LR 足の厥陰肝経 | 13 GV 督脈 | 14 CV 任脈 | 付録 奇穴 | 症例別 | 索引 |

49

ST 足の陽明胃経

Stomach Meridian

取り方⑨ 犢鼻、足三里、上巨虚、条口

犢鼻の取り方
膝を軽く屈曲したとき、膝蓋骨外下方の陥凹部に取る。

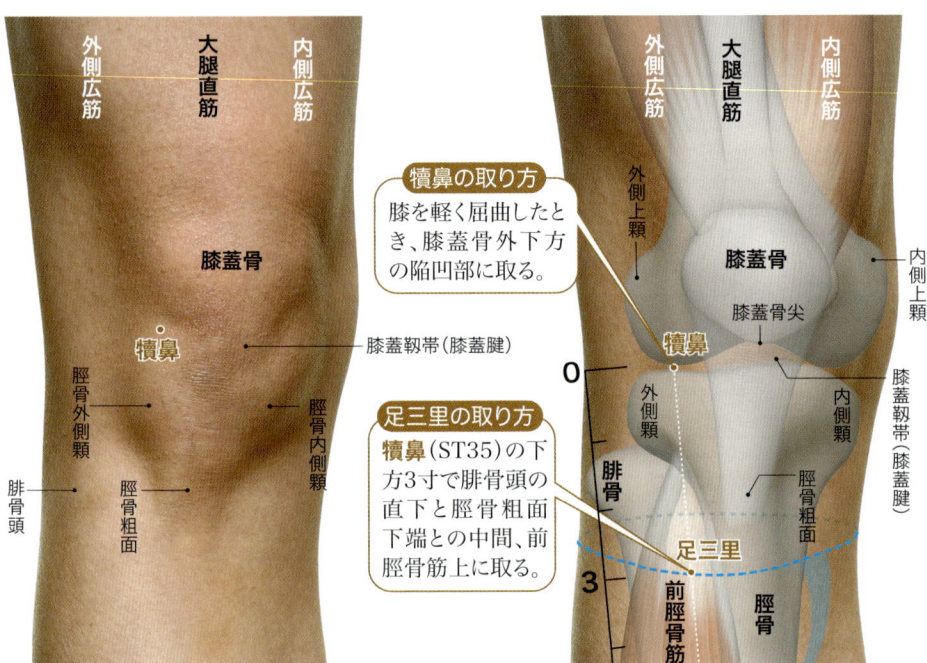

足三里の取り方
犢鼻（ST35）の下方3寸で腓骨頭の直下と脛骨粗面下端との中間、前脛骨筋上に取る。

ST35 犢鼻（とくび）

部位：膝前面、膝蓋靱帯外方の陥凹部。

この経穴に関連した解剖学的構造：
- 皮膚には腰神経叢の枝である**大腿神経の前皮枝（L3）**および総腓骨神経の皮枝の**外側腓腹皮神経（L3）**
- 皮膚には大腿神経最大の皮枝である**伏在神経の枝の膝蓋下枝（L2～L4）**
- 大腿四頭筋腱が膝蓋骨に付着後、**膝蓋靱帯**となり脛骨粗面に停止
- 膝窩動・静脈の分枝の**外側下膝動・静脈**

脛骨疲労性骨膜炎 medial tibial stress syndrome（シンスプリント症候群）shinsprint syndrome

前脛骨筋は長趾伸筋、長母趾伸筋、前脛骨動・静脈、腓骨神経とともに周囲を脛骨、腓骨、筋膜、下腿骨間膜で囲まれている。脛骨骨折や長時間の歩行などで血管や神経が圧迫されると疼痛が生じる。前脛骨動脈の圧迫により血行障害が起こると筋の疼痛、腫脹、麻痺などが現われる。

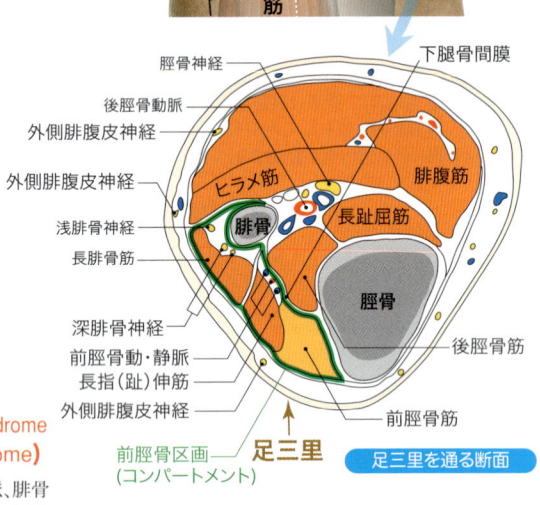

また、下腿後内側で内果の上、数センチから20センチくらいの範囲（伏在神経支配領域）に痛みが生じる。陸上競技やバスケットボール選手に多くみられる。

● 膝蓋靱帯は大腿四頭筋の収縮力を、膝蓋骨を介して脛骨へと伝える働きがあり非常に強靭な靱帯である。バレーボールやバスケットボールなどでジャンプ動作の繰り返しにより膝蓋靱帯にストレスが加わり痛みや腫れを来たす障害を「**ジャンパー膝**」という。

ST36 足三里 (あしさんり)

部位：下腿前面,犢鼻(ST35)と解渓(ST41)を結ぶ線上,犢鼻(ST35)の下方**3寸**.

この経穴に関連した解剖学的構造：
- 皮膚には総腓骨神経の皮枝の**外側腓腹皮神経**(L5)
- 深腓骨神経(L5～S1)支配で足の背屈に働く**前脛骨筋**と**長趾伸筋**
- 脛骨神経支配で足の底屈に働く**後脛骨筋**
- 膝窩動・静脈から枝分かれし下腿骨間膜上部を貫き前面に出る**前脛骨動・静脈**

ST37 上巨虚 (じょうこきょ)

部位：下腿前面,犢鼻(ST35)と解渓(ST41)を結ぶ線上,犢鼻(ST35)の下方**6寸**.

この経穴に関連した解剖学的構造：
- 皮膚には総腓骨神経の皮枝の**外側腓腹皮神経**(L5)
- 深腓骨神経(L5～S1)支配で足の背屈に働く**前脛骨筋**
- 脛骨神経支配で足の底屈に働く**後脛骨筋**
- 膝窩動・静脈から枝分かれし下腿骨間膜上部を貫き前面に出る**前脛骨動・静脈**

上巨虚の取り方
前脛骨筋上で、足三里(ST36)の下方3寸。条口(ST38)の上方2寸に取る。

条口の取り方
前脛骨筋上、豊隆(ST40)と同じ高さで、犢鼻(ST35)と解渓(ST41)との中点に取る。

ST38 条口 (じょうこう)

部位：下腿前面,犢鼻(ST35)と解渓(ST41)を結ぶ線上,犢鼻(ST35)の下方**8寸**.

この経穴に関連した解剖学的構造：
- 皮膚には総腓骨神経の皮枝の**外側腓腹皮神経**(L5)
- 深腓骨神経(L4～S1)支配で足の背屈に働く**前脛骨筋**
- 脛骨神経(L5～S1)支配で足の底屈に働く**後脛骨筋**
- 膝窩動・静脈から枝分かれし下腿骨間膜上部を貫き前面に出る**前脛骨動・静脈**

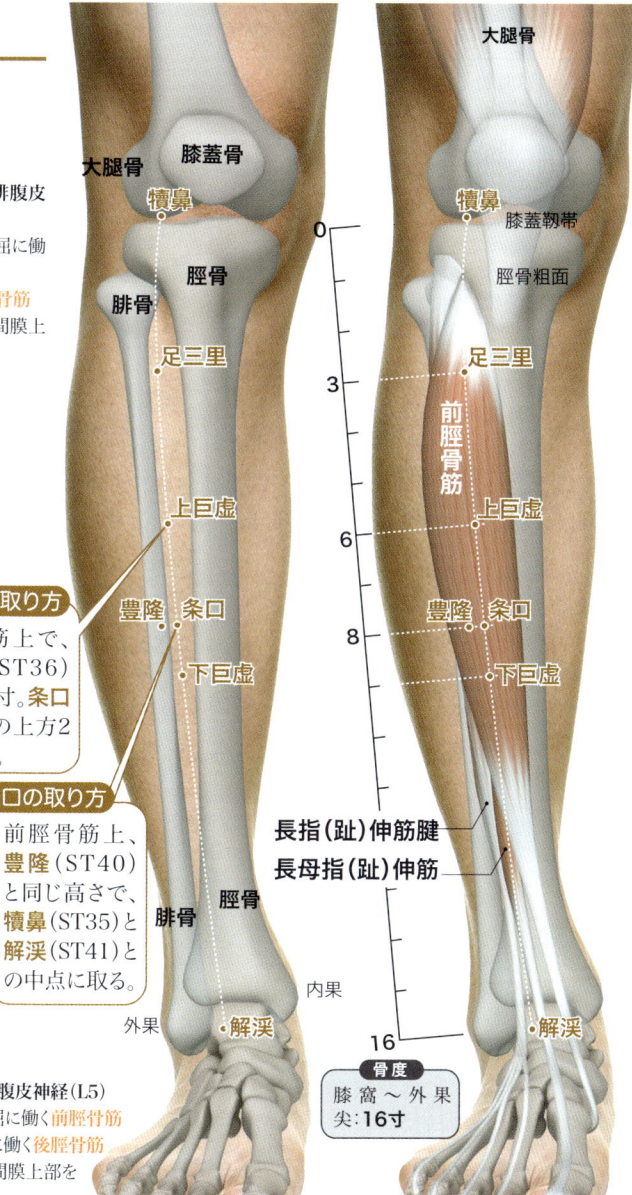

骨度 膝窩～外果尖：16寸

Stomach Meridian
ST 足の陽明胃経
よう めい い けい
取り方⑩ 下巨虚、豊隆、解渓、衝陽 他

ST39 下巨虚（げこきょ）
部位：下腿前面,犢鼻(ST35)と解渓(ST41)を結ぶ線上,犢鼻(ST35)の下方9寸.
この経穴に関連した解剖学的構造：
- 皮膚には総腓骨神経の皮枝の**外側腓腹皮神経(L4)**
- 深腓骨神経(L4～S1)支配で足の背屈に働く**前脛骨筋**
- 脛骨神経(L5～S1)支配で足の底屈に働く**後脛骨筋**
- 膝窩動・静脈から枝分かれし下腿骨間膜上部を貫き前面に出る**前脛骨動・静脈**

ST40 豊隆（ほうりゅう）
部位：下腿前面,前脛骨筋の外縁,外果尖の上方**8寸**.
この経穴に関連した解剖学的構造：
- 皮膚には総腓骨神経の皮枝の**外側腓腹皮神経(L5)**
- 深腓骨神経(L4～S1)支配で足の背屈に働く**長指(趾)伸筋**と**前脛骨筋**,母指(趾)の伸展に働く**長母指(趾)伸筋**
- 脛骨神経(L5～S1)支配で足の底屈に働く**後脛骨筋**
- 膝窩動・静脈から枝分かれし下腿骨間膜上部を貫き前面に出る**前脛骨動・静脈**

ST41 解渓（かいけい）
部位：足関節前面,足関節前面中央の陥凹部,長母指(趾)伸筋腱と長指(趾)伸筋腱の間.
この経穴に関連した解剖学的構造：
- 皮膚には総腓骨神経の枝の浅腓骨神経の皮枝(L4～S2)である**内側足背皮神経**
- 総腓骨神経の枝の深腓骨神経(L4～S2)の筋枝支配の**長指(趾)伸筋腱**,**長母指(趾)伸筋**
- 膝窩動・静脈から枝分かれし下腿骨間膜上部を貫き前面に出る**前脛骨動・静脈**
- 大・小伏在静脈に続く**足背静脈網**

陽交の取り方
外果尖と膝窩横紋外端を結ぶ線上の中点の下方1寸で,腓骨の後縁,**外丘**(GB36・胆)の後方に取る.

豊隆の取り方
条口(ST38)の外方1横指(中指)に取る.

下巨虚の取り方
- 前脛骨筋上,**陽交**(GB35・胆)、**外丘**(GB36)と同じ高さにある.
- 条口(ST38)の下方1寸に取る.

外丘の取り方
外果尖と膝窩横紋外端を結ぶ線上の中点の下方1寸で,腓骨の前縁,**陽交**(GB35・胆)の前方に取る.

骨度 膝窩～外果尖：16寸

| 1 LU 手の太陰肺経 | 2 LI 手の陽明大腸経 | 3 ST39 45 足の陽明胃経 | 4 SP 足の太陰脾経 | 5 HT 手の少陰心経 | 6 SI 手の太陽小腸経 | 7 BL 足の太陽膀胱経 |

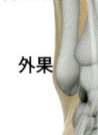

● **前脛骨筋**は深腓骨神経支配で起始は脛骨外側面、下腿骨間膜の上部で、停止が内側楔状骨、第1中足骨底である。前脛骨筋は長母趾屈筋などとともに**前方コンパートメント**にあり、背屈および足部の回内に作用する。腓骨神経麻痺により前脛骨筋の機能が消失すると下垂足となり鶏歩となる。

ST42 衝陽 (しょうよう)

部位：足背、第2中足骨底部と中間楔状骨の間、足背動脈拍動部.

この経穴に関連した解剖学的構造:
- 皮膚には総腓骨神経の枝の浅腓骨神経の皮枝(L4〜S2)である**内側足背皮神経**
- 総腓骨神経の枝の深腓骨神経(L4〜S2)の筋枝支配の**短母指(趾)伸筋腱**と**長指(趾)伸筋腱**
- 前脛骨動・静脈の枝で足背の短母指(趾)伸筋腱と長指(趾)伸筋腱の間に触知できる**足背動・静脈**
- 大・小伏在静脈に続く**足背静脈網**

ST43 陥谷 (かんこく)

部位：足背、第2・第3中足骨間、第2中足指(趾)節関節の近位陥凹部.

この経穴に関連した解剖学的構造:
- 皮膚には総腓骨神経の枝の浅腓骨神経の皮枝(L5)である**内側足背皮神経**
- 総腓骨神経の枝の深腓骨神経(L4〜S1)の筋枝支配の**長・短指(趾)伸筋腱**
- 大・小伏在静脈に続く**足背静脈網**
- 足背動脈の枝の弓状動・静脈から枝分かれする**第2背側中足動・静脈**
- 深部には**第2と第3中足骨**がある。

内庭の取り方
足背、第2・第3中足指(趾)節関節間の直前の陥凹部に取る。

ST44 内庭 (ないてい)

部位：足背、第2・第3足指(趾)間、みずかきの後縁、赤白肉際.

この経穴に関連した解剖学的構造:
- 皮膚には総腓骨神経の枝の浅腓骨神経の皮枝(L5)である**内側足背皮神経**
- 総腓骨神経の枝の深腓骨神経(L4〜S1)筋枝支配の**短指(趾)伸筋の腱**
- 脛骨神経の枝の外側足底神経筋枝(L4〜S3)支配の**第2背側骨間筋**
- 背側中足動・静脈から枝分かれする**背側指(趾)動・静脈**

解渓の取り方
足関節を背屈させたときに足背に明瞭に現れる3本の腱(内側から前脛骨筋腱、長母指伸筋腱、長指伸筋腱)のうち、長母指伸筋腱、長指伸筋腱の間に取る。2つの腱の間で、内果尖、外果尖を結ぶ線上の中点に取る。

衝陽の取り方
足背、第2中足骨底部と中間楔状骨との間で、足背動脈拍動部に取る。

停止は(内側楔状骨内側面)および第1中足骨底

陥谷の取り方
足背、第2・第3中足骨間、第2中足指(趾)節関節の近位陥凹部に取る。

厲兌の取り方
足の第2指(趾)爪根部近位縁に引いた線と、外側縁に引いた線との交点に取る。

ST45 厲兌 (れいだ)

部位：足の第2指(趾),末節骨外側,爪甲角の近位外方**0.1寸**(指寸),爪甲外側縁の垂線と爪甲基底部の水平線の交点.

この経穴に関連した解剖学的構造:
- 皮膚には総腓骨神経の枝の浅腓骨神経皮枝(S1)である**内側足背皮神経**
- 背側中足動・静脈から枝分かれする**背側指(趾)動・静脈**
- **第2指(趾)**外側の**爪角**(深部に**末節骨**)がある。

| 8 KI 足の少陰腎経 | 9 PC 手の厥陰心包経 | 10 TE 手の少陽三焦経 | 11 GB 足の少陽胆経 | 12 LR 足の厥陰肝経 | 13 GV 督脈 | 14 CV 任脈 | 付録 奇穴 | 症例別 | 索引 |

体表から見て凹んでいないのになぜ「条口」？
足三里・上巨虚・条口・下巨虚について

　足三里から下巨虚の4穴は、膝関節から足関節までの**陽明胃経**の経穴で、胃経の36番から38番目にあたり、胃や大腸、小腸などの消化器系とそれぞれ関連しているとされる。これらのツボは、解剖学的には**前脛骨筋**上にあるため、取穴は、前脛骨筋部である。もちろん、**外膝眼**と**解渓**とを結ぶ線上にであるが。

　さて、具体的には、足三里は外膝眼から3寸、上巨虚は足三里から3寸、条口は上巨虚から2寸、下巨虚は条口から1寸である。字義は幾つかの説はあるが、**三里は三寸**、**巨虚は大きなくぼみ**、**条口は口のような形**とされる。そして、古典を紐解くと、これら4穴ともすべて、**陥凹している部**にあることが示されている。しかし、ここで問題は、前脛骨筋が大きくその面を覆っているため、巨虚や条口の字義が実感できないし、陥凹していることも分からないことである。

　そこで、経脈の深さに着目してみると、『霊枢』経水篇に、陽明胃経は、**6分(14㎜くらい)の深さ**にあるとされる(ちなみに漢代の1分は2.31㎜)。経脈部に経穴があるならば、前脛骨筋の表面ではなく、**深部に経穴がある**わけである。そこで、足三里の高さで、脛骨から腓骨まで深部を探ると次のように実感できる。まず、**脛骨粗面**に触れ、その外側では、**前脛骨筋**と脛骨の間の溝があり、次に前脛骨筋中央の**筋のスジバリ**を触れ、その外側に**くぼみ**を感じ、さらにその外側で**長指(趾)伸筋**を触れ、その外側に溝を感じて、次に**長腓骨筋**を感じ、最後に**腓骨**を触れる。

　下腿の下部では**前脛骨筋は太さと厚さを増す**が、慣れてくると前脛骨筋を弛緩させて探れば、**前脛骨筋と長指(趾)伸筋**(下部では**長母指(趾)伸筋**も)が探り分けられるし、その溝が足三里から解渓に向かって続いているのが実感できる。もし、それで分からなければ、もう一度古典を開いてみると、4つすべての当該経穴に「**挙足取之(あしをあげて、これをとる)**」と示されている。つまり、足関節を背屈させて取るということで、前脛骨筋やその下に隠れている長指(趾)伸筋を緊張させて溝が明確になるようにするわけである。

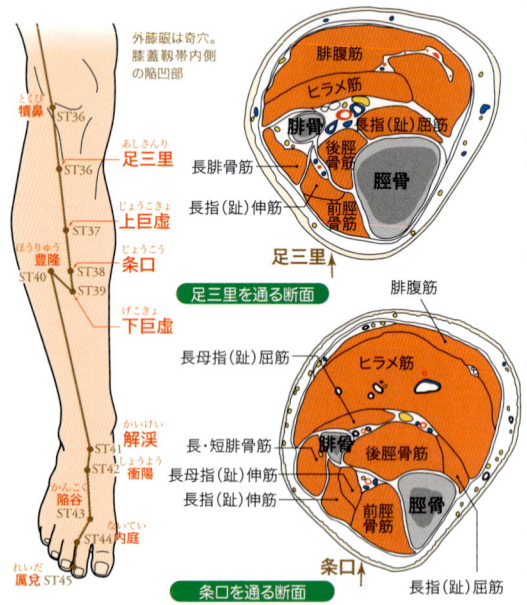

　このように、前脛骨筋部の胃経は、**前脛骨筋と長指(趾)伸筋**(両筋、古典の表現)で作られる**くぼみ**にあると考えられる。そのため、足関節を背屈させてくぼみを明確にするわけである。こうしてみると、4穴の陥凹、巨虚のくぼんでいる様子、条口の口(あるいは嘴)の形をした細長いくぼみが実感できる。(形)

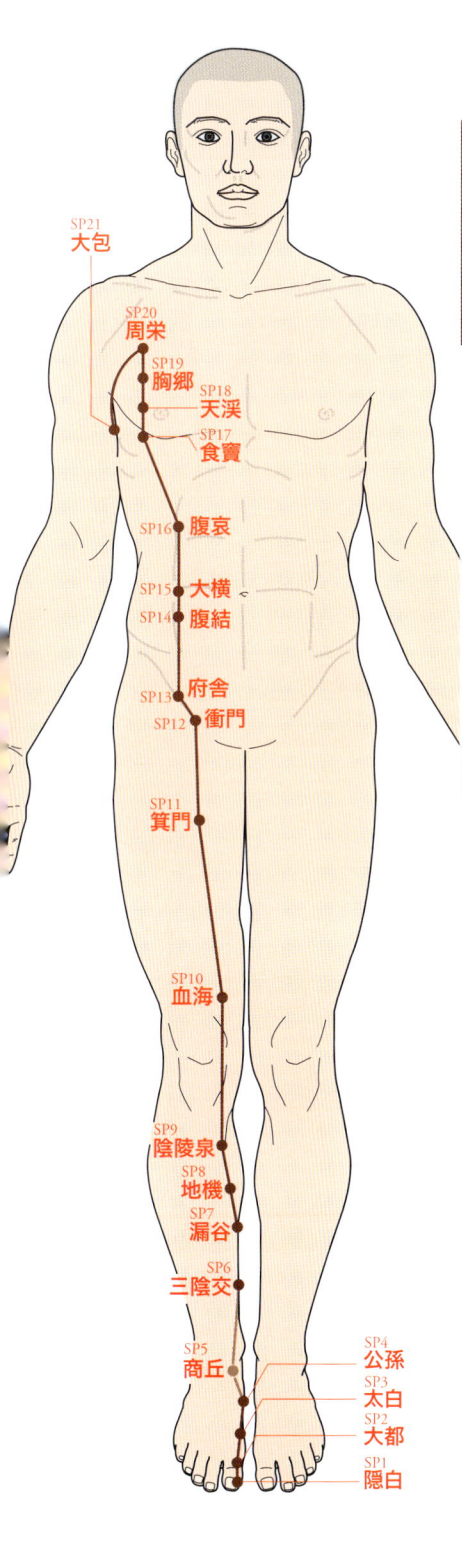

Chapter 4
足の太陰脾経
SP(Spleen Meridian)

経穴(図中ラベル):
- SP21 大包
- SP20 周栄
- SP19 胸郷
- SP18 天渓
- SP17 食竇
- SP16 腹哀
- SP15 大横
- SP14 腹結
- SP13 府舎
- SP12 衝門
- SP11 箕門
- SP10 血海
- SP9 陰陵泉
- SP8 地機
- SP7 漏谷
- SP6 三陰交
- SP5 商丘
- SP4 公孫
- SP3 太白
- SP2 大都
- SP1 隠白

脾は運化をつかさどる
脾は胃と同じく「倉廩の官」と呼ばれ、消化・吸収を調節する働きがある。脾は飲食物(水穀)から、栄養分(精微)をつくりだし、全身に送る(**水穀の運化**)臓器とされる。

脾は昇清・統血をつかさどる
脾は体内の栄養物質を上に持ち上げる機能(**昇清**)をもつ。昇清によって、栄養分を体の上方へ運び、五臓六腑を一定の位置に維持する。また、血が血管の外に漏れ出さないようにする機能(**統血**)をもつため、脾の機能に異常が生じると、出血傾向が現れる。

病証
是動病：舌根部のこわばり、食べると嘔吐、胃痛、腹脹、よくオクビ(げっぷ)が出る。大便やガスが出ると一時は良くなったように思えるが全身の倦怠感がある。

所生病：舌根部の痛み、体を動かすことができず、食物が下がらなくなる。胸苦、心窩部の痛み、下痢・黄疸、(前胸部・心窩部・腋窩)の圧迫感、横になることができない、股関節や膝の内側が腫れて冷える、足の母指(趾)麻痺

Spleen Meridian
SP 足の太陰脾経 ①下肢
たいいんひけい

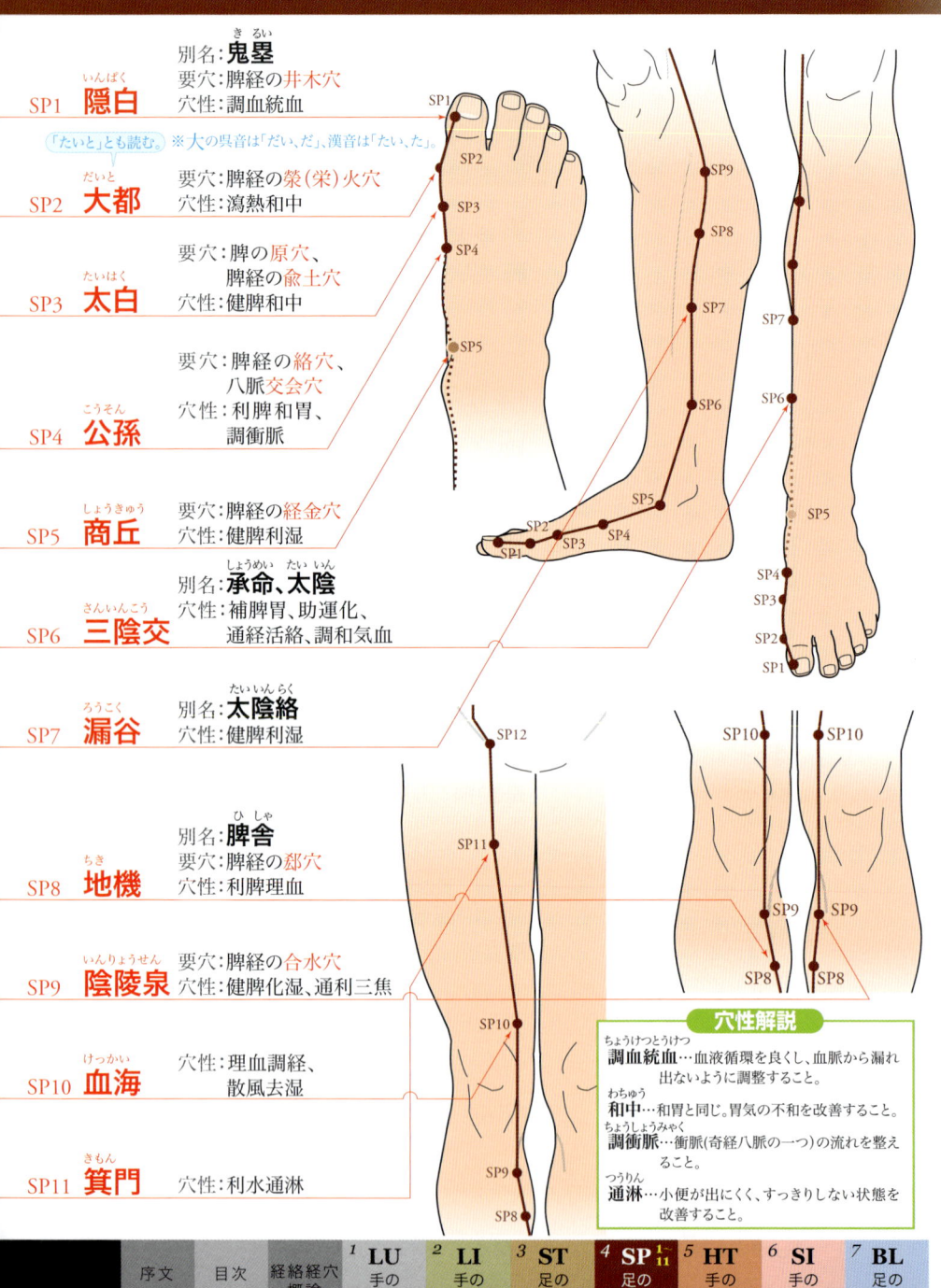

SP1	隠白 いんぱく	別名：鬼塁 きるい 要穴：脾経の井木穴 穴性：調血統血

「たいと」とも読む。 ※大の呉音は「だい、だ」、漢音は「たい、た」。

SP2	大都 だいと	要穴：脾経の滎(栄)火穴 穴性：瀉熱和中
SP3	太白 たいはく	要穴：脾の原穴、 　　　脾経の兪土穴 穴性：健脾和中
SP4	公孫 こうそん	要穴：脾経の絡穴、 　　　八脈交会穴 穴性：利脾和胃、 　　　調衝脈
SP5	商丘 しょうきゅう	要穴：脾経の経金穴 穴性：健脾利湿
SP6	三陰交 さんいんこう	別名：承命、太陰 しょうめい たいいん 穴性：補脾胃、助運化、 　　　通経活絡、調和気血
SP7	漏谷 ろうこく	別名：太陰絡 たいいんらく 穴性：健脾利湿
SP8	地機 ちき	別名：脾舎 ひしゃ 要穴：脾経の郄穴 穴性：利脾理血
SP9	陰陵泉 いんりょうせん	要穴：脾経の合水穴 穴性：健脾化湿、通利三焦
SP10	血海 けっかい	穴性：理血調経、 　　　散風去湿
SP11	箕門 きもん	穴性：利水通淋

穴性解説

調血統血…血液循環を良くし、血脈から漏れ出ないように調整すること。
和中…和胃と同じ。胃気の不和を改善すること。
調衝脈…衝脈(奇経八脈の一つ)の流れを整えること。
通淋…小便が出にくく、すっきりしない状態を改善すること。

	序文	目次	経絡経穴概論	1 LU 手の太陰肺経	2 LI 手の陽明大腸経	3 ST 足の陽明胃経	4 SP 1/11 足の太陰脾経	5 HT 手の少陰心経	6 SI 手の太陽小腸経	7 BL 足の太陽膀胱経

56

● 足の太陰脾経は、足の陽明胃経の脈気を受けて足の第1指(趾)内側端(隠白)に起こり、表裏の境目(赤白肉際)に沿って母指(趾)内側(大都・太白・公孫)を経て、内果の前を通り(商丘)、脛骨の後ろに沿って下腿内側を上り(三陰交・漏谷・地機)、足の厥陰肝経と交わって前に出て、膝を経て(陰陵泉)、大腿前内側を上る(血海・箕門)。

● 隠白の白は、この経穴が足の第1指(趾)(母趾)内側の「赤白肉際」(→p.3)にあることを示唆する。隠は「足」を指すという説、「隠＝陰」で足の「内側」を示すという説もある。また別説では、五行論で白は肺を表わし、肺気がここに隠れているためだという説もある。

● 大都の大は、大きい指、足の第1指(趾)を指し、都は「盛りあがった」指の付け根(母趾球)を指す。また、大きい都に人が集まるように、ここに諸病が集まるが、大都が治療に役立つとも言われる。

● 太白の太も、大きい指、足の第1指(趾)を、白は赤白肉際にある経穴を意味している。別説では、白は、杯を表わし(→p.27)、土踏まずを大きな杯に例えたものという。さらに、古代中国で太白は、「宵の明星」(夕方、西の空に光る金星)を表わし、五行論では肺と関連する。

● 貴族の子を公子、その孫を公孫と呼ぶことから、公孫が脾経の「絡穴」であることを示している。公孫は、表裏の関係にある足の陽明胃経と連絡している。

● 商丘は、丘のように盛り上がった内果にある経金穴(商は五音では金)であることを示す。

● 三陰交では、足の三陰経(脾経、腎経、肝経)が交わる。

● 漏谷の漏は排尿困難に効果のある経穴。谷は脛骨後縁のくぼみにある経穴の意。

● 地機の地は、五行論で「土」と関係する脾を指している(別名も「脾舎」)。機は、「(はた織り機のような)装置、仕掛け、細かい動き」を表わす。したがって、脾経の気の調整をする重要な経穴の意。

● 陰陵泉の陰は「陰側」(脚では内側)を、陵は「隆起」を意味する。陰陵泉は、脛骨内側顆下方の「泉のようなくぼみ」の意。

● 血海は、川の水が海に戻るように、血を引き戻して脾に帰す効果のある経穴、婦人病のための要穴と説明されている。

● 箕門の箕とは、穀物を入れて籾を風で飛ばすための脱穀用のかご(→p.221)。また、脚を前に投げ出した座り方は、箕に似ているため、箕踞(箕坐)といい、そこから箕門の名が生じた(取穴時には箕踞の姿勢をとる)。門についていえば、両脚とも外転すると(つまり脚を開くと)、門のように見えるのが由来とする説もある。

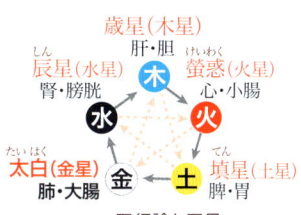

五行論と五星

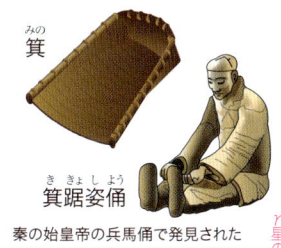

箕踞姿俑
秦の始皇帝の兵馬俑で発見されたもの。この像の場合、膝を曲げ脚を外転させてはいない。

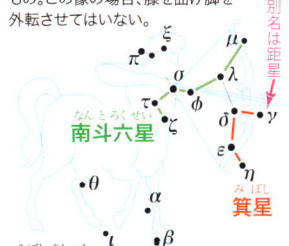

南斗六星
箕星

箕星(箕宿)は、いて座のγ星、δ星、ε星、η星の四つの台形の星からなる。箕門の名は、星座の箕星の形と、箕門の取穴の姿勢が似ていることが由来ともいわれる。

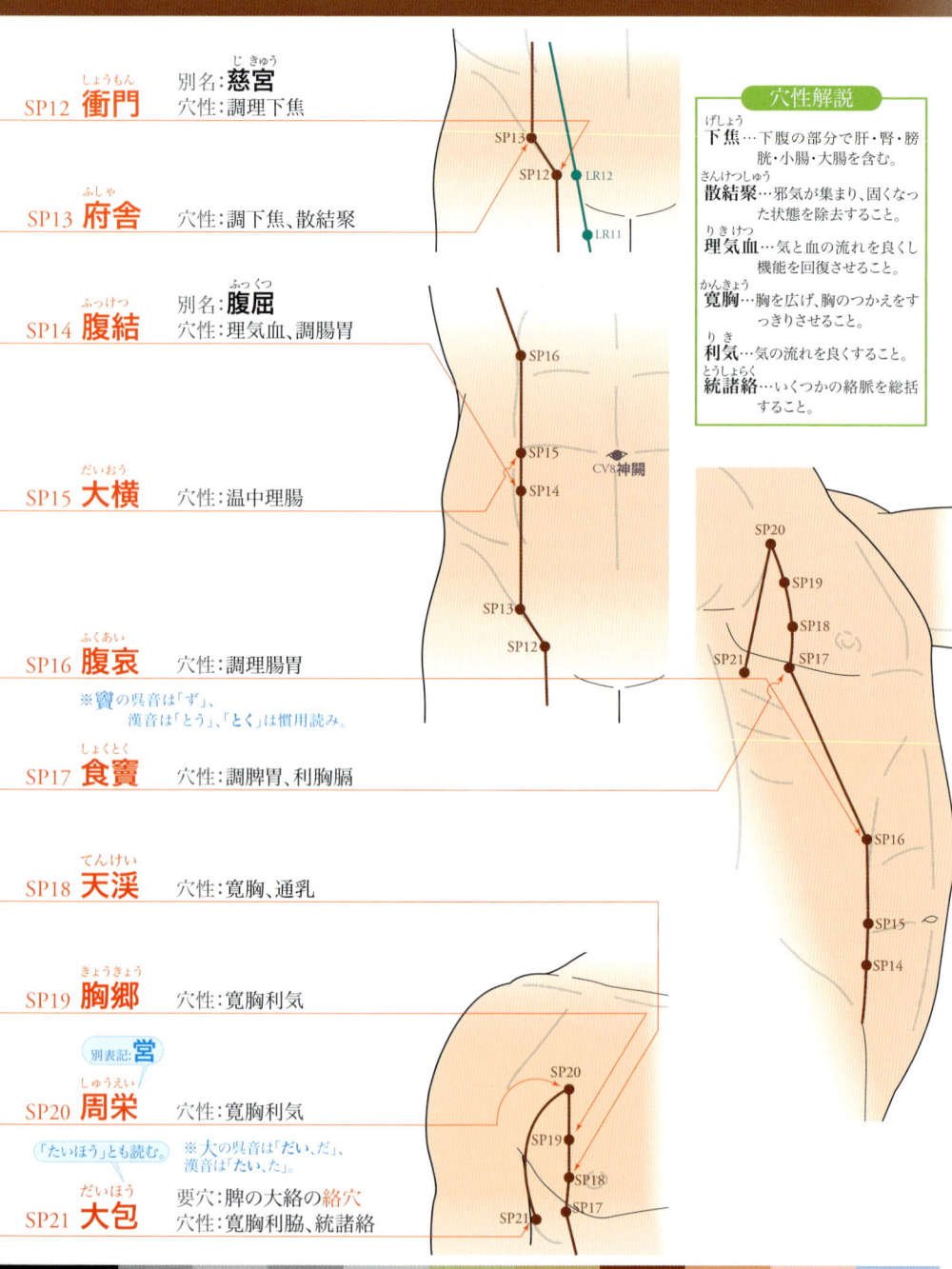

SP 足の太陰脾経 ②胸腹部
Spleen Meridian
たいいんひけい

	しょうもん		
SP12	衝門	別名：慈宮 (じきゅう) 穴性：調理下焦	

	ふしゃ		
SP13	府舎	穴性：調下焦、散結聚	

	ふっけつ		
SP14	腹結	別名：腹屈 (ふっくつ) 穴性：理気血、調腸胃	

	だいおう		
SP15	大横	穴性：温中理腸	

	ふくあい		
SP16	腹哀	穴性：調理腸胃	

※寶の呉音は「ず」、
　　漢音は「とう」、「とく」は慣用読み。

	しょくとく		
SP17	食竇	穴性：調脾胃、利胸膈	

	てんけい		
SP18	天渓	穴性：寛胸、通乳	

	きょうきょう		
SP19	胸郷	穴性：寛胸利気	

別表記：営

	しゅうえい		
SP20	周栄	穴性：寛胸利気	

「たいほう」とも読む。　※大の呉音は「だい、だ」、
　　　　　　　　　　　　漢音は「たい、た」。

	だいほう		
SP21	大包	要穴：脾の大絡の絡穴 穴性：寛胸利脇、統諸絡	

穴性解説

下焦 (げしょう)…下腹の部分で肝・腎・膀胱・小腸・大腸を含む。

散結聚 (さんけつしゅう)…邪気が集まり、固くなった状態を除去すること。

理気血 (りきけつ)…気と血の流れを良くし機能を回復させること。

寛胸 (かんきょう)…胸を広げ、胸のつかえをすっきりさせること。

利気 (りき)…気の流れを良くすること。

統諸絡 (とうしょらく)…いくつかの絡脈を総括すること。

箕門より鼠径部の外方(衝門)をめぐり、腹部の前正中線外方4寸を上りながら(府舎・腹結・大横・腹哀)、任脈、胆経、肝経に交わった後、脾に属し、胃を絡う。さらに、横隔膜を貫き、胸部では前正中線外方6寸を上り(食竇・天渓・胸郷・周栄)、外に曲がって側胸部中央(大包)に至る。さらに上に向かい中府(肺・LU1)を通り食道をはさみ、舌根につらなり舌下に広がる。また、上腹部より分かれた支脈は、横隔膜を貫き、心中を通り、手の少陰心経につながる。

- **衝門**の**衝**は、しばしば触診可能な動脈拍動部に用いられ、衝門の場合は**大腿動脈**の拍動部を表わす。**門**は経気が流注する門戸を意味するものとしてしばしば経穴名に使われている。

- **府舎**の**府**は「集まる」を、**舎**は「住居」を意味する。**府舎**には、足の太陰脾経、足の厥陰肝経、陰維の三つの脈が集まり腹中に居住する場所の意。また、**府**は「腑」に通じ、この付近に大腸、小腸等の六腑があることを示している。

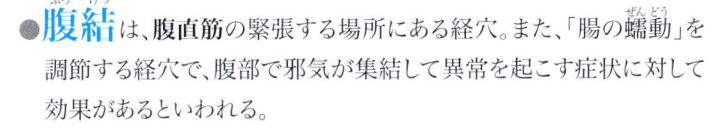

- **腹結**は、腹直筋の緊張する場所にある経穴。また、「腸の蠕動」を調節する経穴で、腹部で邪気が集結して異常を起こす症状に対して効果があるといわれる。

- **大横**は、**大**腸の**横**行結腸を指し、大腸疾患に効果のある経穴とする説や、臍(神闕)から**大**幅に**横**に離れて存在する経穴といった説がある。

- **腹哀**は、腸の蠕動運動によって「腹鳴」が生じることを、**哀**しい悲鳴に例えたもの。または、腹痛、腹鳴に効果のある経穴の意。

- **食竇**の**竇**とは、「穴、溝、空洞」のことで、食竇は、**食道**を意味する。もしくは、食道疾患に効果のある経穴の意。

- **天渓**の**天**は体の上部の胸郭を指し、**渓**は乳汁の分泌を例えたもの。また、乳汁の分泌促進に効果のある経穴の意。

- **胸郷**の**郷**は、「野原の広がった田舎」を指し、**胸郷**は、息を吸う時に、胸腔が広く拡張されることを例えたもの。

- **周営**の**周**は全身を、**営**は**栄**養を指し、経気がここから全身に散布される場所の意。脾は**営**気を作り出すところと考えられていた。

- **大包**の**包**は「まとめる、総括する」ことを意味する。**大包**は脾の**大絡**で、心経、腎経などの諸経脈をまとめることを意味する。

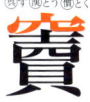

竇ずとう[穴]とくは、穴冠(あなかんむり)に旁の**賣**(「抜き出す、出し入れする」の意)を合わせたもの。この旁は、「売」の旧字の賣(『讀賣新聞』の題字参照)とは、よく見ると異なっている。

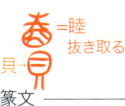

食竇の竇の一部 = 睦 抜き取る
篆文 = 出 買

冒瀆の瀆
憤鼻の瀆
瀆罪の瀆
読の旧字「讀」

売の旧字の賣の旁

売るの旧字「賣」の中にはなぜか「買う」の字がある。「賣」の土は、元は「出」であり、網を広げるように買い集めたものを、広く売ることを表わす。罒(网)は、「あみがしら」といい「網」を意味する。罒を用いる語は、「罪」「署」など刑罰に関わるものが多い。

絡穴とは?

絡穴とは本経から表裏関係にある別の経絡と連絡する経穴のこと。

列欠(LU7・肺)→p.2
通里(HT5・心)→p.72
内関(PC6・包)→p.156
公孫(SP4・脾)→p.56
大鍾(KI4・腎)→p.138
蠡溝(LR5・肝)→p.218
偏歴(LI6・大)→p.10
支正(SI7・小)→p.80
外関(TE5・三)→p.166
豊隆(ST40・胃)→p.32
飛揚(BL58・膀)→p.100
光明(GB37・胆)→p.190
大包(SP21・脾)脾の大絡

SP 足の太陰脾経
Spleen Meridian
たいいんひけい
取り方① 隠白、大都、太白、公孫他

SP1 隠白（いんぱく）
部位：足の第1指(趾)，末節骨内側，
爪甲角の近位内方**0.1寸**(指寸)，
爪甲内側縁の垂線と爪甲基底部の
水平線の交点．
この経穴に関連した解剖学的構造：
- 皮膚には総腓骨神経の枝の浅腓骨神経皮枝(S1)である**内側足背皮神経**
- 背側中足動・静脈から枝分かれする**背側趾動・静脈**
- 第1指(趾)[母趾]内側の爪角(深部に**末節骨**)がある．

隠白の取り方
足の第1指(趾)爪根部近位縁に引いた線と、内側縁に引いた線との交点に取る。

0.1(指寸)

SP2 大都（だいと）
部位：足の第1指(趾)，第1中足(趾)節関節の遠位陥凹部，
赤白肉際．
この経穴に関連した解剖学的構造：
- 皮膚には総腓骨神経の枝の浅腓骨神経皮枝(S1)である**内側足背皮神経**
- 脛骨神経(S1)の皮枝である内側足底神経の枝の**固有底側趾神経**
- 後脛骨動・静脈から枝分かれする**母趾の内側足底動・静脈**
- 深部には**第1指(趾)[母趾]基節骨底**がある．

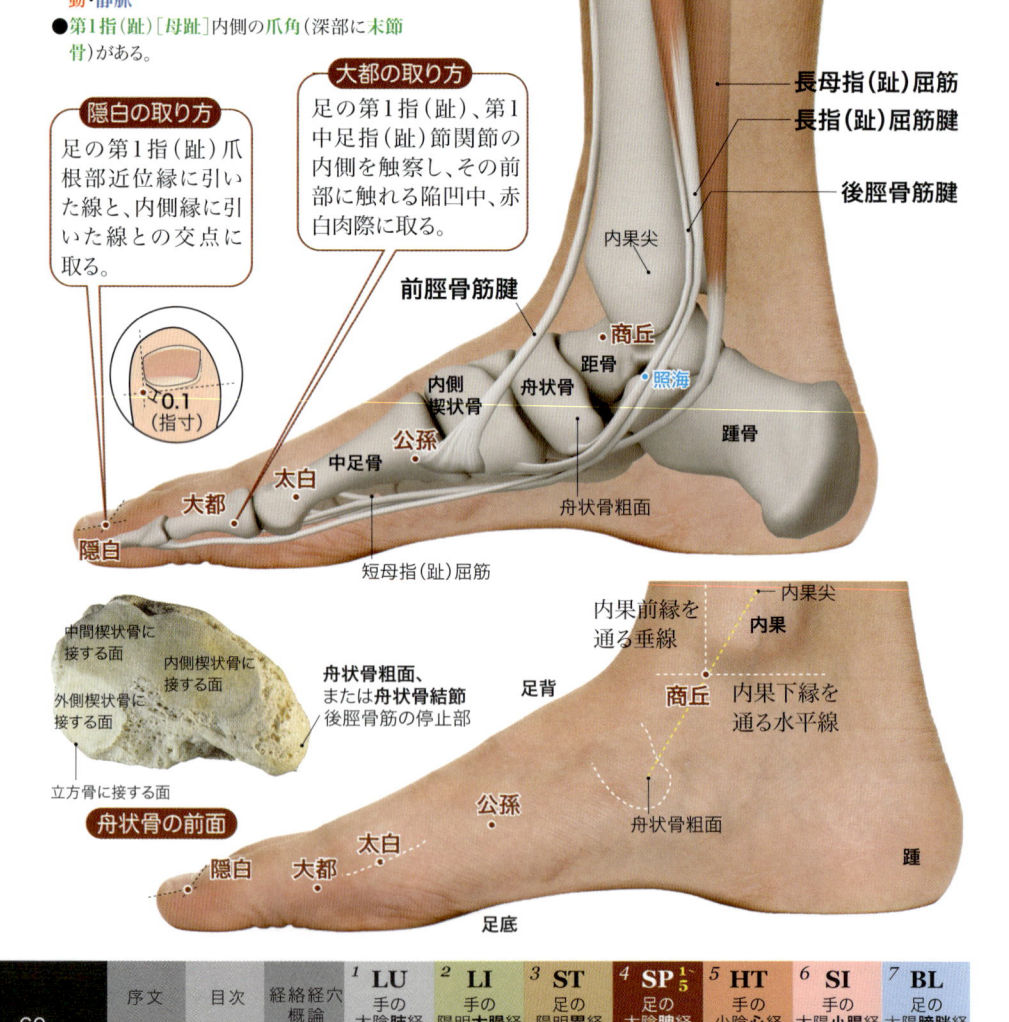

大都の取り方
足の第1指(趾)、第1中足指(趾)節関節の内側を触察し、その前部に触れる陥凹中、赤白肉際に取る。

長母指(趾)屈筋
長指(趾)屈筋腱
後脛骨筋腱
前脛骨筋腱
内果尖
距骨
商丘
内側楔状骨
舟状骨
照海
踵骨
公孫
太白
中足骨
大都
隠白
舟状骨粗面
短母指(趾)屈筋

中間楔状骨に接する面
内側楔状骨に接する面
外側楔状骨に接する面
立方骨に接する面
舟状骨の前面
舟状骨粗面、または**舟状骨結節**
後脛骨筋の停止部

内果前縁を通る垂線
内果尖
内果
商丘
内果下縁を通る水平線
足背
公孫
舟状骨粗面
太白
大都
隠白
足底
踵

| 序文 | 目次 | 経絡経穴概論 | 1 LU 手の太陰肺経 | 2 LI 手の陽明大腸経 | 3 ST 足の陽明胃経 | 4 SP 1〜5 足の太陰脾経 | 5 HT 手の少陰心経 | 6 SI 手の太陽小腸経 | 7 BL 足の太陽膀胱経 |

足部には大きく3つのアーチ(内側縦アーチ、外側縦アーチ、横アーチ)が存在する。その中で最も重要なのが**内側縦アーチ**で、後方から踵骨、距骨、舟状骨、内側楔状骨、母趾中足骨により構成され、特に舟状骨は内側縦アーチの要石となる重要な骨である。このアーチが高すぎる足を凹足、低すぎる足を**扁平足**という。内側縦アーチが低下するとシンスプリントや有痛性外脛骨障害などの後脛骨筋も関係する障害が現れることが多い。

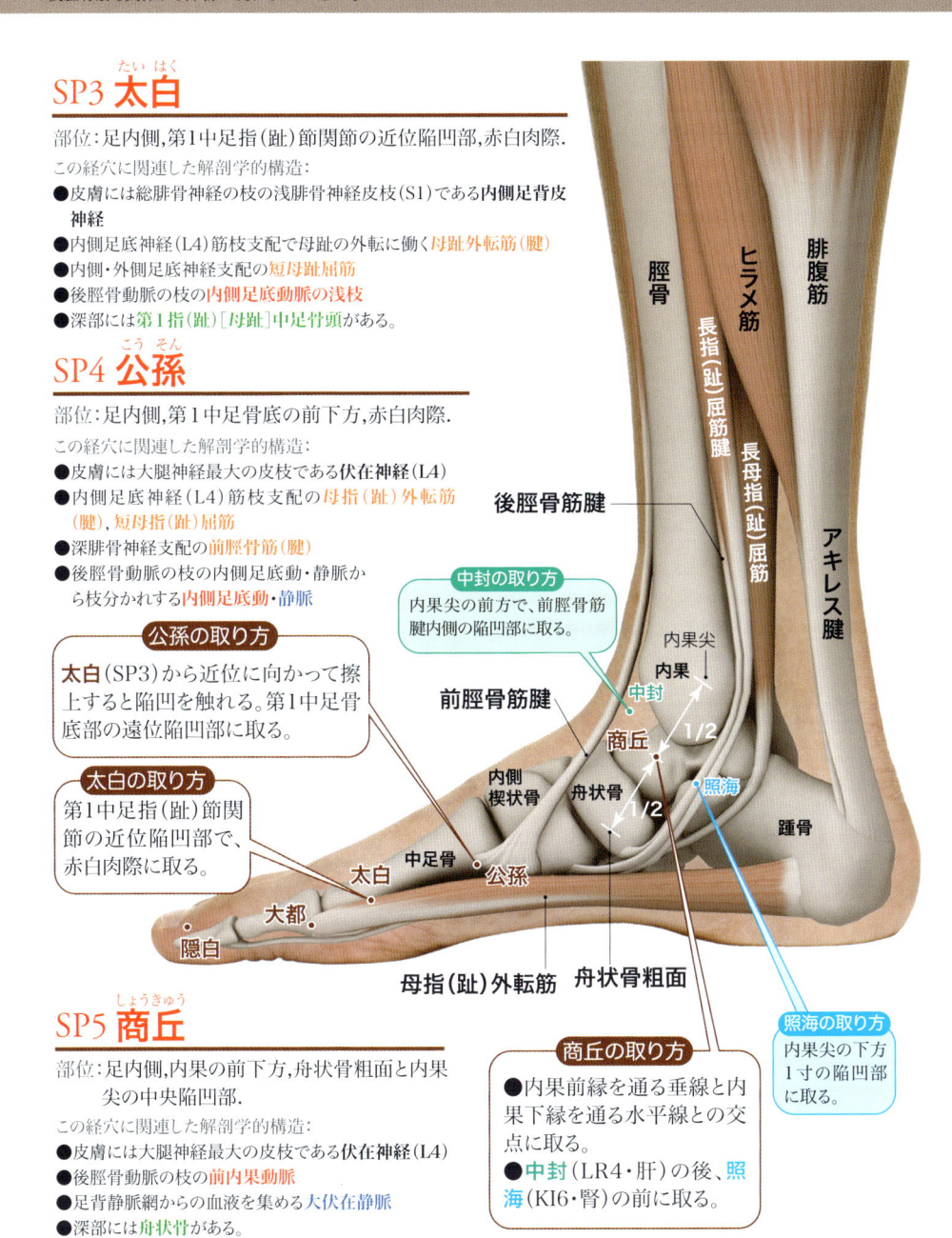

SP3 太白 (たいはく)

部位：足内側、第1中足指(趾)節関節の近位陥凹部、赤白肉際．

この経穴に関連した解剖学的構造：
- 皮膚には総腓骨神経の枝の浅腓骨神経皮枝(S1)である**内側足背皮神経**
- 内側足底神経(L4)筋枝支配で母趾の外転に働く**母趾外転筋(腱)**
- 内側・外側足底神経支配の**短母趾屈筋**
- 後脛骨動脈の枝の**内側足底動脈の浅枝**
- 深部には**第1指(趾)[母趾]中足骨頭**がある。

SP4 公孫 (こうそん)

部位：足内側、第1中足骨底の前下方、赤白肉際．

この経穴に関連した解剖学的構造：
- 皮膚には大腿神経最大の皮枝である**伏在神経(L4)**
- 内側足底神経(L4)筋枝支配の**母指(趾)外転筋(腱)**、**短母指(趾)屈筋**
- 深腓骨神経支配の**前脛骨筋(腱)**
- 後脛骨動脈の枝の内側足底動・静脈から枝分かれする**内側足底動・静脈**

公孫の取り方
太白(SP3)から近位に向かって擦上すると陥凹を触れる。第1中足骨底部の遠位陥凹部に取る。

太白の取り方
第1中足指(趾)節関節の近位陥凹部で、赤白肉際に取る。

中封の取り方
内果尖の前方で、前脛骨筋腱内側の陥凹部に取る。

照海の取り方
内果尖の下方1寸の陥凹部に取る。

SP5 商丘 (しょうきゅう)

部位：足内側、内果の前下方、舟状骨粗面と内果尖の中央陥凹部．

この経穴に関連した解剖学的構造：
- 皮膚には大腿神経最大の皮枝である**伏在神経(L4)**
- 後脛骨動脈の枝の**前内果動脈**
- 足背静脈網からの血液を集める**大伏在静脈**
- 深部には**舟状骨**がある。

商丘の取り方
- 内果前縁を通る垂線と内果下縁を通る水平線との交点に取る。
- **中封**(LR4・肝)の後、**照海**(KI6・腎)の前に取る。

図中ラベル：脛骨、ヒラメ筋、腓腹筋、長指(趾)屈筋腱、長母指(趾)屈筋、後脛骨筋腱、アキレス腱、内果尖、内果、中封、舟状骨、照海、踵骨、前脛骨筋腱、内側楔状骨、中足骨、太白、公孫、大都、隠白、母指(趾)外転筋、舟状骨粗面

| 8 KI 足の少陰腎経 | 9 PC 手の厥陰心包経 | 10 TE 手の少陽三焦経 | 11 GB 足の少陽胆経 | 12 LR 足の厥陰肝経 | 13 GV 督脈 | 14 CV 任脈 | 付録 奇穴 | 症例別 | 索引 |

SP 足の太陰脾経 取り方② 三陰交、漏谷、地機、陰陵泉他

Spleen Meridian
たいいんひけい

SP6 三陰交 (さんいんこう)

部位：下腿内側(脛側)，脛骨内縁の後側，内果尖の上方**3寸**．

この経穴に関連した解剖学的構造：
- 皮膚には大腿神経最大の皮枝である**伏在神経**(L4)
- 脛骨神経(L5～S1)支配の**長趾屈筋**と足の底屈の働く**後脛骨筋**
- 膝窩動・静脈から枝分かれする**後脛骨動・静脈**
- 足背静脈網からの血液を集める**大伏在静脈**

SP7 漏谷 (ろうこく)

部位：下腿内側(脛側)，脛骨内縁の後側，内果尖の上方**6寸**．

この経穴に関連した解剖学的構造：
- 皮膚には大腿神経最大の皮枝である**伏在神経**(L4)
- 脛骨神経(L5～S1)支配の**長趾屈筋**と足の底屈の働く**後脛骨筋**
- 膝窩動・静脈から枝分かれする**後脛骨動・静脈**
- 足背静脈網からの血液を集める**大伏在静脈**

SP8 地機 (ちき)

部位：下腿内側(脛側)，脛骨内縁の後側，陰陵泉(SP9)の下方**3寸**．

この経穴に関連した解剖学的構造：
- 皮膚には大腿神経最大の皮枝である**伏在神経**(L4)
- 脛骨神経(S1～S2)支配で足の底屈に働く下腿三頭筋の**ヒラメ筋**と**腓腹筋**
- 膝窩動・静脈から枝分かれする**後脛骨動・静脈**

SP9 陰陵泉 (いんりょうせん)

部位：下腿内側(脛側)，脛骨内側顆下縁と脛骨内縁が接する陥凹部．

この経穴に関連した解剖学的構造：
- 皮膚には大腿神経最大の皮枝である**伏在神経**(L4)の膝蓋下枝
- 脛骨神経(L4～S3)支配で下腿三頭筋の一つである**腓腹筋内側頭**
- 坐骨神経脛骨部支配で鵞足を形成する**半腱様筋**(腱)
- 足背静脈網からの血液を集める**大伏在静脈**

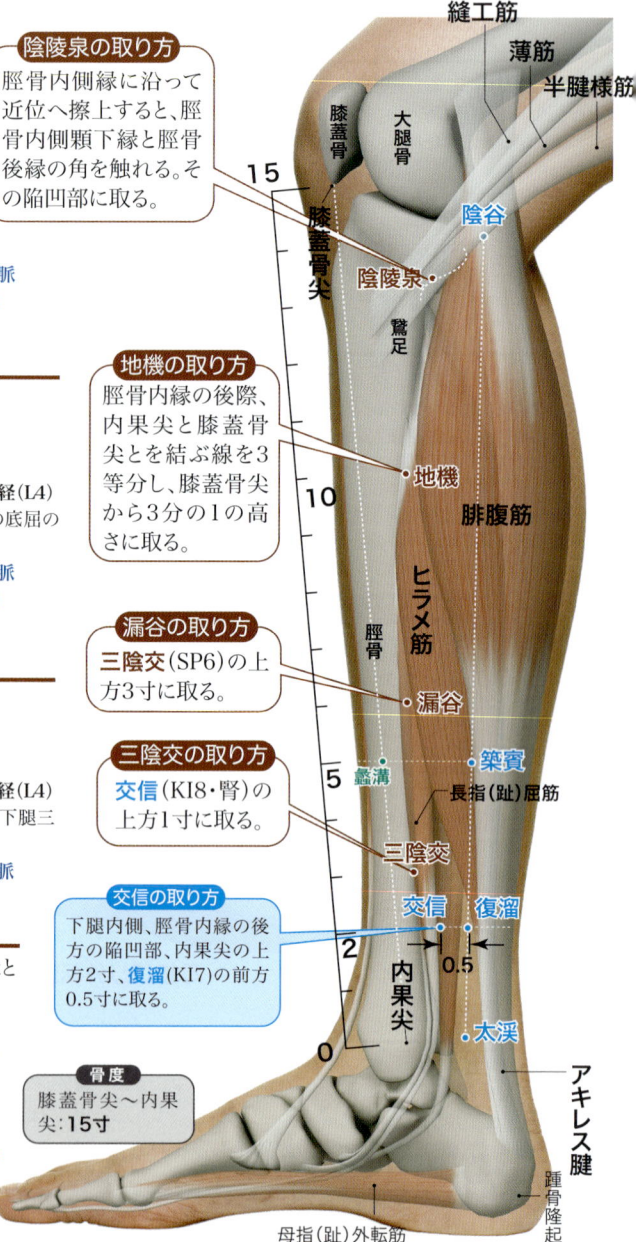

陰陵泉の取り方
脛骨内側縁に沿って近位へ擦上すると、脛骨内側顆下縁と脛骨後縁の角を触れる。その陥凹部に取る。

地機の取り方
脛骨内縁の後際、内果尖と膝蓋骨尖とを結ぶ線を3等分し、膝蓋骨尖から3分の1の高さに取る。

漏谷の取り方
三陰交(SP6)の上方3寸に取る。

三陰交の取り方
交信(KI8・腎)の上方1寸に取る。

交信の取り方
下腿内側、脛骨内縁の後方の陥凹部、内果尖の上方2寸、復溜(KI7)の前方0.5寸に取る。

骨度　膝蓋骨尖～内果尖：15寸

| | 序文 | 目次 | 経絡経穴概論 | 1 LU 手の太陰肺経 | 2 LI 手の陽明大腸経 | 3 ST 足の陽明胃経 | 4 SP 6～12 足の太陰脾経 | 5 HT 手の少陰心経 | 6 SI 手の太陽小腸経 | 7 BL 足の太陽膀胱経 |

62

血海は月経異常、大腿から股関節内側での痛みなどの瘀血(おけつ)の症状緩和に対し、しばしば使用される。瘀血とは東洋医学の病理概念で、血の流れが悪くなり、停滞した汚い状態の血液のことをいう。瘀血の症状は多様で精神・身体症状がからだの様々な部位に現れる。固定痛、刺痛、夜間痛などの痛みが特徴である。

SP10 血海(けっかい)

部位：大腿前内側、内側広筋隆起部、
　　　膝蓋骨底内端の上方2寸.

この経穴に関連した解剖学的構造：
- 皮膚には**大腿神経前皮枝(L3)**
- 腰神経叢の枝の大腿神経(L2〜L4)支配の大腿四頭筋の一つである**内側広筋**
- 大腿動・静脈から分枝する**下行膝動・静脈**

SP11 箕門(きもん)

部位：大腿内側,膝蓋骨底内端と
　　　衝門(SP12)を結ぶ線上,
　　　衝門(SP12)から1/3,
　　　縫工筋と長内転筋の間,
　　　大腿動脈拍動部.

この経穴に関連した解剖学的構造：
- 皮膚には**大腿神経前皮枝(L2)**
- 腰神経叢の枝の大腿神経(L2〜L4)支配の大腿四頭筋の一つで膝関節の伸展に働く**内側広筋**
- 大腿神経筋枝(L2〜L4)支配の2関節筋で股関節と膝関節の屈曲に働く**縫工筋**
- 深部に腰神経叢の枝の閉鎖神経(L2〜L4)支配の**長内転筋**
- 血管裂孔を通過するが筋膜と皮膚のみで覆われるので触知可能な**大腿動・静脈**

SP12 衝門(しょうもん)

部位：鼠径部,鼠径溝,
　　　大腿動脈拍動部の外方.

この経穴に関連した解剖学的構造：
- 皮膚には**腸骨下腹神経前皮枝(L1),陰部大腿神経大腿枝(L1),腸骨鼠径神経前皮枝(L1)**
- 腰神経叢の枝である**大腿神経(L2〜L4)**支配で股関節の屈曲に働く**腸腰筋**と大腿神経支配で内転に働く**恥骨筋**
- 血管裂孔を出る筋膜と皮膚のみで覆われるので触知可能な**大腿動・静脈の枝の腸骨回旋動・静脈**

骨度
恥骨結合上縁〜膝蓋骨底面：18寸

衝門の取り方
曲骨(CV2・任)と同じ高さ,府舎(SP13)の内下方に取る。

曲骨の取り方
恥骨結合上縁の中点に取る。

箕門の取り方
大腿内側、膝蓋骨底内側端と衝門(SP12)を結ぶ線を3等分し、衝門から3分の1の大腿動脈拍動部に取る。

血海の取り方
膝蓋骨底内側端の上方2寸で、内側広筋の隆起部に取る。

腸骨　曲骨　上前腸骨棘　尾骨　曲骨　衝門　長内転筋　箕門　薄筋　縫工筋　外側広筋　大腿直筋　内側広筋　血海　膝蓋骨底　膝蓋骨　脛骨　腓骨　鵞足

大腿四頭筋短縮症
1962年から1973年にかけて静岡県、福井県、山梨県で、乳幼児期に必要以上に多数回、**抗生剤**や**解熱剤**を大腿四頭筋に注射したことによる筋瘢痕化が原因で、歩行障害を伴う児童が多発し大きな社会問題となった。医師と製薬会社による**医原病の代表例**とされる。現在では新たな発生例は報告されていない。1946年に東京大学森崎直木教授が最初に報告した。

| 8 KI 足の少陰腎経 | 9 PC 手の厥陰心包経 | 10 TE 手の少陽三焦経 | 11 GB 足の少陽胆経 | 12 LR 足の厥陰肝経 | 13 GV 督脈 | 14 CV 任脈 | 付録 奇穴 | 症例別 | 索引 |

SP 足の太陰脾経 (Spleen Meridian)
たいいんひけい
取り方③ 府舎、腹結、大横、腹哀

SP13 府舎 (ふしゃ)
部位：下腹部、臍中央の下方**4.3寸**、前正中線の外方**4寸**．

この経穴に関連した解剖学的構造：
- 皮膚には**腸骨下腹神経前皮枝(L2)**
- 肋間神経，腸骨下腹神経，腸骨鼠径神経支配で体幹の側屈に働く**外腹斜筋**と**内腹斜筋**
- 大腿動・静脈から分岐し上行する**浅腹壁動・静脈**

SP14 腹結 (ふっけつ)
部位：下腹部、臍中央の下方**1.3寸**、前正中線の外方**4寸**．

この経穴に関連した解剖学的構造：
- 皮膚には**腸骨下腹神経前皮枝(T11)**
- 肋間神経，腸骨下腹神経，腸骨鼠径神経支配で体幹の側屈に働く**外腹斜筋**と**内腹斜筋**
- 外腸骨動・静脈から分岐し上行する**下腹壁動・静脈**
- 大腿動・静脈から分岐し上行する**浅腹壁動・静脈**

骨度
- 胸骨体下端〜臍中央：8寸
- 臍中央〜恥骨結合上縁：5寸
- 両乳頭間：8寸

＊脾経の**府舎**(SP13)から**腹哀**(SP16)までの経穴は、前正中線外方4寸とする。

腹哀の取り方
大横(SP15)の上方3寸、**建里**(CV11・任)、**石関**(KI18・腎)、**関門**(ST22・胃)と同じ高さで、建里の外方4寸に取る。

大横の取り方
天枢(ST25・胃)、**肓兪**(KI16・腎)、**神闕**(CV8・任)と同じ高さ、上腹部、臍中央の外方4寸に取る。

腹結の取り方
陰交(CV7・任)の外方4寸のやや下方に取る。

府舎の取り方
中極(CV3・任)の外方4寸のやや下方に取る。

中極の取り方
神闕(CV8・任)の下方4寸、**曲骨**(CV2)の上方1寸に取る。

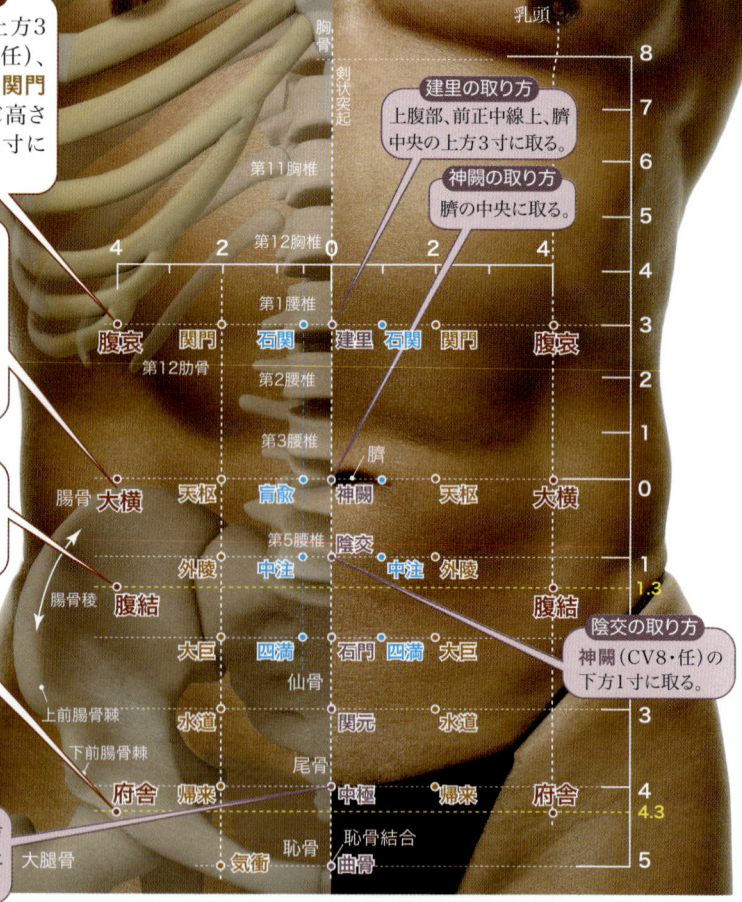

建里の取り方
上腹部、前正中線上、臍中央の上方3寸に取る。

神闕の取り方
臍の中央に取る。

陰交の取り方
神闕(CV8・任)の下方1寸に取る。

| 1 LU 手の太陰**肺**経 | 2 LI 手の陽明**大腸**経 | 3 ST 足の陽明**胃**経 | 4 SP13-16 足の太陰**脾**経 | 5 HT 手の少陰**心**経 | 6 SI 手の太陽**小腸**経 | 7 BL 足の太陽**膀胱**経 |

● 腹斜筋は内腹斜筋と外腹斜筋に分けられ、両側同時に作用した場合は体幹の屈曲に働くが、片側のみ働いた場合、たとえば外腹斜筋が片側のみ働いたときは、体幹を反対側へ回旋させ、また、内腹斜筋が片側のみ働いたときは体幹を同側へ回旋させる。これにより、実際の体幹の回旋運動は内腹斜筋と外腹斜筋の共同運動によって行われることが理解できる。

SP15 大横(だいおう)

部位：上腹部, 臍中央の外方4寸.
この経穴に関連した解剖学的構造：
● 皮膚には**腸骨下腹神経外側皮枝**(T11)
● 肋間神経, 腸骨下腹神経, 腸骨鼠径神経支配で体幹の側屈に働く**外腹斜筋**と**内腹斜筋**
● 外腸骨動・静脈から分岐し上行する**下腹壁動**・**静脈**
● 大腿動・静脈から分岐し上行する**浅腹壁動**・**静脈**
● 深部に小腸や上・下行結腸がある。

SP16 腹哀(ふくあい)

部位：上腹部, 臍中央の上方3寸, 前正中線の外方4寸.
この経穴に関連した解剖学的構造：
● 皮膚には**第8肋間神経前皮枝**(T8)
● 肋間神経, 腸骨下腹神経, 腸骨鼠径神経支配で体幹の側屈に働く**外腹斜筋**と**内腹斜筋**
● 外腸骨動・静脈から分岐し上行する**下腹壁動**・**静脈**
● 大腿動・静脈から分岐し上行する**浅腹壁動**・**静脈**
● 深部に回腸や横行結腸がある。

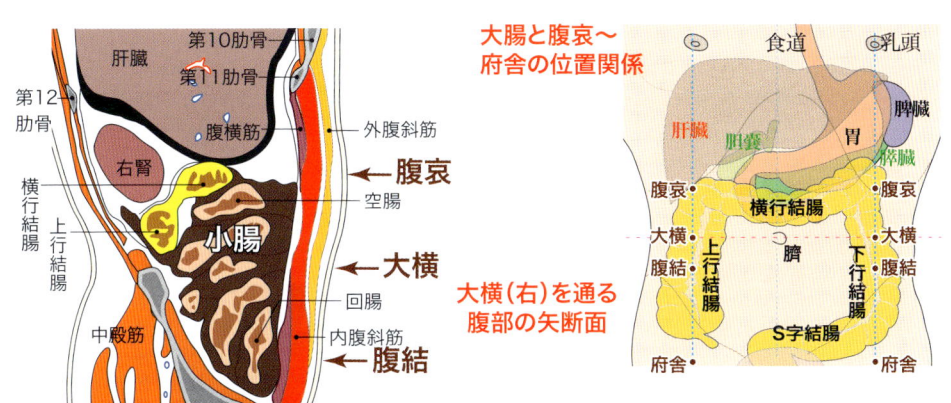

大腸と腹哀～府舎の位置関係

大横(右)を通る腹部の矢断面

腹壁の筋 Abdominal wall muscle

腹部臓器は胸部臓器と異なり、骨格に保護されているのではない。前腹壁と外側壁は**斜走**する、**垂直**に走行する、**横行**する筋線維が互いに交叉して形成されている。それらの線維は正中で**白線**に付着しているので、ウエスト部分のくびれはこれらの走行が関係している。

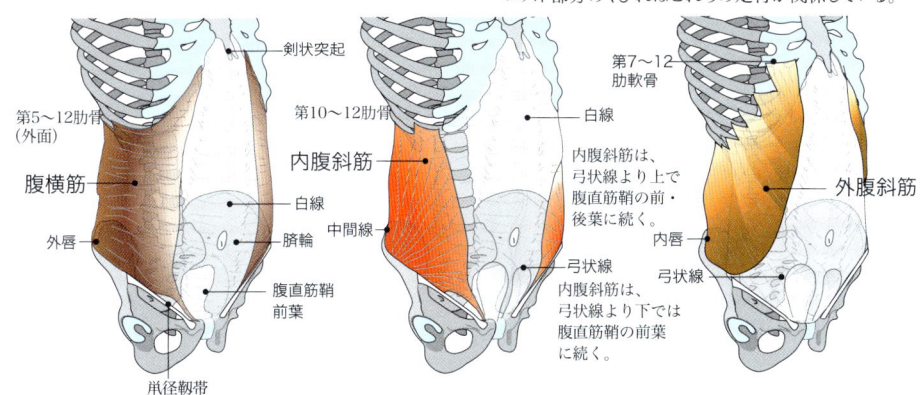

内腹斜筋は、弓状線より上で腹直筋鞘の前・後葉に続く。
内腹斜筋は、弓状線より下では腹直筋鞘の前葉に続く。

Spleen Meridian
SP 足の太陰脾経
取り方④ 食竇、天渓、胸郷、周栄

SP17 食竇（しょくとく）
部位：前胸部、第5肋間、
　　　前正中線の外方**6寸**．

この経穴に関連した解剖学的構造：
- 皮膚には**第5肋間神経外側皮枝**(T5)
- 内側(C8〜T1)・外側胸筋神経(C5〜C7)支配の**大胸筋**
- 腋窩動脈の枝で大胸筋・三角筋などを栄養する**胸肩峰動・静脈**
- 腋窩動脈の枝で乳腺などを栄養する**外側胸動・静脈**

注意：深部の肋間筋→壁側胸膜→胸膜腔→臓側胸膜を鍼刺すると**気胸**を引き起こす可能性がある。

SP18 天渓（てんけい）
部位：前胸部、第4肋間、
　　　前正中線の外方**6寸**．

この経穴に関連した解剖学的構造：
- 皮膚には**第5肋間神経外側皮枝**(T5)
- 内側(C8〜T1)・外側胸筋神経(C5〜C7)支配で肩関節の内転に働く**大胸筋**と肩甲骨の下制に働く**小胸筋**
- 腋窩動脈の枝で大胸筋・三角筋などを栄養する**胸肩峰動・静脈**
- 腋窩動脈の枝で乳腺などを栄養する**外側胸動・静脈**

注意：深部の肋間筋→壁側胸膜→胸膜腔→臓側胸膜を鍼刺すると**気胸**を引き起こす可能性がある。

SP19 胸郷（きょうきょう）
部位：前胸部、第3肋間、
　　　前正中線の外方**6寸**．

この経穴に関連した解剖学的構造：
- 皮膚には**第5肋間神経外側皮枝**(T5)
- 内側(C8〜T1)・外側胸筋神経(C5〜C7)支配で肩関節の内転に働く**大胸筋**と肩甲骨の下制に働く**小胸筋**
- 腋窩動脈の枝で大胸筋・三角筋などを栄養する**胸肩峰動・静脈**
- 腋窩動脈の枝で乳腺などを栄養する**外側胸動・静脈**

注意：深部の肋間筋→壁側胸膜→胸膜腔→臓側胸膜を鍼刺すると**気胸**を引き起こす可能性がある。

骨度
前正中線から烏口突起の内方を**6寸**とする。

＊脾経の**食竇**から**周栄**までの経穴は、前正中線外方6寸．

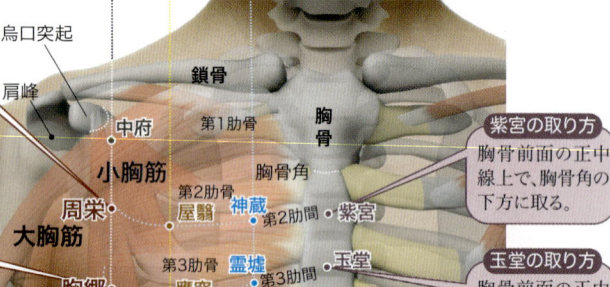

周栄の取り方
周栄、屋翳(ST15・胃)、神蔵(KI25・腎)は、第2肋間の曲線に沿う。**周栄**は紫宮(CV19・任)から外方6寸に、**中府**(LU1・肺)の下方に取る。

胸郷の取り方
胸郷、膺窓(ST16・胃)、霊墟(KI24・腎)は、第3肋間の曲線に沿う。**胸郷**は玉堂(CV18・任)から第3肋間に沿って外方6寸に取る。

天渓の取り方
天渓、乳中(ST17・胃)、神封(KI23・腎)は、第4肋間の曲線に沿う。**天渓**は膻中(CV17・任)から外方6寸に取る。

食竇の取り方
- **食竇**、乳根(ST18・胃)、歩廊(KI22・腎)は、第5肋間の曲線に沿って取る。**食竇**は中線外方6寸に取る。

紫宮の取り方
胸骨前面の正中線上で、胸骨角の下方に取る。

玉堂の取り方
胸骨前面の正中線上で、第3肋間の高さに取る。

膻中の取り方
胸骨前面の正中線上で、第4肋間の高さに取る。

乳根の取り方
男性では乳頭線と第5肋間の交わるところ、女性では乳房下縁の中点に取る。

乳中の取り方
- 膻中(CV17・任)から第4肋間に沿って外方4寸、乳頭線上、乳頭部中央に取る。
- 男性では乳頭中央は第4肋間にあたる。

● 小胸筋は第(2)3～5肋骨前面から起始し、烏口突起に停止する筋である。この筋の深部には鎖骨下動・静脈、腕神経叢が通過するが、上肢挙上時に小胸筋がこれらの血管や神経を圧迫することにより、痛みが出現することがある。この病態を小胸筋症候群（別名、過外転症候群）といい、これは**胸郭出口症候群**の一つに含まれる。

SP20 周栄（しゅうえい）

部位：前胸部，第2肋間，
前正中線の外方**6寸**．

この経穴に関連した解剖学的構造：
- 皮膚には**第2肋間神経外側皮枝(T2)**
- 内側(C8～T1)・外側胸筋神経(C5～C7)支配で肩関節の内転に働く**大胸筋**と肩甲骨の下制に働く**小胸筋**
- 腋窩動脈の枝で大胸筋・三角筋などを栄養する**胸肩峰動**・**静脈**
- 腋窩動脈の枝で乳腺などを栄養する**外側胸動**・**静脈**

注意：深部の肋間筋→壁側胸膜→胸膜腔→臓側胸膜を鍼刺すると**気胸**を引き起こす可能性がある。

SP21 大包（だいほう）

部位：側胸部，第6肋間，中腋窩線上．

この経穴に関連した解剖学的構造：
- 皮膚には**第7肋間神経外側皮枝(T7)**
- 長胸神経(C5～C7)の筋枝支配で肩甲骨を前に引く**前鋸筋**
- 肋間神経(T5～T12)と肋骨下腹神経支配の**外腹斜筋**
- 腋窩動脈の枝で大胸筋・三角筋などを栄養する**胸肩峰動**・**静脈**
- 広背筋，前鋸筋などを栄養する**胸背動**・**静脈**

注意：深部の肋間筋→壁側胸膜→胸膜腔→臓側胸膜を鍼刺すると**気胸**を引き起こす可能性がある。

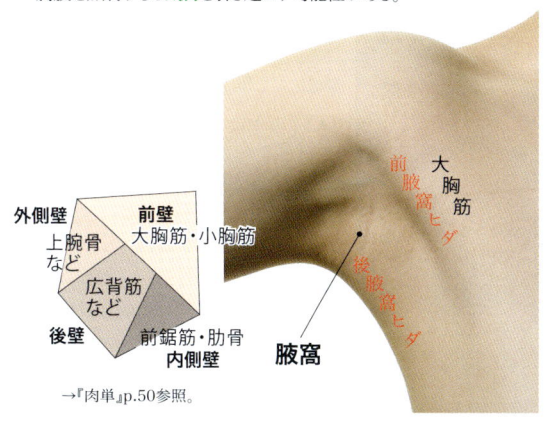

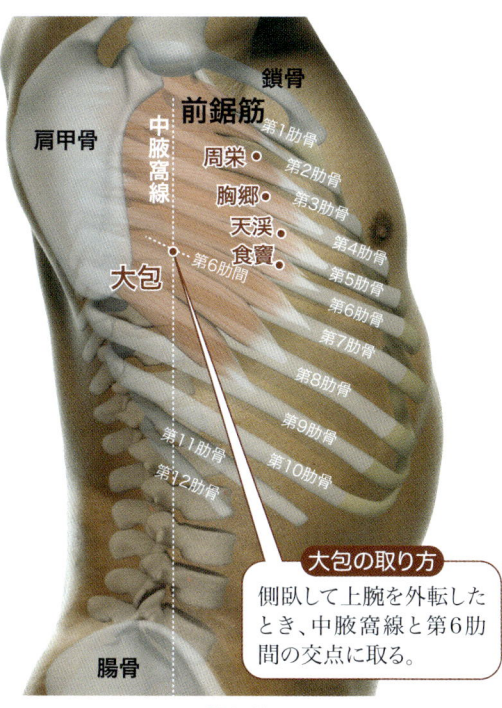

大包の取り方
側臥して上腕を外転したとき、中腋窩線と第6肋間の交点に取る。

前鋸筋 serratus anterior

前鋸筋は肩甲骨外転に関わる唯一の筋であり、僧帽筋と協同して、肩甲骨の上方回旋に作用する重要な筋である。前鋸筋の支配神経である長胸神経に麻痺が起こると、肩甲骨の内側縁が胸郭から浮き上がる症状がみられる（翼状肩甲骨）。これにより、あらゆる肩関節の運動の土台となる肩甲骨の安定性が崩れ肩関節に様々な障害を引き起こす原因となる。

腋窩 armpit / axilla と
前腋窩ヒダ anterior axillary fold と
後腋窩ヒダ posterior axillary fold

上肢を軽く外転させた時に上腕と胸側壁の間にできる「くぼみ」で、四角錐の形をしている。4つの壁からなるが、**前壁**は大胸筋と小胸筋（下縁は前腋窩ヒダといわれ大胸筋の下縁である）、**内側壁**は前鋸筋（胸郭）、**外側壁**は上腕骨、烏口腕筋、上腕二頭筋短頭、**後壁**は肩甲下筋、一部が大円筋と広背筋（下縁は後腋窩ヒダで広背筋の下縁である）で構成される。

外側壁：上腕骨など
前壁：大胸筋・小胸筋
後壁：広背筋など
内側壁：前鋸筋・肋骨

→『肉単』p.50参照。

胸部にある経穴への刺鍼時の危険性

　3D画像に示すように、胸部には多くの経穴が存在する。その経穴への刺鍼は、解剖学的構造を十分理解していなければ、胸腔内にある肺を損傷し、重篤な気胸を生じさせる危険性が高くなる。例えば、ST12の欠盆穴へは、深刺すると、**皮膚→前鋸筋→第３肋間隙→外肋間筋→内肋間筋→壁側胸膜(肋骨胸膜)→胸膜腔→臓側胸膜→肺胞**へと進むことになる。その時、鍼が陰圧状態によって臓側胸膜が壁側胸膜に引きつけられている胸膜腔にまで達し、さらに、旋撚・雀啄してしまうと、外気が入り陽圧になる。すると、模式図に示すように、臓側胸膜が壁側胸膜から離れ、右の胸膜腔が、虚脱状態になって拡張してしまう(青の塗りつぶし部分)。

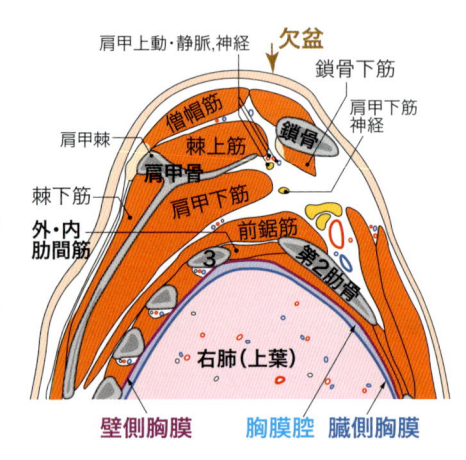

　それ以外に、肩背部の**肩井、天髎、肩外兪**、および肩甲骨内側縁と脊柱の間にある**大杼、風門、附分、肺兪、魄戸、厥陰兪、膏肓、心兪、神堂、督兪、膈兪**などは注意を要する経穴である。詳細は本文中で確認されたい。(髙)

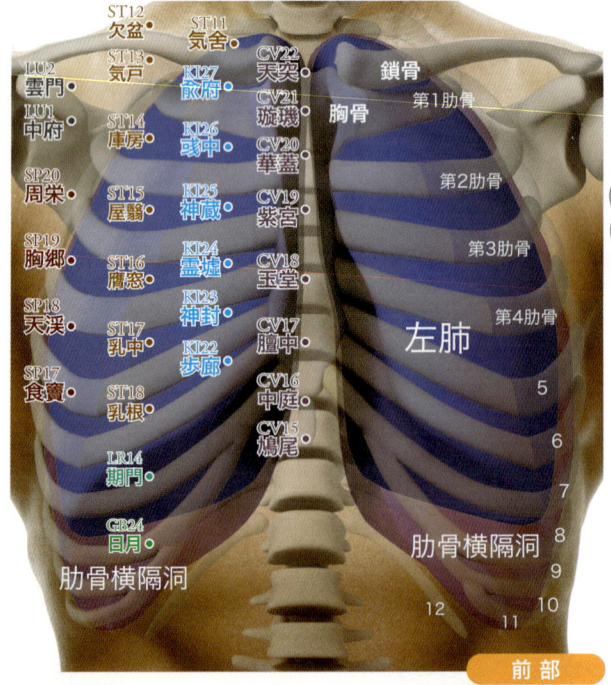

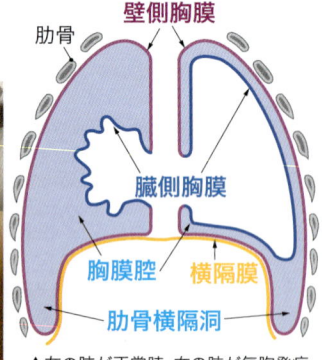

胸腔 thoracic cavityと胸膜腔 pleural cavityを区別していない教科書が多くみられるが、解剖学的に正確に区別すると、胸腔は胸郭内の内部空間を意味し、「肺は胸腔内にある」という表現になる。一方、気胸や血胸や膿胸は胸膜腔に空気、血液、膿が入る、または貯留することを意味する。

気胸が発生した刺鍼部位

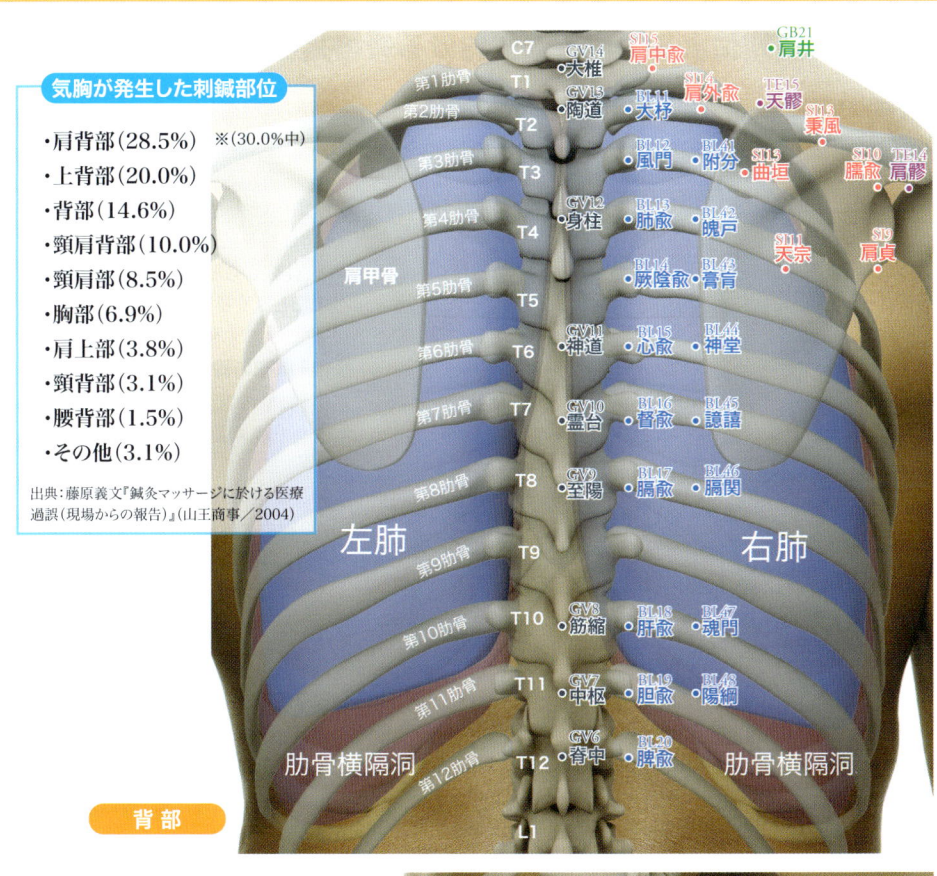

- 肩背部(28.5%)　※(30.0%中)
- 上背部(20.0%)
- 背部(14.6%)
- 頸肩背部(10.0%)
- 頸肩部(8.5%)
- 胸部(6.9%)
- 肩上部(3.8%)
- 頸背部(3.1%)
- 腰背部(1.5%)
- その他(3.1%)

出典：藤原義文『鍼灸マッサージに於ける医療過誤(現場からの報告)』(山王商事／2004)

背部

皮膚の厚さ

- **表皮の厚さ**
  最も薄い眼瞼で0.04mm、普通の皮膚で0.1〜0.3mm、手掌で0.7mm、足底で1.3mm。

- **真皮の厚さ**
  0.3〜2.4mm

- **皮下組織の厚さ**
  皮下脂肪の厚さに関係するので、男性より女性の方が、また、成人より小児の方が比較的発達している。皮下脂肪の多い場所は、頬脂肪体、乳房、殿部、腋窩、膝窩、手掌、足底。少ない部位は、鼻尖、耳介、外陰部。ほとんどない部位は、眼瞼腱板部、陰嚢、陰茎、陰核、小陰唇。

出典：『分担解剖学3 感覚器学・内臓学』(金原出版/1982)

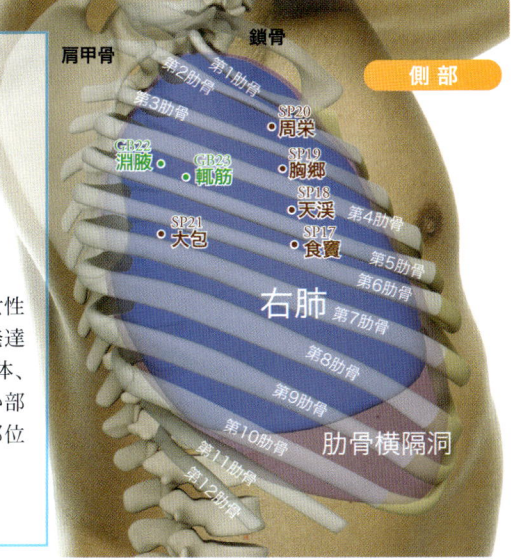

側部

触知による体表背部における骨格指標の取り方

背部の骨格では、椎骨の棘突起などのさまざまな隆起が体表からでも認められ、比較的容易に触知することができる。これらは、触診の際の重要な目印となる。

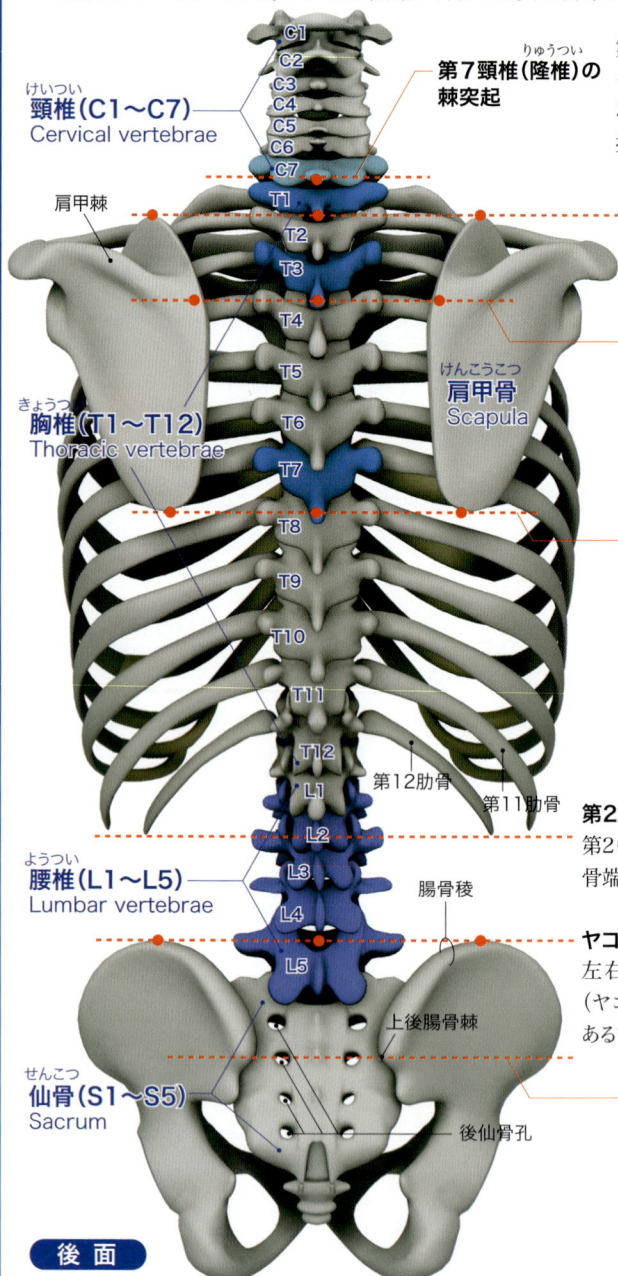

頸椎(C1～C7)
Cervical vertebrae

第7頸椎(隆椎)の棘突起
第7頸椎棘突起は、頸椎の中で最も長く、特に首を前屈したり、回旋したりすると、体表から触れることができるので指標として重要である。隆椎ともいう。

肩甲棘

第1胸椎の棘突起：肩甲骨上角
第1胸椎の棘突起は、左右の肩甲骨上角を結ぶ線の中点に位置する。

第3胸椎の棘突起：肩甲棘
第3胸椎の棘突起は、左右肩甲棘のつけ根を結ぶ線の中点に位置する。

肩甲骨
Scapula

胸椎(T1～T12)
Thoracic vertebrae

※胸椎の棘突起は下方を向いているので、例えば第5胸椎の棘突起は第6胸椎の椎体の高さにある。

第7胸椎の棘突起：肩甲骨下角
第7胸椎の棘突起は、左右の肩甲骨下角を結ぶ線の中点に位置する。

※第11肋骨端と第12肋骨端は、ほぼ同じ高さ(横並びに近い)にある。

第12肋骨　第11肋骨

第2腰椎の棘突起：第12肋骨端
第2(～3)腰椎の棘突起と、第12肋骨端は同じ高さに位置する。

腰椎(L1～L5)
Lumbar vertebrae

腸骨稜

ヤコビー線
左右の腸骨稜の最高位を結ぶ線(ヤコビー線)は、第4腰椎の棘突起あるいは第4と第5腰椎の間を通る。

仙骨(S1～S5)
Sacrum

上後腸骨棘　後仙骨孔

第2後仙骨孔(S2)：上後腸骨棘
第2後仙骨孔は、左右の上後腸骨棘を結ぶ線上に位置する。

後面

Chapter 5
手の少陰心経
HT(Heart Meridian)

心は神志をつかさどる

心は**「君主の官」**と呼ばれる。生命にとって最も重要な神を蔵し、意識と精神（聡明さ、英知）はここから発現する。すなわち、人間が、考え、判断し、行動に移せるのは、心の機能と考える。また、五臓六腑の活動の調和を計り、身体のすべての組織・器官の働きを適切に行わせる。このように、すべての精神生命活動は心により統率されている。

心は血脈をつかさどる

心は、全身に血液を循環させ、脈の働きをつかさどる主要な臓器である。心が正常に働くことで、血が身体の隅々まで行きわたり、栄養分を届けることができる。

病証

是動病：喉が渇き、胸が痛む
所生病：眼が黄色くなる、脇が痛む、心経の経脈上（胸・上肢の前面内側）の痛み・冷え、手掌のほてり

- HT9 少衝
- HT8 少府
- HT7 神門
- HT6 陰郄
- HT5 通里
- HT4 霊道
- HT3 少海
- HT2 青霊
- HT1 極泉

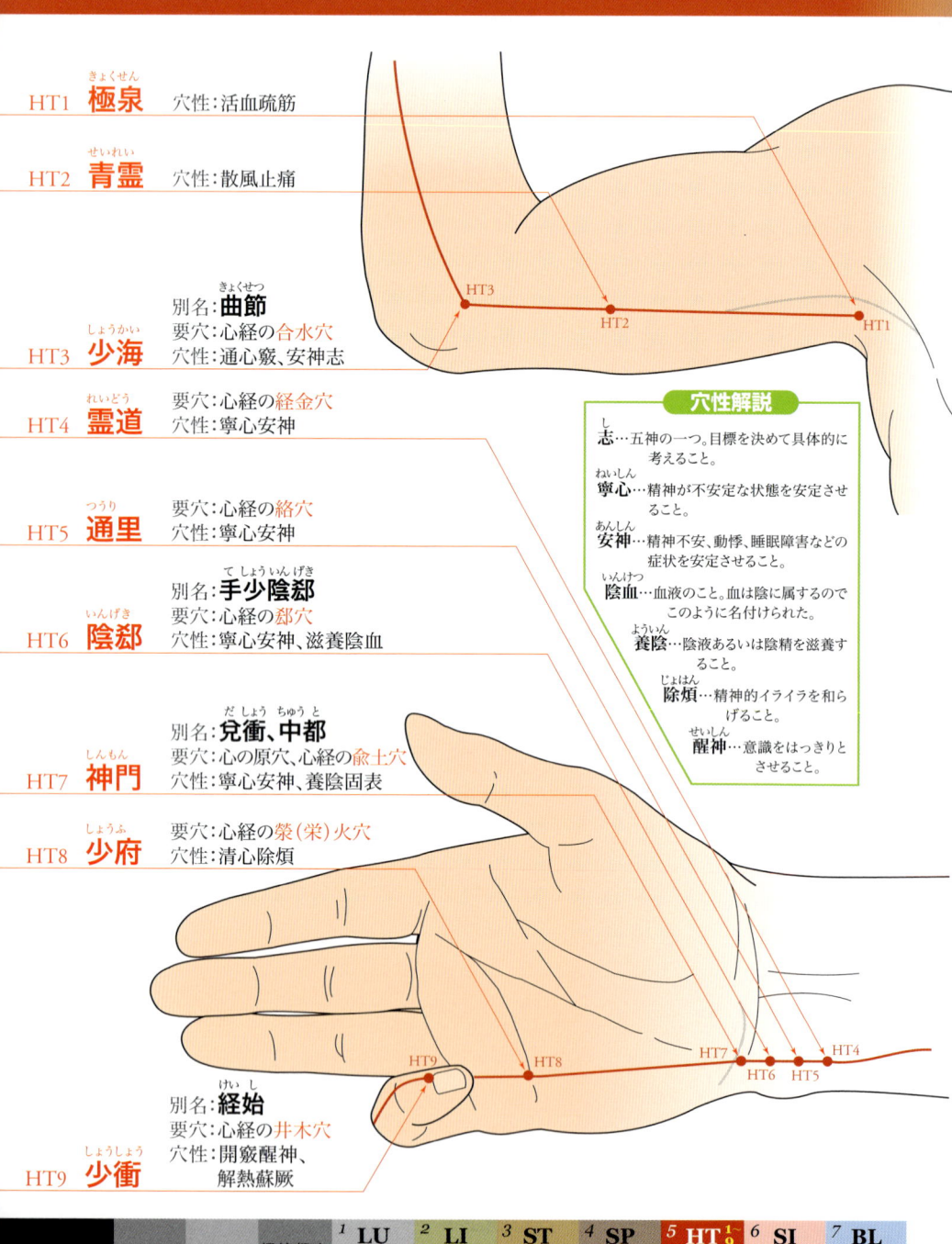

HT 手の少陰心経
Heart Meridian
しょう いん しん けい

HT1 極泉 (きょくせん)
穴性：活血疏筋

HT2 青霊 (せいれい)
穴性：散風止痛

HT3 少海 (しょうかい)
別名：曲節
要穴：心経の合水穴
穴性：通心竅、安神志

HT4 霊道 (れいどう)
要穴：心経の経金穴
穴性：寧心安神

HT5 通里 (つうり)
要穴：心経の絡穴
穴性：寧心安神

HT6 陰郄 (いんげき)
別名：手少陰郄 (てしょういんげき)
要穴：心経の郄穴
穴性：寧心安神、滋養陰血

HT7 神門 (しんもん)
別名：兌衝、中都 (だしょう ちゅうと)
要穴：心の原穴、心経の兪土穴
穴性：寧心安神、養陰固表

HT8 少府 (しょうふ)
要穴：心経の滎（栄）火穴
穴性：清心除煩

HT9 少衝 (しょうしょう)
別名：経始 (けいし)
要穴：心経の井木穴
穴性：開竅醒神、解熱蘇厥

穴性解説
志…五神の一つ。目標を決めて具体的に考えること。
寧心 (ねいしん)…精神が不安定な状態を安定させること。
安神 (あんしん)…精神不安、動悸、睡眠障害などの症状を安定させること。
陰血 (いんけつ)…血液のこと。血は陰に属するのでこのように名付けられた。
養陰 (よういん)…陰液あるいは陰精を滋養すること。
除煩 (じょはん)…精神的イライラを和らげること。
醒神 (せいしん)…意識をはっきりとさせること。

| 1 LU 手の太陰肺経 | 2 LI 手の陽明大腸経 | 3 ST 足の陽明胃経 | 4 SP 足の太陰脾経 | 5 HT 1/9 手の少陰心経 | 6 SI 手の太陽小腸経 | 7 BL 足の太陽膀胱経 |

手の少陰心経は、足の太陰脾経の脈気を受けて心中に起こり、心系(心臓、大動脈など)に属し、横隔膜を貫いて下り、表裏関係である小腸を絡う。心経より分かれた支脈は、上って咽喉をはさみ、目の内角(睛明〔膀・BL1〕)につながる。本経は、心経から肺を経て、腋窩(**極泉**)に出て、下って上腕内内側(**青霊**)を経て、肘窩横紋の内側端(**少海**)を過ぎ、前腕前内側(**霊道・通里・陰郄**)より手関節前面横紋内側端に出て(**神門**)、手掌を経て(**少府**)小指外側端(**少衝**)に至り、手の太陽小腸経につながる。

◎古代中国において**心**の臓が**精神**や意識の活動(「神霊」という)を蔵すとみなされていたため、心経の経穴の**青霊、霊道、神門**に、**霊**や**神**の字が用いられている。

● **極泉**の**泉**は、**腋窩動脈**の拍動部で、それを胸部の極めて深い場所にある心臓という泉から湧き出る水に例えたもの。もしくは、気血が始まる**起始穴**の意。心は君主の官で、五臓六腑を統括する頂点と見なされていたため**極**と名づけられた。

● **青霊**の**青**は、望診(外見からの診断)において、「**痛証**」と診断される青色や紫色を示唆しており、**青霊**が痛証に効果がある経穴であることから命名されたという。

● **少海**の**少**は少陰心経の少を、**海**のように心気の多く集まる**合水穴**であることを意味する。

● **霊道**は心の機能を伝達する「通路、道路」を意味し、さらには精神疾患、心臓病に効果のある経穴の意。

● **通里**は、陰側(手掌面)の少陰心経と、陽側(手背面)の太陽小腸経の表裏両経に**通**じる**絡穴**を意味する。**里**は、その「ところ」という意味。

● **陰郄**の**陰**は、「陰側」(手では手掌面)にあることを示し、**郄**は「間隙、隙間、くぼみ、割れ目」を表わす(→p.157「郄門」)。陰郄は骨や筋の隙間にある郄穴であることを示している。

● **神門**は少陰心経の原穴で、「神気の出入りする」経穴を示唆している。

● **少府**は、**少**陰心経の気の「集まる」ところの意。

● **少衝**は、**少**陰心経の要衝の経穴、経気のあふれ出る**井穴**の意。

国の伝統医学の病気の診断には、
望診(見る)、**聞診**(聞く・嗅ぐ)
問診(問う)、**切診**(触る)
の方法があり、望診において顔色や皮膚などを観察する望色では、各色が以下の主病に分けられる。

青→肝胆証・風証・寒証・**痛証**(青霊)
赤→熱邪証・肝腸証
黒→寒証・痛証・水飲証・腎虚証・血於証
黄→湿証・虚証
白→寒証・虚証・脱血証・脱津証

海とは?

海は、経穴名において、海のように気の多く集まる箇所を示唆している。
血海(SP10・脾)→p.56
小海(SI8・小)→p.80
照海(KI6・腎)→p.138
気海(CV6・任)→p.256

毎の甲骨文字

毎は頭飾りのついた女を指し、頭上がうっとうしいことを表わすという(別説あり)。海はさんずい+「毎」で、「暗い海」を指す。

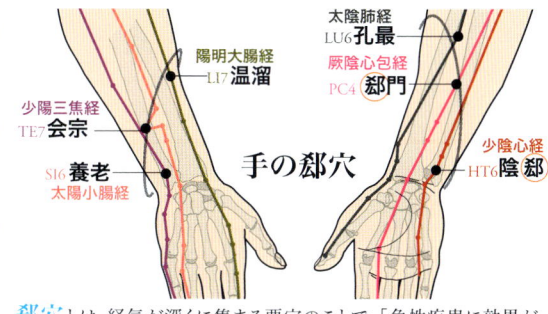

郄穴とは、経気が深くに集まる要穴のことで、「急性疾患に効果があり、また効き目が速く現れる経穴」という意味。梁丘(膝の上)以外は、すべて手首や前腕、または足首と膝の間にある。

| 8 KI 足の少陰腎経 | 9 PC 手の厥陰心包経 | 10 TE 手の少陽三焦経 | 11 GB 足の少陽胆経 | 12 LR 足の厥陰肝経 | 13 GV 督脈 | 14 CV 任脈 | 付録 奇穴 | 症例別 | 索引 |

HT 手の少陰心経 しょういんしんけい
Heart Meridian
取り方① 極泉、青霊、少海、霊道、通里

HT1 極泉 きょくせん
部位：腋窩,腋窩中央,腋窩動脈拍動部.
この経穴に関連した解剖学的構造：
- 皮膚には第2肋間神経外側皮枝(T2)，腕神経叢の皮枝の**内側上腕皮神経(T1)**，肋間上腕神経(T2)
- 腕神経叢の枝の胸背神経支配で肩関節の内転に働く**広背筋腱**
- 腕神経叢の枝の肩甲下神経支配で肩関節の内旋に働く**大円筋**
- 鎖骨下動・静脈に続く**腋窩動・静脈**

HT2 青霊 せいれい
部位：上腕内側面,上腕二頭筋の内側縁,**肘窩横紋の上方3寸**.
この経穴に関連した解剖学的構造：
- 皮膚には腕神経叢の皮枝の**内側上腕皮神経(T1)**
- 上腕二頭筋内側溝を正中神経とともに走行する**尺骨神経幹(C8, T1)**
- 筋皮神経(C5〜C6)支配で肘関節の屈曲に働く**上腕筋**
- 腋窩動・静脈に続く**上腕動・静脈**
- 手背静脈網の血液を集め上腕静脈に流入する**尺側皮静脈**

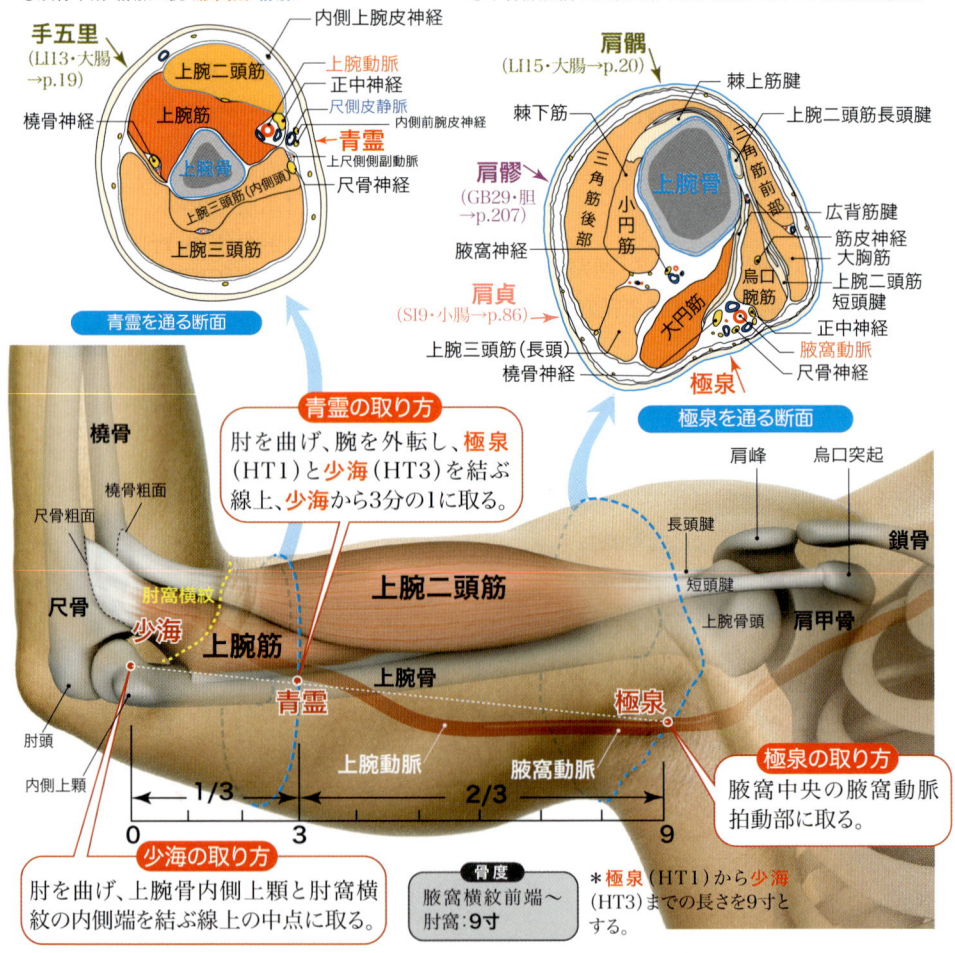

青霊の取り方
肘を曲げ、腕を外転し、**極泉(HT1)**と**少海(HT3)**を結ぶ線上、**少海**から3分の1に取る。

極泉の取り方
腋窩中央の腋窩動脈拍動部に取る。

少海の取り方
肘を曲げ、上腕骨内側上顆と肘窩横紋の内側端を結ぶ線上の中点に取る。

骨度：腋窩横紋前端〜肘窩：9寸

*極泉(HT1)から少海(HT3)までの長さを9寸とする。

上腕骨内側上顆には円回内筋、橈側手根屈筋、長掌筋、浅指屈筋、尺側手根屈筋が付着する。この中で円回内筋の過剰な攣縮（れんしゅく）や瘢痕（はんこん）形成により正中神経が絞扼（こうやく）され正中神経麻痺を起こすことがある（円回内筋症候群）。正中神経麻痺では長母指屈筋と示指の深指屈筋の麻痺により涙滴徴候陽性（teardrop sign：母指と示指で正円をつくろうとしても、両筋の麻痺のため涙痕状）となる。

HT3 少海（しょうかい）

部位：肘前内側、上腕骨内側上顆の前縁、肘窩横紋と同じ高さ．

この経穴に関連した解剖学的構造：
- 皮膚には腕神経叢の皮枝の**内側前腕皮神経(T1)**
- 筋皮神経(C5～C6)支配で肘関節の屈曲に働く上腕筋
- 上腕骨内側上顆から起始する正中神経筋枝(C6～C7)支配の円回内筋
- 上腕動・静脈から枝分かれする下尺側側副動・静脈
- 下尺側側副動・静脈と吻合する尺骨動・静脈から枝分かれした尺側反回動・静脈
- 手背静脈網の血液を集め上腕静脈に流入する尺側皮静脈

HT4 霊道（れいどう）

部位：前腕前内側、
尺側手根屈筋腱の橈側縁、
手関節掌側横紋の上方1.5寸．

この経穴に関連した解剖学的構造：
- 皮膚には腕神経叢の皮枝の**内側前腕皮神経(C8)**
- **尺骨神経筋枝(C8, T1)**支配の尺側手根屈筋(腱)
- 正中神経(C7～T1)支配で第4,5中手骨掌側を通りPIP関節屈曲に働く浅指屈筋(腱)
- 正中神経(C6～T1)支配で第4,5中手骨掌側を通りDIP関節屈曲に働く深指屈筋の尺側半部
- 肘窩内側端で上腕動・静脈から分枝する尺骨動・静脈
- 手背静脈網の血液を集め上腕静脈に流入する尺側皮静脈

HT5 通里（つうり）

部位：前腕前内側、
尺側手根屈筋腱の橈側縁、
手関節掌側横紋の上方1寸．

この経穴に関連した解剖学的構造：
- 皮膚には腕神経叢の皮枝の**内側前腕皮神経(C8)**
- **尺骨神経筋枝(C8, T1)**支配の尺側手根屈筋(腱)
- 正中神経(C7～T1)支配の深指屈筋と方形回内筋
- 肘窩内側端で上腕動・静脈から分枝する尺骨動・静脈
- 尺骨動・静脈の枝の総骨間動・静脈から分枝する前骨間動・静脈

霊道の取り方
- 神門(HT7)の上方1.5寸、尺骨頭上縁と同じ高さに取る。豆状骨の上縁橈側の上方1.5寸に取る。
- 神門の上方1.5寸で尺骨頭上縁と同じ高さ、尺側手根屈筋腱の橈側に取る。

通里の取り方
- 神門(HT7)の上方1寸、霊道(HT4)は尺骨頭の根部、通里は体部、陰郄(HT6)は底部に取る。豆状骨の上縁橈側の上方1寸に取る。
- 神門の上方1寸で、尺側手根屈筋腱の橈側に取る。

上腕二頭筋 — 上腕筋 — 円回内筋 — 上腕骨内側上顆 — 肘窩横紋 — 少海 — 12 — 上腕頭 — 尺骨頭 — 腕橈骨筋 — 尺側手根屈筋
起始：(上腕頭)内側上顆
(尺骨頭)肘頭
停止：有鈎骨鈎、第5中手骨底
深指屈筋 — 橈骨 — 尺骨 — 方形回内筋 — 霊道 — 通里 — 陰郄 — 手関節掌側横紋 — 神門 — 豆状骨 — 中手骨底 — 有鈎骨鈎 — 末節骨底

骨度
肘窩～手関節横紋：12寸

＊少海(HT3)から神門(HT7)までの長さを12寸とする。

Heart Meridian
HT 手の少陰心経 取り方② 陰郄、神門、少府、少衝

骨度 肘窩～手関節横紋：12寸

HT6 陰郄
部位：前腕前内側，尺側手根屈筋腱の橈側縁，**手関節掌側横紋の上方0.5寸**．

この経穴に関連した解剖学的構造：
- 皮膚には腕神経叢の皮枝の**内側前腕皮神経(C8)**
- 腕神経叢内側神経束最大の枝の尺骨神経の筋枝(C7～T1)支配の**尺側手根屈筋腱**
- 肘窩内側端で上腕動・静脈から分枝する**尺骨動・静脈**

HT7 神門
部位：手関節前内側，尺側手根屈筋腱の橈側縁，**手関節掌側横紋上**．

この経穴に関連した解剖学的構造：
- 皮膚には腕神経叢の皮枝の**内側前腕皮神経(C8)と尺骨神経掌枝(C8)**
- 腕神経叢内側神経束最大の枝の尺骨神経の筋枝(C7～T1)支配の**尺側手根屈筋腱**
- 肘窩内側端で上腕動・静脈から分枝する**尺骨動・静脈**

神門の取り方
- 豆状骨上縁橈側の陥凹部、手関節掌側横紋に取る。
- 豆状骨上縁の掌側で、手関節前面横紋上、尺側手根屈筋腱の橈側に取る。

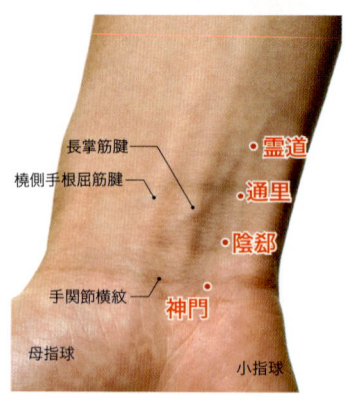

陰郄の取り方
- **神門**(HT7)の上方0.5寸、尺骨頭下縁と同じ高さに取る。豆状骨の上縁橈側の上方0.5寸に取る。
- **神門**の上方(0.5寸)で尺骨頭下縁の高さ、尺側手根屈筋腱の橈側に取る。

| 序文 | 目次 | 経絡経穴概論 | 1 LU 手の太陰肺経 | 2 LI 手の陽明大腸経 | 3 ST 足の陽明胃経 | 4 SP 足の太陰脾経 | 5 HT 6/9 手の少陰心経 | 6 SI 手の太陽小腸経 | 7 BL 足の太陽膀胱経 |

尺側手根屈筋は手関節の掌側で最も尺側にある筋で、前腕屈筋群の中で唯一尺骨神経単独に支配されている筋である。尺側手根屈筋のすぐ橈側には尺骨動脈と尺骨神経が走行している。また、尺側手根屈筋は、肘部管(肘の内側にある尺骨神経が通る管)を構成する一つであり、同部での尺骨神経の絞扼の原因となることがある。

HT8 少府(しょうふ)

部位:手掌、第5中手指節関節の
　　近位端と同じ高さ、
　　第4・第5中手骨の間．

この経穴に関連した解剖学的構造:
- 皮膚には尺骨神経(C8,T1)皮枝である総・固有掌側指神経
- 長掌筋が停止する手掌腱膜
- 正中神経(C7〜T1)支配で第4,5中手骨掌側を通りPIP関節屈曲に働く浅指屈筋(腱)
- 尺骨神経(C8〜T1)筋枝支配で第4,5中手骨掌側を通り、DIP関節の屈曲に働く深指屈筋(腱)
- 尺骨神経(C8)筋枝支配で、PIP・DIP関節の伸転および伸転・外転に働く第4虫様筋と第4背側骨間筋
- 浅掌動脈弓から分枝する総掌側指動脈

HT9 少衝(しょうしょう)

部位:小指、末節骨橈側、
　　爪甲角の近位外方0.1寸(指寸)、
　　爪甲橈側縁の垂線と
　　爪甲基底部の水平線の交点．

この経穴に関連した解剖学的構造:
- 皮膚には腕神経叢の枝の尺骨神経から枝分かれする背側指神経(C8)
- 浅掌動脈弓から分枝する総掌側指動脈から枝分かれする背側指動脈
- 第5指の橈側の爪角

少府の取り方
第4・第5中手骨間、拳を握ったときに小指頭が当たるところに取る。労宮(PC8・心包)と同じ高さに取る。

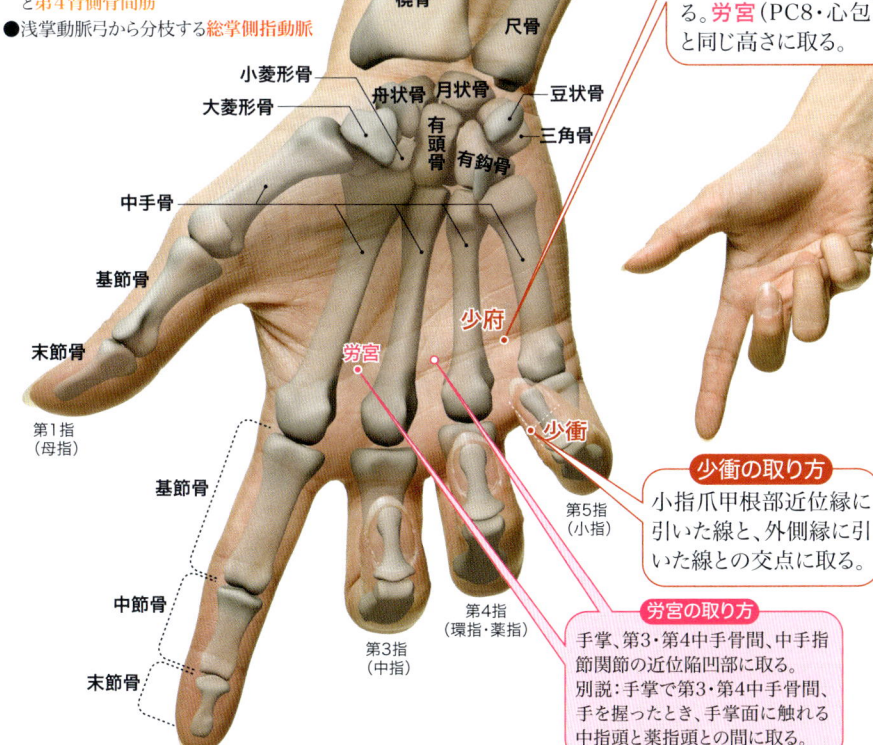

少衝の取り方
小指爪甲根部近位縁に引いた線と、外側縁に引いた線との交点に取る。

労宮の取り方
手掌、第3・第4中手骨間、中手指節関節の近位陥凹部に取る。
別説:手掌で第3・第4中手骨間、手を握ったとき、手掌面に触れる中指頭と薬指頭との間に取る。

| 8 KI 足の少陰腎経 | 9 PC 手の厥陰心包経 | 10 TE 手の少陽三焦経 | 11 GB 足の少陽胆経 | 12 LR 足の厥陰肝経 | 13 GV 督脈 | 14 CV 任脈 | 付録 奇穴 | 症例別 | 索引 |

東洋医学の誕生とあゆみ

　「東洋医学」を文字通り解釈すると、アラブから極東までを含めた非常に広範な地域における医学で、「西洋医学」に対するものとして認識される。その中には中国での伝統医学(中医学)である鍼灸や漢方だけでなく、インドのアーユルヴェーダやイスラム圏でのユナニ医学などが含まれる。しかし、日本では中国伝統医学(中医学)をもとに江戸時代に独自に発達した鍼灸・漢方等を「東洋医学」としている。漢方は医師、鍼灸治療は国家資格を有する鍼灸師が行っている。

　そこで、2000年以上も前に誕生したといわれる中医学について触れたいと思う。中国は広大な土地を持ち、気候風土や食文化も様々であるため、地域(東・西・南・北・中央)ごとにその土地特有の病が発生し、それに対応するための治療法が生まれ、そして発達してきた。

　東方は沿岸部に位置し、その地の人々は魚をよく食べ、塩辛い物を好んでいた。東洋医学の考えでは、魚は体内に熱を発生させ、塩辛いものは血を傷つけるといわれる。これにより東部では激しい皮膚病(できもの)に罹る人が多く、砭石(メスのような石鍼)を用いて切開する治療を行っていた。

　西方は銅や大理石などの産出地で、砂漠地帯であった。風が強く、気候風土が荒々しい土地で、食物は獣肉が中心であった。このため、脂肪太りの人が多く、内臓を悪くする人が多かった。このことから西部では薬物療法が生まれた。

　北方は高地で風や寒さが厳しい地域である。その地の人々は遊牧民で乳製品を多く食していた。東洋医学の考えでは、乳製品はからだを内から冷やして病を引き起こすといわれる。このことから北部では、灸で体を温める治療法が生まれた。

　南方は陽気の盛んな土地で、気候風土は温和であり、水分が多く、その地の人々は酸味のあるものを好み、発酵食品を食していた。この土地の病には多湿から起こる筋肉の痙攣や体の痺れが生じやすく、その治療に細い鍼(豪鍼)を用いた。

　中央は平野で湿度が高い土地で、物資が豊富で多種多様の食物があった。しかし、あまりにも恵まれていたために、この土地の人々はあまり過激な労働をすることがなかった。このため、筋肉が弱くなったり、気の流れが悪くなったり、発熱する病が多かった。そこで導引(体操)や按摩(マッサージ)が中央で発達した。

　このように2000年以上も前に広大な土地を持つ中国の各地域で生まれ、発達してきた東洋医学であるが、1970年代の鍼麻酔ブームや2000年代以降の統合医療の興隆、そして、2006年にはWHO/WPRO(世界保健機関／西太平洋地域事務局)主導による経穴の標準部位が制定され、昨今では、中国のみならず世界中で鍼治療が用いられ、少しずつ治療の効果も認められるようになってきた(詳細は「世界で認められた鍼治療」→p.164参照)。(坂)

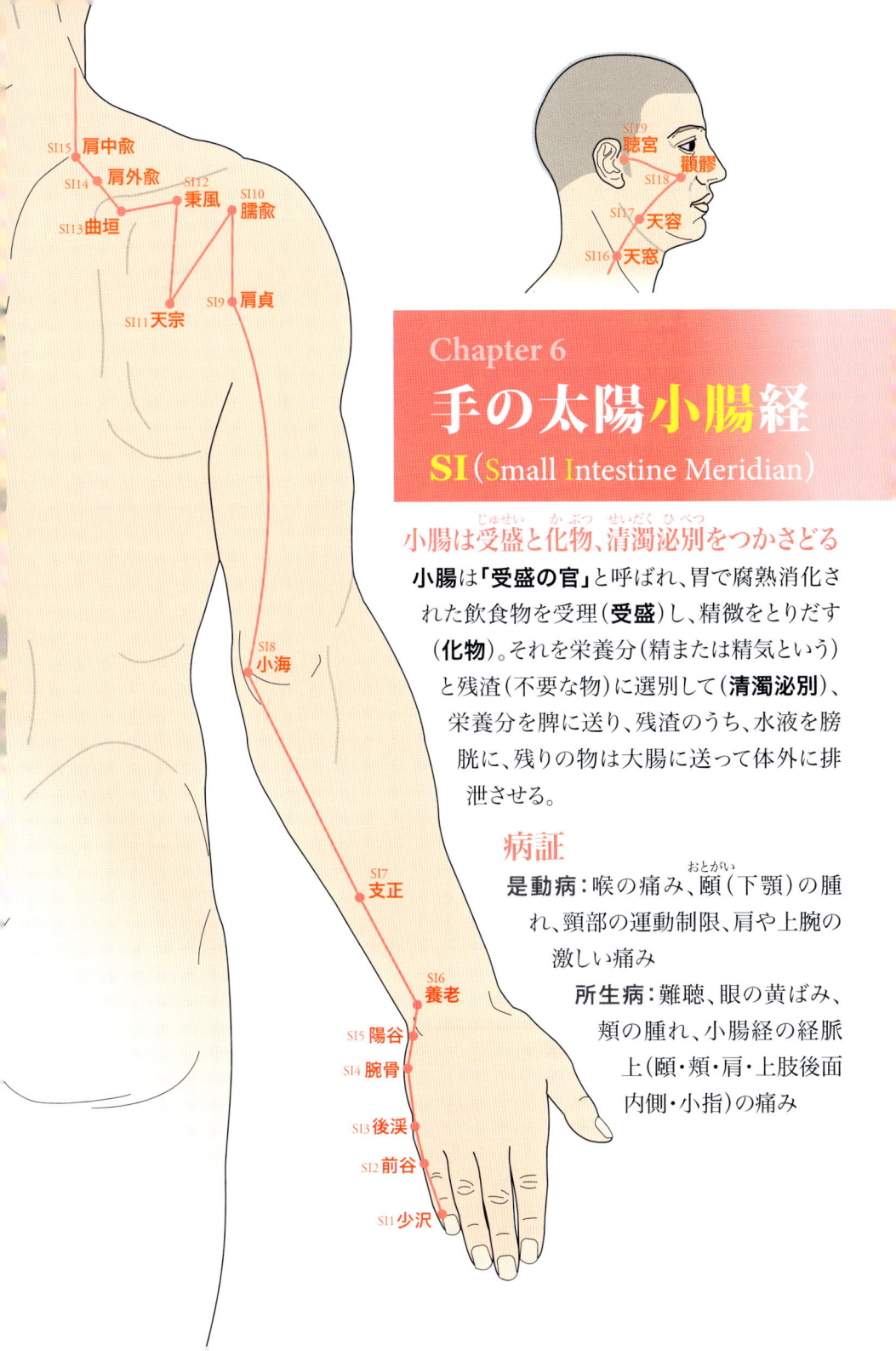

Chapter 6
手の太陽小腸経
SI (Small Intestine Meridian)

小腸は受盛と化物、清濁泌別をつかさどる

小腸は「**受盛の官**」と呼ばれ、胃で腐熟消化された飲食物を受理(**受盛**)し、精微をとりだす(**化物**)。それを栄養分(精または精気という)と残渣(不要な物)に選別して(**清濁泌別**)、栄養分を脾に送り、残渣のうち、水液を膀胱に、残りの物は大腸に送って体外に排泄させる。

病証

是動病：喉の痛み、頤(下顎)の腫れ、頸部の運動制限、肩や上腕の激しい痛み

所生病：難聴、眼の黄ばみ、頬の腫れ、小腸経の経脈上(頤・頬・肩・上肢後面内側・小指)の痛み

SI 手の太陽小腸経 ①手・前腕

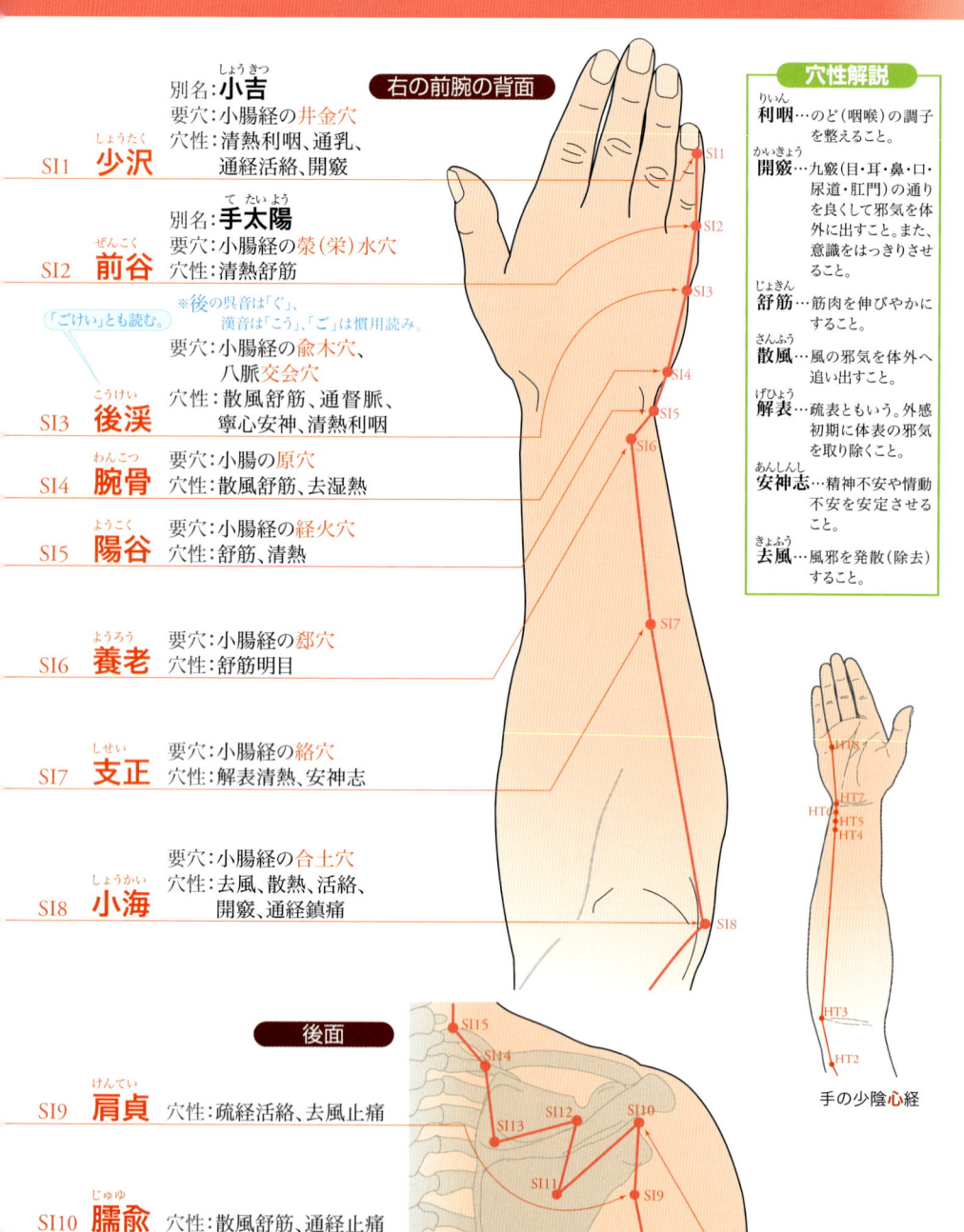

Small Intestine Meridian　たいよう　しょうちょうけい

右の前腕の背面

SI1	しょうたく 少沢	別名：小吉（しょうきつ） 要穴：小腸経の井金穴 穴性：清熱利咽、通乳、通経活絡、開竅
SI2	ぜんこく 前谷	別名：手太陽（てたいよう） 要穴：小腸経の滎(栄)水穴 穴性：清熱舒筋

※後の呉音は「ぐ」、漢音は「こう」。「ご」は慣用読み。

「ごけい」とも読む。

SI3	こうけい 後渓	要穴：小腸経の兪木穴、八脈交会穴 穴性：散風舒筋、通督脈、寧心安神、清熱利咽
SI4	わんこつ 腕骨	要穴：小腸の原穴 穴性：散風舒筋、去湿熱
SI5	ようこく 陽谷	要穴：小腸経の経火穴 穴性：舒筋、清熱
SI6	ようろう 養老	要穴：小腸経の郄穴 穴性：舒筋明目
SI7	しせい 支正	要穴：小腸経の絡穴 穴性：解表清熱、安神志
SI8	しょうかい 小海	要穴：小腸経の合土穴 穴性：去風、散熱、活絡、開竅、通経鎮痛

穴性解説

利咽…のど(咽喉)の調子を整えること。

開竅（かいきょう）…九竅(目・耳・鼻・口・尿道・肛門)の通りを良くして邪気を体外に出すこと。また、意識をはっきりさせること。

舒筋（じょきん）…筋肉を伸びやかにすること。

散風（さんふう）…風の邪気を体外へ追い出すこと。

解表（げひょう）…疏表ともいう。外感初期に体表の邪気を取り除くこと。

安神志（あんしんし）…精神不安や情動不安を安定させること。

去風（きょふう）…風邪を発散(除去)すること。

手の少陰心経

後面

SI9	けんてい 肩貞	穴性：疏経活絡、去風止痛
SI10	じゅゆ 臑兪	穴性：散風舒筋、通経止痛

| 1 LU
手の
太陰肺経 | 2 LI
手の
陽明大腸経 | 3 ST
足の
陽明胃経 | 4 SP
足の
太陰脾経 | 5 HT
手の
少陰心経 | 6 SI 1〜10
手の
太陽小腸経 | 7 BL
足の
太陽膀胱経 |

80

● 手の太陽小腸経は、手の少陰心経の脈気を受けて小指内側端(少沢)に起こり、手の内側(前谷・後渓)をめぐり、手根に上って(腕骨・陽谷)、前腕後内側(養老・支正)より尺骨神経溝(小海)、上腕後内側を上り、肩関節に出る(肩貞・臑兪)。

● **少沢**の沢は、沢のように気血が満ちている様を表わす。少は「小」を意味し、少沢が小腸経の経穴であること、ないしは小指にあることを示している。

● **前谷**は、手を握ったときに、中手指節関節(こぶし；MP関節)の前(遠位)にできる陥凹部の経穴の意。

● **後渓**は、中手指節関節の後方(近位)の陥凹部にある経穴のこと。前谷の「谷」より、後渓の「渓」の方がくぼみが浅い。

● **腕骨**は、手根骨部にある経穴で、腕骨(腕の骨)に近いことから名付けられたという。

● **陽谷**の陽は、陽側(手においては手背面)を意味し、陽谷は手関節背面の陥凹部にある経穴の意。

● **養老**は、尺骨茎状突起の根元にあり、聴力の衰えや視力減退、手の痺れ、目眩等の加齢による病気に効果のある経穴の意。

● **支正**の支と正は、それぞれ「分枝と本経」を表わす。支正から太陽小腸経の分枝が分かれて、少陰心経に連絡する。支正は小腸経の「絡穴」(→p.59)である。

● **小海**は、川の水が海に注いで合流するように、小腸経の気血が集まり合流する水合穴であることを示している。

● **肩貞**の由来は諸説がある。『易経』には「貞は事の幹なり」という言葉があり、そこから貞の意味を解して肩貞が「**上腕の根もと**」にあって、「腕運動の力のもと」とする説がある。また、貞を「正しい、定まる、当たる」と解釈し、肩貞が「上肢を外転しても、**動かずに正しい位置にある**」ことに由来する説もある。他に「経気が上行して**肩に当たる**」位置の経穴という説もある。

● **臑兪**の兪は経脈の気の出入りする経穴を表わす。臑は上腕を指す。また、筋が骨に付着していない「**柔らかい肉**」、肩の三角筋を表わすという説もある(→p.13「臂臑」)。

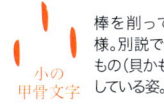

小の甲骨文字: 棒を削って細くする様。別説では、小さなもの(貝かも?)が散乱している姿。

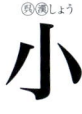

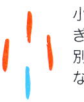

少の甲骨文字: 小(小さく削る)に丿(削ぎ取る)を足したもの。別説では、散乱した小さな貝を紐で綴った形。

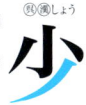

上のように、小と少の字は、古代の字形から見ても極めて密接な関係がある。

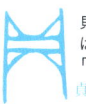

貞の甲骨文字: 貝にみえる部分は、実は貝ではなく青銅器の「鼎(かなえ)」。

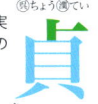

「貞」のこの字形は、「〜が貞う(卜く)、〜か?(占う内容)」という形式で、甲骨文字が刻まれた卜辞に必ずといってよいほど現われる。

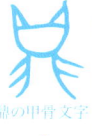

貞は、卜(うらなう)＋鼎(煮炊きや神事に用いられた青銅器のこと。→p.13)で、「正しく神意を聴きあてる」ことを指した(占いを行なう神官を殷代は「貞人」と呼んでいた)。そこから「聴く」の意味で用いられ、後に「正しい」の意味に転用された。偵察の偵は、「様子を伺うこと」、装幀の幀は、「布を正しく伸ばすこと」を表わす。

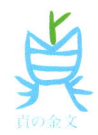

聴の甲骨文字

貞の金文

臑: 需は、雨と而の組み合わせたもの。而は「やわらかなひげ」を指す。

而の甲骨文字

臑の旁の需は、色々な解釈があるが、一説には、雨＋而(柔らかいひげ)で、雨水に濡れて柔らかくなる様を描いたものだという。ちなみに衣＋而の「襦」の字を用いた襦袢(じゅばん)は、柔らかい下着。

| 8 KI 足の少陰腎経 | 9 PC 手の厥陰心包経 | 10 TE 手の少陽三焦経 | 11 GB 足の少陽胆経 | 12 LR 足の厥陰肝経 | 13 GV 督脈 | 14 CV 任脈 | 付録 奇穴 | 症例別 | 索引 |

81

SI 手の太陽小腸経 ②肩部・頭部

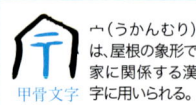

Small Intestine Meridian たいよう しょうちょうけい

宗

宀（うかんむり）は、屋根の象形で家に関係する漢字に用いられる。
宗は、宀の「屋根」＋示（祖先の霊を祭る祭壇、廟）で、それを祭る一族の長（宗主・そうしゅ）、諸氏の本家（宗家・そうけ）を、さらに、一族の**集団**（宗族・そうぞく）を表わすようになる。

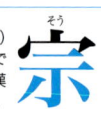

後に宗教関係の言葉に用いられるようになるが（宗教、宗派）、その場合、読みは「しゅう」である。ちなみに、神、礼、祈、祝、福など宗教関係に用いられる「しめすへん」礻も、この「示」に由来している。しめすへんでも、古い字形が今も活字に使われているものには祠（ほこら）、禊（みそぎ）がある。

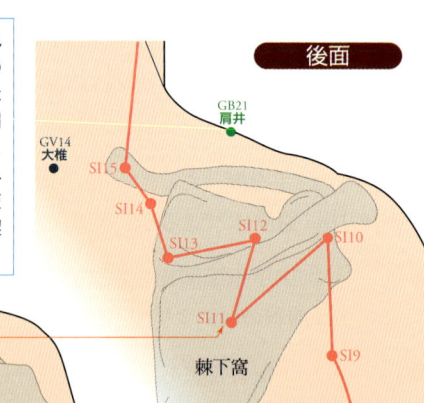

後面

SI11	てんそう **天宗**	穴性：舒筋散風、 疏筋利節
SI12	へいふう **秉風**	穴性：舒筋散風
SI13	きょくえん **曲垣**	穴性：舒筋散風
SI14	けんがいゆ **肩外兪**	穴性：舒筋散風
SI15	けんちゅうゆ **肩中兪**	穴性：散風舒筋、 宣肺止咳
SI16	てんそう **天窓**	別名：窓籠、䪼籠 穴性：散風清熱
SI17	てんよう **天容**	穴性：清咽聡耳
SI18	けんりょう **顴髎**	別名：兌骨 穴性：散風活絡
SI19	ちょうきゅう **聴宮**	穴性：通経活絡、 益聡開竅

※顴の呉音は「げん」、漢音は「けん」、「かん」は慣用読み。
「かんりょう」とも読む。

穴性解説

疏筋…筋肉を緩めること。
利節…関節の動きを滑らかにすること。
舒筋…筋肉を伸びやかにすること。
散風…風の邪気を体外へ追い出すこと。
清咽…喉を澄清にすること。
聡耳…耳が良く聞こえること。
益聡…耳が良く聞こえること。

● 肩関節後部の臑兪より肩甲骨をめぐり(**天宗・秉風・曲垣**)、肩上部(**肩外兪・肩中兪**)から、大鎖骨上窩(欠盆〔胃・ST12〕)に入り、下って心を絡う。咽喉をめぐり、横隔膜を貫いて胃に至り、小腸に属する。大鎖骨上窩で分かれた支脈は上行して側頸部(**天窓・天容**)をめぐり、頬に上り(**顴髎**)、外眼角に至り、そこから耳の前(**聴宮**)を経て耳の中に入る。頬の顴髎から分かれた支脈は、鼻を通って内眼角(睛明〔膀・BL1〕)に至り、足の太陽膀胱経につながる。

● **天宗**の宗は「集まる、衆」の意で「上部で気血の集まる所」とする説や、「中心」の意で、肩甲骨の「棘下窩の中央」を指すとする説がある(左ページ参照)。古代中国で「天宗」とは「日、月、星」を指し、「曲垣、秉風」等の経穴と共に、天宗が星のように配列しているという説もある。

● **秉風**の秉は「手に取る、掌握する」の意。秉風は、**風**邪や肩周囲の筋肉痛に有効な経穴の意。逆に、風邪にさらされやすい場所にある経穴とも説明される。

● **曲垣**は、肩甲棘を**曲**がっている**垣**根にたとえたもの。曲を**極**と解して、肩甲棘の一端にある経穴とする説もある。

● **肩外兪**は、肩の**外**側の経穴の意、ないしは**肩**甲骨の**外**の位置にある経穴。別説では肩中兪よりも外方にある経穴と説明される。

● **肩中兪**は、**肩**井と大椎の**中**間の意。または、**肩**の**中**心部にある経穴、または肩外兪よりも正**中**に近い肩の経穴の意。

● **天窓**は、窓を開けて風を通すように、耳や口などの頭(天)の諸孔の疾患に効果のある経穴の意。

● **天容**の**天**は、頭や肩、体幹上部を指すとされる。**容**は、「容貌、容体」を指し、「防身」の意味がある。天容は上半身を元気にするツボの意味である。また、**容**は「容貌、飾り」を意味し、「耳飾りがあたる」部位にある経穴ともいわれる。

● **顴髎**の**顴**は「頬骨」を、**髎**は骨の「くぼみ」を指す。顴髎は頬骨下縁の陥凹部にある経穴の意。

● **聴宮**の**宮**は、君主の宮廷を指し、要穴であることを意味する。また、**聴**の字は耳鳴、難聴等に効果のある経穴の意。

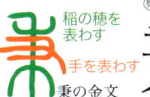

秉 (㊎ひょう ㊥へい)

稲の穂を表わす / 手を表わす / 秉の金文

秉は、禾(か・「稲」の意)+尹(手)で、稲の穂の真ん中を手に持つ様を表わしている。そこから、「しっかり手に持つ」の意になる。訓読みは「とる(秉る)」。

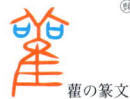

顴 (㊎げん ㊥けん ㊥かん)

雚の篆文

雚の解釈は色々あるが、一説には、鳥を表わす「萑」に口を二つ付けて「口をそろえて鳴く鳥」、「コウノトリ(鸛)」を指すという。さらに雚には「左右の対をなす」という意味も持ち、雚+頁(おおがい・顔を表わす)で左右が対をなす顴(ほおぼね、頬骨)の字が生まれた。ちなみに、観(旧字、觀)は、「左右が対をなす見晴らし台・眺望」という説や、「コウノトリを鳥占いで見ること」という説などがある。

コウノトリの近縁のサギ類は集団営巣をするが、コウノトリは大抵、単体のペアで営巣する。コウノトリはツルのように鳴かず、クチバシを叩く「クラッタリング」を行なう。ヨーロッパのシュバシコウは、クチバシが赤いが、アジアのコウノトリはクチバシが黒く、やや大きい。

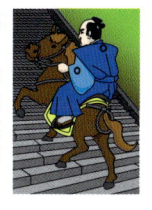

垣 (㊎おん ㊥えん)

垣の篆文

垣は、土+亘(ぐるりとめぐらす、わたる)で、周囲に垣根をめぐらすことを表わす。桓武天皇の桓(かん)は、「周囲にめぐらす並木」を、宣伝の宣は、広くいきわたらせることを意味する。

全くの余談だが、江戸時代初期に讃岐高松藩にいた馬術家、曲垣平九郎は、「まがき」と読むため、経穴の「きょくえん」とは関係がない。時は寛永11年(1634年)、三代将軍家光が愛宕山を見上げるとそこにはきれいに咲き誇る源平(赤と白)の梅。「誰か、馬にてあの梅を取って参れ」と所望するが、だれも名乗りを上げない。そこで登場、曲垣平九郎。急な男坂を、馬で一気に駆け上り、梅を手折って襟に刺す。下りは馬が怖れすくまぬようにと、扇子で目を交互に覆いつつ手綱さばきで駆け下る。見事、将軍家光に梅を献上した。

| 8 KI 足の少陰腎経 | 9 PC 手の厥陰心包経 | 10 TE 手の少陽三焦経 | 11 GB 足の少陽胆経 | 12 LR 足の厥陰肝経 | 13 GV 督脈 | 14 CV 任脈 | 付録 奇穴 | 症例別 | 索引 |

83

SI 手の太陽小腸経
Small Intestine Meridian　たいよう　しょうちょうけい

取り方① 少沢、前谷、後渓、腕骨他

SI1 少沢 しょうたく
部位：小指,末節骨尺側,爪甲角の近位内方**0.1寸**(指寸),爪甲尺側縁の垂線と爪甲基底部の水平線の交点.

この経穴に関連した解剖学的構造：
- 皮膚には腕神経叢の枝の尺骨神経から枝分かれする**背側指神経(C8)**
- 浅掌動脈弓から枝分かれする総掌側指動脈から枝分かれする**小指尺側動脈**
- 背側中手動脈の枝の**背側指動脈**
- 第5指の尺側の**爪角**

SI2 前谷 ぜんこく
部位：小指,第5中手指節関節尺側の遠位陥凹部,赤白肉際.

この経穴に関連した解剖学的構造：
- 皮膚には腕神経叢の枝の尺骨神経の**背側枝(C8)**
- 浅掌動脈弓から分枝する総掌側指動脈から枝分かれする**小指尺側動脈**
- 背側中手動脈の枝の**背側指動脈**
- 深部には第5指の**基節骨底**がある.

SI3 後渓 こうけい
部位：手背,第5中手指節関節尺側の近位陥凹部,赤白肉際.

この経穴に関連した解剖学的構造：
- 皮膚には腕神経叢の枝の尺骨神経の**背側枝(C8)**
- 尺骨神経深枝支配の**小指外転筋**, **短小指屈筋**
- 浅掌動脈弓から分枝する総掌側指動脈から枝分かれする**小指尺側動脈**
- 背側中手動脈の枝の**背側指動脈**
- 深部には第5指の**中手骨頭**がある.

少沢の取り方
小指爪根部近位縁に引いた線と、内側縁に引いた線との交点に取る。

前谷の取り方
軽くこぶしを握り、小指の中手指節関節掌側横紋の尺側端に取る。

後渓の取り方
軽くこぶしを握り、遠位手掌線の尺側端、赤白肉際に取る。

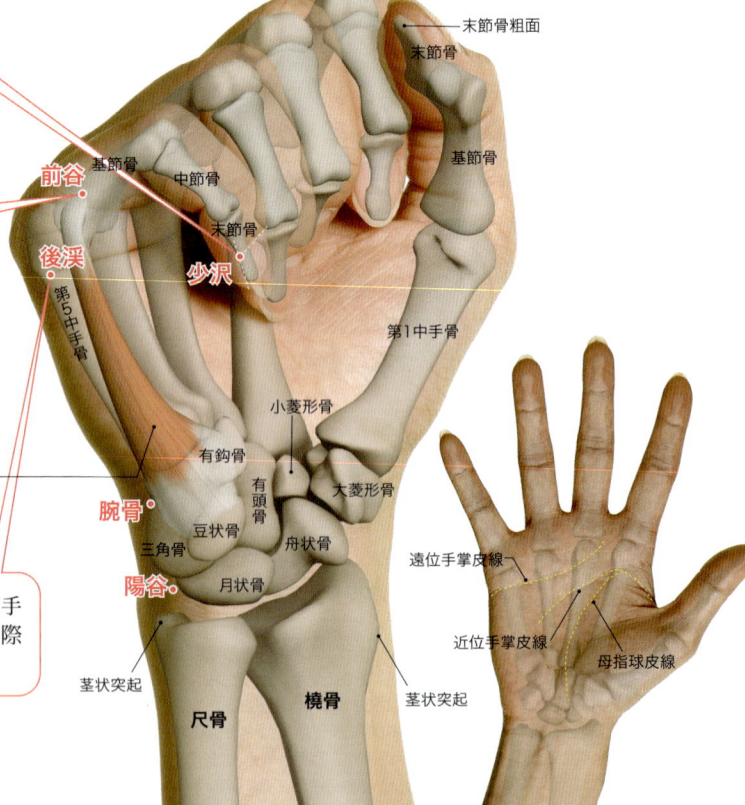

小指外転筋
起始：豆状骨
停止：第5基節骨底の尺骨縁及び背腱膜

ラベル：末節骨粗面、末節骨、基節骨、前谷、基節骨、中節骨、後渓、末節骨、少沢、第5中手骨、第1中手骨、小菱形骨、有鈎骨、有頭骨、大菱形骨、腕骨、豆状骨、舟状骨、三角骨、陽谷、月状骨、遠位手掌皮線、近位手掌皮線、母指球皮線、茎状突起、尺骨、橈骨、茎状突起

| | 序文 | 目次 | 経絡経穴概論 | 1 LU 手の太陰肺経 | 2 LI 手の陽明大腸経 | 3 ST 足の陽明胃経 | 4 SP 足の太陰脾経 | 5 HT 手の少陰心経 | 6 SI 1-5 手の太陽小腸経 | 7 BL 足の太陽膀胱経 |

● 三角骨は近位手根骨列を構成する手根骨の一つで、豆状骨の背側にあり、橈側に月状骨、遠位に有鈎骨と関節を形成している。三角骨の触診は、前腕回内位で尺側遠位から尺骨茎状突起に向かって指を当て手関節を橈・尺屈すると三角骨が動くのがわかる。

SI4 腕骨（わんこつ）

部位：手関節後内側、第5中手骨底部と三角骨の間の陥凹部、赤白肉際．

この経穴に関連した解剖学的構造：
- 皮膚には**尺骨神経背側枝(C8)**
- 尺骨神経深枝支配の**小指外転筋**
- 橈骨神経(C6〜C8)深枝支配の**尺側手根伸筋腱**
- **尺骨動脈背側手根枝**
- 深部には第5指の**中手骨底**がある。

SI5 陽谷（ようこく）

部位：手関節後内側、三角骨と尺骨茎状突起の間の陥凹部．

この経穴に関連した解剖学的構造：
- 皮膚には**尺骨神経背側枝(C8)**
- 橈骨神経(C6〜C8)深枝支配の**尺側手根伸筋腱**
- **尺骨動脈背側手根枝**
- 手背静脈網からの血液を集め上腕静脈に流入する**尺側皮静脈**
- 深部には**豆状骨**と**三角骨**がある。

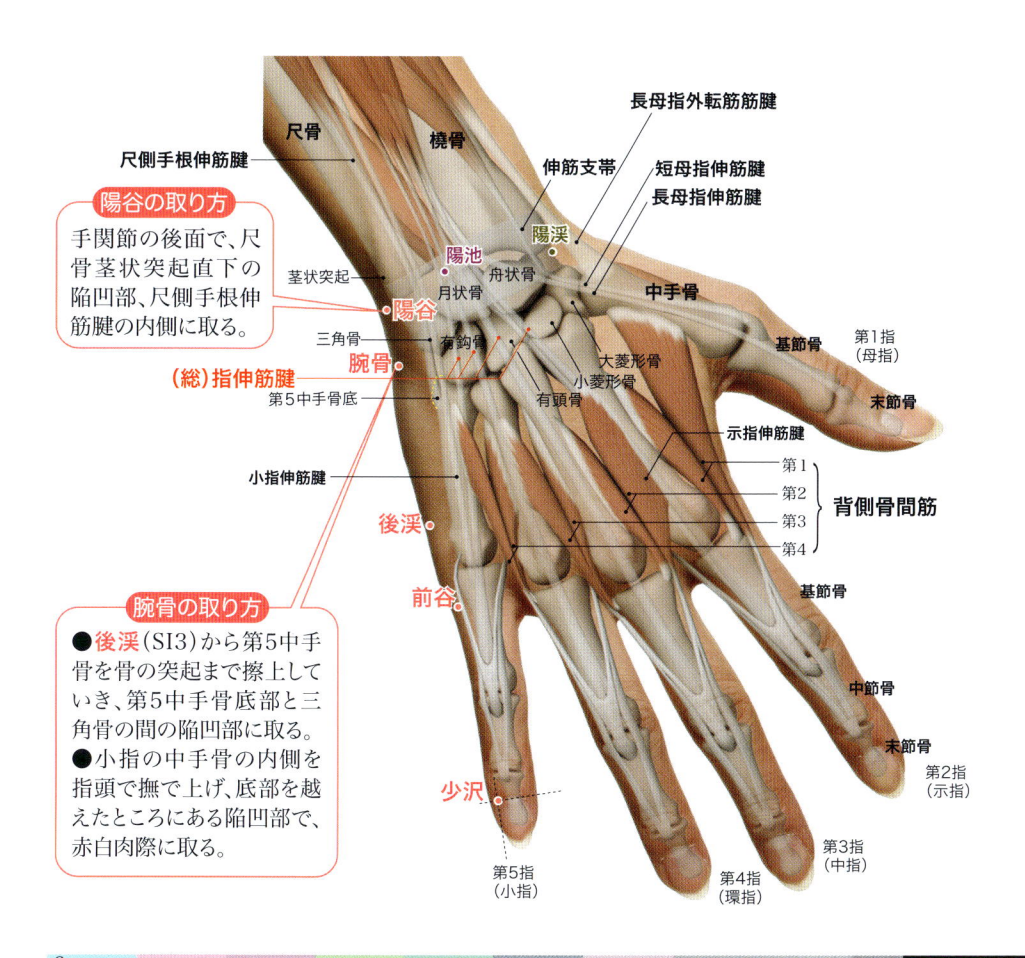

陽谷の取り方
手関節の後面で、尺骨茎状突起直下の陥凹部、尺側手根伸筋腱の内側に取る。

腕骨の取り方
- **後渓(SI3)**から第5中手骨を骨の突起まで擦上していき、第5中手骨底部と三角骨の間の陥凹部に取る。
- 小指の中手骨の内側を指頭で撫で上げ、底部を越えたところにある陥凹部で、赤白肉際に取る。

SI 手の太陽小腸経 たいようしょうちょうけい
Small Intestine Meridian
取り方② 肩貞、臑兪、天宗他

SI6 養老 ようろう
部位：前腕後内側,尺骨頭橈側の陥凹部,
　　　手関節背側横紋の上方**1寸**.

この経穴に関連した解剖学的構造：
- 皮膚には**尺骨神経背側枝**(C8)
- 橈骨神経(C6～C8)深枝支配の**尺側手根伸筋腱**
- **尺骨動脈背側手根枝**
- 深部には**尺骨頭**がある。

SI7 支正 しせい
部位：前腕後内側,尺骨内縁と尺側手根屈筋の間,
　　　手関節背側横紋の上方**5寸**.

この経穴に関連した解剖学的構造：
- 皮膚には腕神経叢の皮枝の**内側前腕皮神経**(C8)
- 尺骨神経(C8,T1)支配の**尺側手根屈筋**
- 橈骨神経(C6～C8)深枝支配の**尺側手根伸筋腱**
- 尺骨動脈の枝の総骨間動脈から枝分かれする**後骨間動脈の枝**

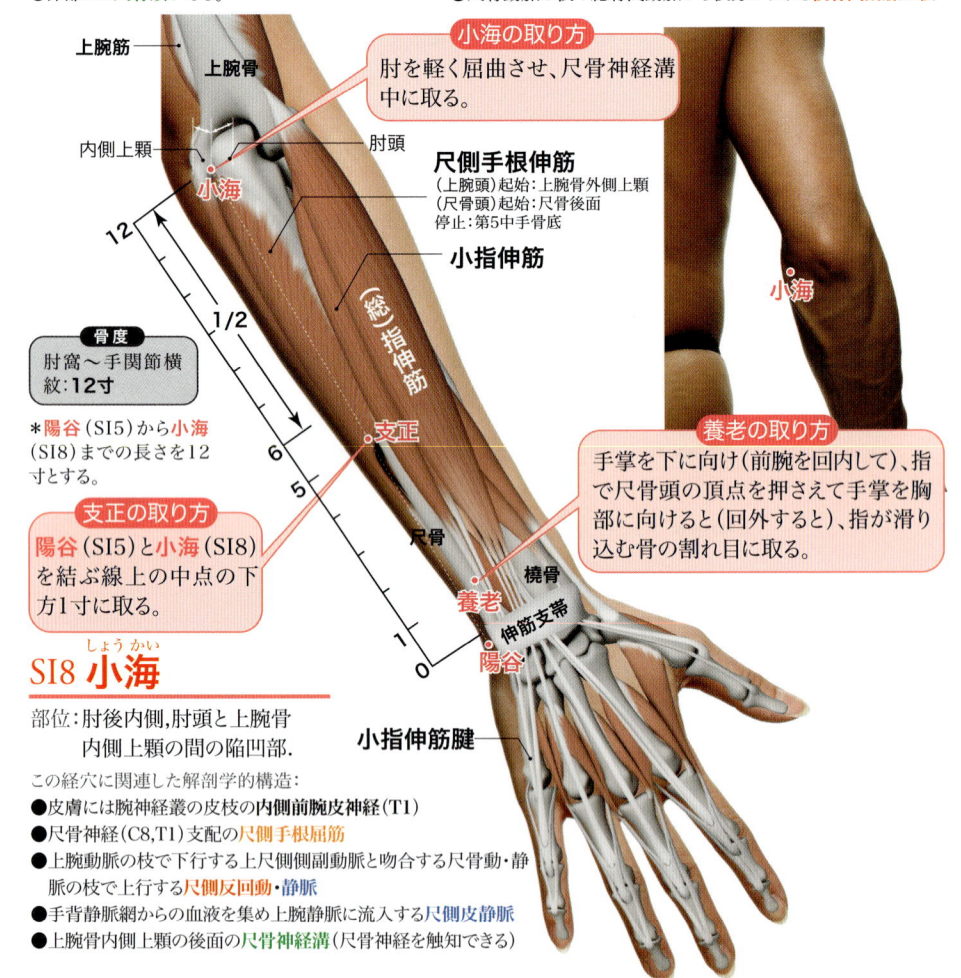

小海の取り方
肘を軽く屈曲させ、尺骨神経溝中に取る。

養老の取り方
手掌を下に向け(前腕を回内して)、指で尺骨頭の頂点を押さえて手掌を胸部に向けると(回外すると)、指が滑り込む骨の割れ目に取る。

支正の取り方
陽谷(SI5)と小海(SI8)を結ぶ線上の中点の下方1寸に取る。

骨度
肘窩～手関節横紋：12寸

*陽谷(SI5)から小海(SI8)までの長さを12寸とする。

SI8 小海 しょうかい
部位：肘後内側,肘頭と上腕骨内側上顆の間の陥凹部.

この経穴に関連した解剖学的構造：
- 皮膚には腕神経叢の皮枝の**内側前腕皮神経**(T1)
- 尺骨神経(C8,T1)支配の**尺側手根屈筋**
- 上腕動脈の枝で下行する上尺側側副動脈と吻合する尺骨動・静脈の枝で上行する**尺側反回動・静脈**
- 手背静脈網からの血液を集め上腕静脈に流入する**尺側皮静脈**
- 上腕骨内側上顆の後面の**尺骨神経溝**(尺骨神経を触知できる)

86

● 肩関節は関節唇をもつ球関節で、ヒトの関節の中で最も可動範囲が大きいという利点をもつ。しかし、その反面、関節窩が小さく安定性に欠け、脱臼を起こしやすい。そのために肩関節の安定性を補強する4つの筋（棘上筋、棘下筋、小円筋、肩甲下筋）が存在し、肩関節の回旋運動にも関わることからローテーターカフ（回旋筋腱板）と呼ばれている。スポーツ障害での腱板損傷や投球障害、老化によって変性を起こすと肩関節周囲炎となり、痛みとともに腕を挙げるのが困難になることもある。この筋上に小腸経の経穴が存在するので、治療にも用いられる。

SI9 肩貞（けんてい）

部位：肩周囲部，肩関節の後下方，**腋窩横紋**後端の上方**1寸**．

この経穴に関連した解剖学的構造：
- 皮膚には腋窩神経の皮枝の**上外側上腕皮神経**（C5〜C6）
- 腋窩神経（C5〜C6）の筋枝支配で肩関節の外旋や伸展に働く**三角筋後部**
- 橈骨神経（C7〜C8）支配で肘関節の伸展に働く**上腕三頭筋長頭**
- 腕神経叢の枝の肩甲下神経（C5〜C7）支配で肩関節のそれぞれ内旋と外旋に働く**大円筋**と**小円筋**
- 腋窩動・静脈の枝の**後上腕回旋動・静脈**

SI10 臑兪（じゅゆ）

部位：肩周囲部，腋窩横紋後端の上方，肩甲棘の下方陥凹部．

この経穴に関連した解剖学的構造：
- 皮膚には頸部から肩の皮膚に分布する**鎖骨上神経**（C4）
- 腋窩神経（C5〜C6）の筋枝支配で肩関節の外転に働く**三角筋**
- 肩甲切痕を通る肩甲上神経（C5〜C6）支配で肩関節の外旋に働く**棘下筋**
- 上肩甲横靭帯の上を走行し肩甲切痕を通らない鎖骨下動・静脈の枝の**肩甲上動脈・静脈**

臑兪の取り方
肩関節を内転し、腋窩横紋後端の上方で、肩甲棘の直下陥凹部に取る。

SI11 天宗（てんそう）

部位：肩甲部，肩甲棘の中点と肩甲骨下角を結んだ線上，肩甲棘から**1/3**にある陥凹部．

この経穴に関連した解剖学的構造：
- 皮膚には**胸神経後枝の内側皮枝**（T3〜T5）
- 肩甲切痕を通る肩甲上神経（C5〜C6）支配で肩関節の外旋に働く**棘下筋**
- 副神経と頸神経叢（C3〜C4）支配の**僧帽筋**
- 腋窩動脈の枝の肩甲下動・静脈の分枝の**肩甲回旋動・静脈**

天宗の取り方
肩甲部、肩甲棘の中点と肩甲骨下角を結んだ線を3等分し、肩甲棘から3分の1のところにある陥凹部に取る。

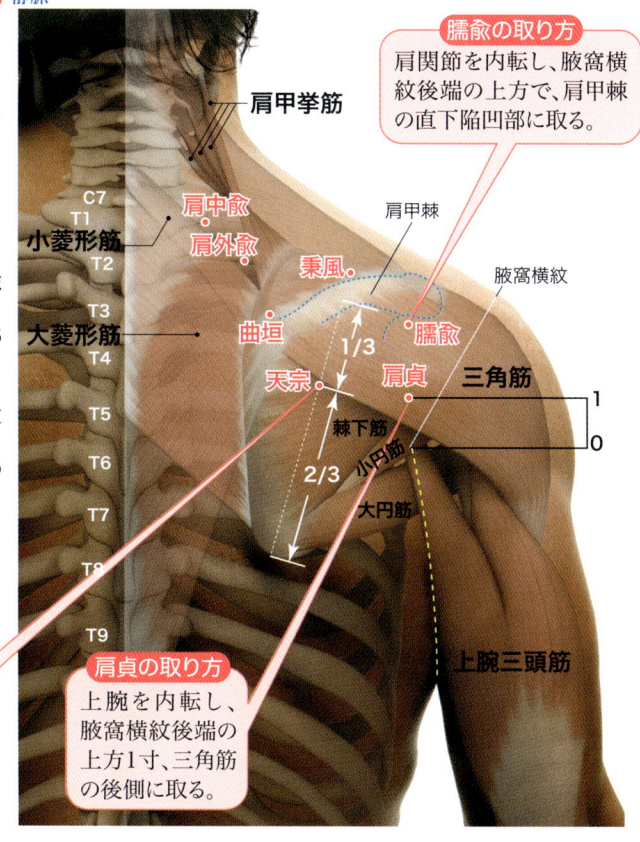

肩貞の取り方
上腕を内転し、腋窩横紋後端の上方1寸、三角筋の後側に取る。

| 8 KI 足の少陰腎経 | 9 PC 手の厥陰心包経 | 10 TE 手の少陽三焦経 | 11 GB 足の少陽胆経 | 12 LR 足の厥陰肝経 | 13 GV 督脈 | 14 CV 任脈 | 付録 奇穴 | 症例別 | 索引 |

SI 手の太陽小腸経 （たいよう しょうちょうけい）
Small Intestine Meridian　取り方③ 肩外兪、肩中兪

SI12 秉風 （へいふう）
部位：肩甲部,棘上窩,肩甲棘中点の上方.
この経穴に関連した解剖学的構造：
- 皮膚には**胸神経後枝の内側皮枝**(T3〜T5)
- 肩甲上神経(C5〜C6)支配で肩関節の外転に働く**棘上筋**
- 副神経と頸神経叢(C3〜C4)支配の**僧帽筋**
- 上肩甲横靭帯の上を走行し肩甲切痕を通らない鎖骨下動・静脈の枝の**肩甲上動脈・静脈**

SI13 曲垣 （きょくえん）
部位：肩甲部,肩甲棘内端の上方陥凹部.
この経穴に関連した解剖学的構造：
- 皮膚には**胸神経後枝の内側皮枝**(T1〜T3)
- 肩甲上神経(C5〜C6)支配で肩関節の外転に働く**棘上筋**
- 副神経と頸神経叢(C3〜C4)支配の**僧帽筋**
- 深部には**肩甲棘**がある.

肩中兪の取り方
- 肩甲棘内端縁の垂線と後正中線の間で、肩甲棘内端縁から3分の1の垂直線と第7頸椎棘突起下縁の水平線の交点に取る。
- 大椎（GV14・督）の外方2寸、肩外兪の内上方に取る。

秉風の取り方
肩甲棘中点の上方で、肩関節を外転して、陥凹するところに取る。

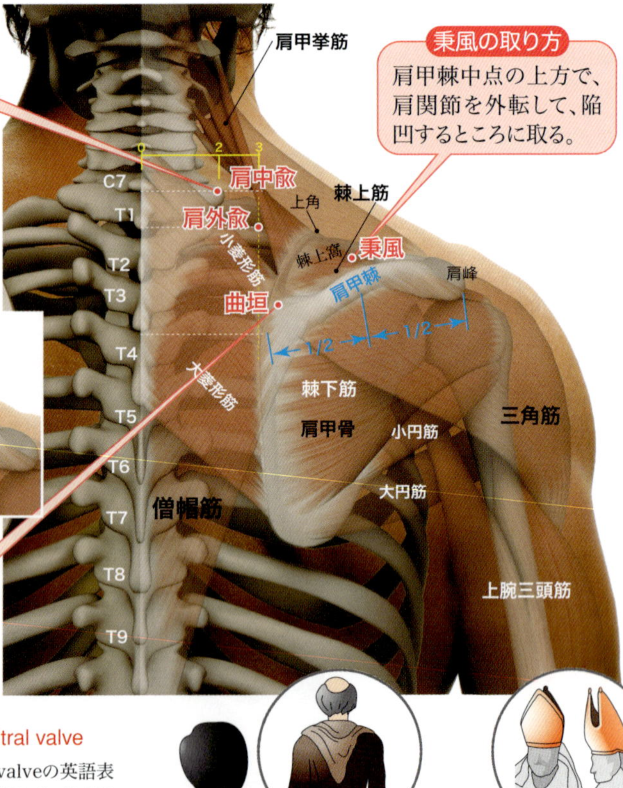

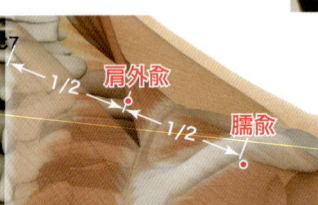

曲垣の取り方
臑兪（SI10）と第2胸椎棘突起を結ぶ線の中点に取る。

僧帽筋 trapezius と 僧帽弁 mitral valve
僧帽筋はtrapezius、僧帽弁はmitral valveの英語表記であるが、どちらも僧帽と日本語表記される。前者はフランシスコ会やドミニコ会の修道服のフードの形に似ていることに由来するが、後者は中世の司教の司教冠「mitra」が2枚の弁に「角」が付いたような形をしていることに由来する。したがって、左房室弁である僧帽弁は2尖弁ともいわれる。
→『臓単』p.19参照。

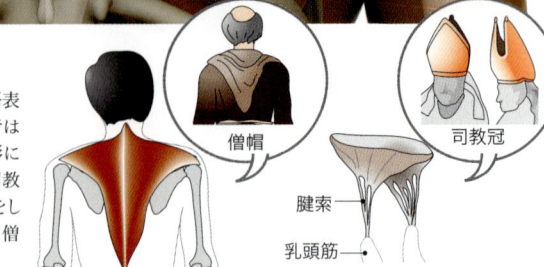

88

棘上筋は肩甲骨棘上窩から肩峰、烏口肩峰靱帯の下を通り大結節に付着する。肩関節の外転と上腕骨頭を関節窩へ引きつける作用がある。野球、バレーボール、水泳などの肩を繰り返し使用するスポーツでは、肩峰や烏口肩峰靱帯より下方にある棘上筋が挟み込まれることにより痛みや肩の挙上が困難になることがある。この病態を肩峰下インピンジメント症候群という。

SI14 肩外兪（けんがいゆ）

部位：上背部、第1胸椎棘突起下縁と同じ高さ、後正中線の外方**3寸**.

この経穴に関連した解剖学的構造：
- 皮膚には**胸神経後枝の内側皮枝**(T1～T2)
- 肩甲上神経(C5～C6)支配で肩関節の外転に働く**棘上筋**
- 副神経と頸神経叢(C3～C4)支配の**僧帽筋**
- 鎖骨下動脈の分枝の甲状頸動・静脈から枝分かれする**頸横動・静脈**
- 深部には**肩甲骨**がある。

SI15 肩中兪（けんちゅうゆ）

部位：上背部、第7頸椎棘突起下縁と同じ高さ、後正中線の外方**2寸**.

この経穴に関連した解剖学的構造：
- 皮膚には**胸神経後枝の内側皮枝**(C8, T12)
- 副神経と頸神経叢(C3～C4)支配の**僧帽筋**
- 腕神経叢の枝である肩甲背神経(C5)の支配で肩甲骨を上内方に引く**菱形筋**
- 鎖骨下動脈の分枝の甲状頸動・静脈から枝分かれする**頸横動・静脈**

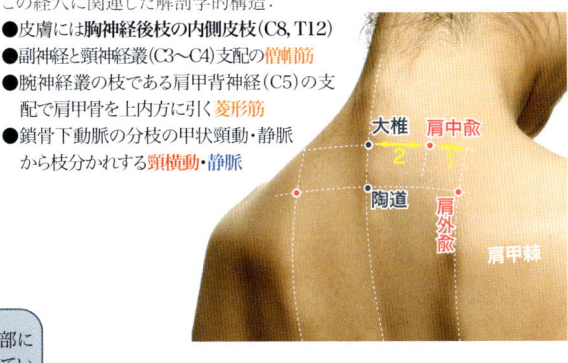

大椎の取り方
第7頸椎棘突起下方の陥凹部に取る。＊後頸部で最も突出しているのが第7頸椎棘突起にあたる。

肩外兪の取り方
- 肩甲棘内側縁の垂線と第1胸椎棘突起下縁の水平線の交点に取る。**大杼**(BL11・膀胱)、**陶道**(GV13・督)および第1胸椎棘突起下縁と同じ高さにある。
- 陶道を通る水平線と肩甲骨内側縁の延長線との交点に取る。＊陶道の外方3寸、肩甲骨上角の内方に取る。

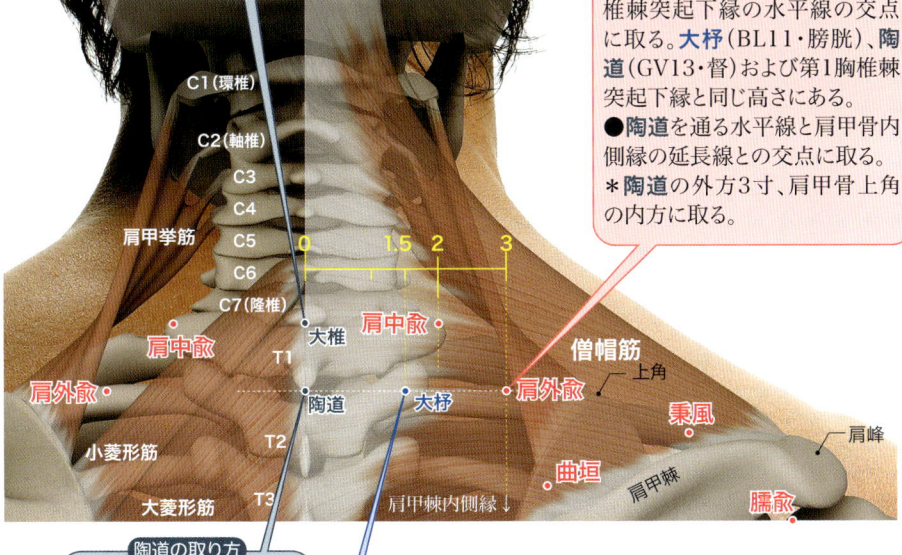

陶道の取り方
第7頸椎棘突起を基準に定め、第1胸椎棘突起下縁の陥凹部に取る。

大杼の取り方
陶道(GV13・督)の外方1.5寸に取る。

骨度
後正中線～肩甲棘内端縁：**3寸**

SI 手の太陽小腸経
Small Intestine Meridian　たいようしょうちょうけい

取り方④ 天窓、天容、顴髎、聴宮

SI16 天窓 てんそう

部位：前頸部、**胸鎖乳突筋**の後縁、**甲状軟骨**上縁と同じ高さ。

この経穴に関連した解剖学的構造：
- 皮膚には頸神経叢の皮枝である**大耳介神経**(C2〜C3)
- 顔面神経筋枝支配で顔面表情筋である**広頸筋**
- **副神経**(XII)と頸神経叢(C3〜C4)支配で頭部の回旋などに働く**胸鎖乳突筋**
- 鎖骨下静脈に流入する**外頸静脈**

SI17 天容 てんよう

部位：前頸部、下顎角の後方、**胸鎖乳突筋**の前方陥凹部。

この経穴に関連した解剖学的構造：
- 皮膚には頸神経叢の皮枝である**大耳介神経**(C2〜C3)
- 顔面神経筋枝支配の顔面表情筋の**広頸筋**
- **副神経**(XII)と頸神経叢(C3〜C4)支配で頭部の回旋などに働く**胸鎖乳突筋**
- 総頸動脈から枝分かれする**外頸動**・**静脈**の第3枝で触知できる**顔面動**・**静脈**

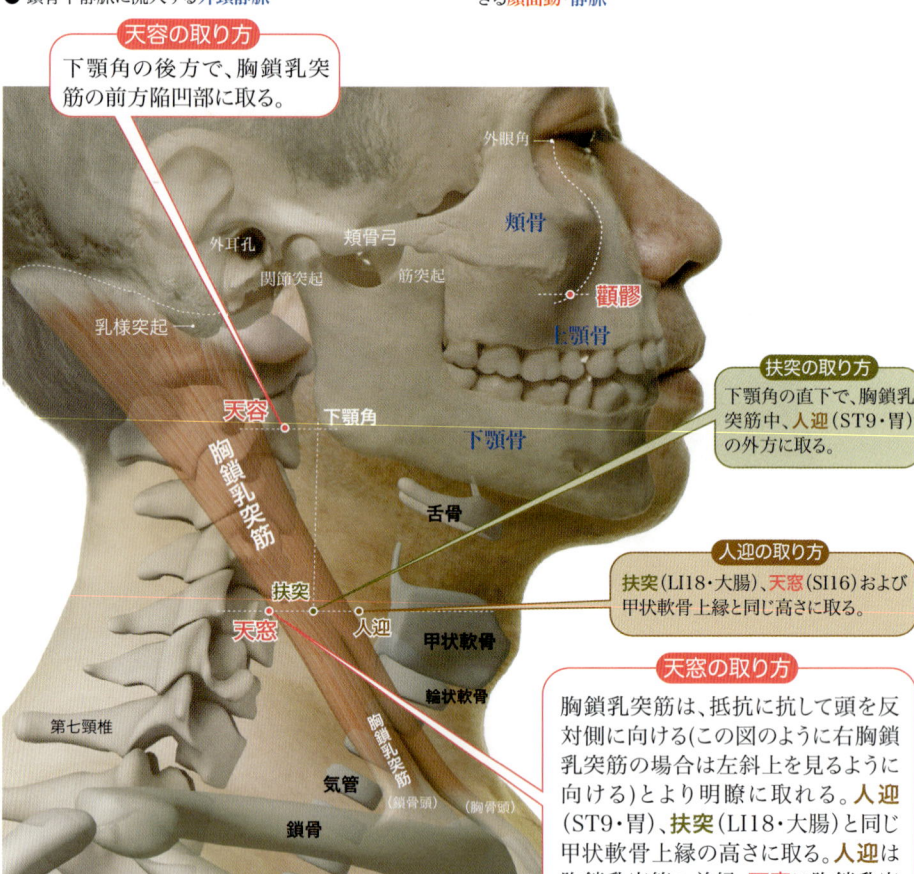

天容の取り方
下顎角の後方で、胸鎖乳突筋の前方陥凹部に取る。

扶突の取り方
下顎角の直下で、胸鎖乳突筋中、**人迎**(ST9・胃)の外方に取る。

人迎の取り方
扶突(LI18・大腸)、**天窓**(SI16)および甲状軟骨上縁と同じ高さに取る。

天窓の取り方
胸鎖乳突筋は、抵抗に抗して頭を反対側に向ける(この図のように右胸鎖乳突筋の場合は左斜上を見るように向ける)とより明瞭に取れる。**人迎**(ST9・胃)、**扶突**(LI18・大腸)と同じ甲状軟骨上縁の高さに取る。**人迎**は胸鎖乳突筋の前縁、**天窓**は胸鎖乳突筋の後縁、**扶突**は胸鎖乳突筋の前縁と後縁の中央に取る。

● **胸鎖乳突筋**は胸骨と鎖骨を起始とし、乳様突起に停止する筋で、両側同時に働くと頸部を後屈し、片側のみ働くと、顔面を反対側へ向ける。つまり、同側に側屈する作用がある。大きく息を吸うときに胸郭を持ち上げ、呼吸を補助する働きもある。

SI18 顴髎（けんりょう）

部位：顔面部、外眼角の直下、頬骨下方の陥凹部。

この経穴に関連した解剖学的構造：
- 皮膚には上顎神経の枝で眼窩下孔を通る感覚神経の**眼窩下神経**
- 顔面神経筋枝支配で表情筋の**大頬骨筋**
- 三叉神経第3枝の下顎神経運動根支配の咀嚼筋の一つである**咬筋**
- 総頸動脈から枝分かれする**外頸動脈**の第3枝で触知できる**顔面動・静脈**
- 顎動脈の枝の眼窩下孔を通る**眼窩下動・静脈**
- 外頸動脈の浅枝である**顔面横動・静脈**

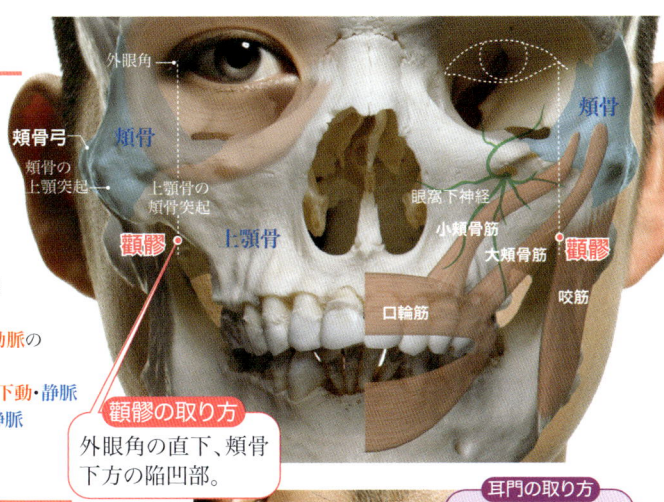

顴髎の取り方
外眼角の直下、頬骨下方の陥凹部。

SI19 聴宮（ちょうきゅう）

部位：顔面部、耳珠中央の前縁と下顎骨関節突起の間の陥凹部。

この経穴に関連した解剖学的構造：
- 皮膚には三叉神経の枝の下顎神経からの皮枝である**耳介側頭神経**
- 外頸動脈の2終枝の一つで外耳道上前方の陥凹に触知できる**浅側頭動・静脈**
- 深部には弾性軟骨である**外耳道軟骨**がある。

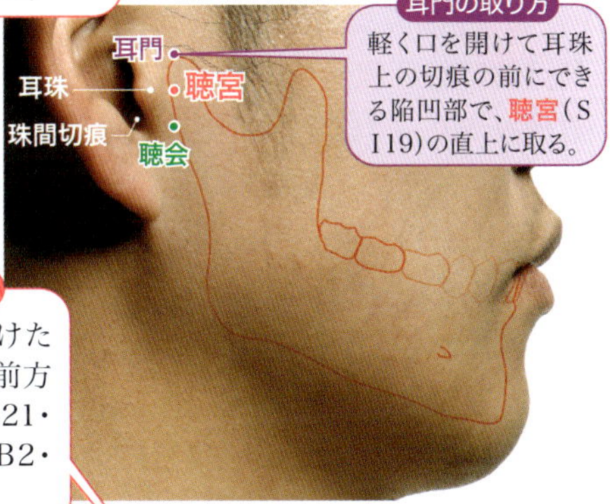

耳門の取り方
軽く口を開けて耳珠上の切痕の前にできる陥凹部で、**聴宮**（SI19）の直上に取る。

聴宮の取り方
口をわずかに開けたとき、耳珠中央の前方陥凹部、**耳門**（TE21・三焦）と**聴会**（GB2・胆）の間に取る。

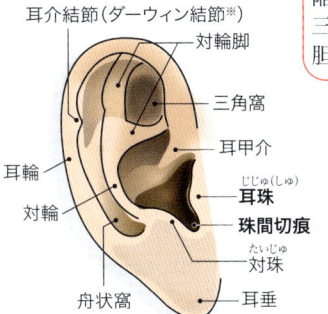

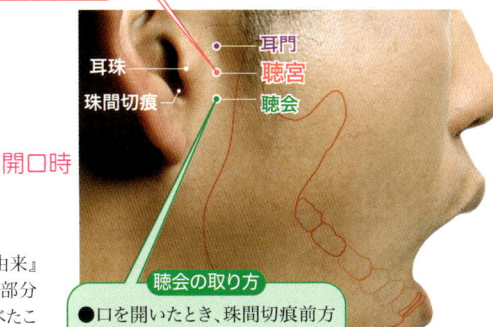

聴会の取り方
●口を開いたとき、珠間切痕前方の陥凹部に取る。
＊**聴宮**（SI19）の直下にあたる。

※ダーウィン結節という別名は、ダーウィンが『人間の由来』（1871）の中で、「人類祖先の耳の上端が尖っていた部分が、ヒトでは内側に痕跡として残った」という見解を述べたことに由来する（もっとも耳介結節については、これが最初の言及というわけではない）。人口の10%に見られるという。

臓と蔵について
ー東西医学の違いー

　現代医学の解剖学を学んだ人は、五臓の名前は、肝臓、心臓、脾臓、肺臓、腎臓というように、「ニクヅキ」のついた「臓」の字と認識している。しかし、東洋医学の原典の『素問』、『霊枢』には、「臓」の字は見あたらない。では、五臓は古典にはないのかというと、もちろんある。だが、古典では「ニクヅキ」が付かない「五蔵」となっている。

　『素問』、『霊枢』で「蔵」が使われる多くの場合は、臓器そのものを指すよりは、五臓が何かを蔵している、あるいは、五臓が中になにかを収めているという意味合いが強い。では何を蔵しているのであろうか。

　『素問』調経論篇第六十二には、「心藏神．肺藏氣．肝藏血．脾藏肉．腎藏志．而此成形」とあり、それぞれ「神、氣、血、肉、志」を蔵している。また、『霊枢』本神篇第八には、「肝藏血」、「脾藏營」、「心藏脈」、「肺藏氣」、「腎藏精」となっており、「血、營、脈、氣、精」が蔵されている。また、平人氣象論篇第十八には、「肝藏筋膜之氣也．心藏血脈之氣也．脾藏肌肉之氣也．(肺)行榮衞陰陽也．腎藏骨髓之氣也．」というように、肺を除いて「筋膜の氣、血脈の氣、肌肉の氣、骨髓の氣」を蔵すとされている。

　さらに、蔵するもので最もよく知られているものが、『素問』宣明五氣篇第二十三と『霊枢』九鍼論第七八にある「肝蔵魂（かんは、こんをぞうす）、心蔵神（しんは、しんをぞうす）、脾蔵意（ひは、いをぞうす）、肺蔵魄（はいは、はくをぞうす）、腎蔵精（志）（じんは、せい（し）をぞうす）」であろう。つまり、五蔵は、ここでは精神作用を意味する五神（魂、神、意、魄、精（志））を蔵しているとされる。このように、五臓の各器官は、生命現象を営むための心身に必要なものをそれぞれ蔵している。

　ところで、漢字をじっくり眺めて頂きたい。例えば、上記の「肝蔵魂」であるが、最後の「魂」の字を取り除くと、「肝蔵」になる。これにニクヅキを付ければ「肝臓」である。江戸期（1771年）に腑分け（江戸時代の解剖）や、また、オランダ語の解剖学書の日本語訳が行われ、実在の臓器の名前を付ける際に、東洋医学の用語（漢字表記）を拝借し、蔵にニクヅキを付けて、西洋医学の臓を指す言葉としたと言われる。しかし、このことで、「重要な要素を蔵する」という本来の五蔵の意味は失われ、臓器のみを意味する五臓になった。西洋医学中心の現代に東洋医学を学ぼうとすると、最初にとまどうのはこのようなことからだろう。漢字文化圏で東洋医学を学ぶ難しさの一側面である。

　臓の字の付いたものは臓器を指すが、東洋医学で意味する蔵は臓器の機能のみでなく、精神や感情の座などの働きがあることも意味し、西洋医学の臓とはイコールではない。「心臓」と「心蔵」は、ニクヅキが付くか付かないかで大きな違いがあることになる。そして、これは、心身一如の考え方の「東洋医学」と、物質に根ざした物理科学の上に成り立つ「西洋医学」との違いをも表わしていると言える。

　たかがニクヅキ、されどニクヅキなのである。(形)

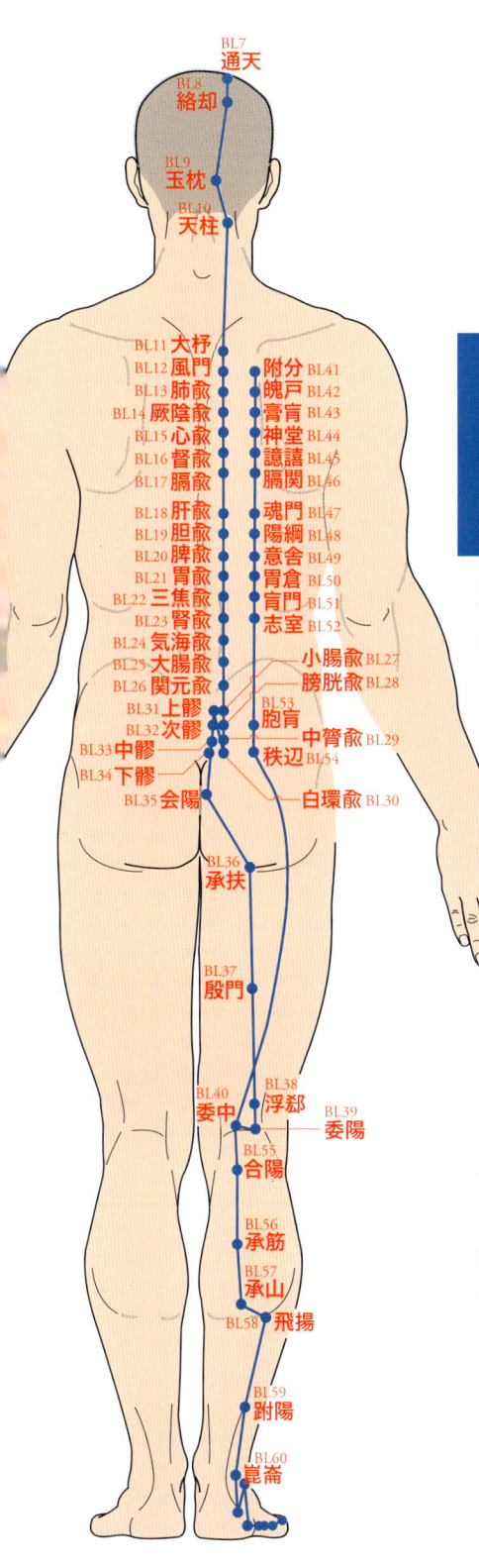

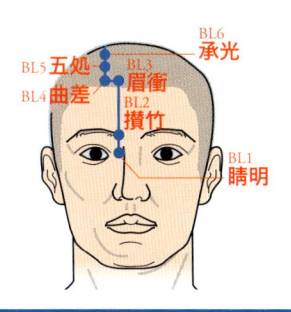

Chapter 7
足の太陽膀胱経
BL(Bladder Meridian)

膀胱は貯尿、排尿をつかさどる

膀胱は「州都の官」と呼ばれ、肺、脾、腎、三焦の働きにより全身をめぐった水液を溜め（貯尿）、腎気の作用で体外に排泄（排尿）する。本来、津液は胃と脾によって飲食物から生成され、全身に送られて栄養を供給するものである。しかし、余分の津液は、汗として排泄されたり、膀胱に送られて尿として体外に排泄されたりする。

病証

是動病：激しい頭痛、眼・後頸部・腰背部の痛み、股関節が曲げられず、下腿後面の張り・痛みを訴える。

所生病：痔、精神異常、頭痛、うなじの痛み、眼が黄ばみ涙が出る。鼻血、鼻づまり、膀胱経の経脈上（頭部・後頸部・体幹後面・下腿後面・小趾）の痛み、足の第5指（趾）の麻痺

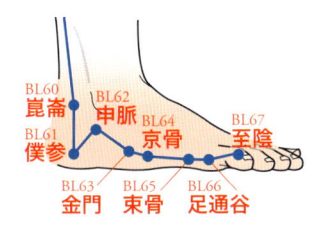

Bladder Meridian
BL 足の太陽膀胱経 ①頭部
（たいようぼうこうけい）

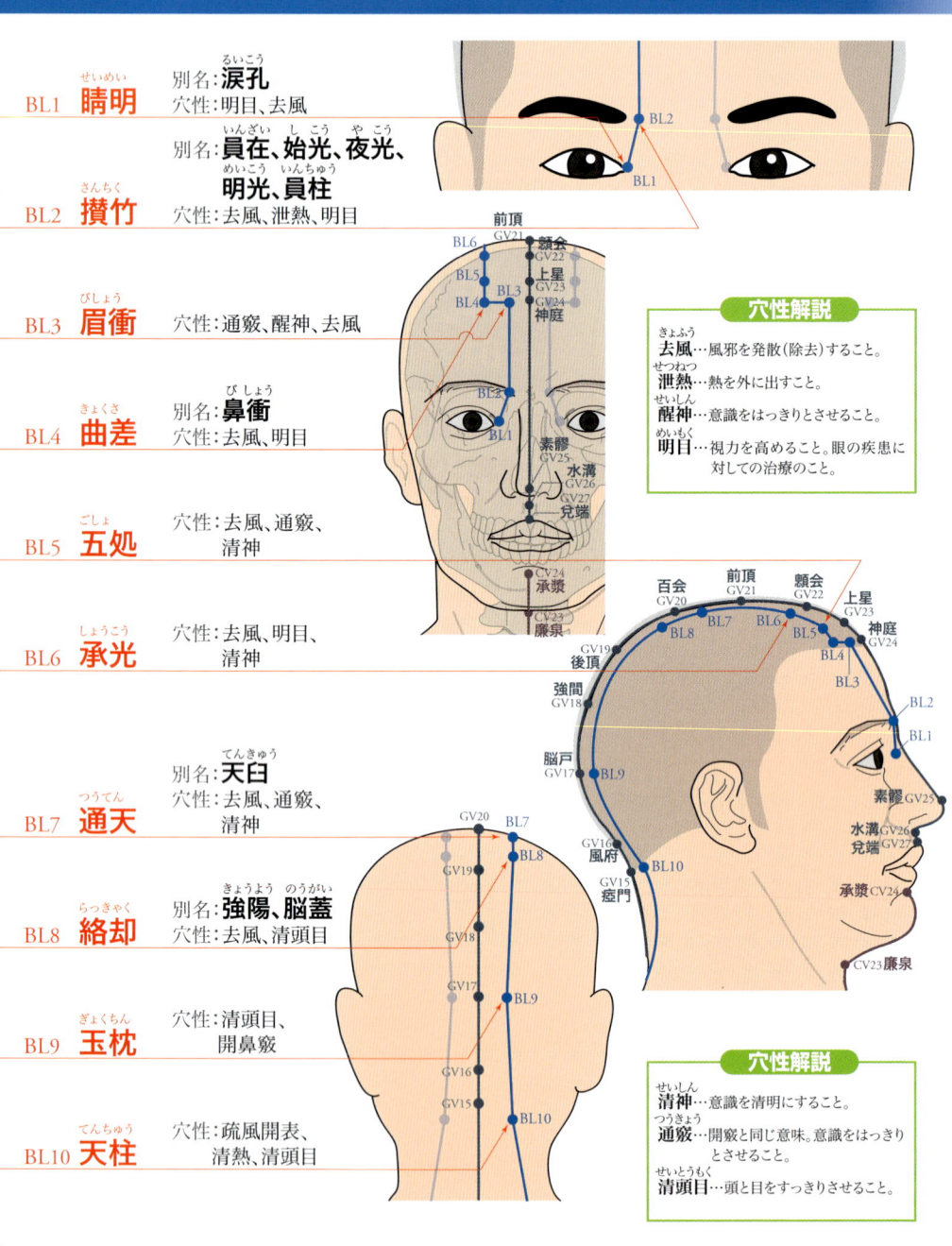

BL1	睛明（せいめい）	別名：涙孔（るいこう） 穴性：明目、去風
BL2	攅竹（さんちく）	別名：員在、始光、夜光、明光、員柱（いんざい、しこう、やこう、めいこう、いんちゅう） 穴性：去風、泄熱、明目
BL3	眉衝（びしょう）	穴性：通竅、醒神、去風
BL4	曲差（きょくさ）	別名：鼻衝（びしょう） 穴性：去風、明目
BL5	五処（ごしょ）	穴性：去風、通竅、清神
BL6	承光（しょうこう）	穴性：去風、明目、清神
BL7	通天（つうてん）	別名：天臼（てんきゅう） 穴性：去風、通竅、清神
BL8	絡却（らっきゃく）	別名：強陽、脳蓋（きょうよう、のうがい） 穴性：去風、清頭目
BL9	玉枕（ぎょくちん）	穴性：清頭目、開鼻竅
BL10	天柱（てんちゅう）	穴性：疏風開表、清熱、清頭目

穴性解説
- 去風（きょふう）…風邪を発散（除去）すること。
- 泄熱（せつねつ）…熱を外に出すこと。
- 醒神（せいしん）…意識をはっきりとさせること。
- 明目（めいもく）…視力を高めること。眼の疾患に対しての治療のこと。

穴性解説
- 清神（せいしん）…意識を清明にすること。
- 通竅（つうきょう）…開竅と同じ意味。意識をはっきりとさせること。
- 清頭目（せいとうもく）…頭と目をすっきりさせること。

94

足の太陽膀胱経は、手の太陽小腸経の脈気を受けて内眼角(**睛明**)に起こり、前頭部を上り(**攢竹・眉衝・曲差・五処・承光・通天**)、頭頂部(百会〔督・GV20〕)で左右が交わる。頭頂部(百会)で分かれる支脈は、耳の上に行き側頭部に広がる。本経は頭頂部より入って脳につらなり、かえり出て(**絡却**)、項(**玉枕・天柱**)を下行する。

- **睛明**の睛は瞳のこと。睛明は瞳を**明**るくする、つまり、眼病に効果のある経穴の意。

- **攢竹**の攢は「集まる」こと。**竹**は眉の形を竹の葉に例えたもの。攢竹は眉が集まり、群がり生えるところ、眉の内側を表わす。ちなみに「**攢蛾**」とは、「眉をひそめる」ことを意味する(蛾＝美人の眉)。

- **眉衝**の眉は「まゆ」。衝は「衝く」こと(衝突の「衝」)。膀胱経の気が、眉毛から上に向かって衝き上げた部分にある経穴という説明や、**眉**を動かすときに、この部分まで**衝**き動くことに由来するといった説もある(他にも諸説あり)。

- **曲差**は、まっすぐ上がってきた膀胱経の経路が、眉衝で外に曲がって曲差に到り、再び五処に上がるというように、**曲**がりくねっている部分の経穴という意味。

- **五処**は、膀胱経の5番目の「ところ」にある経穴(他説あり)。

- **承光**の承は「承る、受ける」こと。承光は、天の**光**をここで受けるため、または目の治療に効果があるため名付けられたという。

- **通天**は、「体の中で最も**高**い頭に**通**じる経穴」、または、「肺気(**天**の気)を司る鼻を通じさせる経穴」、すなわち「鼻詰まりや、嗅覚障害に効果のある経穴」という説もある。

- **絡却**の絡は「絡む、まとう」を、**却**は「ひく、還る」を意味す る。膀胱経が「通天より脳に入絡し、この絡却で本経に還ってくる」ためと言われている(別説あり)。

- **玉枕**は、枕に頭を載せるときに、後頭骨が当たるところ。**玉**は「尊いもの、丸いもの、固いもの」の意で、尊いものとして「脳」を示唆する説や、固い「外後頭隆起」を示すという説もある。さらに、**後頭骨は、古代中国で枕骨と呼ばれていた**という。

- **天柱**は、天(頭部)を支持する柱のような「頸、頸部」を指す。また、古代中国では頸椎を天柱骨と呼んだことに基づく。

睛 ＝ 日 ＋ 圭 ／ 円(井)

「睛」の旁の「青」は「青」の旧字。生＋円(井戸)で、「澄んだ井戸の水」を意味する。ちなみに、最後に大切な部分に加える仕上げを「画竜点睛(がりょうてんせい)」というが、この「点睛」の睛は瞳のことで、竜の絵に瞳を描き込むことを指す。

ワンポイント漢字講座

呉音のM→漢音のB

眉間 [呉音] みけん
眉目 [漢音] びもく

呉音でMの子音は、漢音でBになるケースが多い。例えば、

呉音	漢音
馬子(まご)、	馬車(ばしゃ)
美濃(みの)、	美術(びじゅつ)
無人(むじん)、	無事(ぶじ)
武者(むしゃ)、	武士(ぶし)

経穴・経絡の名称の漢字の読みは、漢音の場合が多い(→p.11)。

ちなみに、眉を「び」と発音する例として「焦眉(しょうび)の的」という表現があるが、これは、火が近づきすぎて眉を焦がすほど、事態が切迫していることを意味する。また、「眉目秀麗(びもくしゅうれい)」は、目鼻立ちが美しい様のことを指す。

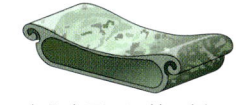

古代中国の玉枕の例

経穴の「玉枕」とは別の話だが、貴重な石の「玉」でできた枕は、古代中国の貴人の墓からしばしば発掘されており、「玉枕」と呼ばれている。

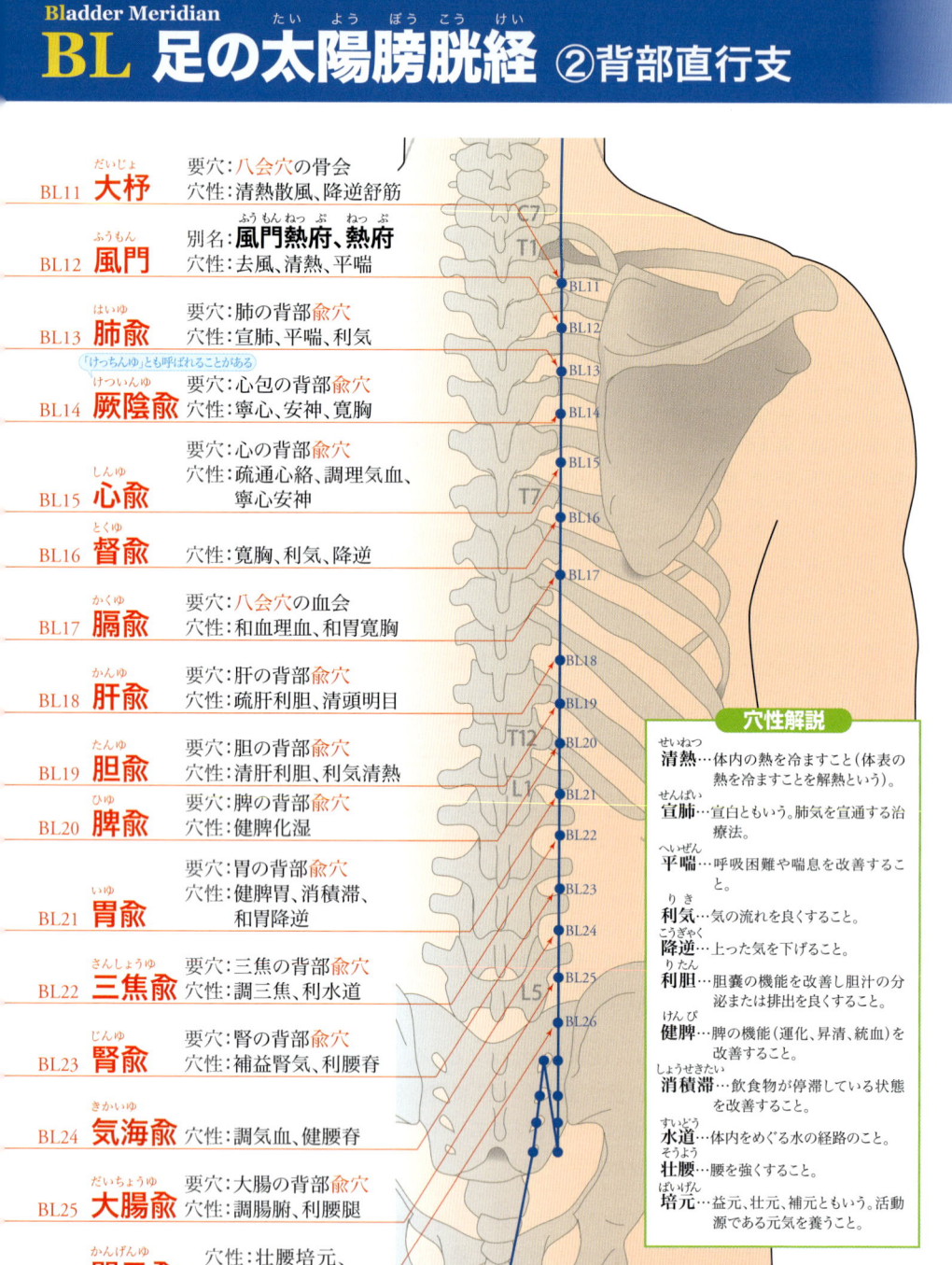

BL 足の太陽膀胱経 ②背部直行支

Bladder Meridian
（たいようぼうこうけい）

BL11	大杼（だいじょ）	要穴：八会穴の骨会 穴性：清熱散風、降逆舒筋
BL12	風門（ふうもん）	別名：風門熱府、熱府 穴性：去風、清熱、平喘
BL13	肺兪（はいゆ）	要穴：肺の背部兪穴 穴性：宣肺、平喘、利気
BL14	厥陰兪（けついんゆ） 「けっちんゆ」とも呼ばれることがある	要穴：心包の背部兪穴 穴性：寧心、安神、寛胸
BL15	心兪（しんゆ）	要穴：心の背部兪穴 穴性：疏通心絡、調理気血、寧心安神
BL16	督兪（とくゆ）	穴性：寛胸、利気、降逆
BL17	膈兪（かくゆ）	要穴：八会穴の血会 穴性：和血理血、和胃寛胸
BL18	肝兪（かんゆ）	要穴：肝の背部兪穴 穴性：疏肝利胆、清頭明目
BL19	胆兪（たんゆ）	要穴：胆の背部兪穴 穴性：清肝利胆、利気清熱
BL20	脾兪（ひゆ）	要穴：脾の背部兪穴 穴性：健脾化湿
BL21	胃兪（いゆ）	要穴：胃の背部兪穴 穴性：健脾胃、消積滞、和胃降逆
BL22	三焦兪（さんしょうゆ）	要穴：三焦の背部兪穴 穴性：調三焦、利水道
BL23	腎兪（じんゆ）	要穴：腎の背部兪穴 穴性：補益腎気、利腰脊
BL24	気海兪（きかいゆ）	穴性：調気血、健腰脊
BL25	大腸兪（だいちょうゆ）	要穴：大腸の背部兪穴 穴性：調腸腑、利腰腿
BL26	関元兪（かんげんゆ）	穴性：壮腰培元、通利小便

穴性解説

清熱（せいねつ）…体内の熱を冷ますこと（体表の熱を冷ますことを解熱という）。

宣肺（せんぱい）…宣白ともいう。肺気を宣通する治療法。

平喘（へいぜん）…呼吸困難や喘息を改善すること。

利気（りき）…気の流れを良くすること。

降逆（こうぎゃく）…上った気を下げること。

利胆（りたん）…胆嚢の機能を改善し胆汁の分泌または排出を良くすること。

健脾（けんぴ）…脾の機能（運化、昇清、統血）を改善すること。

消積滞（しょうせきたい）…飲食物が停滞している状態を改善すること。

水道（すいどう）…体内をめぐる水の経路のこと。

壮腰（そうよう）…腰を強くすること。

培元（ばいげん）…益元、壮元、補元ともいう。活動源である元気を養うこと。

- 項(うなじ)の天柱より肩甲骨の内側をめぐって脊柱の両側、後正中線外方1寸5分を背部(**大杼・風門・肺兪・厥陰兪・心兪・督兪・膈兪・肝兪・胆兪・脾兪・胃兪**)を経て、腰部(**三焦兪・腎兪・気海兪・大腸兪・関元兪**)へ下る。

● **大杼**にある**杼**(シャトル)は機織り機の縦糸(経糸)に横糸(緯糸)を通すため、左右に行き来する道具。この杼と椎骨の**横突起**が似ているため、椎骨が**杼骨**と呼ばれたという説や、杼が**椎骨の棘突起**に似ていて**杼骨**と呼ばれたという説がある。頸椎のうち最も棘突起が大きい**第七頸椎**(別名「**隆椎**」)が**大杼骨**と呼ばれている(→p.234「大椎」)。

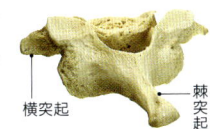

頸椎では、横突起も棘突起もやや短い。第7頸椎

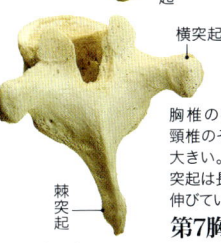

胸椎の横突起は頸椎のそれよりも大きい。胸椎の棘突起は長く下方に伸びている。第7胸椎

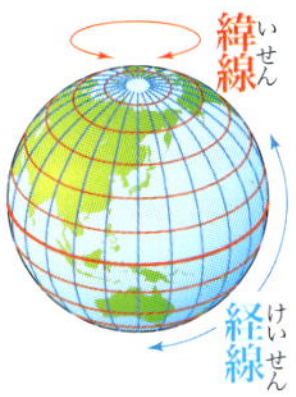

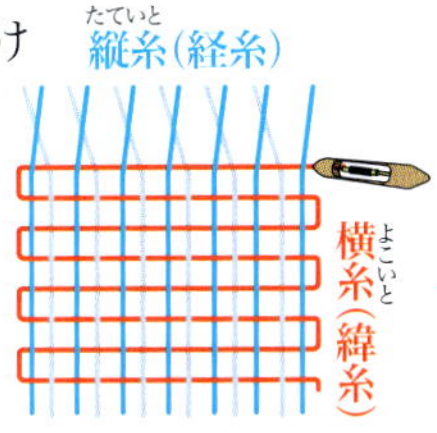

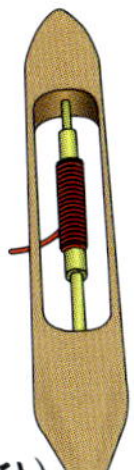

● **風門**は**風**邪が進入する門戸、**風**邪の主治穴とされている。

● **肺兪**は肺の背部兪穴、肺経の主治穴の意。

● **厥陰兪**は、**厥陰**心包経の背部兪穴。背部兪穴のうち、ここだけが「心包兪」ではなく、「**厥陰兪**」となっている。「**厥陰**」については、p.155を参照。

● **心兪**は、心の背部兪穴、心経の主治穴の意。

● **督兪**は、**督**脈に通じる経穴の意。

● **膈兪**の**膈**は、胸腔と腹腔を隔てる筋板である「**横隔膜**」を指している(→p.103)。膈兪は、横隔膜を境とする上焦と中焦の病気に効果のある経穴の意。

● **肝兪**は、肝の背部兪穴、肝経の主治穴の意。

● **胆兪**は、胆の背部兪穴、胆経の主治穴の意。

● **脾兪**は、脾の背部兪穴、脾経の主治穴の意。

● **胃兪**は、胃の背部兪穴、胃経の主治穴の意。

● **三焦兪**は、三焦の背部兪穴、三焦経の主治穴の意。

● **腎兪**は、腎の背部兪穴。腎経の主治穴の意。

● **気海兪**は、腹部の**気海**(p.256)と相対する経穴。

● **大腸兪**は、大腸の背部兪穴、大腸経の主治穴の意。

● **関元兪**は、腹部の**関元**(p.256)と相対する経穴。

経絡の絡という語は、人体を縦に通っている経脈を表わしている。

杼(ひ)

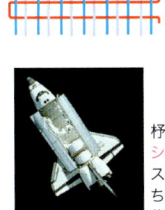

杼は英語でshuttleシャトルという。スペースシャトルは、ちょうど杼が左右を往復するように、宇宙と地球の間を行き来する。

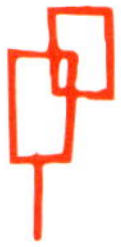

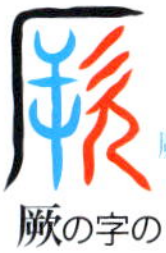

「予」は丸い輪をずらせて向こうへ押しやる様といわれる。

予の甲骨文字

予の「押しやる」、「伸ばす」という意味から、杼は、横糸を押しやる機織りの道具を指すようになる。ちなみに、野は「広く伸びた原、畑」を意味する。

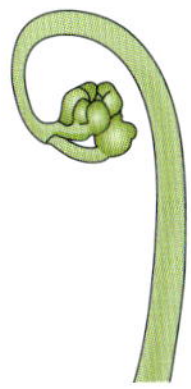

厥の篆文

厥の字の欮は、体をコの字に「曲げて」、吐いて倒れる様を表わすという説がある。ちなみに、蕨(ワラビ)は、芽が丸く曲がっている。

| 8 KI 足の少陰腎経 | 9 PC 手の厥陰心包経 | 10 TE 手の少陽三焦経 | 11 GB 足の少陽胆経 | 12 LR 足の厥陰肝経 | 13 GV 督脈 | 14 CV 任脈 | 付 録 奇穴 | 症例別 | 索引 |

BL 足の太陽膀胱経 ③臀部
Bladder Meridian
（たいようぼうこうけい）

BL27 小腸兪（しょうちょうゆ）
要穴：小腸の背部兪穴
穴性：調腸腑、清熱利湿

BL28 膀胱兪（ぼうこうゆ）
要穴：膀胱の背部兪穴
穴性：強腰脊、調膀胱

BL29 中膂兪（ちゅうりょゆ）
穴性：健腰、止瀉

BL30 白環兪（はっかんゆ）
別名：玉環兪、玉房兪（ぎょくかんゆ、ぎょくぼうゆ）
穴性：健腰腿、利湿熱

穴性解説
- 清熱…体内の熱を冷ますこと（体表の熱を冷ますことを解熱という）。
- 強腰脊…脊椎・腰椎やその周囲が強（こわ）ばること。
- 止瀉…下痢を止めること。
- 補下焦…下焦（腎・膀胱・小腸・大腸）の機能を改善すること。
- 強腰膝…腰や膝周囲が強ばること。
- 下焦…下腹の部分で腎・膀胱・小腸・大腸を含む。
- 消痔…痔を治すこと。

BL31 上髎（じょうりょう）
穴性：強腰膝、補下焦、通経絡

BL32 次髎（じりょう）
穴性：強腰膝、補下焦、通経絡

BL33 中髎（ちゅうりょう）
穴性：強腰膝、補下焦、通経絡

BL34 下髎（げりょう）
穴性：強腰膝、補下焦、通経絡

BL35 会陽（えよう）
別名：利機（りき）
穴性：調理下焦

BL36 承扶（しょうふ）
別名：肉郄、陰関、皮部、扶承（にくげき、いんかん、ひぶ、ふしょう）
穴性：利腰腿、消痔、止瀉

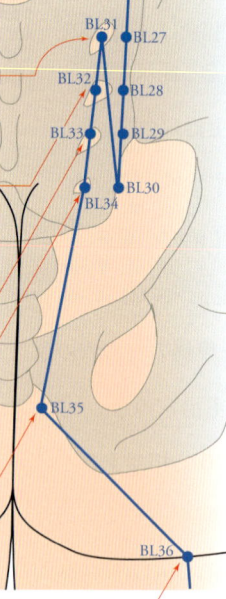

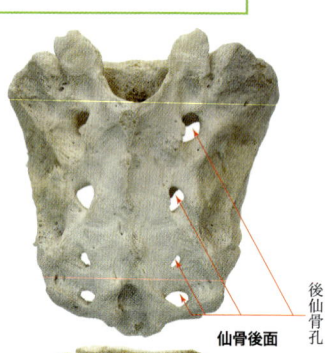

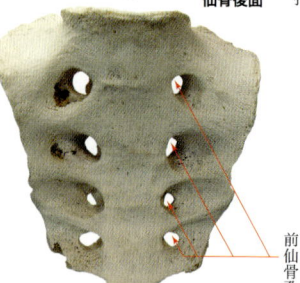

仙骨後面
後仙骨孔
仙骨前面
前仙骨孔

| 序文 | 目次 | 経絡経穴概論 | 1 LU 手の太陰肺経 | 2 LI 手の陽明大腸経 | 3 ST 足の陽明胃経 | 4 SP 足の太陰脾経 | 5 HT 手の少陰心経 | 6 SI 手の太陽小腸経 | 7 BL 27-36 足の太陽膀胱経 |

98

- 腰部の関元兪から仙骨部(小腸兪・膀胱兪・中膂兪・白環兪)へさらに下行し、白環兪から上行し、腰部で脊柱起立筋を通り、ここから内に入り、腎を絡い、膀胱に属する。本経は、腰から下って、仙骨の背面の中央を挟んで八髎(上髎・次髎・中髎・下髎)をめぐり、殿部(会陽・承扶)に至る。

- **小腸兪**は、小腸の背部兪穴、小腸経の主治穴の意。
- **膀胱兪**は、膀胱の背部兪穴、膀胱経の主治穴の意。
- **中膂兪**の膂は、**背骨の両側の筋肉群**を指す。とはいえ、中膂兪は、背骨よりも下方にあるが、脊柱の周囲の筋である**脊柱起立筋**(特にそのうちの**腰腸肋筋**や**胸最長筋**)は仙骨にも起始がある。
- **白環兪**の白は、五行論では「金」に相当し、肺と関連する。**環**は、「輪」の形の「肛門」を指し、その主治穴の意といわれる。また、白環兪には玉環兪や玉房兪という別名もあるが、この「房」が精嚢ないしは、子宮を指し、精を蓄え、気血を調整する場所の意ともいわれる。
- **上髎**、**次髎**、**中髎**、**下髎**の髎は、**後仙骨孔**を指す。左右合わせて八つの後仙骨孔があるため、古代中国で仙骨のことを「八髎」とも呼んだ。八髎穴は、腰痛、大小便の問題、婦人科諸病等に効果があるとされる。
- **会陽**とは、足の太陽膀胱経と督脈の陽経が**会**う場所。陽側(つまり背側)が「会陽」で、これに対して、陰側(つまり、腹側)にあるのが「会陰」である(→p.256)。
- **承**は「承る、受ける」を、**扶**は「助ける、支える」を意味する。**承扶**は体重を受け止めて支えることを意味する。

旅は、旗の下に人が二人並んだ象形。

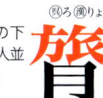

膂は、旅+月。旅は、旗の下に隊列を組んだ人々を表わした。例えば、周の時代には、500人の兵士でなる軍隊を「一旅」と呼んだ(今日の「旅団」という表現に通じる)。そこから、行列のように並んでいる背骨、椎骨を指すようになる。筋力のことを「膂力(りょりょく)」というが、力を入れるときの脊柱起立筋の働きを示唆しているといえる。

翏は、羽+㐱(まじる)で鳥が高く飛ぶ様。

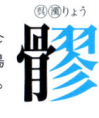

髎は、骨+翏。翏は、鳥が互いに羽を付きつ、離れつして高く飛ぶ様を表わす。そこから、翏は「離れること」と「もつれる」ことを意味する。そして、髎は骨同士が離れている隙間、骨のくぼみを意味するようになる。ちなみに、寂寥(せきりょう)の寥も、離れていて「寂しい」という意味がある。

兪穴と治癒・兪の字の由来

三角形の部分が、刃物やシャベルの意味を持つ(別説あり)。

兪という字は、膀胱経の背部の経穴名に数多く見られる。この「兪」は、くりぬくためのノミと舟の会意文字で、丸太をくりぬいて造った「**中空の木舟**」を表わした。そして兪から発展して、「**何かを取り除くこと、抜いてほかの所に移すこと**」と関連する文字が作られた。治癒の「癒」は、病気が取り除かれた状態を、愉快の「愉」は、心のつかえが取り除かれた状態を指す。輸送の「輸」は、車でものを抜き出して移すことを表わす。白川静氏の辞典では、「兪」は「取っ手の付いた手術刀(余)で患部の膿血を刺して盤(月は「舟」の意で、盤の舟のような形を示す)中に移し取ること」を表わすという。

にくづき 線が両側に付く	ふなづき 二つの点	つきへん 右側が開く
月 肉→月→月 金文 篆文	月 舟→月→月 金文 篆文	月 金文
育(肉が付いて育つこと) 脅(力づくで脇の肉で押さえつける) 胸、腹、筋、胃肩、肖、肯、多体に関係する漢字	服(舟のへりに付ける添え板) 朕(舟を持ち上げる浮力) 癒、前、藤、朋舟に関係する漢字だが、一見判別困難。	朗(月が澄んで清らかな様) 望(背伸びして月を待ち望む) 明、朗、朧、外朦、朔天体や暦に関係する漢字

※他にも、一見月に見えても、甲骨の宵は**月**であり、青の下の月は、円で別の由来(→p.95「睛」)。

Bladder Meridian
BL 足の太陽膀胱経 ④脚部

BL37	殷門 (いんもん)	穴性：利腰腿
BL38	浮郄 (ふげき)	穴性：舒筋、清熱
BL39	委陽 (いよう)	要穴：三焦の下合穴 穴性：舒筋、利三焦、通水道
BL40	委中 (いちゅう)	要穴：膀胱経の合土穴、四総穴、膀胱の下合穴 穴性：涼血泄熱、舒筋通絡、去風湿、利腰膝

附分の「附」という漢字は、現在では略字として「付」が用いられることが多い。しかし、「附」の本来の意味は「つく」「つける」（附属、附表）で、「付」の元々の意味は「さずける」（交付、給付）。分支が「付く」ところの経穴なので、「附」の字が用いられている。

BL41	附分 (ふぶん)	穴性：疏風散寒、舒筋活絡
BL42	魄戸 (はっこ)	穴性：散風理肺、平喘止咳
BL43	膏肓 (こうこう)	別名：膏肓兪 (こうこうゆ) 穴性：通宣利肺、益気養陰、補虚損
BL44	神堂 (しんどう)	穴性：寛胸、寧心

穴性解説

舒筋 (じょきん)…筋肉の動きを伸びやかにすること。
水道 (すいどう)…体内をめぐる水の経路のこと。
泄熱 (せつねつ)…熱を外に出すこと。
涼血 (りょうけつ)…熱邪を除去し、鼻血、吐血や下血しやすい状態を改善すること。

疏風 (そふう)…風の邪気を分散させること。
活絡 (かつらく)…経絡の流れを良くすること。
散風 (さんぷう)…風の邪気を体外へ追い出すこと。
益気 (えっき)…補気ともいう。気を補うことで、気虚の治療に用いられる。

養陰 (よういん)…冷やして潤す力を補充すること。
補虚損 (ほきょそん)…ストレスや過労による正気の不足や損傷を補うこと。
寧心 (ねいしん)…精神が不安定な状態を安定させること。

> さらに本経は、殿部から大腿部後面を下って**(殷門・浮郄)**膝窩**(委陽・委中)**に入る(支脈の膀胱経第2行線はこの委中に合流する)。後頸部で分かれたもう一本の支脈(膀胱経第2行線)は、天柱より本経と左右に分かれ、脊柱の両側、後正中線外方3寸の背部**(附分・魄戸・膏肓・神堂)**を下る。

- **殷門**の殷は、「盛ん、多い、大きい」、また「痛む」の意。門は、「出入り口」のこと。殷門は「痛み」が現われたり、それを治療する経穴(主に坐骨神経痛)の意。さらに、殷には「赤い、中央」の意味もあるため、殷門は赤い大腿の筋をイメージし、承扶と委中の「中央」にあるので名づけられたとする説もある。

- **浮郄**の浮は「浮かぶ」の意から、「上部、高い」ところにあるものを指す。郄は、「すき間、割れ目」を意味する。浮郄は、膝窩の大きな間隙の上部にある穴の意。

- **委陽**の陽は陽側(脚では外側)を、委は、女性が腰を屈曲し、「禾」、すなわち「穂」を拾う様子を表わし、「曲げる、ゆだねる、任せる」ことを意味する。委陽は、脚を曲げるところの「膝窩」(膝関節の後ろのくぼみ)の経穴「委中」の外方にある経穴の意。

- **委中**は、「曲げるところ」(膝窩)の中央にある経穴の意。

- **附分**は、膀胱経の直行支と分支の2つの分支が別れて、附くところの意。

- **魄戸**の魄は、五神の一つ。五神のうち、肝は魂を蔵し、肺は魄を蔵すとされた。魄戸は、肺気の出入りする門戸、肺疾患を治療するのに効果のある経穴の意。

- **膏肓**の膏は、「白い脂」のことで心臓下の脂肪を、肓は「亡」+月で、横隔膜の上の隠れた部分を指す。膏肓は、心臓と横隔膜の間の最も深いところを意味する。「肓」と「盲(盲目の盲)」を取り違えて、「こうもう」と読み間違えないように。成語の「病、膏肓に入る」も時折、「やまいこうもうにいる」と誤読されている(これは「不治の証」あるいは難治の証の意)。

- **神堂**は、神の宿る場所、「心」のある場所である「心臓」を表わしている。心兪の外方1.5寸にある。

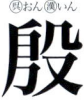

殷は、「周」王朝の前の、非常に古い王朝名(=「商(しょう)」)として知られる。「殷賑(いんしん)を極める」という表現は、「にぎやかで繁盛している」様子を表わしている。

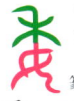

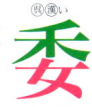

委は、禾(「穂」のこと)を拾う女性の様子を表わす文字。偏(へん)として使われる「禾」(のぎへん)は、植物に関連した漢字に多数用いられている。

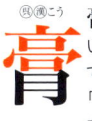

膏は、月(にくづき)+「白い」という意味もつ「高」で、「白い脂」を意味した。「軟膏」や「膏薬」の膏も脂を表している。

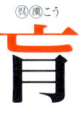

亡は人を囲いで隠す様を表わす(そこから、「見えなくなる、隠れる、なくす」の意味が生じた)とか、屈んだ死体を表す(そこから「死ぬ」の意が生じた)と解釈されている。ちなみに、成語の「病膏肓に入る」は、晋の景公に関する逸話に由来。景公は病が悪化したため、名医の「高緩(こうかん)」を呼び寄せた。到着待ちわびる夜、子供たちの姿をした「病」が夢に現れ、「高緩は名医だが、肓の上、膏の下なら手出しができないからそこに隠れよう」と言って膏肓に入っていった。いざ高緩が来て診察すると、夢の通り、「病が薬も効かず鍼も届かない膏肓の間に入ってしまった。手の施しようがない」と宣告される。そこで「病膏肓に入る」は、「病気が悪化し手の施しようのない状態」や、「趣味に熱中して手の付けられない様子」を表すのに使われている。

Bladder Meridian
BL 足の太陽膀胱経 ⑤背部分支

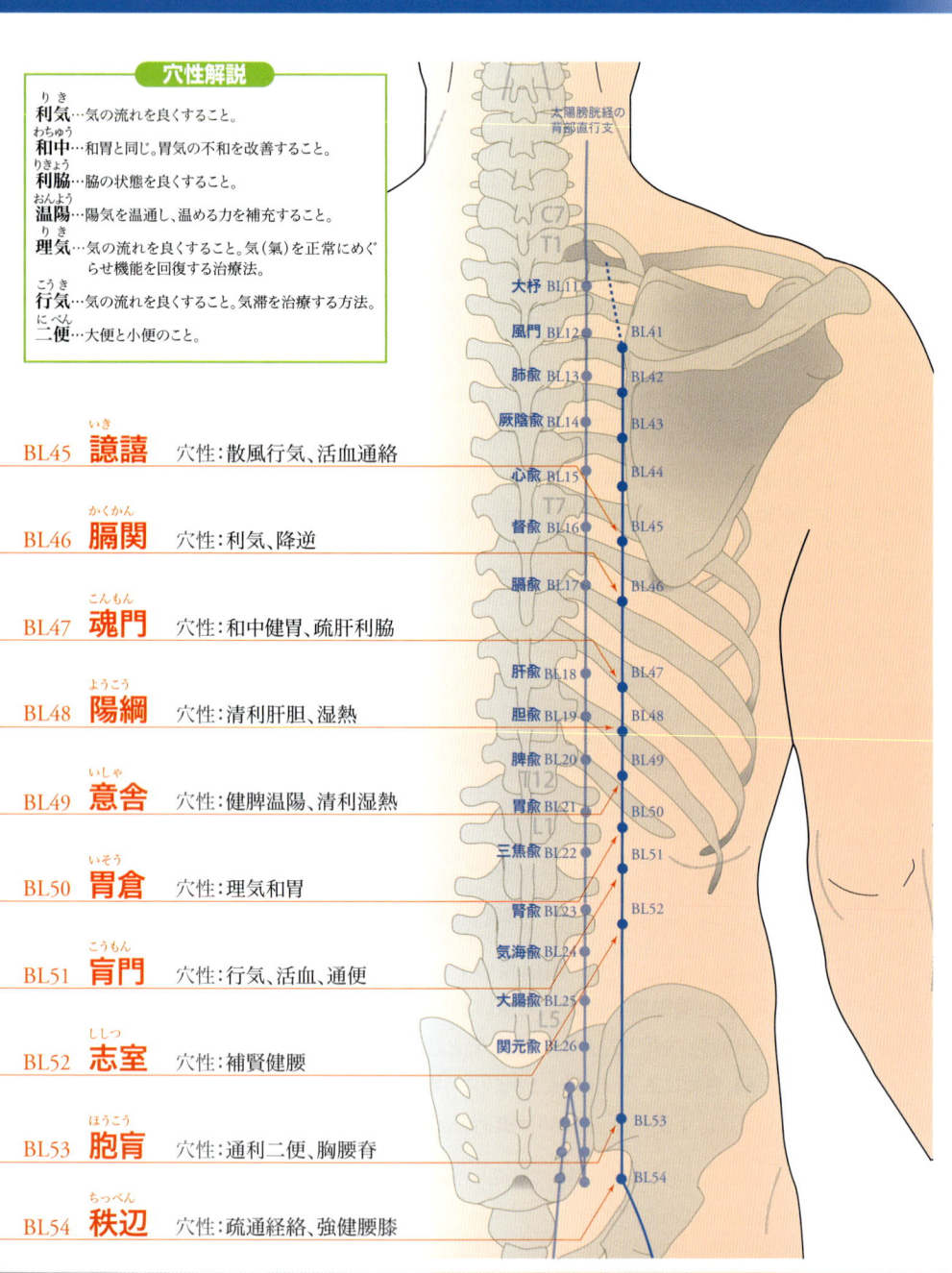

穴性解説

- **利気**…気の流れを良くすること。
- **和中**…和胃と同じ。胃気の不和を改善すること。
- **利脇**…脇の状態を良くすること。
- **温陽**…陽気を温通し、温める力を補充すること。
- **理気**…気の流れを良くすること。気(氣)を正常にめぐらせ機能を回復する治療法。
- **行気**…気の流れを良くすること。気滞を治療する方法。
- **二便**…大便と小便のこと。

経穴	名称	穴性
BL45	譩譆	穴性：散風行気、活血通絡
BL46	膈関	穴性：利気、降逆
BL47	魂門	穴性：和中健胃、疏肝利脇
BL48	陽綱	穴性：清利肝胆、湿熱
BL49	意舎	穴性：健脾温陽、清利湿熱
BL50	胃倉	穴性：理気和胃
BL51	肓門	穴性：行気、活血、通便
BL52	志室	穴性：補賢健腰
BL53	胞肓	穴性：通利二便、胸腰脊
BL54	秩辺	穴性：疏通経絡、強健腰膝

背部の経穴：大杼 BL11、風門 BL12、肺兪 BL13、厥陰兪 BL14、心兪 BL15、督兪 BL16、膈兪 BL17、肝兪 BL18、胆兪 BL19、脾兪 BL20、胃兪 BL21、三焦兪 BL22、腎兪 BL23、気海兪 BL24、大腸兪 BL25、関元兪 BL26、BL41～BL54

> 神堂より下ってきた膀胱経第2行線は、さらに脊柱の両側、後正中線外方3寸の背部(譩譆・膈関・魂門・陽綱・意舎・胃倉)を経て、腰部(肓門・志室)を下り、殿部(胞肓・秩辺)に至る。

- **譩譆**の**譩**は、「痛いときに発する声、胸がつかえて出るため息」を、**譆**は「ああ」といった、「嘆き、怖れ、嬉しさ」などで発する声の擬声語。ここを押さえ、患者にため息をつかせると手に反応がある場所だという(→p.129「聴診三角」の解説)。

- **膈関**の**膈**は、下の図に示す通り「横隔膜」を表わす文字。**関**も「境」のことで横隔膜を表わすという。

- **魂門**の**魂**は五神の一つ。魂は肝に宿るとされた。魂門は肝気の出入りする、肝の病に効果のある経穴の意。

- **陽綱**は、**陽**側(つまり体幹では背側)にある陽経の兪穴(胃兪、三焦兪、大腸兪、小腸兪、膀胱兪)のうち、最上部にある(胆経の)兪穴で、それらを「綱」のようにまとめる経穴の意。

- **意舎**の**意**は、五神の一つ。古代中国では、脾は意を宿すと考えられた。**意舎**は脾気の出入りする経穴の意。

- **胃倉**は、胃気の出入りする経穴の意。胃兪の外方1.5寸。

- **肓門**の**肓**は、**心臓の下、横隔膜の上の隠れた部分**の意。門は気の出入りするところを指す。

- **志室**の**志**は、五神の一つ。腎は志を宿すとされ、志室は腎気の出入りする経穴の意。

- **胞肓**の**胞**は、「**胞衣**」、すなわち胎盤や羊膜、さらには、子宮を指す。または、袋のような器官として膀胱も指した。胞肓はその深部にある子宮ないしは膀胱に関連する経穴の意。

- **秩辺**は、背部膀胱経の最下位にある経穴の意。

膈の旁の**鬲**(れき)とは、古代中国の「蒸し器」である**甗**(げん)の三本脚の下部のこと。鬲で湯を沸かすと、穴の開いた仕切りから湯気が立ち上り、上部の**甑**(そう)と呼ばれる「こしき」にある食べ物を蒸す仕組みになっている。膈の字は、この仕切りを、胸腔と腹腔を隔てる「横隔膜」に例えている。

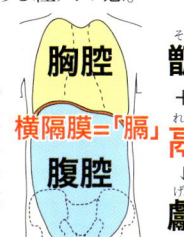

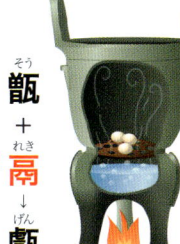

譩

意は、音+心で、音とは口の中にものを含む様を表わす。

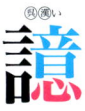

意は、音(含む)+心で、声を出さずに心の中で考えをめぐらすことを意味する。そこから、譩は、胸がつかえて、嘆息することを表わした。

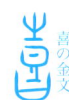

譆

喜の上の部分の**壴**は、高杯(たかつき、昔の食器)を表わす。

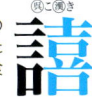

喜は、食器に盛った料理、ごちそうを前にして喜ぶこと、また、その喜びの声を描写していると言われている。

五臓と五神の関係

五行論では精神作用を五神、すなわち**魂・神・意・魄・精志**として分類しており、それぞれは五臓に宿るとされている。それゆえ、背部の膀胱経の一行線と二行線の間には、五臓と五神の対応関係が見られる。

肺は**魄**を宿す(肺兪の外方に**魄戸**)
心は**神**を宿す(心兪の外方に**神堂**)
肝は**魂**を宿す(肝兪の外方に**魂門**)
脾は**意**を宿す(脾兪の外方に**意舎**)
腎は**精**と**志**を宿す(腎兪の外方に**志室**がある)

胞

包は子宮の中で胞衣(えな)が胎児を包む様を象る。

胞は、月+包で、包は胞衣(えな)、つまり胎児の胎盤や羊膜を指す。ちなみに、「同胞」は、元は同じ「胞」、つまり子宮から生れ出た兄弟を指した。さらには、「細胞」の「胞」のように「外皮で丸く包む」という意味で広く使われている。

胸腔 / 腹腔 / 横隔膜=「膈」
甑 + 鬲 → 甗

| 8 KI 足の少陰腎経 | 9 PC 手の厥陰心包経 | 10 TE 手の少陽三焦経 | 11 GB 足の少陽胆経 | 12 LR 足の厥陰肝経 | 13 GV 督脈 | 14 CV 任脈 | 付録 奇穴 | 症例別 | 索引 |

BL 足の太陽膀胱経 ⑥足部、背部分支
Bladder Meridian
たいようぼうこうけい

経穴	読み	別名・要穴・穴性
BL55 合陽	ごうよう	穴性：利腰腿、調下焦、止漏泄
BL56 承筋	しょうきん	別名：腨腸（せんちょう）、直腸（ちょくちょう）、踹腸（せんちょう）／穴性：舒筋骨、利腰腿
BL57 承山	しょうざん	別名：魚腹（ぎょふく）、肉柱（にくちゅう）、傷山（しょうさん）／穴性：舒筋骨、利腰腿、理腸療痔
BL58 飛揚	ひよう	別名：厥陽（けつよう）／要穴：膀胱経の絡穴／穴性：疏筋通絡
BL59 跗陽	ふよう	別表記：付／要穴：陽蹻脈の郄穴／穴性：利腰腿、清頭目
BL60 崑崙	こんろん	要穴：膀胱経の経火穴／穴性：利腰腿、舒筋、降気逆、清頭目
BL61 僕参	ぼくしん	「ぼくさん」とも読む。※参の呉音・漢音はともに「さん、しん」。／別名：安邪（あんじゃ）／穴性：利腰腿、舒筋
BL62 申脈	しんみゃく	別名：鬼路（きろ）／要穴：八脈交会穴／穴性：利腰腿、清頭目
BL63 金門	きんもん	別名：関梁（かんりょう）／要穴：膀胱経の郄穴／穴性：舒筋、清神開竅
BL64 京骨	けいこつ	要穴：膀胱の原穴／穴性：去風熱、清頭目、利腰膝
BL65 束骨	そっこつ	要穴：膀胱経の兪木穴／穴性：去風熱、利項背
BL66 足通谷	あしつうこく	要穴：膀胱経の滎（栄）水穴／穴性：去風熱、利項背
BL67 至陰	しいん	要穴：膀胱経の井金穴／穴性：去風熱、順胎産

穴性解説
- 止漏泄（しろうせつ）…通常でない発汗過多を止めること。
- 療痔（りょうじ）…痔を治療すること。
- 利腰腿（りようたい）…腰・大腿部の状態を良くすること。
- 清神（せいしん）…意識を清明にすること。

穴性解説
- 開竅（かいきょう）…九竅（目・耳・鼻・口・尿道・肛門）を良くして邪気を体外に出すこと。また、意識をはっきりさせること。
- 清頭目（せいとうもく）…精神や目の働きをはっきりさせること。
- 利項背（りこうはい）…頸〜背に効果的であるということ。

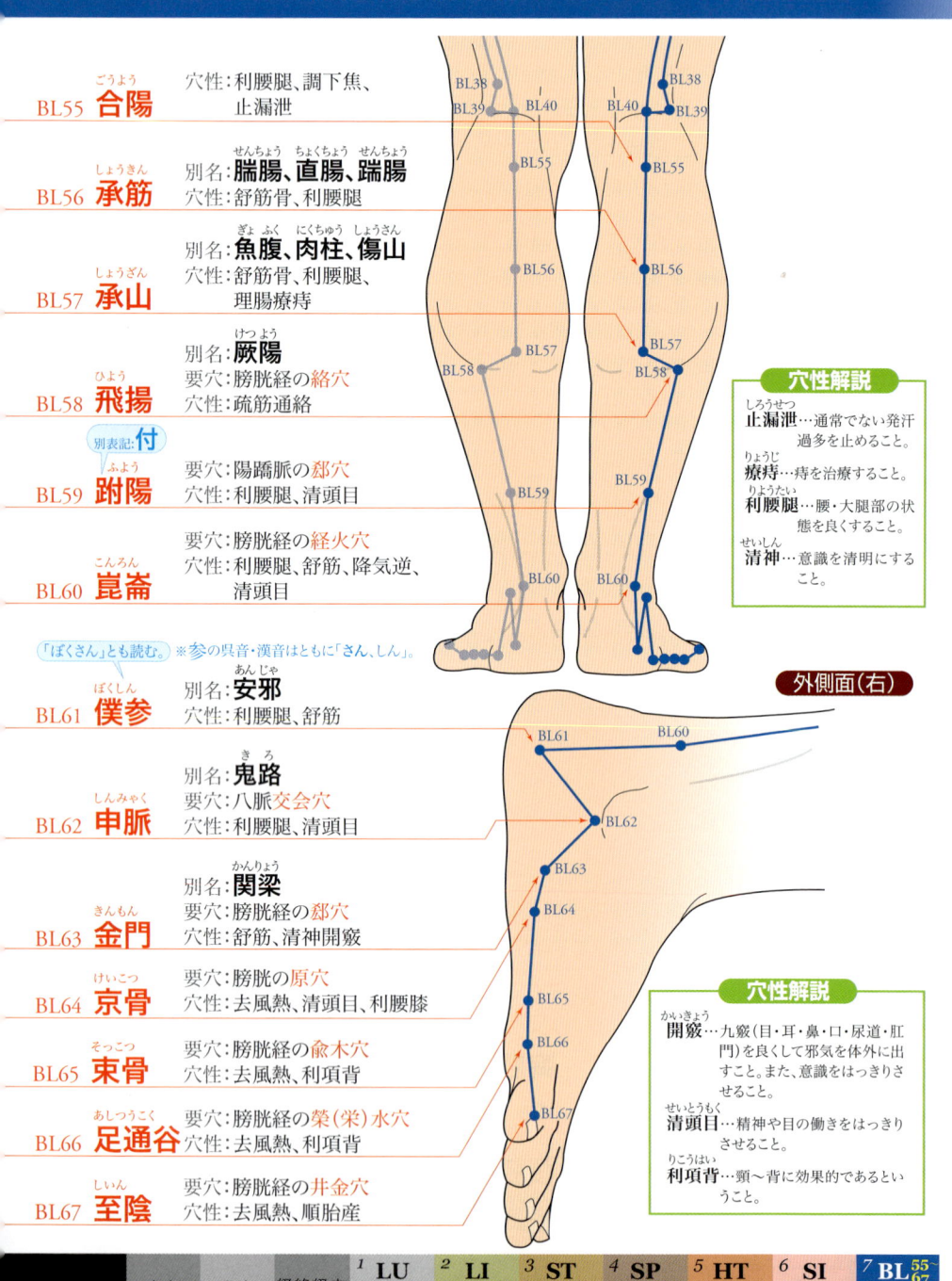

外側面（右）

> 支脈は秩辺から横に開き、環跳(胆・GB30)を通過し、股関節の後外側をめぐり、膝窩(委中)で本経と合流し、さらに下腿後面(腓腹筋)を下り(**合陽・承筋・承山**)、下腿後外側(**飛揚・跗陽**)を経て、外果後方(**崑崙**)に至る。外果後方の崑崙より、踵骨結節部(**僕参**)をめぐり、さらに足部外側(**申脈・金門**)より足の第5指(趾)外側(**京骨・束骨・足通谷**)を経て、その外側端に至り(**至陰**)、足の少陰腎経につながる。

- **合陽**の合は、「合う、集まる」の意。足の太陽膀胱経の第1、2支がこの合陽で合流するため。
- **承山**の承は、「承る、受ける」の意。立位時、下腿の筋が体重を受けて支える役目を果たしていることを示唆しているという。山は腓腹筋が山のように膨らんでいる部位にある経穴の意。
- **飛揚**の飛は、委中から承山までの経脈の走行が、深く陰であるのに対し、この部位で「**陽**側(脚の外側)に**飛**び出す」という意味。もしくは、飛揚は絡穴であるので、膀胱経がここで絡脈が分かれ、腎経に飛んでいくという意味。
- **跗陽**の跗は「足背」を表わす(「跗骨」は足の甲を組み立てる骨を指す)。跗陽は、足背の**陽**部(上の陽側)にある経穴の意。
- **崑崙**は、外果の隆起を、中国の伝統的な山「**崑崙山**」に例えたもの。
- **僕参**は、下僕が膝を屈して主人に拝礼するとき、上肢を垂らしたときの指先が踵に当たる所がこの経穴の位置に相当する。
- **申脈**の申は、「伸びる」の意(「伸」の旁)。奇経八脈の一つである陽蹻脈の起始。屈伸不能や筋痙攣などの治療に効果のある経穴の意。
- **金門**の金は、五行論では肺に関連し、気血の出入りする要穴。「金」のように重要な経穴の意。
- **京骨**は、古代中国において、第五中足骨後端の隆起(第五中足骨粗面)を指す。経穴の京骨は、その部位にある経穴。
- **束骨**は、古代中国では第五中足骨頭を指し、経穴の束骨は、その部位にある経穴の意。
- **通谷**は、膀胱経の気が**通**りすぎるところにある経穴の意。
- **至陰**は、膀胱経の気がこれより**陰**経の腎に**至**る部位にある経穴の意。

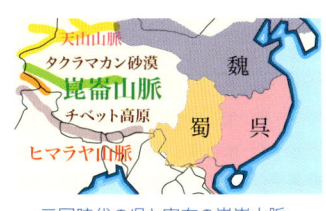

三国時代の呉と実在の崑崙山脈

崑崙は、中国の西方にある伝説の山。黄河の源があり、そこには八仙(道教における代表的な八人の仙人)が住み、仙女の西王母が住む山とされた。実在する「崑崙山脈」は、中国の西部、チベット高原北部の大山脈。標高6000m以上の高山が、二百以上連なる。

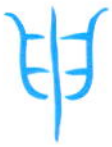

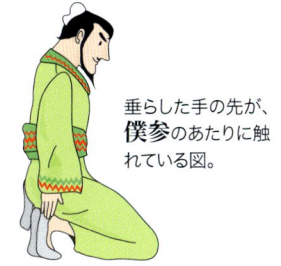

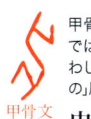

垂らした手の先が、**僕参**のあたりに触れている図。

甲骨文字や金文では稲妻を表わした象形。「電」の原字。

申は、篆文で臼に縦棒で、手でまっすぐ伸ばすことを意味する。「紳」は体をまっすぐ伸ばすこと、「呻」は、声を長く伸ばしてうめくことを指す。

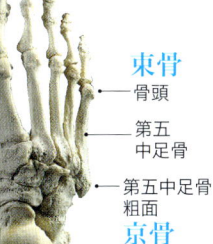

束骨 — 骨頭
第五中足骨
第五中足骨粗面
京骨

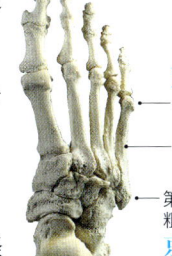

BL 足の太陽膀胱経
Bladder Meridian たいようぼうこうけい

取り方① 睛明、攢竹、眉衝、曲差

BL1 睛明（せいめい）

部位：顔面部，内眼角の内上方と眼窩内側壁の間の陥凹部。

この経穴に関連した解剖学的構造：
- 皮膚には眼神経の枝で前頭切痕を通る感覚神経の**滑車上神経**
- 外頸動脈の枝の顔面動脈から枝分かれする**眼角動・静脈**
- 顔面神経支配の表情筋で眼瞼を閉じる働きをする**眼輪筋**
- 内眼角にある上顎骨眼窩突起と眼瞼との間に付着する**内側眼瞼靭帯**

BL2 攢竹（さんちく）

部位：頭部，眉毛内端の陥凹部。

この経穴に関連した解剖学的構造：
- 皮膚には眼神経の枝で前頭切痕を通る感覚神経の**滑車上神経**
- 顔面神経支配の表情筋で眼瞼を閉じる働きをする**眼輪筋**、前頭部に横皺を形成する**前頭筋**、縦皺を形成する**皺眉筋**
- 内頸動脈の枝の眼動・静脈から枝分かれし前頭切痕を通る**滑車上動・静脈**

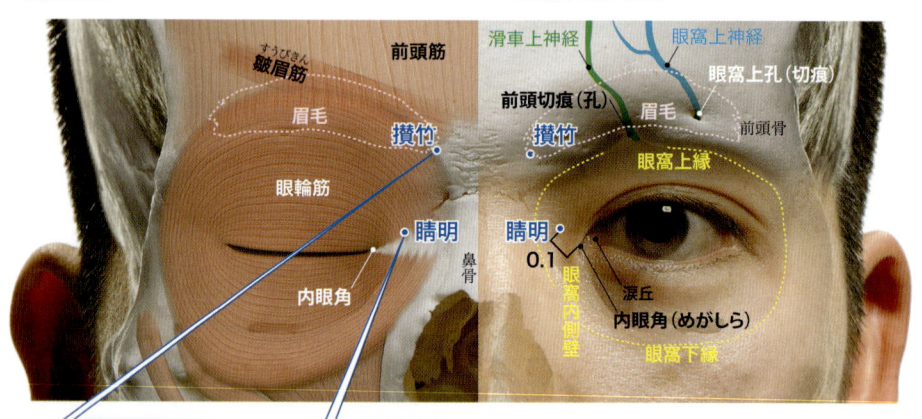

攢竹の取り方
前頭切痕の陥凹部は、**睛明**（BL1）の直上、眉毛内端に触知できる。

睛明の取り方
目を閉じたとき、内眼角の内上方0.1寸の陥凹部に取る。

前頭切痕（孔） frontal notch (foramen) と **眼窩上孔（切痕）** supraorbital foramen (notch)

眼窩上縁の内側に**前頭切痕（孔）**が、その外側に**眼窩上孔（切痕）**を触知できる。眼神経の前頭神経から分枝する滑車上神経、眼動・静脈の分枝の滑車上動・静脈が前者を、前頭神経から分枝する眼窩上神経、眼動・静脈の分枝の眼窩上動・静脈が後者を通過し、前頭部に分布する。

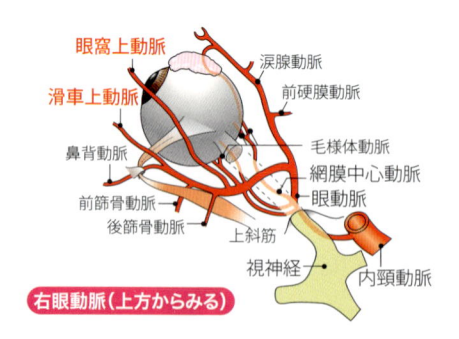

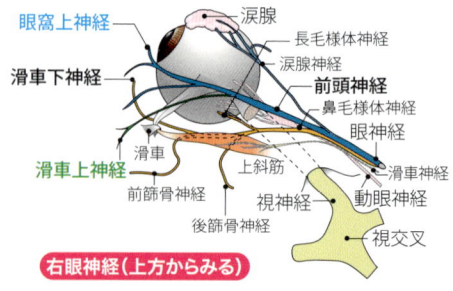

右眼動脈（上方からみる）

右眼神経（上方からみる）

● 攅竹は頭痛・眼疾患・眼瞼下垂や眼瞼痙攣などに効果があるとされているが、攅竹を単独で用いることは少なく、他の経穴と共に用いられることが多い。**眼神経**は三叉神経の第1枝で、眼窩の内容・前頭部・鼻腔などの**知覚**をつかさどる。この神経は視覚とは全く関係がなく、視神経(第Ⅱ脳神経)と間違えないように気をつけなければならない。

BL3 眉衝(びしょう)

部位：頭部，前頭切痕の上方，前髪際の上方 **0.5寸**.

この経穴に関連した解剖学的構造：
- 皮膚には眼神経の枝で前頭切痕を通る感覚神経の**滑車上神経**
- 顔面神経支配の表情筋で前頭部に横皺を形成する**前頭筋**
- 内頸動脈の枝の眼動・静脈から枝分かれし前頭切痕を通る**滑車上動・静脈**
- 内頸動脈の枝の眼動・静脈から枝分かれし眼窩上孔を通る**眼窩上動・静脈**

BL4 曲差(きょくさ)

部位：頭部，前髪際の上方 **0.5寸**，前正中線の外方 **1.5寸**.

この経穴に関連した解剖学的構造：
- 皮膚には眼神経の枝で前頭切痕を通る感覚神経の**滑車上神経**
- 顔面神経支配の表情筋で前頭部に横皺を形成する**前頭筋**
- 内頸動脈の枝の眼動・静脈から枝分かれし前頭切痕を通る**滑車上動・静脈**
- 内頸動脈の枝の眼動・静脈から枝分かれし眼窩上孔を通る**眼窩上動・静脈**

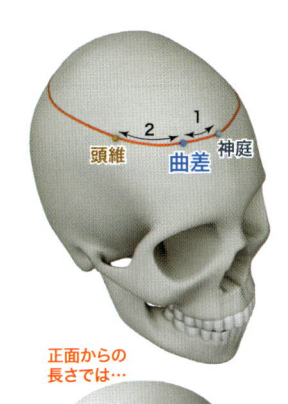

正面からの長さでは…

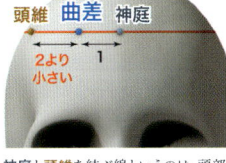

神庭と頭維を結ぶ線というのは、頭部の曲面状を結ぶ線であるため、厳密には下の前面の図では曲差の位置は長さが2:1にはならない。頭部や胸郭上の曲面の距離を、二次元の図で厳密に図解するのは、なかなか難題である。

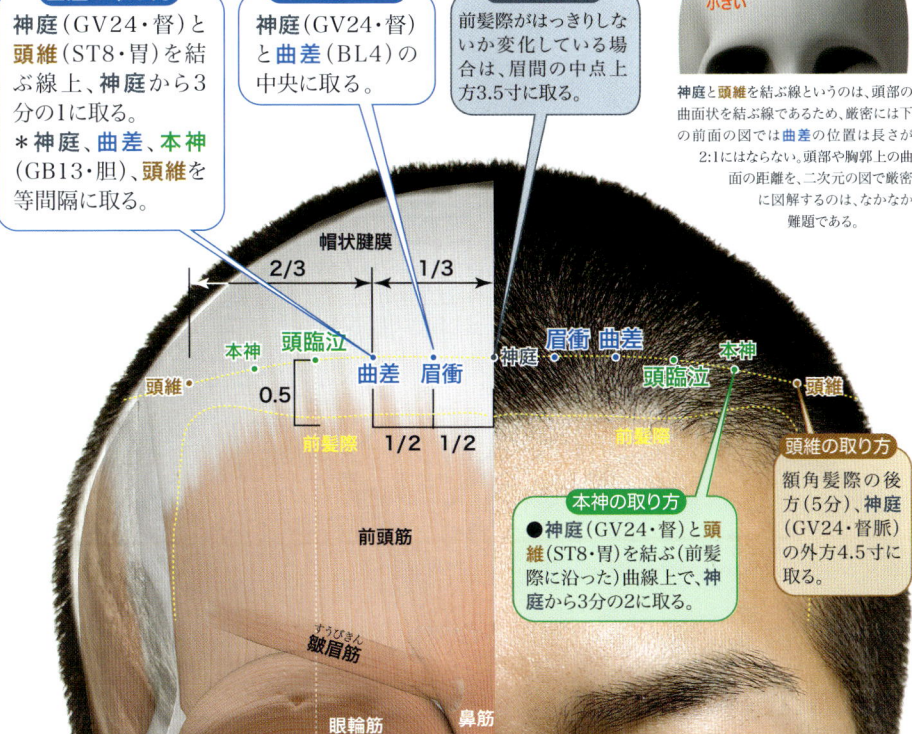

曲差の取り方
神庭(GV24・督)と頭維(ST8・胃)を結ぶ線上，神庭から3分の1に取る。
＊神庭、曲差、本神(GB13・胆)、頭維を等間隔に取る。

眉衝の取り方
神庭(GV24・督)と曲差(BL4)の中央に取る。

神庭の取り方
前髪際がはっきりしないか変化している場合は、眉間の中点上方3.5寸に取る。

本神の取り方
●神庭(GV24・督)と頭維(ST8・胃)を結ぶ(前髪際に沿った)曲線上で、神庭から3分の2に取る。

頭維の取り方
額角髪際の後方(5分)、神庭(GV24・督脈)の外方4.5寸に取る。

BL 足の太陽膀胱経　取り方② 五処、承光、通天、絡却

Bladder Meridian

骨度
両額角間：9寸

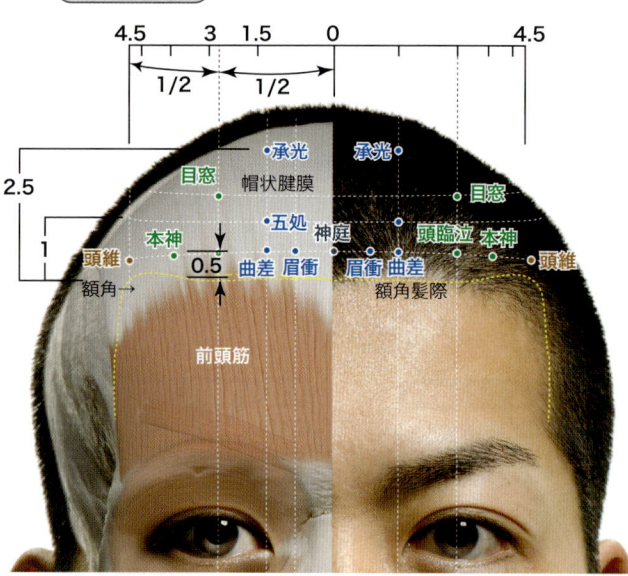

BL5 五処 (ごしょ)

部位：頭部，前髪際の上方**1寸**，前正中線の外方**1.5寸**．

この経穴に関連した解剖学的構造：
- 皮膚には眼神経の枝で前頭切痕を通る感覚神経の**滑車上神経**
- 顔面神経支配の表情筋で前頭部に横皺を形成する**前頭筋**
- 内頸動脈の枝の眼動・静脈から枝分かれし眼窩上孔を通る**眼窩上動・静脈**
- 深部には前頭筋と後頭筋の間にある**帽状腱膜**がある。

BL6 承光 (しょうこう)

部位：頭部，前髪際の上方**2.5寸**，前正中線の外方**1.5寸**．

この経穴に関連した解剖学的構造：
- 皮膚には眼神経の枝で前頭切痕を通る感覚神経の**滑車上神経**
- 顔面神経支配の表情筋で前頭部に横皺を形成する**前頭筋**
- 外頸動脈の2終枝の一つで外耳道の上前方の陥凹に触知できる**浅側頭動脈の枝**
- 深部には前頭筋と後頭筋の間にある**帽状腱膜**がある。

絡却の取り方
百会(GV20・督)の後方0.5寸、外方1.5寸に取る。

通天の取り方
- **承光**(BL6)と**絡却**(BL8)の中点に取る。
- **五処**(BL5)と**絡却**とを結ぶ線を3等分し、絡却から3分の1のところに取る。

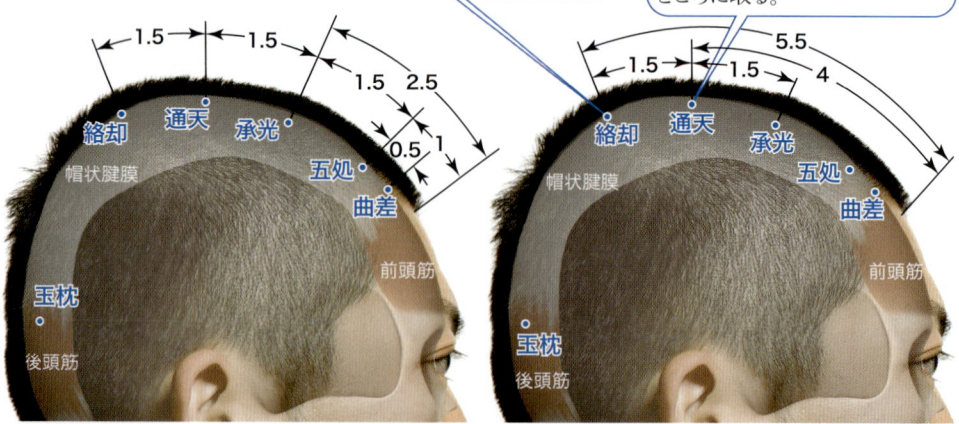

108

● **帽状腱膜**は後頭骨から起こる後頭筋と眉の付近の皮膚に付着する前頭筋の間にある中間腱で、広い膜状で頭巾(ずきん)のように頭頂部を包んでいることから、この名がつけられた。後頭前頭筋とまとめて呼ばれ、眉を吊り上げ、額に横皺(よこじわ)をつくる働きがある。

BL7 通天（つうてん）

部位：頭部，前髪際の上方**4寸**，前正中線の外方**1.5寸**．

この経穴に関連した解剖学的構造：
- 皮膚には眼神経の枝で前頭切痕を通る感覚神経の**滑車上神経**
- 顔面神経支配の表情筋で前頭部に横皺を形成する**前頭筋**
- 外頸動脈の2終枝の一つで外耳道の上前方の陥凹に触知できる**浅側頭動脈の枝**
- 深部には前頭筋と後頭筋の間にある**帽状腱膜**がある。

BL8 絡却（らっきゃく）

部位：頭部，前髪際の上方**5.5寸**，後正中線の外方**1.5寸**．

この経穴に関連した解剖学的構造：
- 皮膚には第2頸神経の後枝の内側枝で後頭部皮膚に分布する感覚神経の**大後頭神経(C2)**
- 外頸動脈から起始し後頭皮膚に分布する**後頭動・静脈**
- 外頸動脈の2終枝の一つで外耳道の上前方の陥凹に触知できる**浅側頭動脈の枝**
- 深部には前頭筋と後頭筋の間にある**帽状腱膜**がある。

骨度
- 両額角間：9寸
- 前髪際中点～後髪際中点：12寸

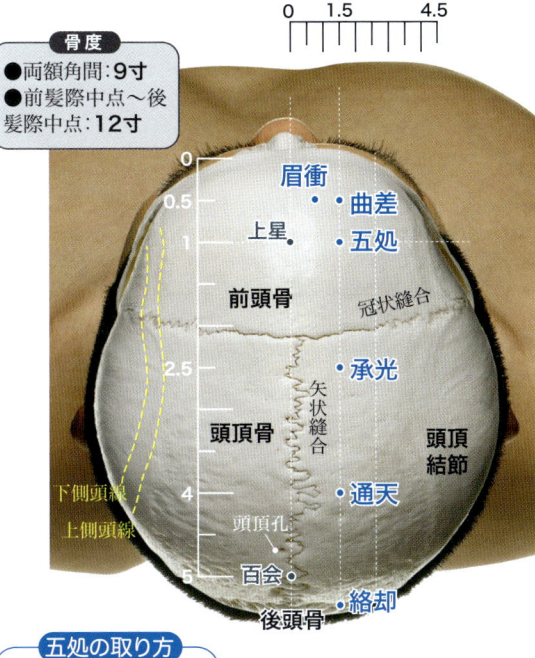

五処の取り方
曲差（BL4）の上方0.5寸、上星（GV23・督）と同じ高さに取る。

上星の取り方
頭部、前正中線上、前髪際の後方1寸に取る。

承光の取り方
- 五処（BL5）の上方1.5寸、曲差（BL4）の上方2寸に取る。
- 前正中線の外方1.5寸、五処の後方1.5寸に取る。

百会の取り方
- 前髪際と後髪際を結ぶ線上の中点の前方1寸にある陥凹部。耳を折り返したとき、両耳尖を結ぶ線の中点に取る。

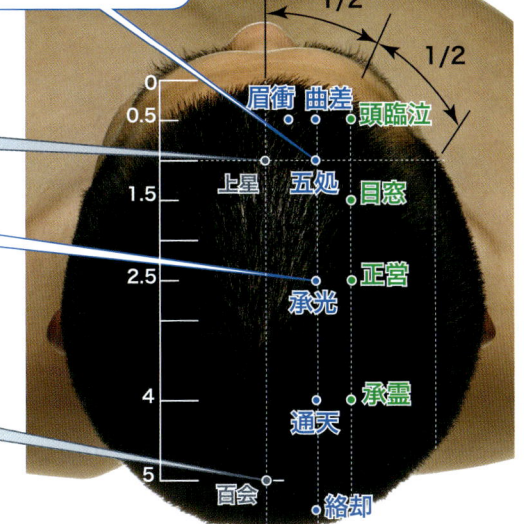

BL 足の太陽膀胱経
Bladder Meridian たいようぼうこうけい　取り方③ 玉枕、天柱

BL9 玉枕（ぎょくちん）

部位：頭部, 外後頭隆起上縁と同じ高さ, 後正中線の外方 **1.3寸**.

この経穴に関連した解剖学的構造：
- 皮膚には第2頸神経の後枝の内側枝で後頭部皮膚に分布する感覚神経の**大後頭神経(C2)**
- 後頭前頭筋を構成する顔面神経支配の**後頭筋**
- 外頸動脈から起始し後頭皮膚に分布する**後頭動・静脈**
- 外頸動脈の2終枝の一つで外耳道の上前方の陥凹に触知できる**浅側頭動脈の枝**

脳戸の取り方
- 後正中線の垂線と外後頭隆起上縁の水平線の交点にある陥凹部。玉枕(BL9・膀胱)と同じ高さに取る。
- 外後頭隆起の上際の陥凹中に取る。

玉枕の取り方
- 僧帽筋外縁の垂線と外後頭隆起上縁の水平線の交点で、脳戸(GV17・督)と同じ高さに取る。
- 脳戸の外方1.3寸で、頭半棘筋膨隆部の外縁を通る垂線と上項線との交点に取る。

瘂門の取り方
後頸部、後正中線上、第2頸椎棘突起上方の陥凹部に取る。

天柱の取り方
瘂門(GV15・督)の外方で、頭半棘筋膨隆部の外縁に取る。

骨度 両乳様突起間：9寸

後頭部には①大後頭神経、②小後頭神経、③大耳介神経の3つの神経が分布している。後頭神経痛では後頭部の下方から上方、または耳の後部にかけての痛みが生じる。後頭神経痛のほとんどは後頭部に限られ、片側性である。後頭神経痛は、原因不明の特発性と二次性に分けられるが、特発性のものは極めてまれである。二次性のものは腫瘍、炎症、外傷、痙性斜頸、変形性頸椎症、頸椎椎間板ヘルニアなどによって引き起こされ、首の運動、咳、くしゃみにおいて痛みの増強をみることが多い。

BL10 天柱（てんちゅう）

部位：後頭部，第2頸椎（C2）棘突起上縁と同じ高さ，僧帽筋外縁の陥凹部[※1]．

この経穴に関連した解剖学的構造：
- 皮膚には第2頸神経の後枝の内側枝で後頭部皮膚に分布する感覚神経の**大後頭神経(C2)**
- 副神経・頸神経叢の筋枝（C2〜C4）支配の**僧帽筋**
- 頸神経の後枝支配で頭部の伸展，回旋に働く**頭半棘筋**
- 外頸動脈から起始し後頭皮膚に分布する**後頭動・静脈**

※1 WHO/WPROの経穴部位表記において、天柱は『僧帽筋外縁の陥凹部』と定義されているが、案の段階では他に「頭半棘筋の外縁」や、「頭半棘筋の膨隆部」というものがあった。とはいえ、僧帽筋は、天柱付近の高さでは厚さが薄いため、その外縁を触れて確かめるのはなかなか難しいといえる。しかし、工夫して練習すれば僧帽筋も確認することができる。

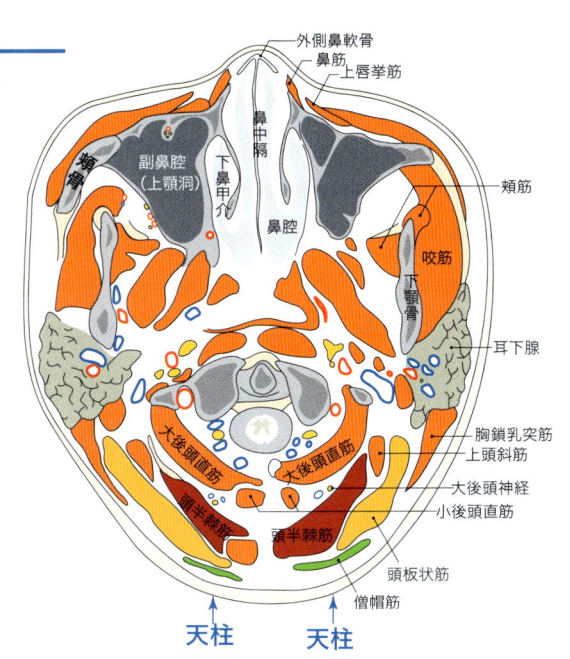

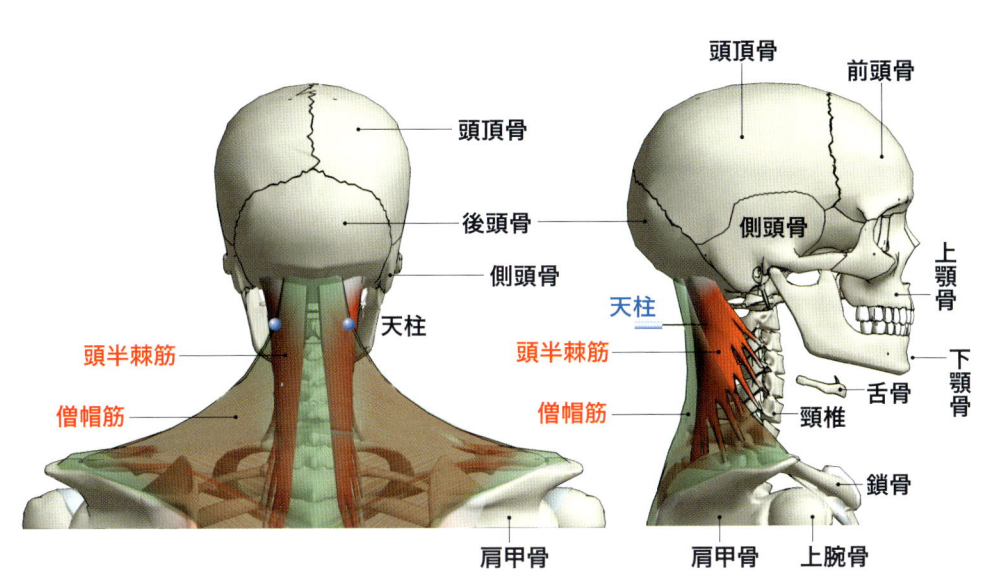

Bladder Meridian
BL 足の太陽膀胱経 <small>たいようぼうこうけい</small> 取り方④ 大杼、風門、肺兪、厥陰兪

BL11 大杼 <small>だいじょ</small>

部位：上背部、第1胸椎(T1)
棘突起下縁と同じ高さ、
後正中線の外方**1.5寸**.

この経穴に関連した解剖学的構造：
- 皮膚には**脊髄神経(胸神経)後枝**の内側皮枝(T1)
- 副神経・頸神経叢の筋枝(C2～C4)支配の**僧帽筋**
- 肩甲背神経(C5)支配の**(大・小)菱形筋**
- 胸神経後枝支配で頭部の伸展、側屈、回旋に働く**頸板状筋**
- 胸大動脈の壁側枝である**肋間動脈の背枝**

注意：深部の肋間筋→壁側胸膜→胸膜腔→臓側胸膜を鍼刺すると**気胸**を引き起こす可能性がある。

BL12 風門 <small>ふうもん</small>

部位：上背部、第2胸椎(T2)
棘突起下縁と同じ高さ、
後正中線の外方**1.5寸**.

この経穴に関連した解剖学的構造：
- 皮膚には**脊髄神経(胸神経)後枝**の内側皮枝(T2)
- 副神経・頸神経叢の筋枝(C2～C4)支配の**僧帽筋**
- 肩甲背神経(C5)支配の**(大・小)菱形筋**
- 頸神経後枝支配で頭部の伸展、側屈、回旋に働く**頸板状筋**
- 胸大動脈の壁側枝である**肋間動脈の背枝**

注意：深部の肋間筋→壁側胸膜→胸膜腔→臓側胸膜を鍼刺すると**気胸**を引き起こす可能性がある。

骨度
後正中線～肩甲棘内端縁：**3寸**

*大杼(BL11)から白環兪(BL30)までの経穴(膀胱経第1行線)は、後正中線外方1.5寸に取る。

大杼の取り方
陶道(GV13・督)の外方1.5寸に取る。

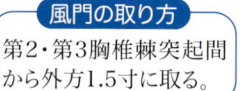

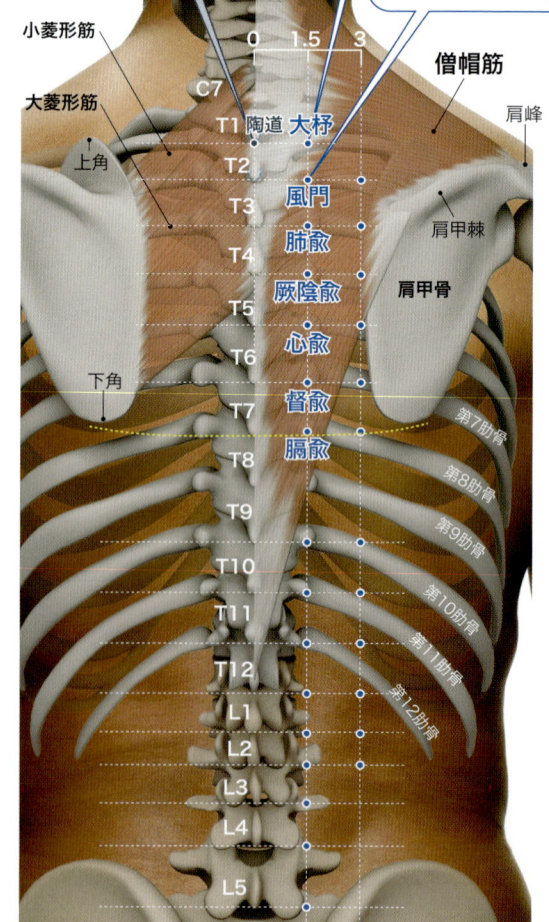

陶道の取り方
第7頸椎棘突起を基準に定め、第1胸椎棘突起下方の陥凹部に取る。

風門の取り方
第2・第3胸椎棘突起間から外方1.5寸に取る。

小菱形筋／大菱形筋／上角／下角／C7／T1 陶道／大杼／T2／T3 風門／T4 肺兪／T5 厥陰兪／T6 心兪／T7 督兪／T8 膈兪／T9／T10／T11／T12／L1／L2／L3／L4／L5／僧帽筋／肩峰／肩甲棘／肩甲骨／第7肋骨／第8肋骨／第9肋骨／第10肋骨／第11肋骨／第12肋骨

● 菱形筋は僧帽筋の下層にある菱形ないし平行四辺形の筋である。大菱形筋と小菱形筋があり、主に肩甲骨の内転に作用する。また、菱形筋は前鋸筋と共同で働くことによって肩甲骨を胸郭に保持安定させる作用もある。

BL13 肺兪 (はい ゆ)

部位：上背部、第3胸椎(T3)
棘突起下縁と同じ高さ、
後正中線の外方**1.5寸**．

この経穴に関連した解剖学的構造：
- 皮膚には**脊髄神経(胸神経)後枝**の内側皮枝(T3)
- 副神経・頸神経叢の筋枝(C2〜C4)支配の**僧帽筋**
- 肩甲背神経(C5)支配の(大・小)**菱形筋**
- 胸大動脈の壁側枝である**肋間動脈の背枝**

注意：深部の肋間筋→壁側胸膜→胸膜腔→臓側胸膜を鍼刺すると**気胸**を引き起こす可能性がある。

BL14 厥陰兪 (けついん ゆ)

部位：上背部、第4胸椎(T4)
棘突起下縁と同じ高さ、
後正中線の外方**1.5寸**．

この経穴に関連した解剖学的構造：
- 皮膚には**脊髄神経(胸神経)後枝**の内側皮枝(T4)
- 副神経・頸神経叢の筋枝(C2〜C4)支配の**僧帽筋**
- 肩甲背神経(C5)支配の(大・小)**菱形筋**
- 胸大動脈の壁側枝である**肋間動脈の背枝**

注意：深部の肋間筋→壁側胸膜→胸膜腔→臓側胸膜を鍼刺すると**気胸**を引き起こす可能性がある。

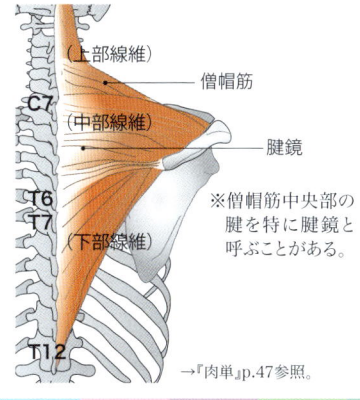

身柱の取り方
後正中線と肩甲棘内端の水平線の交点に位置するのが第3胸椎棘突起で、これを基準とし、第3胸椎棘突起下方の陥凹部に取る。

厥陰兪の取り方
第4・第5胸椎棘突起間から外方1.5寸に取る。

肺兪の取り方
身柱(GV12・督)の外方1.5寸に取る。

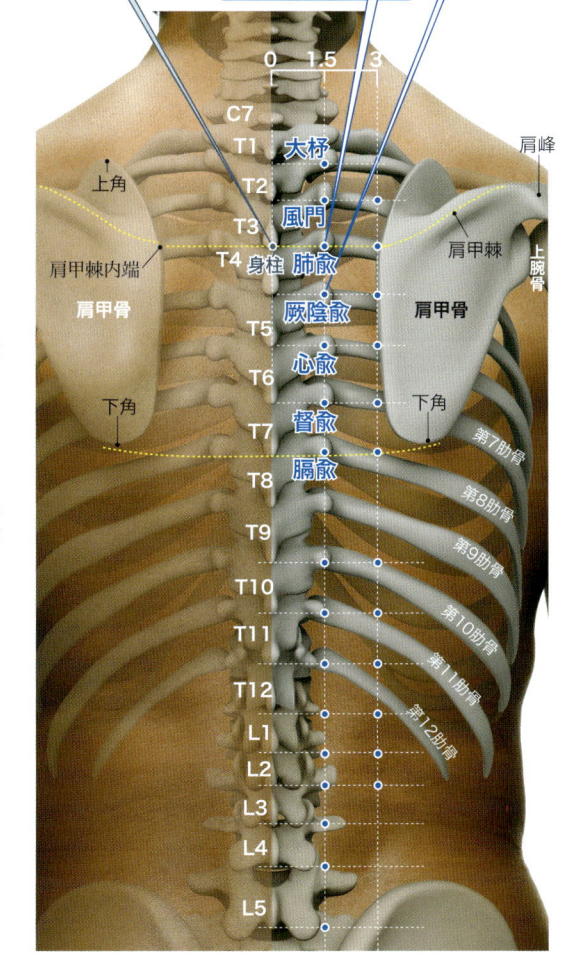

(上部線維)
(中部線維)
僧帽筋
腱鏡
(下部線維)
※僧帽筋中央部の腱を特に腱鏡と呼ぶことがある。

→『肉単』p.47参照。

Bladder Meridian
BL 足の太陽膀胱経
たいようぼうこうけい
取り方⑤ 心兪、督兪、膈兪

BL15 心兪 (しんゆ)
部位：上背部、第5胸椎(T5)
棘突起下縁と同じ高さ、
後正中線の外方**1.5寸**。

この経穴に関連した解剖学的構造：
- 皮膚には脊髄神経(胸神経)後枝の内側皮枝(T5)
- 副神経・頸神経叢の筋枝(C2〜C4)支配の僧帽筋
- 脊髄神経(胸神経)後枝の内側枝支配で体幹の後屈に働く脊柱起立筋
- 胸大動脈の壁側枝である肋間動脈の背枝

注意：深部の肋間筋→壁側胸膜→胸膜腔→臓側胸膜を鍼刺すると気胸を引き起こす可能性がある。

BL16 督兪 (とくゆ)
部位：上背部、第6胸椎(T6)
棘突起下縁と同じ高さ、
後正中線の外方**1.5寸**。

この経穴に関連した解剖学的構造：
- 皮膚には脊髄神経(胸神経)後枝の内側皮枝(T6)
- 副神経・頸神経叢の筋枝(C2〜C4)支配の僧帽筋
- 脊髄神経(胸神経)後枝の内側枝支配で体幹の後屈に働く脊柱起立筋
- 胸大動脈の壁側枝である肋間動脈の背枝

注意：深部の肋間筋→壁側胸膜→胸膜腔→臓側胸膜を鍼刺すると気胸を引き起こす可能性がある。

神道の取り方
第7胸椎棘突起を求め、その上の2棘突起上がった第5胸椎棘突起下方の陥凹部に取る。

督兪の取り方
霊台(GV10・督)の外方1.5寸に取る。

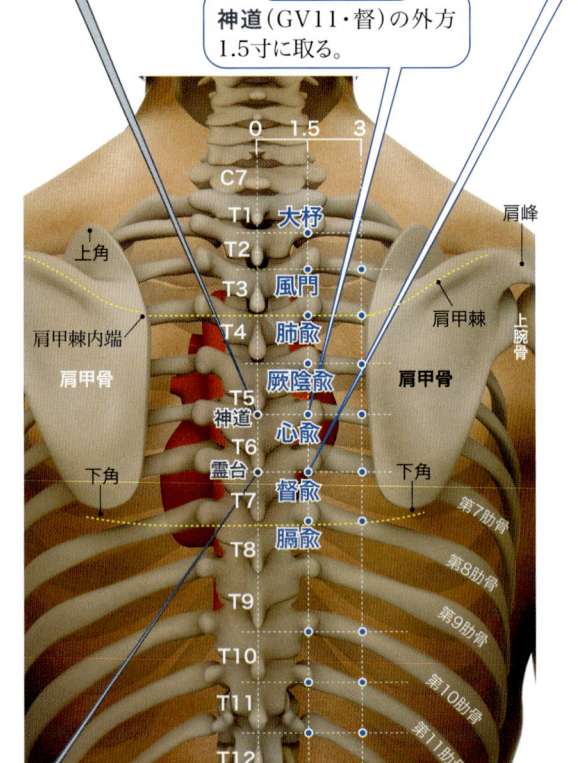

心兪の取り方
神道(GV11・督)の外方1.5寸に取る。

霊台の取り方
第7胸椎棘突起を求め、その1つ上の第6胸椎棘突起下方の陥凹部に取る。

| 序文 | 目次 | 経絡経穴概論 | 1 LU 手の太陰肺経 | 2 LI 手の陽明大腸経 | 3 ST 足の陽明胃経 | 4 SP 足の太陰脾経 | 5 HT 手の少陰心経 | 6 SI 手の太陽小腸経 | 7 BL 15-17 足の太陽膀胱経 |

● T1・T2、およびT10〜12の胸椎棘突起は比較的水平方向に伸びるが、T3〜9では下方へ伸びるため、触ると長く感じられる。胸椎の高さを簡便に確認するためのランドマークとして、肩甲骨の上角を結んだ線はT2棘突起に一致し、肩甲骨の下角を結んだ線はT7棘突起に一致する。

BL17 膈兪(かくゆ)

部位：上背部，第7胸椎(T7)棘突起下縁と同じ高さ，後正中線の外方**1.5寸**．

この経穴に関連した解剖学的構造：
- 皮膚には**脊髄神経(胸神経)後枝の内側皮枝**(T6)
- 副神経・頸神経叢の筋枝(C2〜C4)支配の**僧帽筋**
- 腕神経叢の枝の胸背神経支配で肩関節の伸展や内旋などに働く**広背筋**
- 脊髄神経(胸神経)後枝の内側枝支配で体幹の後屈に働く**脊柱起立筋**
- 胸大動脈の壁側枝である**肋間動脈の背枝**

注意：深部の肋間筋→壁側胸膜→胸膜腔→臓側胸膜を鍼刺すると**気胸**を引き起こす可能性がある。

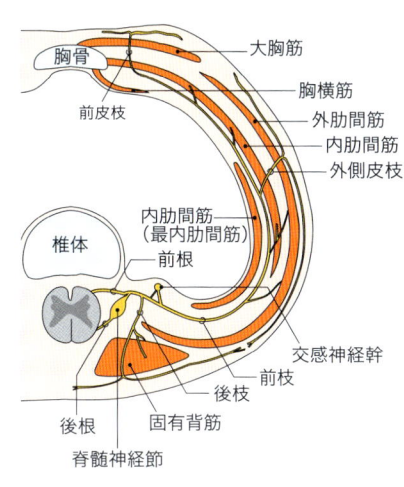

至陽の取り方
肩甲骨下角の高さに位置する第7胸椎棘突起を求め、その棘突起下方の陥凹部に取る。

膈兪の取り方
- 肩甲骨下角は第7胸椎(T7)棘突起と同じ高さに取る。
- 至陽(GV9・督)の外方1.5寸に取る。

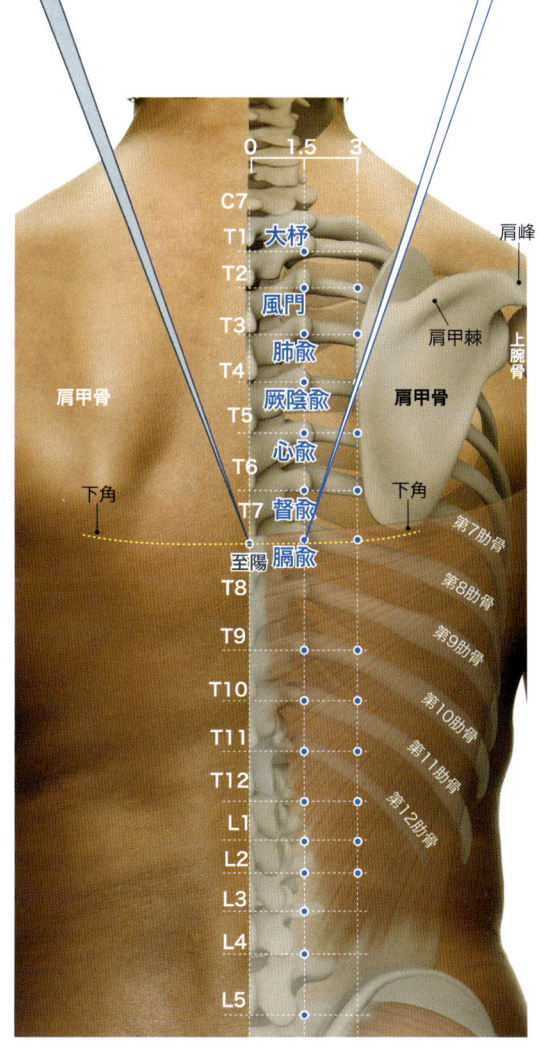

脊髄神経の前枝と後枝
前根は遠心性線維(運動性・自律神経性)を、後根は求心性線維(知覚性)を含む。一方、前枝は体幹、四肢の筋枝(遠心性)と皮枝(求心性)を、後枝は背部の筋枝(遠心性)と皮枝(求心性)を含む。

Bladder Meridian
BL 足の太陽膀胱経　取り方⑥ 肝兪、胆兪、脾兪、胃兪

BL18 肝兪（かんゆ）

部位：上背部, 第9胸椎(T9)
　　　棘突起下縁と同じ高さ, 後正中線の
　　　外方**1.5寸**.

この経穴に関連した解剖学的構造：
- 皮膚には脊髄神経(胸神経)後枝の内側皮枝 (T9)
- 副神経・頚神経叢の筋枝(C2〜C4)支配の僧帽筋
- 腕神経叢の枝の胸背神経支配で肩関節の伸展や内旋などに働く広背筋
- 脊髄神経(胸神経)後枝の内側枝支配で体幹の後屈に働く脊柱起立筋
- 胸大動脈の壁側枝である肋間動脈の背枝

注意：深部の肋間筋→壁側胸膜→胸膜腔→臓側胸膜を鍼刺すると気胸を引き起こす可能性がある。

筋縮の取り方
第7胸椎棘突起を求め、その2棘突起下がった第9胸椎棘突起下方の陥凹部に取る。

中枢の取り方
肩甲骨下角の高さに位置する第7胸椎棘突起を求め、その3棘突起下の第10胸椎棘突起下方の陥凹部に取る。

BL19 胆兪（たんゆ）

部位：上背部, 第10胸椎(T10)
　　　棘突起下縁と同じ高さ, 後正中線の
　　　外方**1.5寸**.

この経穴に関連した解剖学的構造：
- 皮膚には脊髄神経(胸神経)後枝の内側皮枝 (T10)
- 副神経・頚神経叢の筋枝(C2〜C4)支配の僧帽筋
- 腕神経叢の枝の胸背神経支配で肩関節の伸展や内旋などに働く広背筋
- 脊髄神経(胸神経)後枝の内側枝支配で体幹の後屈に働く脊柱起立筋
- 胸大動脈の壁側枝である肋間動脈の背枝

注意：深部の肋間筋→壁側胸膜→胸膜腔→臓側胸膜を鍼刺すると気胸を引き起こす可能性がある。

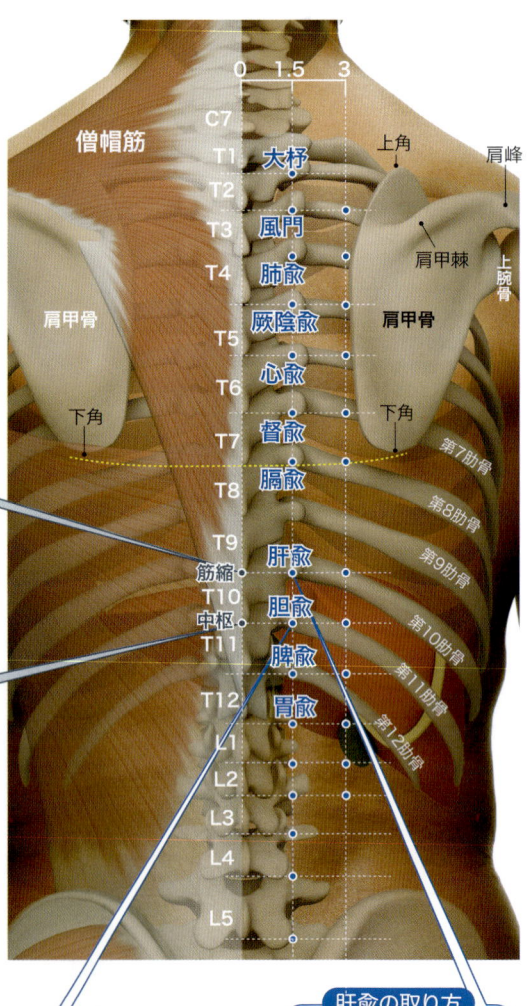

胆兪の取り方
中枢(GV7・督)の外方1.5寸に取る。

肝兪の取り方
筋縮(GV8・督)の外方1.5寸に取る。

● 脊柱起立筋は外側より腸肋筋・最長筋・棘筋に分けられ、脊柱を上下かつ平行に走り、表層に位置するので、脊柱の両側に隆起としてみられる。脊柱起立筋は「胸腰筋膜 thoracolumbar fascia」といわれる薄い膜で包まれており、「胸腰筋膜」や下後鋸筋、広背筋の腱膜が合わさり、腰部では厚い「腰背腱膜 Aponeurosis lumbodorsalis」が形成される。

BL20 脾兪(ひゆ)

部位：上背部，第11胸椎(T11)
棘突起下縁と同じ高さ，後正中線の外方**1.5寸**.

この経穴に関連した解剖学的構造：
- 皮膚には脊髄神経（胸神経）後枝の内側皮枝（T11）
- 副神経・頸神経叢の筋枝（C2～C4）支配の僧帽筋
- 腕神経叢の枝の胸背神経支配で肩関節の伸展や内旋などに働く広背筋
- 脊髄神経（胸神経）後枝の内側枝支配で体幹の後屈に働く脊柱起立筋
- 胸大動脈の壁側枝である肋間動脈の背枝

注意：深部の肋間筋→壁側胸膜→胸膜腔→臓側胸膜を鍼刺すると気胸を引き起こす可能性がある。

BL21 胃兪(いゆ)

部位：上背部，第12胸椎(T12)
棘突起下縁と同じ高さ，後正中線の外方**1.5寸**.

この経穴に関連した解剖学的構造：
- 皮膚には脊髄神経（胸神経）後枝の内側皮枝（T12）
- 腕神経叢の枝の胸背神経支配で肩関節の伸展や内旋などに働く広背筋の腱膜
- 脊髄神経（胸神経）後枝の内側枝支配で体幹の後屈に働く脊柱起立筋
- 固有背筋（深背筋）を前後から包む鞘状の筋膜である胸腰筋膜の腰部の肥厚部である腰背腱膜
- 胸大動脈の壁側枝である肋間動脈の背枝

脊中の取り方
第2腰椎棘突起を求め、その上の3棘突起上がった第11胸椎棘突起下方の陥凹部に取る。

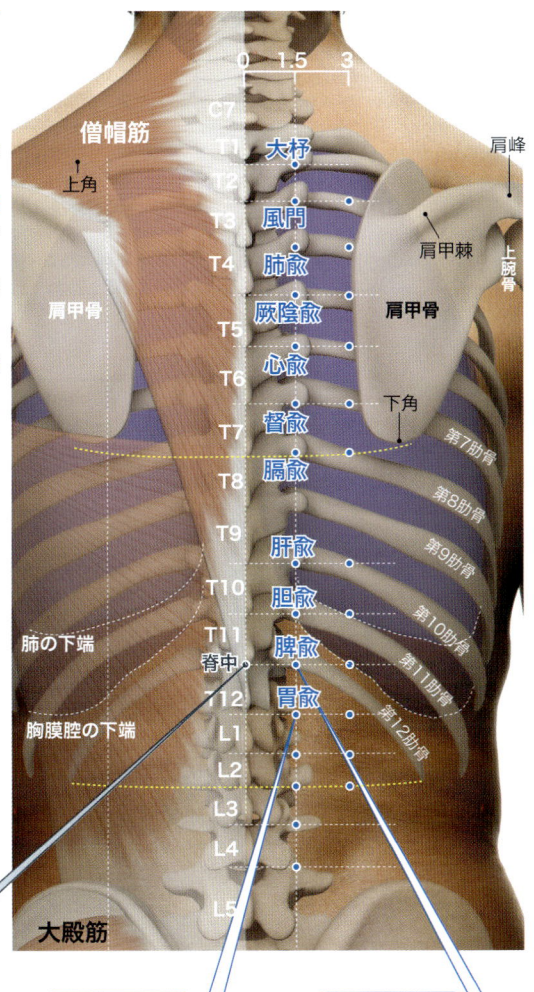

胃兪の取り方
第12胸椎、第1腰椎棘突起間、外方1.5寸に取る。

脾兪の取り方
脊中（GV6・督）の外方1.5寸に取る。

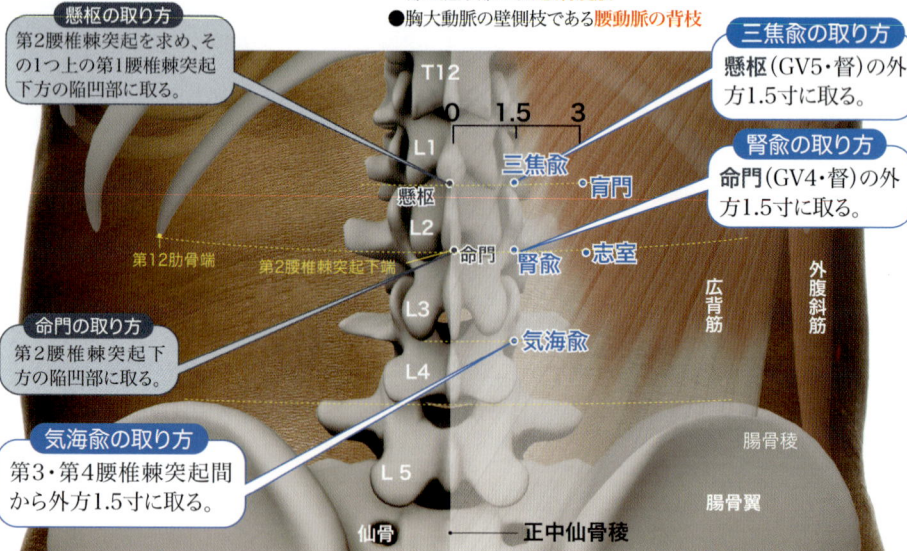

BL 足の太陽膀胱経 (たいようぼうこうけい)

Bladder Meridian

取り方⑦ 三焦兪、腎兪、気海兪他

BL22 三焦兪 (さんしょうゆ)

部位：腰部、第1腰椎(L1)棘突起下縁と同じ高さ、後正中線の外方**1.5寸**。

この経穴に関連した解剖学的構造：
- 皮膚には**脊髄神経(腰神経)後枝(L1)**
- 腕神経叢の枝の胸背神経支配で肩関節の伸展や内旋などに働く**広背筋の腱膜**
- 脊髄神経(胸神経)後枝の内側枝支配で体幹の後屈に働く**脊柱起立筋**
- 固有背筋(深背筋)を前後から包む鞘状の筋膜である胸腰筋膜の腰部の肥厚部である**腰背腱膜**
- 胸大動脈の壁側枝である**腰動脈の背枝**
- 深部には**腎臓**がある。

胸腰筋膜 thoracolumbar fascia と腰背筋(腱)膜 lumbodorsal fascia

背部正中の両側にある脊柱起立筋を包む筋膜を**胸腰筋膜**という。その中でも腰部(腸骨稜と第12肋骨間)は強靭で厚いので**腰背筋(腱)膜***といわれ、内腹斜筋と腹横筋の起始となっている。

*腰背腱膜 Aponeurosis lumbodorsalis ともいわれる。

BL23 腎兪 (じんゆ)

部位：腰部、第2腰椎(L2)棘突起下縁と同じ高さ、後正中線の外方**1.5寸**。

この経穴に関連した解剖学的構造：
- 皮膚には**脊髄神経(腰神経)後枝(L2)**
- 腕神経叢の枝の胸背神経支配で肩関節の伸展や内旋などに働く**広背筋の腱膜**
- 脊髄神経(胸神経)後枝の内側枝支配で体幹の後屈に働く**脊柱起立筋**
- 固有背筋(深背筋)を前後から包む鞘状の筋膜である胸腰筋膜の腰部の肥厚部である**腰背腱膜**
- 胸大動脈の壁側枝である**腰動脈の背枝**
- 深部には**上行結腸**がある。

BL24 気海兪 (きかいゆ)

部位：腰部、第3腰椎(L3)棘突起下縁と同じ高さ、後正中線の外方**1.5寸**。

この経穴に関連した解剖学的構造：
- 皮膚には**脊髄神経(腰神経)後枝(L3)**
- 腕神経叢の枝の胸背神経支配で肩関節の伸展や内旋などに働く**広背筋の腱膜**
- 脊髄神経(胸神経)後枝の内側枝支配で体幹の後屈に働く**脊柱起立筋**
- 固有背筋(深背筋)を前後から包む鞘状の筋膜である胸腰筋膜の腰部の肥厚部である**腰背腱膜**
- 胸大動脈の壁側枝である**腰動脈の背枝**

懸枢の取り方
第2腰椎棘突起を求め、その1つ上の第1腰椎棘突起下方の陥凹部に取る。

命門の取り方
第2腰椎棘突起下方の陥凹部に取る。

気海兪の取り方
第3・第4腰椎棘突起間から外方1.5寸に取る。

三焦兪の取り方
懸枢(GV5・督)の外方1.5寸に取る。

腎兪の取り方
命門(GV4・督)の外方1.5寸に取る。

> 腰椎棘突起は水平に後方へと伸び、各棘突起と椎体がほぼ同じ高さに位置する。腰椎で起こる疾患は多くみられ、中でも、腰椎椎間板ヘルニアは30～40歳代の活動性の高い男性に多く発症する。好発部位はL4とL5間の椎間板、次いでL5とS1間の椎間板である。主な症状は腰痛と片側の下肢の痛みであり、坐骨神経痛も腰椎椎間板ヘルニアの症状であることが多い。

BL25 大腸兪 (だいちょうゆ)

部位：腰部、第4腰椎(L4)棘突起下縁と同じ高さ、後正中線の外方1.5寸．

この経穴に関連した解剖学的構造：
- 皮膚には**脊髄神経(腰神経)後枝(L4)**
- 腕神経叢の枝の胸背神経支配で肩関節の伸展や内旋などに働く**広背筋の腱膜**
- 脊髄神経(胸神経)後枝の内側枝支配で体幹の後屈に働く**脊柱起立筋**
- 固有背筋(深背筋)を前後から包む鞘状の筋膜である胸腰筋膜の腰部の肥厚部である**腰背腱膜**
- 胸大動脈の壁側枝である**腰動脈の背枝**

BL26 関元兪 (かんげんゆ)

部位：腰部、第5腰椎(L5)棘突起下縁と同じ高さ、後正中線の外方1.5寸．

この経穴に関連した解剖学的構造：
- 皮膚には**脊髄神経(腰神経)後枝(L5)**
- 腕神経叢の枝の胸背神経支配で肩関節の伸展や内旋などに働く**広背筋の腱膜**
- 脊髄神経(胸神経)後枝の内側枝支配で体幹の後屈に働く**脊柱起立筋**
- 固有背筋(深背筋)を前後から包む鞘状の筋膜である胸腰筋膜の腰部の肥厚部である**腰背腱膜**
- 胸大動脈の壁側枝である**腰動脈の背枝**

ミカエリスの菱形（仙骨菱形）
Michaelis rhomboid

第3腰椎あるいは**第4腰椎棘突起**、左右の**上後腸骨棘**、**殿裂の上端**の4点を結ぶ菱形をいう。特に女性においてはこの菱形の形が重要で、狭い場合は狭まった骨盤を、非対称系の場合はくる病的変形の骨盤を意味する。男性では見られないことが多い。

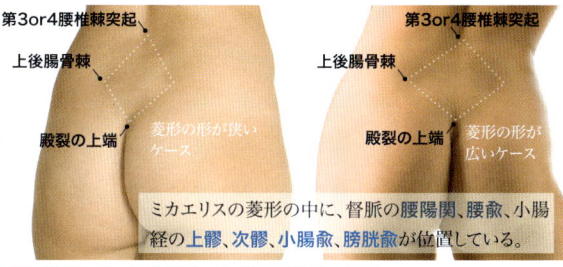

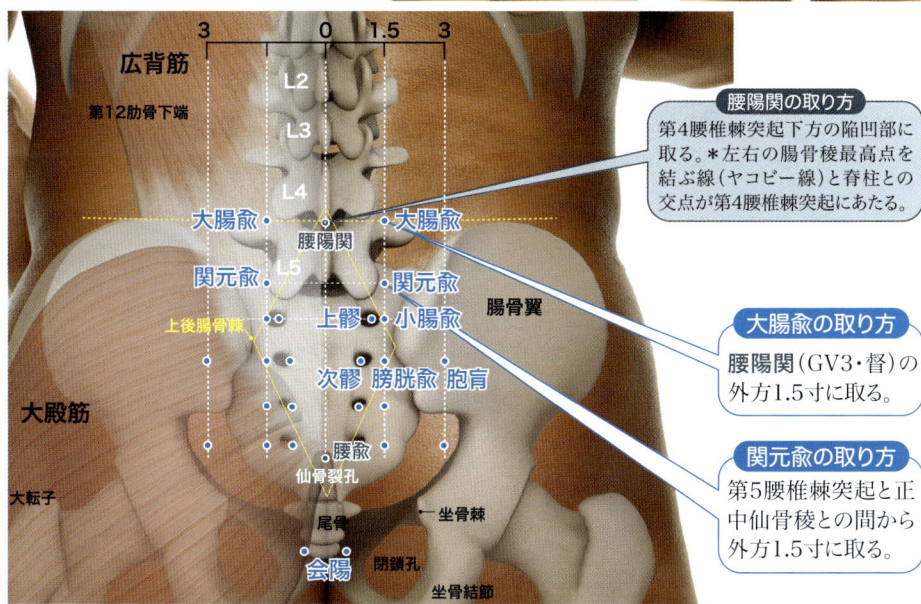

第3or4腰椎棘突起／上後腸骨棘／殿裂の上端／菱形の形が狭いケース
第3or4腰椎棘突起／上後腸骨棘／殿裂の上端／菱形の形が広いケース

ミカエリスの菱形の中に、督脈の**腰陽関**、**腰兪**、小腸経の**上髎**、**次髎**、**小腸兪**、**膀胱兪**が位置している。

腰陽関の取り方
第4腰椎棘突起下方の陥凹部に取る。＊左右の腸骨稜最高点を結ぶ線（ヤコビー線）と脊柱との交点が第4腰椎棘突起にあたる。

大腸兪の取り方
腰陽関(GV3・督)の外方1.5寸に取る。

関元兪の取り方
第5腰椎棘突起と正中仙骨稜との間から外方1.5寸に取る。

Bladder Meridian
BL 足の太陽膀胱経
取り方⑧ 小腸兪、膀胱兪、中膂兪他

BL27 小腸兪
部位：仙骨部，第1後仙骨孔と同じ高さ，正中仙骨稜の外方**1.5寸**．
この経穴に関連した解剖学的構造：
- 皮膚には知覚神経で仙骨神経後枝の外側枝の**中殿皮神経(S1〜S3)**
- 腕神経叢の枝の胸背神経支配で肩関節の伸展や内旋などに働く**広背筋の腱膜**
- 脊髄神経(胸神経)後枝の内側枝支配で体幹の後屈に働く**脊柱起立筋**
- 内腸骨動・静脈の壁側枝である**外側仙骨動・静脈**

BL28 膀胱兪
部位：仙骨部，第2後仙骨孔と同じ高さ，正中仙骨稜の外方**1.5寸**．
この経穴に関連した解剖学的構造：
- 皮膚には知覚神経で仙骨神経後枝の外側枝の**中殿皮神経(S1〜S3)**
- 仙骨神経叢の枝で梨状筋下孔を出る下殿神経筋枝(L5〜S2)支配の**大殿筋の内側縁**
- 脊髄神経(胸神経)後枝の内側枝支配で体幹の後屈に働く**脊柱起立筋起始部**
- 内腸骨動・静脈の壁側枝である**外側仙骨動・静脈**

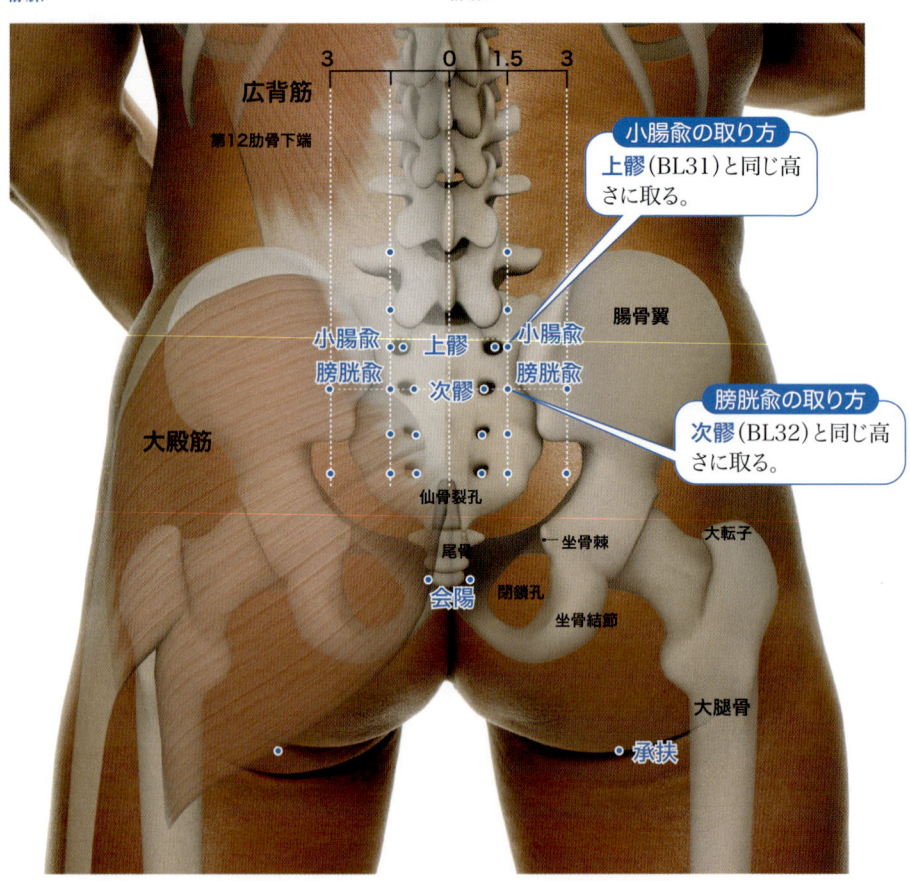

図中ラベル：
3 0 1.5 3
広背筋
第12肋骨下端
小腸兪の取り方：上髎(BL31)と同じ高さに取る。
腸骨翼
小腸兪　上髎　小腸兪
膀胱兪　次髎　膀胱兪
膀胱兪の取り方：次髎(BL32)と同じ高さに取る。
大殿筋
仙骨裂孔
尾骨
坐骨棘
大転子
会陽
閉鎖孔
坐骨結節
大腿骨
承扶

仙骨は、脊柱を支持する土台となる5つの椎骨が癒合した大きな骨の塊である。したがって、棘突起が癒合した「正中仙骨稜」、上関節突起が癒合した「中間仙骨稜」、横突起が癒合した「外側仙骨稜」が背側に見られる。仙骨の形は頂点を下にした三角形で後方に凸状に弯曲している。この形状により腰部脊柱を支持するとともに体幹からの負荷を骨盤帯および下肢へ分散させる働きがある。

BL29 中膂兪 （ちゅうりょゆ）

部位：仙骨部，第3後仙骨孔と同じ高さ，正中仙骨稜の外方**1.5寸**．

この経穴に関連した解剖学的構造：
- 皮膚には知覚神経で仙骨神経後枝の外側枝の**中殿皮神経**（S1～S3）
- 仙骨神経叢の枝で梨状筋下孔を出る下殿神経筋枝（L5～S2）支配の**大殿筋の内側縁**
- 仙骨神経叢の梨状筋枝支配で股関節の外旋に働く**梨状筋**
- 内腸骨動・静脈の壁側枝である**外側仙骨動・静脈**

BL30 白環兪 （はっかんゆ）

部位：仙骨部，第4後仙骨孔と同じ高さ，正中仙骨稜の外方**1.5寸**．

この経穴に関連した解剖学的構造：
- 皮膚には知覚神経で仙骨神経後枝の外側枝の**中殿皮神経**（S1～S3）
- 仙骨神経叢の枝で梨状筋下孔を出る下殿神経筋枝（L5～S2）支配の**大殿筋**
- 内腸骨動・静脈の壁側枝である**外側仙骨動・静脈**

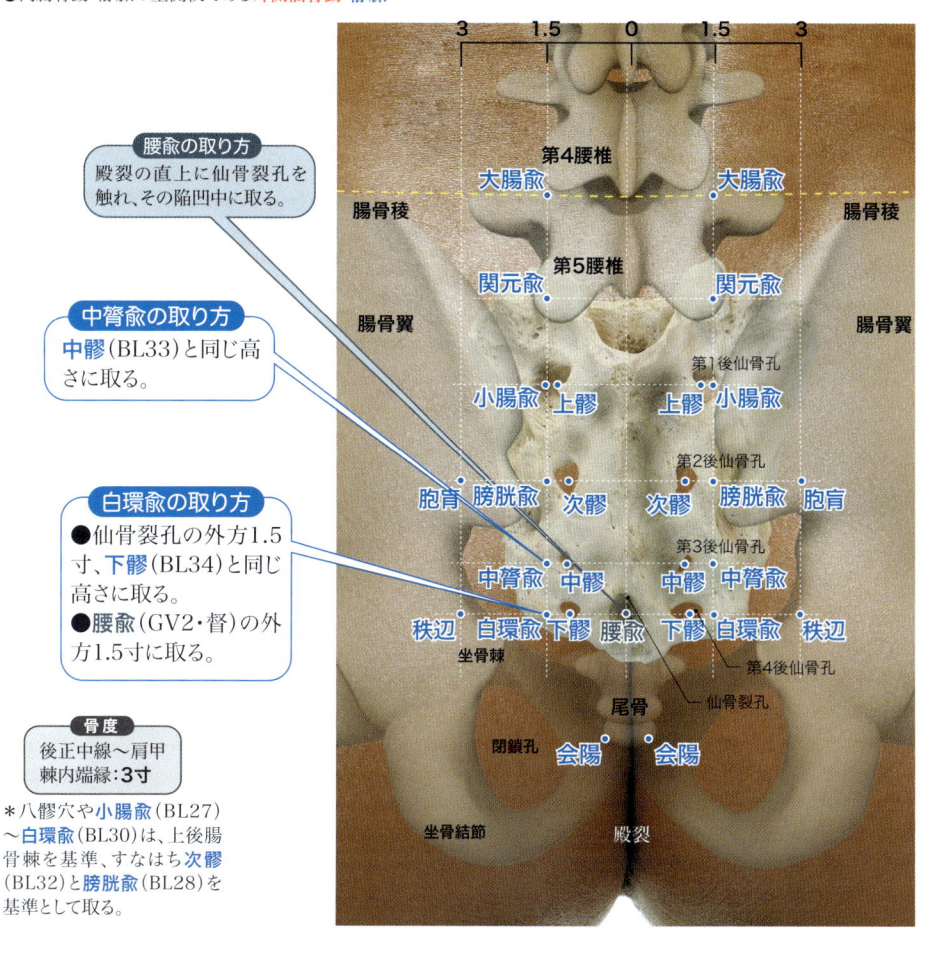

腰兪の取り方
殿裂の直上に仙骨裂孔を触れ、その陥凹中に取る。

中膂兪の取り方
中髎（BL33）と同じ高さに取る。

白環兪の取り方
- 仙骨裂孔の外方1.5寸、下髎（BL34）と同じ高さに取る。
- 腰兪（GV2・督）の外方1.5寸に取る。

骨度
後正中線～肩甲棘内端縁：**3寸**

*八髎穴や小腸兪（BL27）～白環兪（BL30）は、上後腸骨棘を基準、すなわち次髎（BL32）と膀胱兪（BL28）を基準として取る。

Bladder Meridian
BL 足の太陽膀胱経
たいようぼうこうけい
取り方⑨ 上髎、次髎、中髎、下髎他

BL31 上髎
部位：仙骨部，第1後仙骨孔．
この経穴に関連した解剖学的構造：
- 皮膚には知覚神経で**第1後仙骨孔**を出る第1仙骨神経後枝の外側枝の**中殿皮神経(S1)**
- 腕神経叢の枝の胸背神経支配で肩関節の伸展や内旋などに働く**広背筋の腱膜**
- 固有背筋(深背筋)を前後から包む鞘状の筋膜である胸腰筋膜の腰部の肥厚部である**腰背腱膜**
- 脊髄神経(胸神経)後枝の内側枝支配で体幹の後屈に働く**脊柱起立筋**
- 内腸骨動・静脈の壁側枝である**外側仙骨動・静脈**

BL32 次髎
部位：仙骨部，第2後仙骨孔．
この経穴に関連した解剖学的構造：
- 皮膚には知覚神経で**第2後仙骨孔**を出る第2仙骨神経後枝の外側枝の**中殿皮神経(S2)**
- 固有背筋(深背筋)を前後から包む鞘状の筋膜である胸腰筋膜の腰部の肥厚部である**腰背腱膜**
- 脊髄神経(胸神経)後枝の内側枝支配で体幹の後屈に働く**脊柱起立筋**
- 内腸骨動・静脈の壁側枝である**外側仙骨動・静脈**

BL33 中髎
部位：仙骨部，第3後仙骨孔．
この経穴に関連した解剖学的構造：
- 皮膚には知覚神経で**第3後仙骨孔**を出る第3仙骨神経後枝の外側枝の**中殿皮神経(S3)**
- 仙骨神経叢の枝で梨状筋下孔を出る下殿神経筋枝(L5～S2)支配の**大殿筋内側縁**
- 固有背筋(深背筋)を前後から包む鞘状の筋膜である胸腰筋膜の腰部の肥厚部である**腰背腱膜**
- 脊髄神経(胸神経)後枝の内側枝支配で体幹の後屈に働く**脊柱起立筋起始部**
- 内腸骨動・静脈の壁側枝である**外側仙骨動・静脈**

上髎の取り方
第1後仙骨孔は、**次髎**(BL32)から擦上すると陥凹部に触れる。

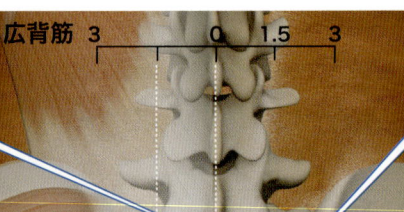

次髎の取り方
上後腸骨棘下縁の高さで、上後腸骨棘と正中仙骨稜とのほぼ中央に取る。

中髎の取り方
次髎(BL32)から擦り下ろしたとき、最初に触れる陥凹部に取る。

上・次・中・下髎の取り方
中指を基準として次髎の位置におき、示指～小指を横に並べると4指の指腹の位置が髎穴にあたる。

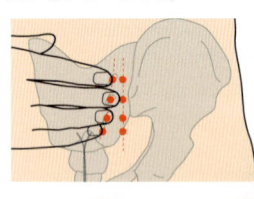

● 文献によっては、解剖用語で仙棘筋という筋が記載されている。しかし、この筋は最新の解剖学用語では使用されていない。過去の解剖学用語で、腰背腱膜に覆われた腸肋筋と最長筋下部が癒合しているので仙棘筋と呼ばれていたことによる。

BL34 下髎（げりょう）

部位：仙骨部,第4後仙骨孔.
この経穴に関連した解剖学的構造：
- 皮膚には知覚神経の**中殿皮神経**(S3)
- 仙骨神経叢の枝で梨状筋下孔を出る下殿神経筋枝（L5～S2）支配の**大殿筋内側縁**
- 固有背筋（深背筋）を前後から包む鞘状の筋膜である胸腰筋膜の腰部の肥厚部である**腰背腱膜**
- 脊髄神経（胸神経）後枝の内側枝支配で体幹の後屈に働く**脊柱起立筋**
- 内腸骨動・静脈の壁側枝である**外側仙骨動・静脈**

下髎の取り方
次髎（BL32）から擦り下ろしたとき、2つめに触れる陥凹部に取る。
＊腰兪（GV2・督）の外方に取る。

BL35 会陽（えよう）

部位：殿部,尾骨下端外方**0.5寸**.
この経穴に関連した解剖学的構造：
- 皮膚には知覚神経で仙骨神経叢から枝分かれする陰部神経の枝で会陰皮膚に分布する**会陰神経**（S2～S4）
- 梨状筋下孔を出る仙骨神経叢の枝の下殿神経筋枝（L5～S2）支配で股関節の伸展に働く**大殿筋**
- 内腸骨動・静脈の臓側枝の**下直腸動・静脈**

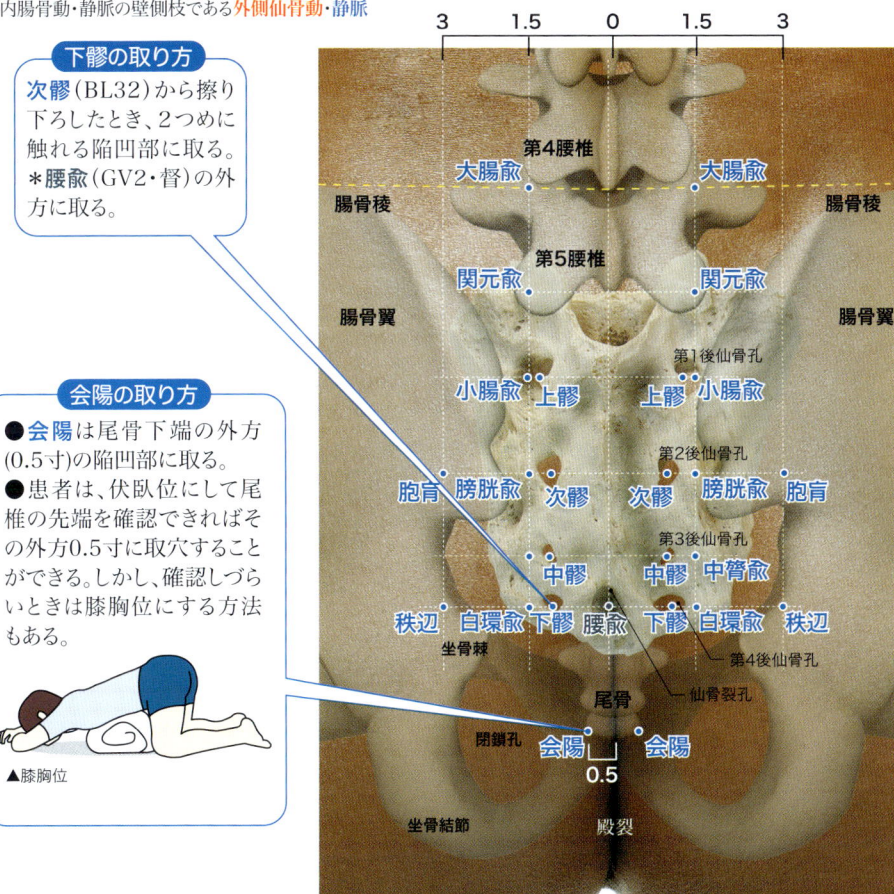

会陽の取り方
- 会陽は尾骨下端の外方(0.5寸)の陥凹部に取る。
- 患者は、伏臥位にして尾椎の先端を確認できればその外方0.5寸に取穴することができる。しかし、確認しづらいときは膝胸位にする方法もある。

▲膝胸位

3　1.5　0　1.5　3

第4腰椎
大腸兪　　　大腸兪
腸骨稜　　　　　　　腸骨稜
第5腰椎
関元兪　　　関元兪
腸骨翼　　　　　　　腸骨翼
第1後仙骨孔
小腸兪　上髎　上髎　小腸兪
第2後仙骨孔
胞肓　膀胱兪　次髎　次髎　膀胱兪　胞肓
第3後仙骨孔
中髎　中髎　中膂兪
秩辺　白環兪　下髎　腰兪　下髎　白環兪　秩辺
坐骨棘
第4後仙骨孔
仙骨裂孔
尾骨
閉鎖孔　　会陽　会陽
0.5
坐骨結節　　殿裂

| 8 KI 足の少陰腎経 | 9 PC 手の厥陰心包経 | 10 TE 手の少陽三焦経 | 11 GB 足の少陽胆経 | 12 LR 足の厥陰肝経 | 13 GV 督脈 | 14 CV 任脈 | 付録 奇穴 | 症例別 | 索引 |

123

BL 足の太陽膀胱経
Bladder Meridian
（たいようぼうこうけい）
取り方⑩ 承扶、殷門、浮郄、委陽他

BL36 承扶 (しょうふ)
部位：殿部，殿溝の中点．
この経穴に関連した解剖学的構造：
- 皮膚には仙骨神経叢の皮枝の**後大腿皮神経**(S2)
- 梨状筋下孔を出る仙骨神経叢の枝の下殿神経筋枝(L5～S2)支配で股関節の伸展に働く**大殿筋**
- 坐骨神経の脛骨神経部(L4～S3)支配で股関節伸展と膝関節屈曲に働く**大腿二頭筋長頭**と**半腱様筋**
- 内腸骨動・静脈の壁側枝で梨状筋下孔を出て大殿筋を栄養する**下殿動・静脈**
- 深部には**坐骨神経**がある．

BL37 殷門 (いんもん)
部位：大腿部後面，大腿二頭筋と半腱様筋の間，殿溝の下方**6寸**．
この経穴に関連した解剖学的構造：
- 皮膚には仙骨神経叢の皮枝の**後大腿皮神経**(S2)
- 坐骨神経の脛骨神経部(L4～S3)支配で股関節伸展と膝関節屈曲に働く**大腿二頭筋長頭**と**半腱様筋**
- 内腸骨動・静脈の壁側枝で梨状筋下孔を出て大殿筋を栄養する**下殿動・静脈**
- 大腿深動脈の終枝で大腿骨の栄養動脈を分枝する**貫通動脈**
- 深部には**坐骨神経**がある．

BL38 浮郄 (ふげき)
部位：膝後面，大腿二頭筋腱の内縁，膝窩横紋の上方**1寸**．
この経穴に関連した解剖学的構造：
- 皮膚には仙骨神経叢の皮枝の**後大腿皮神経**(S2)
- 坐骨神経の脛骨神経部(L4～S3)支配で膝関節屈曲に働く**大腿二頭筋**
- 大腿深動脈の終枝で大腿骨の栄養動脈を分枝する**貫通動脈**
- 深部には坐骨神経の2終枝の一つである**総腓骨神経**(L4～S2)がある．

承扶の取り方
大腿後面の中線と殿溝との交点に取る．

殷門の取り方
伏臥位で，膝を抵抗に抗して屈曲したとき，半腱様筋と大腿二頭筋がより明瞭に現れる．さらに股関節を内外旋させると両筋を見つけやすい．**承扶**(BL36)と**委中**(BL40)を結ぶ線の中点の上方1寸に取る．

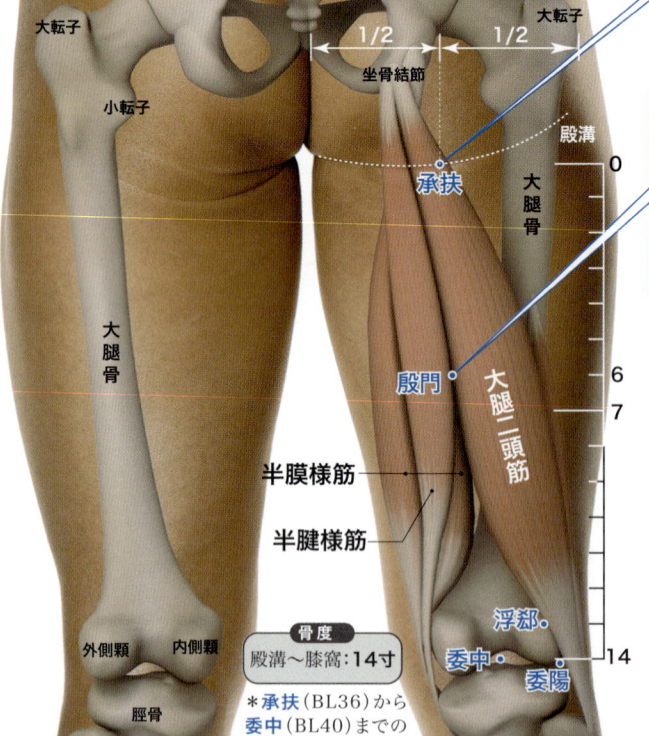

貫通動脈
perforating arteries
外腸骨動脈が鼠径靭帯の下方の血管裂孔を出ると**大腿動脈**となる．大腿動脈は大腿部では枝分かれがなく，**大腿深動脈**が主に栄養する．その動脈から，終枝である**第1から第3貫通動脈**が枝分かれし，ハムストリングス（大腿二頭筋、半腱様筋、半膜様筋）に血液を供給する．また，**大腿深動脈**は大腿動脈が大腿深動脈分岐点より近位で結紮された場合，側副血行路として下肢への血液供給に関与する．

骨度 殿溝～膝窩：14寸
＊承扶(BL36)から委中(BL40)までの長さを14寸とする．

画像ラベル：大転子、小転子、大腿骨、外側顆、内側顆、脛骨、腓骨、坐骨結節、殿溝、承扶、殷門、半膜様筋、半腱様筋、大腿二頭筋、浮郄、委中、委陽

- **坐骨神経**は、末梢神経の中で最大かつ最長の神経である。走行は梨状筋の下方で大坐骨孔を通過し、大殿筋の下方から大腿後面を下降する。膝窩に至る前に総腓骨神経と脛骨神経に分かれる。梨状筋部で坐骨神経が圧迫を受けることで、この部位の圧痛や放散痛が出現する梨状筋症候群がある。

ハムストリングス
hamstring muscles

大腿の後方筋である「大腿二頭筋、半腱様筋、半膜様筋」の総称(単に「ハムストリング」と表記することもある)。元々ハムストリングとは膝窩腱のことだが、筋そのものを呼ぶために用いられることが多い。走る際、特に加速してダッシュする時に活躍するため、「**ランニング筋**」とも呼ばれる。膝を伸ばして立って前屈し、指先が床に届かないのは、このハムストリングが柔軟性に欠けているためである(→『肉単』p.84参照)。

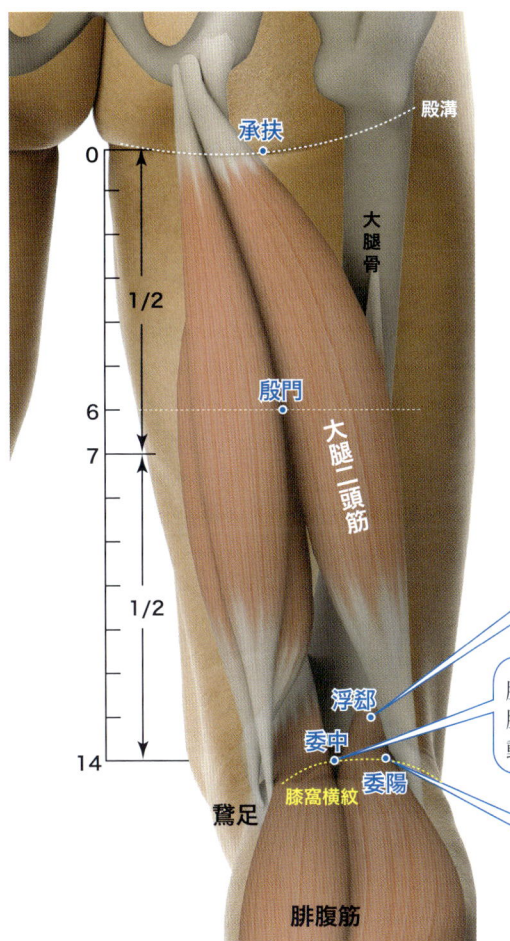

BL39 委陽(いよう)

部位：膝後外側,大腿二頭筋腱の内縁,膝窩横紋上.

この経穴に関連した解剖学的構造：
- 皮膚には仙骨神経叢の皮枝の**後大腿皮神経**(S2)と**総腓骨神経**(L4〜S2)の皮枝の外側腓腹皮神経
- 坐骨神経の脛骨神経部(L4〜S3)支配で膝関節屈曲に働く大腿二頭筋と足関節の底屈に働く腓腹筋外側頭
- 脛骨神経(L5〜S1)支配で膝関節の屈曲に働く膝窩筋の起始腱と足関節の底屈に働く足底筋
- 膝窩動・静脈から枝分かれする外側上膝動・静脈

BL40 委中(いちゅう)

部位：膝後面,膝窩横紋の中点.

この経穴に関連した解剖学的構造：
- 皮膚には仙骨神経叢の皮枝の**後大腿皮神経**(S2)
- **脛骨神経**(S1〜S2)支配で足関節の底屈に働く腓腹筋内側頭と外側頭
- 大腿動・静脈から続く膝窩動・静脈
- 膝窩静脈に流入する小伏在静脈

浮郄の取り方
軽く膝を曲げ、大腿二頭筋腱の内縁、委陽(BL39)の上方1寸に取る。

委中の取り方
膝を曲げたときにできる膝窩横紋の中央、膝窩動脈拍動部に取る。

委陽の取り方
委中(BL40)の外方で、大腿二頭筋腱の内(縁)、膝窩横紋上に取る。

Bladder Meridian
BL 足の太陽膀胱経　取り方⑪ 附分、魄戸、膏肓、神堂

BL41 附分（ふぶん）

部位：上背部、第2胸椎(T2)棘突起下縁と同じ高さ、後正中線の外方**3寸**．

この経穴に関連した解剖学的構造：
- 皮膚には**胸神経の後枝の内側皮枝**(T2)
- 副神経・頸神経叢の筋枝(C3〜C4)支配の第2胸椎棘突起に起始がある**僧帽筋**
- 肩甲背神経(C4〜C5)支配で肩甲骨を上内方に引く**(大・小)菱形筋**
- 脊髄神経(胸神経)後枝の内側枝支配で体幹の後屈に働く**脊柱起立筋**
- 鎖骨下動脈の枝の甲状頸動脈から枝分かれする**頸横動脈の枝**

注意：深部の肋間筋→壁側胸膜→胸膜腔→臓側胸膜を鍼刺すると**気胸**を引き起こす可能性がある。

骨度
後正中線〜肩甲棘内端縁：**3寸**

＊**附分**(BL41)から**志室**(BL52)までの経穴（膀胱経第2行線）は、後正中線外方3寸に取る。

BL42 魄戸（はっこ）

部位：上背部、第3胸椎(T3)棘突起下縁と同じ高さ、後正中線の外方**3寸**．

この経穴に関連した解剖学的構造：
- 皮膚には**胸神経の後枝の内側皮枝**(T3)
- 副神経・頸神経叢の筋枝(C3〜C4)支配の第2胸椎棘突起に起始がある**僧帽筋**
- 肩甲背神経(C4〜C5)支配で肩甲骨を上内方に引く**(大・小)菱形筋**
- 脊髄神経(胸神経)後枝の内側枝支配で体幹の後屈に働く**脊柱起立筋**
- 鎖骨下動脈の枝の甲状頸動脈から枝分かれする**頸横動脈の枝**

注意：深部の肋間筋→壁側胸膜→胸膜腔→臓側胸膜を鍼刺すると**気胸**を引き起こす可能性がある。

附分の取り方
- **附分**と**風門**(BL12)は第2胸椎棘突起下と同じ高さに取る。
- 第2・第3胸椎棘突起間から外方3寸に取る。

魄戸の取り方
- **魄戸**、**肺兪**(BL13)と**身柱**(GV12)は、第3胸椎(T3)棘突起下と同じ高さに取る。
- **身柱**の外方3寸に取る。

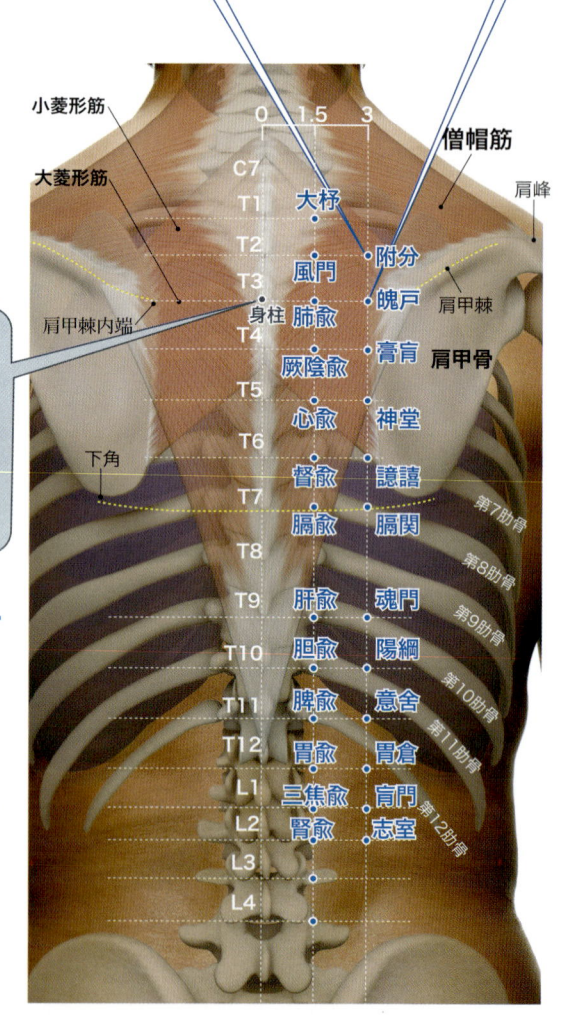

身柱の取り方
後正中線と肩甲棘内端の水平線の交点に位置するのが第3胸椎棘突起で、これを基準とし、第3胸椎棘突起下方の陥凹部に取る。

図中ラベル：小菱形筋、大菱形筋、肩甲棘内端、下角、僧帽筋、肩峰、大杼、附分、風門、魄戸、身柱、肺兪、膏肓、肩甲棘、厥陰兪、心兪、神堂、肩甲骨、督兪、譩譆、膈兪、膈関、第7肋骨、第8肋骨、肝兪、魂門、第9肋骨、胆兪、陽綱、第10肋骨、脾兪、意舎、第11肋骨、胃兪、胃倉、三焦兪、肓門、第12肋骨、腎兪、志室

頸横動脈は，前斜角筋の外側のところで鎖骨下動脈から起こり，腕神経叢を貫いて肩甲骨の上角部に達し，浅枝と深枝に分かれる．浅枝は僧帽筋の前縁に達し，僧帽筋の上部線維や中部線維の上方の部分，また，肩甲挙筋や棘上筋にも分布している．肩甲骨の内側縁を下降するので下行肩甲動脈とも呼ばれる．

BL43 膏肓(こう こう)

部位：上背部，第4胸椎(T4)棘突起下縁と同じ高さ，後正中線の外方**3寸**．

この経穴に関連した解剖学的構造：
- 皮膚には**胸神経の後枝の内側皮枝**(T4)
- 副神経・頸神経叢の筋枝(C3～C4)支配の第2胸椎棘突起に起始がある**僧帽筋**
- 肩甲背神経(C4～C5)支配で肩甲骨を上内方に引く**(大・小)菱形筋**
- 脊髄神経(胸神経)後枝の内側枝支配で体幹の後屈に働く**脊柱起立筋**
- 鎖骨下動脈の枝の甲状頸動脈から枝分かれする**頸横動脈の枝**

注意：深部の肋間筋→壁側胸膜→胸膜腔→臓側胸膜を鍼刺すると**気胸**を引き起こす可能性がある．

膏肓の取り方
- **膏肓**と厥陰兪(BL14)は，第4胸椎(T4)棘突起下と同じ高さに取る．
- 第4・第5胸椎棘突起間から外方3寸に取る．

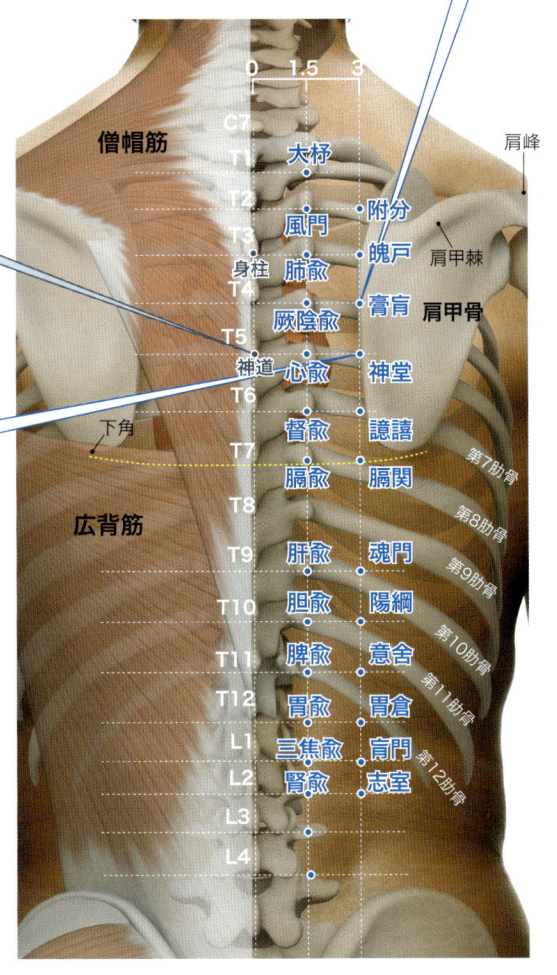

神道の取り方
第7胸椎棘突起を求め，その上の2棘突起上がった第5胸椎棘突起下方の陥凹部に取る．

神堂の取り方
- **神堂**，心兪(BL15)，神道(GV11・督)は，第5胸椎(T5)棘突起下と同じ高さに取る．
- 神道の外方3寸に取る．

BL44 神堂(しん どう)

部位：上背部，第5胸椎(T5)棘突起下縁と同じ高さ，後正中線の外方**3寸**．

この経穴に関連した解剖学的構造：
- 皮膚には**胸神経の後枝の内側皮枝**(T5)
- 副神経・頸神経叢の筋枝(C3～C4)支配の第2胸椎棘突起に起始がある**僧帽筋**
- 腕神経叢の枝の胸背神経(C6～C8)支配で肩関節の伸展や内旋などに働く**広背筋**
- 脊髄神経(胸神経)後枝の内側枝支配で体幹の後屈に働く**脊柱起立筋**
- 鎖骨下動脈の枝の甲状頸動脈から枝分かれする**頸横動脈の枝**

注意：深部の肋間筋→壁側胸膜→胸膜腔→臓側胸膜を鍼刺すると**気胸**を引き起こす可能性がある．

Bladder Meridian
BL 足の太陽膀胱経 取り方⑫ 譩譆、膈関、魂門、陽綱

BL45 譩譆(いき)

部位：上背部、第6胸椎(T6)棘突起下縁と同じ高さ、後正中線の外方3寸。

この経穴に関連した解剖学的構造：
- 皮膚には**胸神経の後枝の内側皮枝**(T6)
- 副神経・頸神経叢の筋枝(C3〜C4)支配の第2胸椎棘突起に起始がある**僧帽筋**
- 腕神経叢の枝の胸背神経(C6〜C8)支配で肩関節の伸展や内旋などに働く**広背筋**
- 肩甲背神経(C4〜C5)支配で肩甲骨を上内方に引く**(大・小)菱形筋**
- 鎖骨下動脈の枝の甲状頸動脈から枝分かれする**頸横動脈の枝**
- **聴診三角**にあたる。

注意：深部の肋間筋→壁側胸膜→胸膜腔→臓側胸膜を鍼刺すると**気胸**を引き起こす可能性がある。

聴診三角 triangle of auscultation

広背筋の上縁、肩甲骨内側縁、僧帽筋外側縁の三辺を結ぶ三角形を聴診三角という。

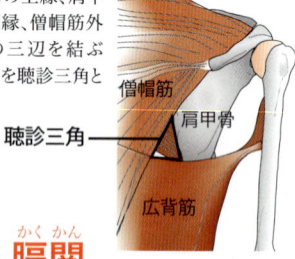

BL46 膈関(かくかん)

部位：上背部、第7胸椎(T7)棘突起下縁と同じ高さ、後正中線の外方3寸。

この経穴に関連した解剖学的構造：
- 皮膚には**胸神経の後枝の内側皮枝**(T7)
- 腕神経叢の枝の胸背神経(C6〜C8)支配で肩関節の伸展や内旋などに働く**広背筋**
- 脊髄神経(胸神経)後枝の内側枝支配で体幹の後屈に働く**脊柱起立筋**
- 胸大動脈の壁側枝である**肋間動脈の背枝**

注意：深部の肋間筋→壁側胸膜→胸膜腔→臓側胸膜を鍼刺すると**気胸**を引き起こす可能性がある。

膈関の取り方
膈関、膈兪(BL17)、至陽(GV9・督)は、第7胸椎(T7)棘突起下と同じ高さにあり、至陽の外方3寸に取る。

譩譆の取り方
譩譆、督兪(BL16)、霊台(GV10・督)は、第6胸椎(T6)棘突起下と同じ高さにあり、霊台の外方3寸に取る。

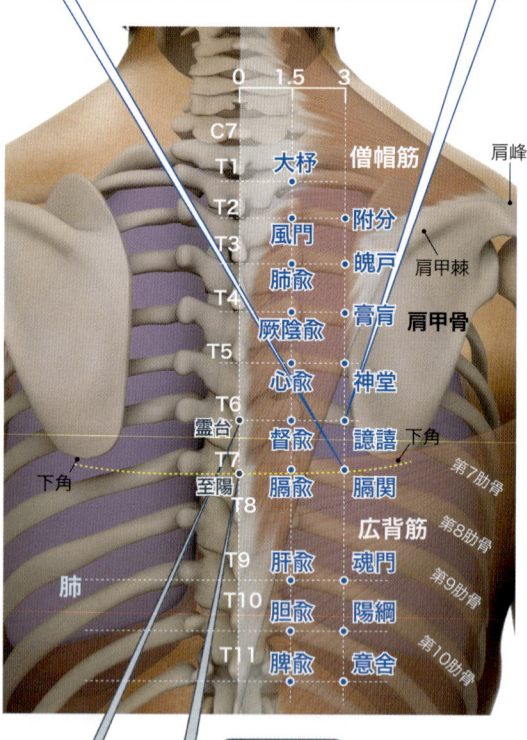

至陽の取り方
肩甲骨下角の高さに位置する第7胸椎棘突起を求め、その棘突起下方の陥凹部に取る。

霊台の取り方
第7胸椎棘突起を求め、その1つ上の第6胸椎棘突起下方の陥凹部に取る。

● 広背筋は、その名の通り体幹背部の筋に分類されるが、働きとしては肩関節の伸展、内転、内旋運動に作用する。広背筋は大きく分けて、下位胸椎以下の棘突起、腸骨稜、下位肋骨、肩甲骨下角の4つの部位に起始を持ち、それらの起始部から肩甲骨下角の外側に向かって収束し、上腕骨小結節稜に停止する。広背筋に関連した投球障害肩で、肩の後方に痛みを訴える場合、肩甲骨下角付近での広背筋挫傷が起こっている場合がある。

BL47 魂門（こん もん）

部位：上背部，第9胸椎(T9)棘突起下縁と同じ高さ，後正中線の外方**3寸**．

この経穴に関連した解剖学的構造：
● 皮膚には**胸神経の後枝の外側皮枝**(T9)
● 腕神経叢の枝の胸背神経(C6〜C8)支配で肩関節の伸展や内旋などに働く**広背筋**
● 脊髄神経(胸神経)後枝の内側枝支配で体幹の後屈に働く**脊柱起立筋**
● 胸大動脈の壁側枝である**肋間動脈の背枝**
注意：深部の肋間筋→壁側胸膜→胸膜腔→臓側胸膜を鍼刺すると**気胸**を引き起こす可能性がある。

魂門の取り方
● 魂門、肝兪（BL18）、筋縮（GV8・督）、は第9胸椎(T9)棘突起下と同じ高さに取る。
● 筋縮の外方3寸に取る。

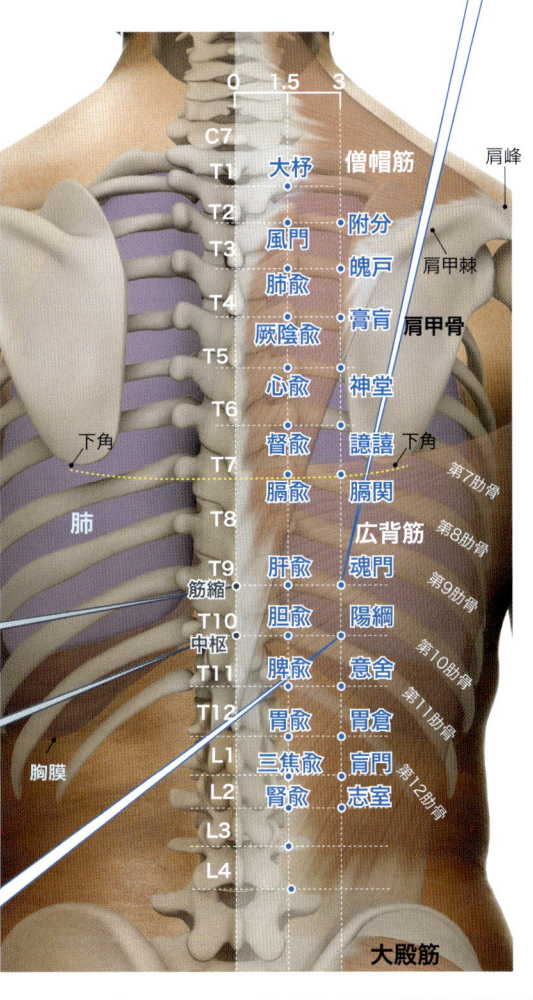

BL48 陽綱（よう こう）

部位：上背部，第10胸椎(T10)棘突起下縁と同じ高さ，後正中線の外方**3寸**．

この経穴に関連した解剖学的構造：
● 皮膚には**胸神経の後枝の外側皮枝**(T10)
● 腕神経叢の枝の胸背神経(C6〜C8)支配で肩関節の伸展や内旋などに働く**広背筋**
● 脊髄神経(胸神経)後枝の内側枝支配で体幹の後屈に働く**脊柱起立筋**
● 胸大動脈の壁側枝である**肋間動脈の背枝**
注意：深部の肋間筋→壁側胸膜→胸膜腔→臓側胸膜を鍼刺すると**気胸**を引き起こす可能性がある。

筋縮の取り方
第7胸椎棘突起を求め、その2棘突起下がった第9胸椎棘突起下方の陥凹部に取る。

中枢の取り方
肩甲骨下角の高さに位置する第7胸椎棘突起を求め、その3棘突起下の第10胸椎棘突起下方の陥凹部に取る。

陽綱の取り方
● 陽綱、胆兪（BL19）、中枢（GV7・督）、は第10胸椎(T10)棘突起下と同じ高さに取る。
● 中枢の外方3寸に取る。

Bladder Meridian
BL 足の太陽膀胱経 取り方⑬ 意舎、胃倉、肓門、志室

BL49 意舎
部位：上背部，第11胸椎（T11）
棘突起下縁と同じ高さ，
後正中線の外方**3寸**．

この経穴に関連した解剖学的構造：
- 皮膚には**胸神経の後枝の外側皮枝**（T11）
- 腕神経叢の枝の胸背神経（C6〜C8）支配で肩関節の伸展や内旋などに働く**広背筋**
- 脊髄神経（胸神経）後枝の内側枝支配で体幹の後屈に働く**脊柱起立筋**
- 胸大動脈の壁側枝である**肋間動脈の背枝**
- 深部の右には**肝臓右葉**、左には**脾臓**がある。

BL50 胃倉
部位：上背部，第12胸椎（T12）
棘突起下縁と同じ高さ，
後正中線の外方**3寸**．

この経穴に関連した解剖学的構造：
- 皮膚には**胸神経の後枝の外側皮枝**（T12）
- 腕神経叢の枝の胸背神経（C6〜C8）支配で肩関節の伸展や内旋などに働く**広背筋**
- 脊髄神経（胸神経）後枝の内側枝支配で体幹の後屈に働く**脊柱起立筋**
- 腰神経叢（T12〜L4）の枝の支配の**腰方形筋**
- 胸大動脈の壁側枝である**肋間動脈の背枝**
- 深部の右には**右腎臓**、左には**脾臓**がある。

> **脊中の取り方**
> 第2腰椎棘突起を求め、その上の3棘突起上がった第11胸椎棘突起下方の陥凹部に取る。

> **胃倉、胃兪の取り方**
> 胃倉、胃兪（BL21）は、第12胸椎（T12）棘突起下と同じ高さに取る。

> **意舎の取り方**
> ●意舎、脾兪（BL20）、脊中（GV6・督）は、第11胸椎（T11）棘突起下と同じ高さに取る。
> ●脊中の外方3寸に取る。

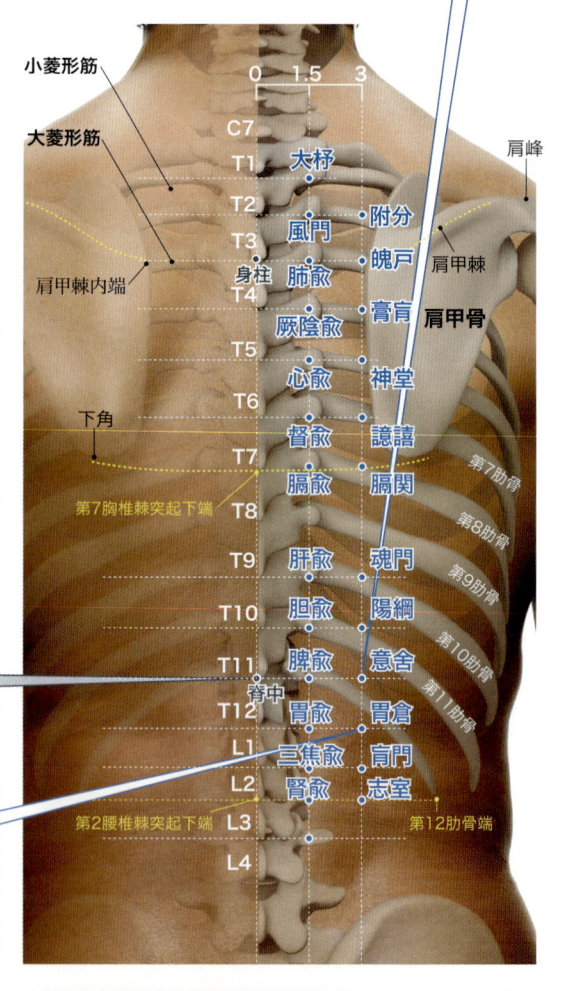

● 肋間動脈は胸大動脈の有対の側壁枝で１０対ある。走行は胸大動脈から一定の間隔を置いて順に出て、第3以下の各肋間を同名の神経とともに肋骨溝を並走している。肋間動脈は体幹壁や胸部の皮膚、脊髄に血液を供給している。また、腹大動脈の有対の壁側枝である**腰動脈**は4対あり、肋間動脈と同様の走行で脊髄・腰部および腹壁に分布している。一方、左右腰静脈や左右肋間静脈は奇静脈系に合流し、上大静脈を経由して右心房に還る。

BL51 肓門（こうもん）

部位：腰部,第1腰椎(L1)棘突起下縁と同じ高さ,後正中線の外方**3寸**.

この経穴に関連した解剖学的構造：
- 皮膚には**腰神経の後枝の外側皮枝(L1)**
- 腕神経叢の枝の胸背神経(C6～C8)支配で肩関節の伸展や内旋などに働く**広背筋腱**
- 固有背筋(深背筋)を前後から包む鞘状の筋膜である**腰背腱膜**
- 胸大動脈の壁側枝である**腰動脈の背枝**
- 右と左の肓門の深部にはそれぞれ**腎臓**や**横行結腸**あるいは**左結腸曲**がある。

BL52 志室（ししつ）

部位：腰部,第2腰椎(L2)棘突起下縁と同じ高さ,後正中線の外方**3寸**.

この経穴に関連した解剖学的構造：
- 皮膚には**腰神経の後枝の外側皮枝(L2)**
- 腕神経叢の枝の胸背神経(C6～C8)支配で肩関節の伸展や内旋などに働く**広背筋**
- 固有背筋(深背筋)を前後から包む鞘状の筋膜である**腰背腱膜**
- 脊髄神経(胸神経)後枝の内側枝支配で体幹の後屈に働く**脊柱起立筋(腸肋筋・横突棘筋)**
- 胸大動脈の壁側枝である**腰動脈の背枝**
- 右と左の志室の深部にはそれぞれ**上行結腸**あるいは**左結腸曲**がある。

志室の取り方
- **志室**、**腎兪**（BL23）、**命門**（GV4・督）は、第2腰椎(L2)棘突起下と同じ高さに取る。
- **命門**の外方3寸に取る。

肓門の取り方
- **肓門**、**三焦兪**（BL22）、**懸枢**（GV5・督）は、第1腰椎(L1)棘突起下と同じ高さに取る。
- **懸枢**の外方3寸に取る。

腰三角
lumbar trigone

外腹斜筋の後縁と広背筋外側縁と腸骨稜で腹壁後部に形成される三角形の部位を指すが、構造的に弱い部分なので腰ヘルニアを起こす可能性がある。

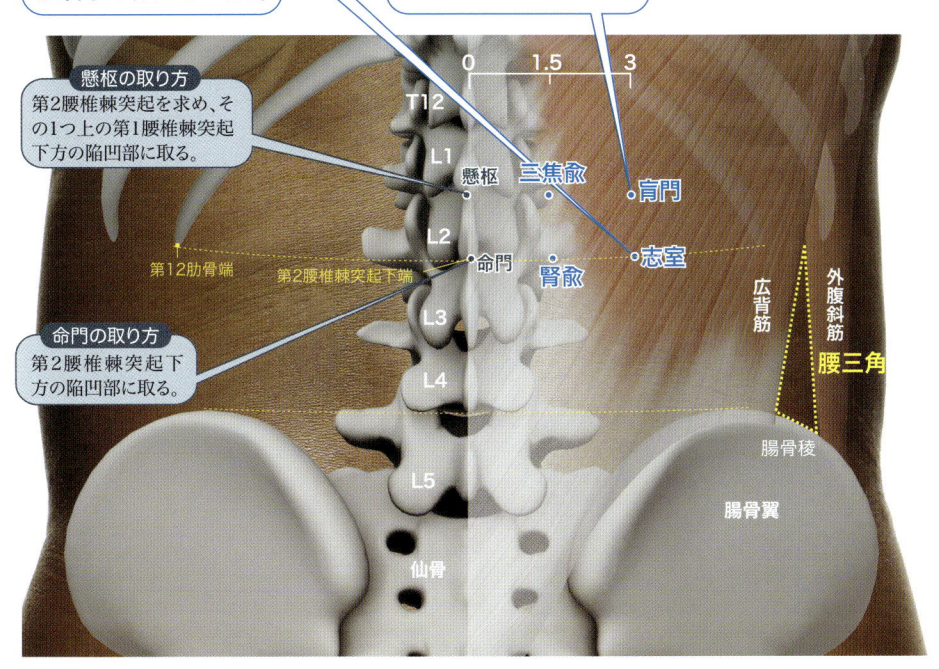

懸枢の取り方
第2腰椎棘突起を求め、その1つ上の第1腰椎棘突起下方の陥凹部に取る。

命門の取り方
第2腰椎棘突起下方の陥凹部に取る。

BL 足の太陽膀胱経
Bladder Meridian たいようぼうこうけい
取り方⑭ 胞肓、秩辺、合陽、承筋 他

BL53 胞肓 (ほうこう)
部位：殿部、第2後仙骨孔と同じ高さ、正中仙骨稜の外方**3寸**．
この経穴に関連した解剖学的構造：
- 皮膚には脊髄神経後枝の**上殿皮神経(L1〜L3)**
- 仙骨神経叢の枝の下殿神経筋枝(L5〜S2)の支配で股関節の伸展に働く**大殿筋**
- 仙骨神経叢の枝の上殿神経筋枝(L5〜S1)の支配で股関節の外転に働く**中・小殿筋**
- 梨状筋上孔を通る内腸骨動脈の壁側枝である**上殿動・静脈**
- 深部には**寛骨**がある。

胞肓の取り方
- **胞肓、膀胱兪**(BL28)、**次髎**(BL32)は、第2後仙骨孔と同じ高さに取る。
- **次髎**の高さで後正中線の外方3寸に取る。

腰兪の取り方
殿裂の直上に仙骨裂孔を触れ、その陥凹中に取る。

秩辺の取り方
- 仙骨裂孔の外方3寸で、**白環兪**(BL30)と同じ高さに取る。
- **腰兪**(GV2・督)の外方3寸に取る。＊**下髎**(BL34)と同じ高さに取る。

BL54 秩辺 (ちっぺん)
部位：殿部、第4後仙骨孔と同じ高さ、正中仙骨稜の外方**3寸**．
この経穴に関連した解剖学的構造：
- 皮膚には第1〜3仙骨神経の後枝からなる**中殿皮神経(S1〜S3)**
- 仙骨神経叢の枝の下殿神経筋枝(L5〜S2)の支配で股関節の伸展に働く**大殿筋**
- 仙骨神経叢の枝の上殿神経筋枝(L5〜S1)の支配で股関節の外転に働く**中・小殿筋**
- 梨状筋下孔を通る内腸骨動脈の壁側枝である**下殿動・静脈**
- 深部には**寛骨**がある。

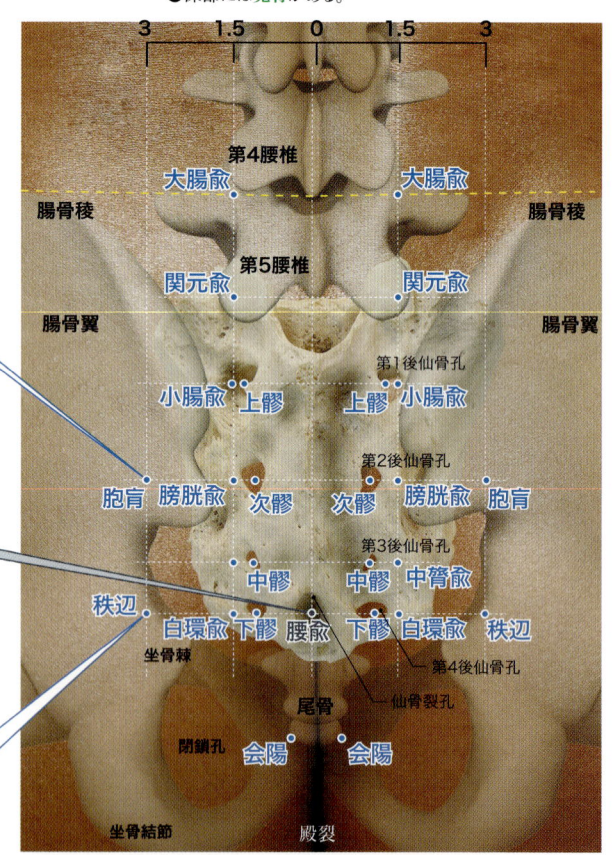

3　1.5　0　1.5　3

第4腰椎
大腸兪　大腸兪
腸骨稜　腸骨稜
第5腰椎
関元兪　関元兪
腸骨翼　腸骨翼
第1後仙骨孔
小腸兪　上髎　上髎　小腸兪
第2後仙骨孔
胞肓　膀胱兪　次髎　次髎　膀胱兪　胞肓
第3後仙骨孔
中髎　中髎　中膂兪
秩辺　白環兪　下髎　腰兪　下髎　白環兪　秩辺
坐骨棘　第4後仙骨孔
尾骨　仙骨裂孔
閉鎖孔　会陽　会陽
坐骨結節　殿裂

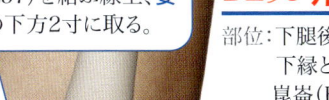

腓腹筋の内側頭・外側頭とヒラメ筋を合わせて**下腿三頭筋**という。ヒラメ筋を英語ではsoleusという。これはラテン語のsolea「靴底、サンダル」に由来するもので、英語のsole「足底、ソール」も同根語。また、サンダルの形に似た「舌ビラメ」のことも英語でsoleという。ヒラメ筋soleusは「足底」ではなく「舌ビラメ」の形に似ていることから付けられた(→『肉単』p.88参照)。

BL55 合陽 (ごうよう)

部位：下腿後面,腓腹筋外側頭と内側頭の間,膝窩横紋の下方**2寸**.

この経穴に関連した解剖学的構造：
- 皮膚には脛骨神経皮枝である**内側腓腹皮神経(S2)**
- ヒラメ筋とともに踵骨腱に停止する**脛骨神経(S1〜S2)**支配で足関節の底屈に働く**腓腹筋**
- 膝窩動・静脈から分枝する**後脛骨動・静脈**
- 膝窩静脈に流入する**小伏在静脈**

合陽の取り方
委中(BL40)と承山(BL57)を結ぶ線上、委中の下方2寸に取る。

BL56 承筋 (しょうきん)

部位：下腿後面,腓腹筋の両筋腹の間,膝窩横紋の下方**5寸**.

この経穴に関連した解剖学的構造：
- 皮膚には脛骨神経の皮枝である**内側腓腹皮神経(L5)**
- ヒラメ筋とともに踵骨腱に停止する**脛骨神経(S1〜S2)**支配で足関節の底屈に働く**腓腹筋**
- 膝窩動・静脈から分枝する**後脛骨動・静脈**
- 膝窩静脈に流入する**小伏在静脈**

承筋の取り方
合陽(BL55)と承山(BL57)の中点に取る。

承山の取り方(1)
委中(BL40)の下方8寸に取る。

BL57 承山 (しょうざん)

部位：下腿後面,腓腹筋筋腹とアキレス腱の移行部.

この経穴に関連した解剖学的構造：
- 皮膚には脛骨神経の皮枝である**内側腓腹皮神経(L5)**
- ヒラメ筋とともに踵骨腱に停止する**脛骨神経(S1〜S2)**支配で足関節の底屈に働く**腓腹筋**
- 膝窩動・静脈から分枝する**後脛骨動・静脈**
- 膝窩静脈に流入する**小伏在静脈**
- 深部には**脛骨神経(L4〜S3)**

BL58 飛揚 (ひよう)

部位：下腿後外側,腓腹筋外側頭下縁とアキレス腱の間,崑崙(BL60)の上方**7寸**.

この経穴に関連した解剖学的構造：
- 皮膚には総腓骨神経の皮枝である**外側腓腹皮神経(L4〜S2)**
- 脛骨神経の筋枝(L4〜S3)支配で踵骨腱に停止する腓腹筋とヒラメ筋からなる**下腿三頭筋**
- 脛骨神経の筋枝(L5〜S2)支配の**長母指(趾)屈筋**
- 膝窩動脈の枝の後脛骨動・静脈から分枝する**腓骨動・静脈**

飛揚の取り方
崑崙(BL60)の上方、承山(BL57)の外下方1寸に取る。
*崑崙の上方7寸に取る。

骨度
膝窩〜外果尖：16寸

BL59 跗陽 (ふよう)

部位：下腿後外側,腓骨とアキレス腱の間,崑崙(BL60)の上方**3寸**.

この経穴に関連した解剖学的構造：
- 皮膚には内側腓腹皮神経と外側腓腹皮神経の吻合で形成される**腓腹神経(L4〜S3)**
- 浅腓骨神経の筋枝(L4〜S1)支配で足関節の外反と底屈に働く**短腓骨筋**
- 脛骨神経(L5〜S2)支配の**長母指(趾)屈筋**
- 膝窩動脈の枝の後脛骨動・静脈から分枝する**腓骨動・静脈**

跗陽の取り方
崑崙(BL60)の上方3寸で、アキレス腱と短腓骨筋腱との間に取る。

BL 足の太陽膀胱経 <small>たいようぼうこうけい</small>
Bladder Meridian 取り方⑮ 崑崙、僕参、申脈、金門他

BL60 崑崙 <small>こんろん</small>

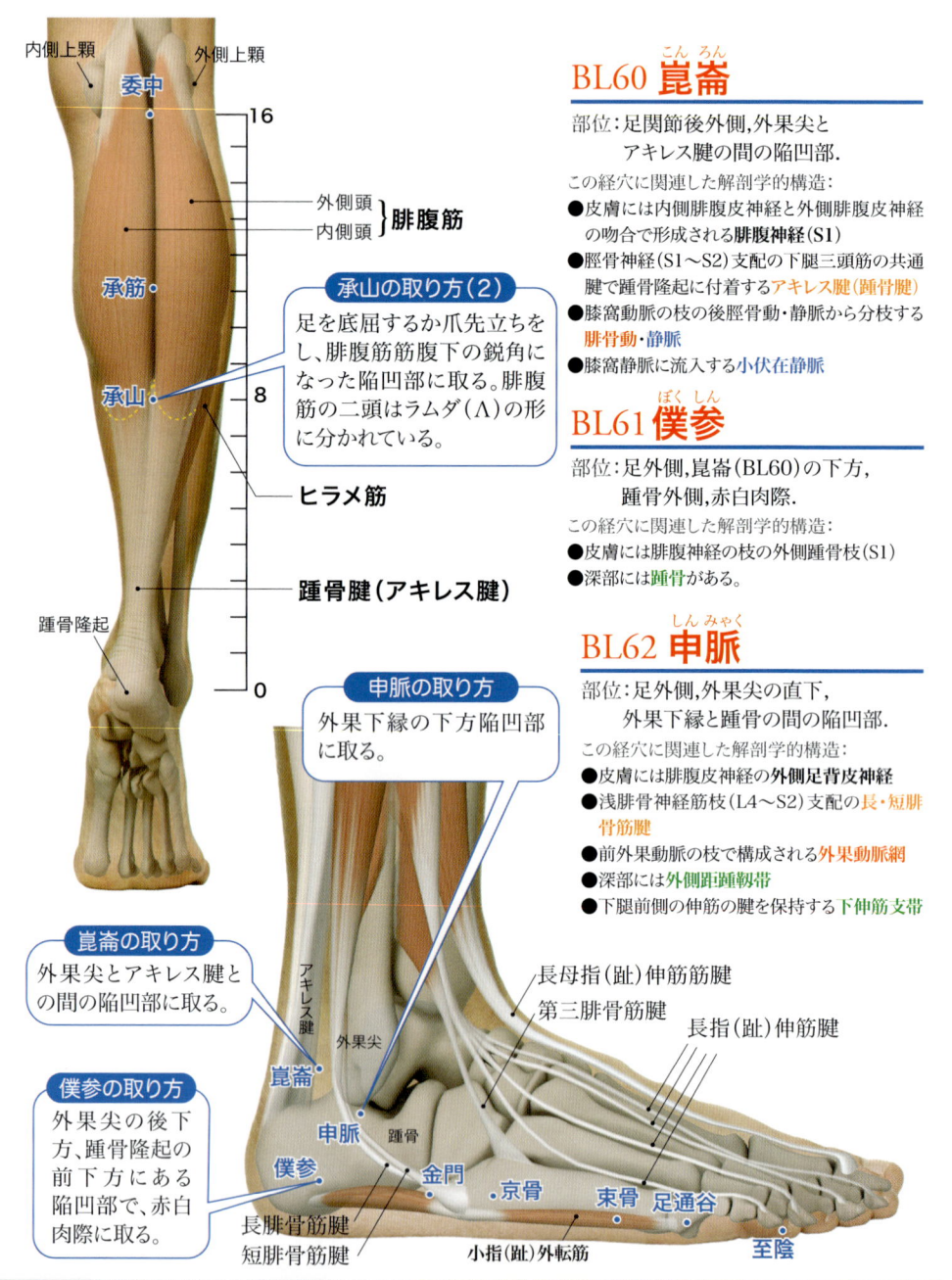

部位：足関節後外側，外果尖とアキレス腱の間の陥凹部．

この経穴に関連した解剖学的構造：
- 皮膚には内側腓腹皮神経と外側腓腹皮神経の吻合で形成される**腓腹神経(S1)**
- 脛骨神経(S1～S2)支配の下腿三頭筋の共通腱で踵骨隆起に付着する**アキレス腱(踵骨腱)**
- 膝窩動脈の枝の後脛骨動・静脈から分枝する**腓骨動・静脈**
- 膝窩静脈に流入する**小伏在静脈**

BL61 僕参 <small>ぼくしん</small>

部位：足外側，崑崙(BL60)の下方，踵骨外側，赤白肉際．

この経穴に関連した解剖学的構造：
- 皮膚には腓腹神経の枝の外側踵骨枝(S1)
- 深部には**踵骨**がある．

BL62 申脈 <small>しんみゃく</small>

部位：足外側，外果尖の直下，外果下縁と踵骨の間の陥凹部．

この経穴に関連した解剖学的構造：
- 皮膚には腓腹皮神経の**外側足背皮神経**
- 浅腓骨神経筋枝(L4～S2)支配の**長・短腓骨筋腱**
- 前外果動脈の枝で構成される**外果動脈網**
- 深部には**外側距踵靱帯**
- 下腿前側の伸筋の腱を保持する**下伸筋支帯**

承山の取り方(2)
足を底屈するか爪先立ちをし，腓腹筋筋腹下の鋭角になった陥凹部に取る．腓腹筋の二頭はラムダ(Λ)の形に分かれている．

申脈の取り方
外果下縁の下方陥凹部に取る．

崑崙の取り方
外果尖とアキレス腱との間の陥凹部に取る．

僕参の取り方
外果尖の後下方，踵骨隆起の前下方にある陥凹部で，赤白肉際に取る．

図中ラベル：内側上顆、外側上顆、委中、外側頭、内側頭、腓腹筋、承筋、承山、ヒラメ筋、踵骨腱(アキレス腱)、踵骨隆起、アキレス腱、外果尖、崑崙、申脈、踵骨、僕参、金門、京骨、束骨、足通谷、至陰、長腓骨筋腱、短腓骨筋腱、小指(趾)外転筋、長母指(趾)伸筋腱、第三腓骨筋腱、長指(趾)伸筋腱

134

● 長腓骨筋は腓骨体外側面の上半から起始し外果の後方から腓骨筋支帯を通り足底へ回り、第1中足骨底および内側楔状骨に停止する。短腓骨筋は腓骨体外側面の下半より起始し、第5中足骨基底に停止する。腓骨筋支帯の断裂や弛緩により腓骨筋腱が外果を乗り越える症状を**腓骨筋腱脱臼**という。これが繰り返されると腱鞘炎を起こすことがある。また、内返し捻挫を起こした際に、短腓骨筋腱の牽引力により**第5中足骨基底部の裂離骨折**を起こすことがある。

BL63 金門(きんもん)

部位:足背,外果前縁の遠位,第5中足骨粗面の後方,立方骨下方の陥凹部.

この経穴に関連した解剖学的構造:
- 皮膚には腓腹神経の枝の**外側足背皮神経(S1)**
- 浅腓骨神経筋枝(L4〜S2)支配の**長腓骨筋腱**
- 脛骨神経の枝の外側足底神経(S1〜S2)支配の**小指(趾)外転筋**
- 前外果動脈の枝で構成される**外果動脈網**
- 深部には**短腓骨筋腱**が停止する**第5中足骨粗面**がある。

BL64 京骨(けいこつ)

部位:足外側,第5中足骨粗面の遠位,赤白肉際.

この経穴に関連した解剖学的構造:
- 皮膚には腓腹神経の枝の**外側足背皮神経(S1)**
- 脛骨神経の枝の外側足底神経(S1〜S2)支配の**小指(趾)外転筋**
- 足背動脈の枝の**外側足根動脈の枝**
- 深部には**長腓骨筋腱**が停止する**第5中足骨粗面**がある。

BL65 束骨(そっこつ)

部位:足外側,第5中足指節関節の近位陥凹部,赤白肉際.

この経穴に関連した解剖学的構造:
- 皮膚には腓腹神経の枝の**外側足背皮神経(S1)**
- 脛骨神経の枝の外側足底神経(S1〜S2)支配の**小指(趾)外転筋、小指(趾)対立筋腱**
- 足底動脈弓の枝の**固有底側指動脈**

BL66 足通谷(あしつうこく)

部位:足の第5指(趾),第5中足指節関節の遠位外側陥凹部,赤白肉際.

この経穴に関連した解剖学的構造:
- 皮膚には腓腹神経の枝の**外側足背皮神経(S1)**
- **足背静脈網の外側縁枝**
- 深部には小指(趾)外転筋が停止する**第5指(趾)基節骨底**がある。

BL67 至陰(しいん)

部位:足の第5指(趾),末節骨外側,爪甲角の近位外方**0.1寸**(指寸),爪甲外側縁の垂線と爪甲基底部の水平線の交点.

この経穴に関連した解剖学的構造:
- 皮膚には腓腹神経の枝の**外側足背皮神経(S1)**
- 後脛骨動・静脈から分枝する**外側足底動・静脈**
- 深部には小指(趾)外転筋が停止する**第5指(趾)の末節骨**がある。

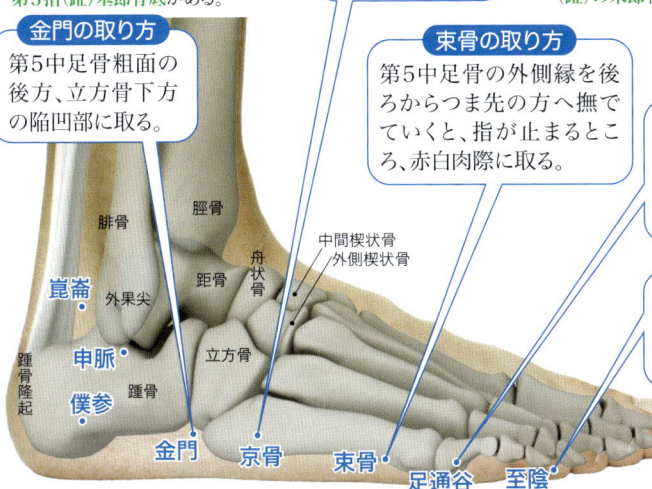

京骨の取り方
第5中足骨粗面の前縁、赤白肉際に取る。

金門の取り方
第5中足骨粗面の後方、立方骨下方の陥凹部に取る。

束骨の取り方
第5中足骨の外側縁を後ろからつま先の方へ撫でていくと、指が止まるところ、赤白肉際に取る。

足通谷の取り方
第5中足指(趾)節関節の外側を触察し、その前部に触れる陥凹部、赤白肉際に取る。

至陰の取り方
足の第5指(趾)爪甲根部近位縁に引いた線と、外側縁に引いた線との交点に取る。

骨格ラベル: 腓骨, 脛骨, 距骨, 舟状骨, 中間楔状骨, 外側楔状骨, 崑崙, 外果尖, 申脈, 僕参, 踵骨隆起, 踵骨, 立方骨, 金門, 京骨, 束骨, 足通谷, 至陰

| 8 KI 足の少陰腎経 | 9 PC 手の厥陰心包経 | 10 TE 手の少陽三焦経 | 11 GB 足の少陽胆経 | 12 LR 足の厥陰肝経 | 13 GV 督脈 | 14 CV 任脈 | 付録 奇穴 | 症例別 | 索引 |

経穴の読み方テスト《前面編》

★★ …難易度(難しい)
★ …難易度(やや難しい)

　　　　　　　読み方　　　場所(記号で)

1　郄門　(　　　　)(　　) p.156
2 ★ 食竇　(　　　　)(　　) p.58
3　伏兎　(　　　　)(　　) p.30
4 ★ 厲兌　(　　　　)(　　) p.32
5　膝関　(　　　　)(　　) p.218
6 ★ 日月　(　　　　)(　　) p.188
7　箕門　(　　　　)(　　) p.56
8　滑肉門(　　　　)(　　) p.28
9　鳩尾　(　　　　)(　　) p.258
10　禾髎　(　　　　)(　　) p.12
11　膺窓　(　　　　)(　　) p.28
12　膻中　(　　　　)(　　) p.260
13 ★★ 顖会　(　　　　)(　　) p.236
14　彧中　(　　　　)(　　) p.142
15　光明　(　　　　)(　　) p.190
16　臂臑　(　　　　)(　　) p.12
17 ★★ 神闕　(　　　　)(　　) p.258
18 ★★ 顴髎　(　　　　)(　　) p.82
19　眉衝　(　　　　)(　　) p.94
20 ★ 下巨虚(　　　　)(　　) p.32

正解
①郄門(げきもん・E)　②食竇(しょくとく・D)　③伏兎(ふくと・P)　④厲兌(れいだ・T)　⑤膝関(しつかん・Q)
⑥日月(じつげつ・N)　⑦箕門(きもん・O)　⑧滑肉門(かつにくもん・L)　⑨鳩尾(きゅうび・K)　⑩禾髎(かりょう・G)
⑪膺窓(ようそう・I)　⑫膻中(だんちゅう・J)　⑬顖会(しんえ・A)　⑭彧中(いくちゅう・H)　⑮光明(こうめい・S)
⑯臂臑(ひじゅ・C)　⑰神闕(しんけつ・M)　⑱顴髎(けんりょう・B)　⑲眉衝(びしょう・F)　⑳下巨虚(げこきょ・R)

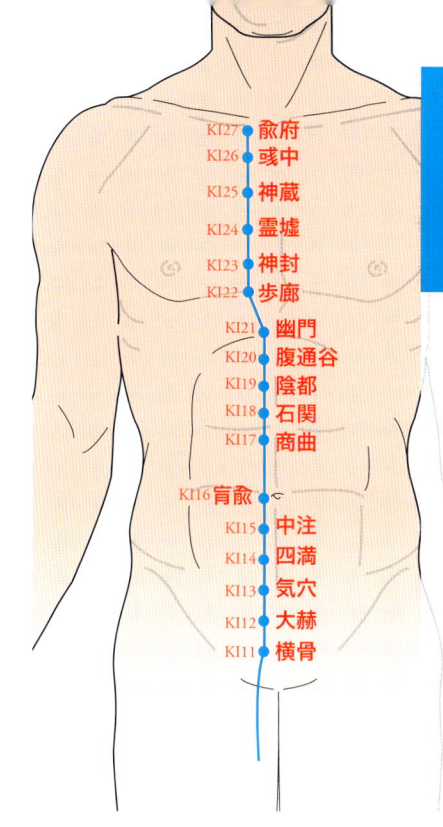

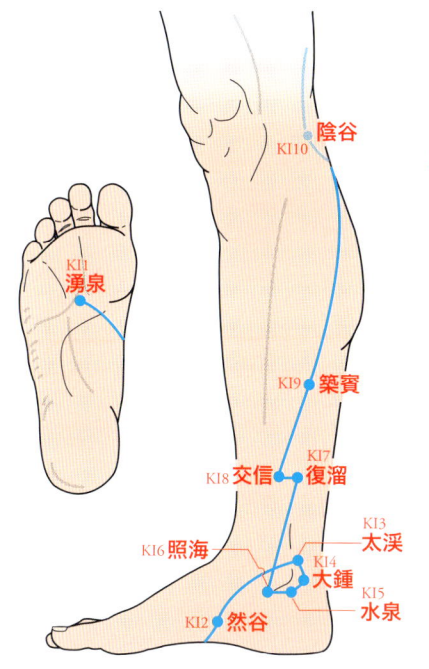

Chapter 8
足の少陰腎経
KI（Kidney Meridian）

腎は蔵精をつかさどる
腎は「作強の官」と呼ばれ、人体の生命活動を維持し、成長、発育、生殖に深くかかわる精を貯蔵（蔵精）し、五臓六腑に精を供給して、それらの健全な働きを維持している。

腎は主水をつかさどる
全身の水分の代謝を調節する機能（**主水**）がある。正常な状態では、水分は胃に入り、脾によって肺に運ばれ、そこから全身に行きわたり、汚れたら汗や尿になって排泄されると考えられる。

腎は納気をつかさどる
肺が吸い込んだ気を腎におさめる働き（**納気**）も行っている。納気することで、精を元気に化し、活性化する。

病証
是動病：空腹感はあるが食欲はない、顔色が黒ずむ、呼吸が苦しく咳き込む、血痰を吐く、立ちくらみ、寝ることを好んで起きたがらない、気が不足すると心配性でビクビクする。
所生病：口の中が熱く、舌が渇き、喉が渇いて腫れ上気する、胸が苦しく痛む、黄疸や下痢、経脈走行上（腰背部・大腿内側・足底）が痛み、横になりたがる。足底のほてりがある。

経穴一覧：
- KI27 兪府
- KI26 彧中
- KI25 神蔵
- KI24 霊墟
- KI23 神封
- KI22 歩廊
- KI21 幽門
- KI20 腹通谷
- KI19 陰都
- KI18 石関
- KI17 商曲
- KI16 肓兪
- KI15 中注
- KI14 四満
- KI13 気穴
- KI12 大赫
- KI11 横骨
- KI10 陰谷
- KI9 築賓
- KI8 交信
- KI7 復溜
- KI6 照海
- KI5 水泉
- KI4 大鍾
- KI3 太渓
- KI2 然谷
- KI1 湧泉

KI 足の少陰腎経 ①足部・下腿

Kidney Meridian
しょういんじんけい

KI1	湧泉（ゆうせん）	別名：地衝（ちしょう） 要穴：腎経の井木穴 穴性：開竅、寧心
KI2	然谷（ねんこく）	別名：然骨、龍淵、龍泉（ねんこつ、りゅうえん、りゅうせん） 要穴：腎経の滎(栄)火穴 穴性：滋陰補腎、清熱利湿
KI3	太渓（たいけい）	要穴：腎経の原穴、 　　　腎経の兪土穴 穴性：益腎降火、 　　　通調衝任

鐘の字も用いられる。

足底面（右）

KI4	大鍾（だいしょう）	要穴：腎経の絡穴 穴性：益賢、清熱、安神
KI5	水泉（すいせん）	別名：大敦（だいとん） 要穴：腎経の郄穴 穴性：通調経血、 　　　疏利下焦
KI6	照海（しょうかい）	要穴：八脈交会穴 穴性：滋陰補腎、 　　　利咽明目

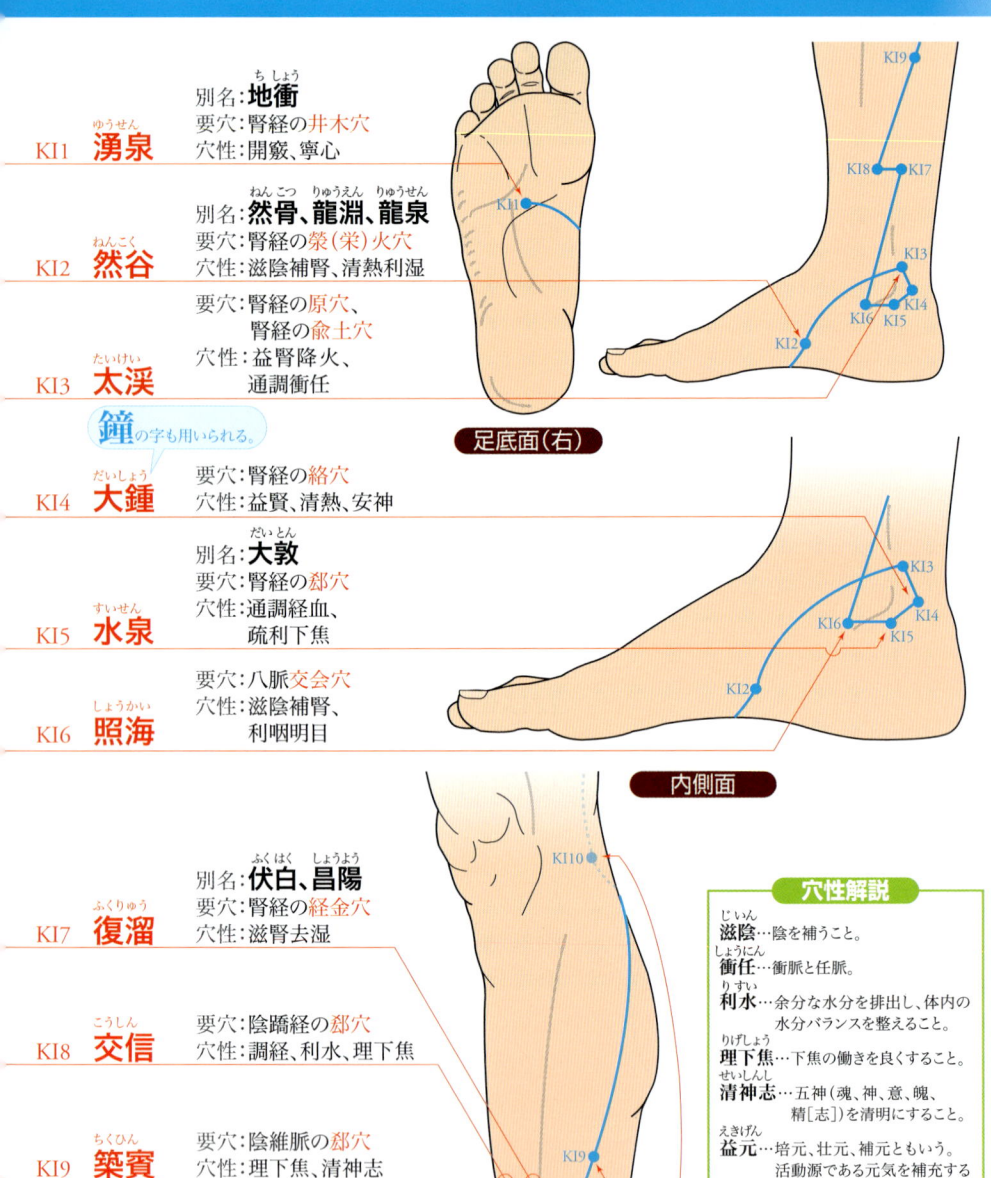

内側面

KI7	復溜（ふくりゅう）	別名：伏白、昌陽（ふくはく、しょうよう） 要穴：腎経の経金穴 穴性：滋腎去湿
KI8	交信（こうしん）	要穴：陰蹻経の郄穴 穴性：調経、利水、理下焦
KI9	築賓（ちくひん）	要穴：陰維脈の郄穴 穴性：理下焦、清神志
KI10	陰谷（いんこく）	要穴：腎経の合水穴 穴性：益元壮腎、除脹満

穴性解説

滋陰（じいん）…陰を補うこと。
衝任（しょうにん）…衝脈と任脈。
利水（りすい）…余分な水分を排出し、体内の水分バランスを整えること。
理下焦（りげしょう）…下焦の働きを良くすること。
清神志（せいしんし）…五神（魂、神、意、魄、精[志]）を清明にすること。
益元（えきげん）…培元、壮元、補元ともいう。活動源である元気を補充すること。
除脹満（じょちょうまん）…腹部が膨張した状態を和らげること。

138

● 足の少陰腎経は、足の太陽膀胱経の脈気を受けて足の第5指(趾)の下に起こり、斜めに足底中央(湧泉)に向かい、舟状骨粗面の下(然谷)に出て内果の後(太渓・大鍾・水泉)をめぐり、分かれて踵(照海)に入る。内果をめぐって上行する経は足の厥陰肝経および足の太陰脾経の後ろをさらに上行し、復溜と交信の2穴を経て三陰交(脾・SP6)と交わり(肝経も交わっている)、下腿後内側(築賓)を過ぎ、上行を続けて膝窩内側(陰谷)に入る。

● **湧泉**は、足底にあるくぼみにあり、腎経の気血が地下から**泉**のように**湧**いて出てくる井木穴を示す。

● **然谷**は、別名**然骨**という。然骨は、古代中国で(足の)**舟状骨**を指す。経穴の然谷は、舟状骨の下縁のくぼみにある。然の字を「燃」に関連させ、この穴を刺針すると「内熱」を引き起こすことが名の由来とする説もある。

● **太渓**は、アキレス腱の前方の渓谷のような大きなくぼみにある経穴の意。「太」は「太い」の意ではない。

● **大鍾**は、踵骨の形が**大**きな**鍾**のように見えるため、そしてそのつりがねの釣り穴にあたる部位にある経穴の意。鍾を同じ音読みの**踵**(くびす・きびす)と関連させる説明もある。

● **水泉**は、腎経の郄穴で、**水**腫、浮腫、月経不順等に効果のある経穴の意。腎経には、水に関連した経穴名が多い。

● **照海**は、経気が海のように集まる経穴の意。眼を**照**らし、眼の疾患に効果がある経穴という説明もある。

● **復溜**とは、ここで経気がふたたび流れてきて**溜**まる経穴の意。腎経の流注は太渓、大鍾、水泉、照海と内果をめぐってからふたたび上行することを指すともいう。**復**を**伏**と関連させ、経気が「伏して」ここで深く入って流れるという説明もある。

● **交信**は、三陰交の直下で脾経と**交**会する場所にある経穴の意。また、古代中国で**月経を**「**信**」(もしくは月信)といい、交信は生理不順の治療に効果のある経穴の意ともいわれる。

● **築賓**の築は、腓腹筋(内側頭)が収縮して堅くなる部位を表す。**賓**は、奇形八脈(→p.xxxi)の陰維脈を「賓客」のように賓舎(迎賓館)に迎える場所の経穴も示唆するという。

● **陰谷**は、膝窩横紋の陰側(内側)の陥凹部にある経穴の意。もしくは**半腱様筋腱と半膜様筋腱の間の谷のような隙間**を指すともいわれる。

然とは 肰=肉(熊や犬の脂肪肉の意→p.185「厭」)の略体＋火で脂肪を火で燃やすことを示す。然は燃の原字。ちなみに、「能」は本来、熊を意味し「熊のように粘り強い」や「熊の肉のように粘り強く燃える」から、「物事をなしうる」という意味が生じた。然と熊は共に火を表わす灬(れんが、れっか)が付いている。

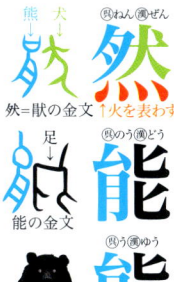

ワンポイント漢字講座
呉音の濁音→漢音の清音

経穴名「大鍾」は、「**だいしょう**」とも、「**たいしょう**」とも読まれる。この「大」は**呉音**は「**だい**」、**漢音**は「**たい**」。このように、呉音では濁音のものが、漢音では清音になるケースは多い。

呉音	漢音
大臣(**だい**じん)	**大**会(**たい**かい)
神社(**じん**じゃ)	**精神**(せい**しん**)
地面(**じ**めん)	**地**理(**ち**り)

経穴名は、通例、漢音なのでそれに従えば「大」は漢音「たい」となる。しかし、「大」は、一般の名詞としてはどちらかといえば「だい」と読まれるケースが多く、また「大鍾」と「太衝」を音で判別しやすくするという観点に立てば、呉音「だい」で発音されることになる。

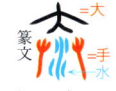

太は「**泰**」の異体字(ないしは略字。太と泰の関係には異論もある)。「たっぷりと水を両手で流す様」、または「水に落ちた人に対して両手を差し出して助ける様」を表わすといわれる。そこから、「ゆったりとした様(泰平、太平洋)」、「はなはだしい」の意となる。「太」の字を「太い」という意味で用いるのは日本固有の用法。それゆえ、経穴名の「太」は、「太い」を意味しない。

KI 足の少陰腎経 ②腹部
Kidney Meridian
しょう いん じん けい

KI11	横骨（おうこつ）	別名：	下極（げきょく）、屈骨（くっこつ）
		穴性：	清利下焦、益腎
KI12	大赫（だいかく）	別名：	陰維（いんい）、陰関（いんかん）
		穴性：	理下焦、益腎
KI13	気穴（きけつ）	別名：	胞門（ほうもん）、子戸（しこ）
		穴性：	調経、利気、止瀉
KI14	四満（しまん）	別名：	髄府（ずいふ）
		穴性：	調経、利水、消脹満
KI15	中注（ちゅうちゅう）	穴性：	調経、通便、理腸
KI16	肓兪（こうゆ）	穴性：	温中理気

穴性解説

下焦（げしょう）…下腹の部分で腎・膀胱・小腸・大腸を含む。
益腎（えきじん）…腎の機能を高めること。
止瀉（ししゃ）…下痢を止めること。
消脹満（しょうちょうまん）…お腹が膨れた状態を解消すること。
理気（りき）…気の流れを良くすること。気(氣)を正常にめぐらせる機能を回復する治療法。
散結（さんけつ）…できものや塊を解消すること。
寛胸（かんきょう）…胸を広げ、胸のつかえをすっきりさせること。

KI17	商曲（しょうきょく）	穴性：	調理腸胃
KI18	石関（せきかん）	穴性：	調胃、寛腸、理気、散結
KI19	陰都（いんと）	別名：	食宮（しょくきゅう）
		穴性：	調理腸胃、寛胸理気
KI20	腹通谷（はらつうこく）	別名：	通谷（つうこく）
		穴性：	調理中焦

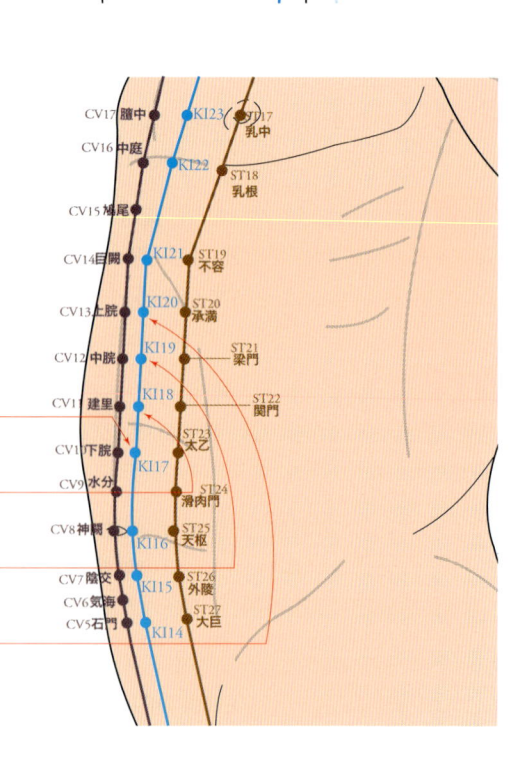

- 膝窩内側より、さらに大腿後内側を上り、長強(督・GV1)と交会する。ここから前方へ向かい、恥骨結合の上際に出て腹部の前正中線外方5分(**横骨・大赫・気穴・四満・中注・肓兪・商曲・石関・陰都・腹通谷**)を上行する。

- **横骨**とは、古代中国で**恥骨**を指す。横骨は恥骨にある経穴の意。横骨という語は、恥骨以外に**舌骨**、**鎖骨**をも指した。

- **大赫**の**赫**は、「赤」を二つ並べたもので、「赤い、明るい、盛ん」を意味する。大赫は、腎経と奇形八脈の衝脈が合流し、陰気が盛んに集まることに由来するという説や、妊娠時にここが**赤子**によって**大きくふくらむ**ためとする説もある。また錐体筋や陰茎ワナ靭帯(陰茎係蹄靭帯)の輪郭が上方に向かって狭くなってゆく様を、炎の形に模したものという説もある。

- **気穴**は、**気**の集まる経穴の意(具体的説明には諸説あり)。

- **四満**は、**四**肢の気が**満**ちて集まるところという説や、大腸・小腸・膀胱・精室の隙間にあり四方から包まれているという説、腹**満**、脹**満**の治癒に効果のある経穴の意といった説明がなされている。腎経の腹部の**四**番目の経穴。

- **中注**は、腎気が胞**中**(腹腔内)に**注**ぐところにある経穴の意。

- **肓兪**の**肓**は、**肓膜**を指す。肓膜とは、膏肓(p.100)では**横隔膜**を指すとされているが、肓兪や肓門(p.102)、胞肓(p.102)では「**腸間膜**」にしばしば関連づけて説明されている。肓兪は、腎気が腹腔内深くに入る経穴で、肓兪と肓門とは表裏の位置関係にある。

- **商曲**の**商**は、五音の一つで金を表わし、肺や大腸に関連する。**曲**は、「折れ曲がる腸、つまり**横行結腸**のある」場所とも、「体を曲げるとき折れ曲がる」場所ともいわれる。商曲と同じ高さにある**太乙**(→p.28)の「乙」も、体を折り曲げることと結びつけられている。

- **石関**の**石**は、**腹直筋**が**石**のように固く隆起した部位にある経穴の意。または、便秘、不妊、脹満を**石**に例えたもので、それらに効果のある経穴の意。**関**は、それらを治した際に通じることを指すとも、また食物の通過する「関所」を示唆するともいわれる。

- **陰都**は、衝脈の交会穴で、**陰**気の集まる経穴の意。

- **腹通谷**は、穀物の**通**過する胃の噴門の部位にある経穴の意。もしくは、腎経と衝脈(奇形八脈の一つ)が通過するところともいわれる。

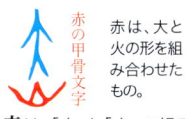

赤の甲骨文字：赤は、大と火の形を組み合わせたもの。

赫 きゃく/かく

赤は、「大」と「火」の組み合わせで、大いに燃える火の色を指すとされる。もしくは、「大」の部分は手足を広げた人を指し火によって穢れを祓い清めることを表わしたものとする説もある。赫は、それを二つ並べて赤いこと、明るいことを強調したもの。威嚇の**嚇**は、「真っ赤になって怒る」こと、口偏によって、おどしつけるときの擬声音「カッ!」を指すという。

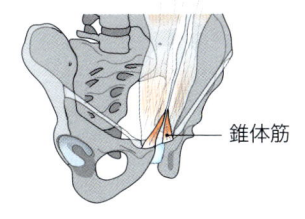

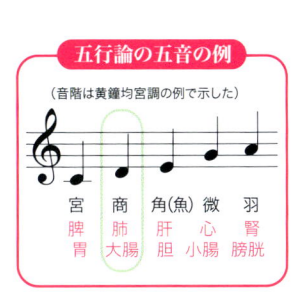

錐体筋

五行論の五音の例
(音階は黄鐘均宮調の例で示した)

宮	商	角(魚)	微	羽
脾	肺	肝	心	腎
胃	大腸	胆	小腸	膀胱

Kidney Meridian
KI 足の少陰腎経 ③胸部

KI21 幽門（ゆうもん）　別名：上門（じょうもん）
穴性：降逆和胃、利咽

KI22 歩廊（ほろう）　別名：歩郎（ほろう）
穴性：寛胸、理気、降逆

「しんふう、しんぷう、じんぷ」と読まれることもある。
※封の呉音は「ふう」、漢音は「ほう」
→p.218「中封（ちゅうほう）」。

KI23 神封（しんぽう）　穴性：寛胸利気、通乳

KI24 霊墟（れいきょ）　別名：霊牆、霊墻（れいしょう、れいしょう）
穴性：寛胸利気

KI25 神蔵（しんぞう）　穴性：寛胸利気

「わくちゅう」と読まれる。
※或の呉音は「おく」、漢音は「いく」。ちなみに、似た漢字の或（「或るいは」の「或」）や惑の呉音は「わく」、漢音は「こく」。

KI26 或中（いくちゅう）　別名：或中（或で彧を代用している）
穴性：利気、止咳平喘

KI27 兪府（ゆふ）　穴性：利気、止咳平喘

穴性解説
和胃（わい）…和中と同じ。胃気の不和を改善すること。
利咽（りいん）…のど（咽喉）の調子を整えること。
寛胸（かんきょう）…胸を広げ、胸のつかえをすっきりさせること。
利気（りき）…気の流れを良くすること。
平喘（へいぜん）…呼吸困難や喘息を改善すること。

			1 LU 手の太陰肺経	2 LI 手の陽明大腸経	3 ST 足の陽明胃経	4 SP 足の太陰脾経	5 HT 手の少陰心経	6 SI 手の太陽小腸経	7 BL 足の太陽膀胱経
142	序文	目次	経絡経穴概論						

● 肓兪から腹部の前正中線外方5分を上行し**(幽門)**、胸部の前正中線外方2寸**(歩廊・神封・霊墟・神蔵・彧中・兪府)**をさらに上り本経と合流する。本経は、脊柱を貫いて、腎に属し、膀胱を絡う。さらに腎より上って、肝、横隔膜を貫いて、肺に入り、気管をめぐって舌根を挟んで廉泉(任・CV23)で終わる。胸部で分かれた支脈は心につらなり、胸中(膻中〔任・CV17〕)で手の厥陰心包経につながる。

● **幽門**の幽は、「隠れ、潜むこと、深いこと」を指す。幽門は、七衝門の一つ。「**七衝門**」とは、消化器系のうちの7ヶ所の重要な門、飛門(唇)、戸門(歯)、吸門(会厭)、賁門(噴門、胃の上口)、幽門(胃の下口)、闌門(小腸から大腸への移行部)、魄門(肛門)を指す。経穴の幽門は心窩部(みぞおち)にあり、腎気が胃と胸郭の間の深い谷間から出てくる部位にある経穴と理解されている。現代の解剖学で胃の出口は「**幽門**」と呼ばれるが、古くは西暦前に記された『難経』の中でも胃の出口を「幽門」と呼んでおり、古代中国の解剖用語が西洋医学の訳語に採用された一例である。とはいえ、あくまで幽門穴と解剖学の幽門とは別であり、正常では幽門穴は噴門に近い。

● **歩廊**の廊の字は、両側、両端の「両」と同系で、二つの部屋を結ぶ通路や、本堂の両側に造る「小部屋、周屋」を指す。歩廊は、「大胸筋」という本堂の下縁にあって左右の周屋、つまり左右の第5肋間にある経穴、または胸骨の両側にある「肋間」という小部屋をわたり歩くための長い廊下の最初の部分の経穴の意。

● **神封**の神は、古代中国において精神の機能を宿すと考えられた心(臓)を指す。神封は、心(臓)を**封**じる部分の経穴の意。心臓は左の第2〜第5肋間の位置にあたり、神封は第4肋間に位置する。さらに心疾患の治療に効果のある経穴ともいわれる。

● **霊墟**は、精神が宿るとされた心臓の位置にある経穴(第3肋間)。墟の亞は、「くぼみ」を指し、廃墟を指す。墟の字を廃墟の「丘」に関連させ、大胸筋の隆起と関連させる文献もある。

● **神蔵**は、腎気がここから心臓に入り貯蔵される経穴の意。

● **彧中**の彧は、区切りのついた部分を指す「**或**」の字に、模様を表す「**彡**」が付いたもので、「枠取りされて模様が美しい様」を表わす。古代中国の戦車を覆う、模様が美しい傘のように、肺が他の臓器を上から覆う様を表わすという説や、**彧**が「彩りの艶やかな内臓」の肺を示すという説がある(ちなみに、ヒトの肺は、若年は淡いピンク色、成人は灰青色で、表面は肺小葉の細かな「模様」で覆われている)。別説では、肋骨が並ぶ様を模様に例えたものだという。

● **兪府**は、腎経の脈がこの部位に集まる経穴の意。また、胸部疾患に効果のある経穴の意。

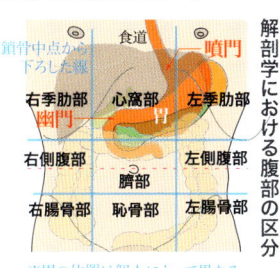

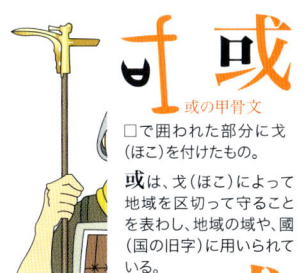

解剖学における腹部の区分

鎖骨中点からドロろした線 / 食道 / 噴門 / 右季肋部 / 心窩部 / 左季肋部 / 幽門 / 胃 / 右側腹部 / 左側腹部 / 臍部 / 右腸骨部 / 恥骨部 / 左腸骨部
※胃の位置は個人によって異なる。

或の甲骨文
□で囲われた部分に戈(ほこ)を付けたもの。
或は、戈(ほこ)によって地域を区切って守ることを表わし、地域の域や、國(国の旧字)に用いられている。

或＋彡＝彧
(凪)わく (爾)いく (爾)おく (爾)いく

彧は、或に彡(さんづくり)がついたもの。彡は飾りの形を表わし、「形」や「彩」、「彫」など、刻み目や模様に関係する漢字に使われる(→p.171)。ちなみに、彪は、あざやかな模様のある虎に似た「ひょう」を指し、「彦」はくっきりとした容貌の男性を表わすため人名にしばしば用いられる。

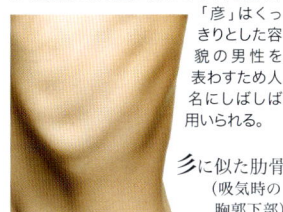

彡に似た肋骨
(吸気時の胸郭下部)

KI 足の少陰腎経 取り方①
Kidney Meridian　しょういんじんけい　湧泉、然谷、太渓、大鍾他

KI1 湧泉
ゆうせん

部位:足底,足指(趾)屈曲時,足底の最陥凹部.

この経穴に関連した解剖学的構造:
- 皮膚には**内側足底神経(S1)**
- 脛骨神経の枝の内側足底神経支配で第3指(趾)の基節骨屈曲に働く**第2虫様筋**
- 短指(趾)屈筋を覆い縦足底弓を支持する強靭な結合組織性の**足底腱膜**
- 足底動脈弓から分枝する**総底側指(趾)動脈**

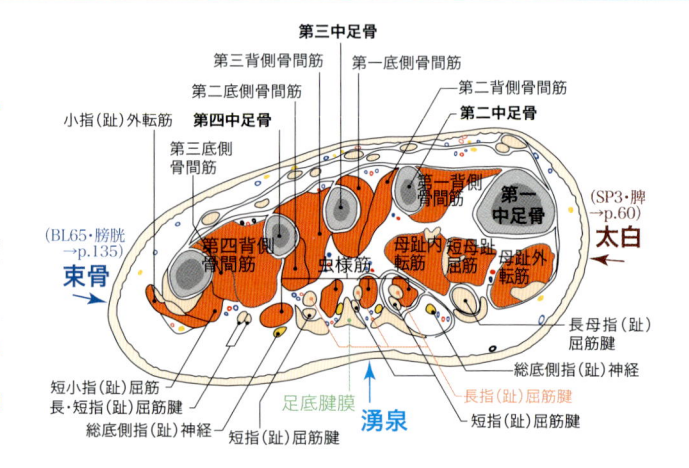

湧泉を通る断面

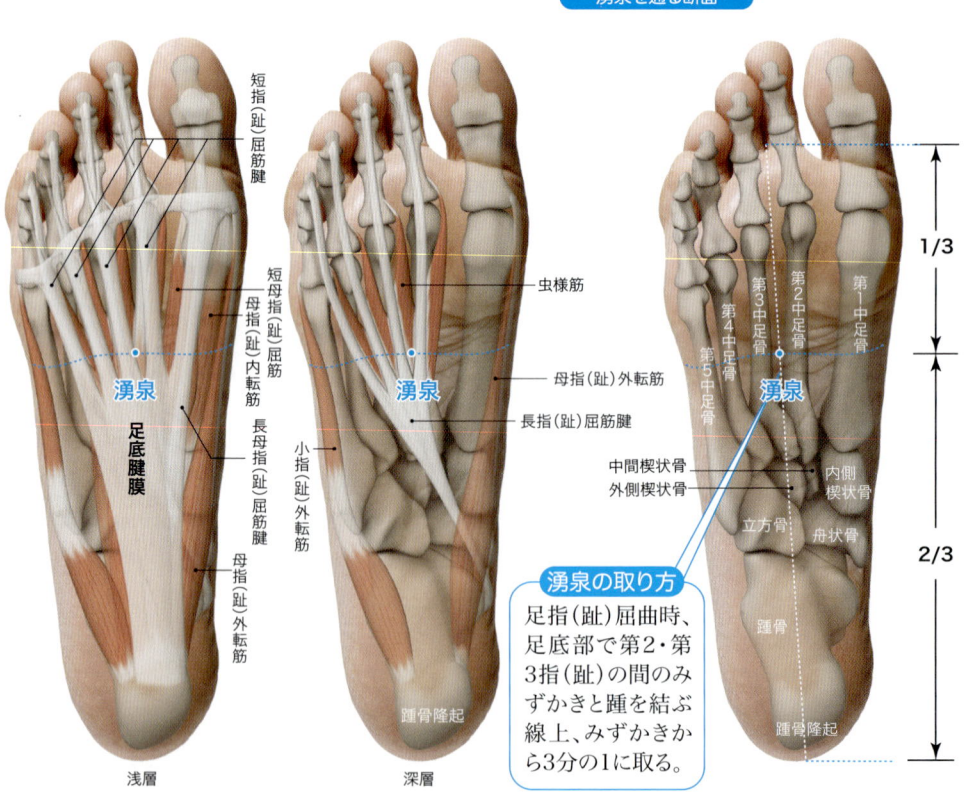

湧泉の取り方
足指(趾)屈曲時、足底部で第2・第3指(趾)の間のみずかきと踵を結ぶ線上、みずかきから3分の1に取る。

浅層　深層

● 足根管は内果の後下方部で足根骨と屈筋支帯によって構成されるトンネルのことである。**太渓・大鍾・水泉**が足根管上に位置する。足根管を通過するのは内果側から①後脛骨筋腱、②長指(趾)屈筋腱、③後脛骨動・静脈、④脛骨神経、⑤長母指(趾)屈筋腱である。足根管内で脛骨神経が圧迫されると足底部から足指(趾)にかけての放散痛や足根管痛、足底部の感覚障害などが出現する(足根管症候群)。

KI2 然谷 (ねん こく)

部位:足内側,舟状骨粗面の下方,赤白肉際.

この経穴に関連した解剖学的構造:
- 皮膚には**内側足底神経(S1)**
- 脛骨神経の枝である**内側足底神経(L5〜S1)**筋枝支配の**母指(趾)外転筋**
- 後脛骨動・静脈の分枝で母指(趾)外転筋の外側を走行する**内側足底動・静脈**
- 下腿前側の伸筋の腱を保持する**下伸筋支帯**

KI3 太渓 (たい けい)

部位:足関節後内側,内果尖とアキレス腱の間の陥凹部.

この経穴に関連した解剖学的構造:
- 皮膚には大腿神経最大の皮枝である**伏在神経(L4)**
- 脛骨神経筋枝(L5〜S1)支配の**長指(趾)屈筋(腱)**
- 下腿三頭筋の共通腱で踵骨隆起に付着する**アキレス腱(踵骨腱)**
- 膝窩動・静脈から分枝する**後脛骨動・静脈**

KI4 大鍾 (だい しょう)

部位:足内側,内果後下方,踵骨上方,アキレス腱付着部内側前方の陥凹部.

この経穴に関連した解剖学的構造:
- 皮膚には大腿神経最大の皮枝である**伏在神経(L4)**
- 脛骨神経筋枝(L4〜S1)支配の**足底筋腱**
- 下腿三頭筋の共通腱で踵骨隆起に付着する**アキレス腱(踵骨腱)**
- 膝窩動・静脈から分枝する**後脛骨動・静脈**
- 深部には**踵骨**がある。

KI5 水泉 (すい せん)

部位:足内側,太渓(KI3)の下方**1寸**,踵骨隆起前方の陥凹部.

この経穴に関連した解剖学的構造:
- 皮膚には大腿神経最大の皮枝で内転筋管から広筋内転筋膜を出る**伏在神経(L4)**
- 膝窩動脈の分枝の**後脛骨動脈**から枝分かれする**踵骨枝**
- 深部には**踵骨**がある。

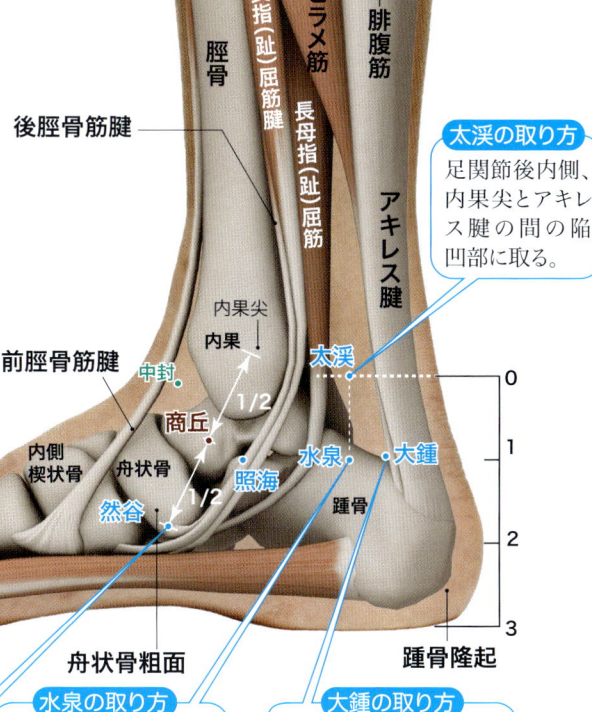

太渓の取り方: 足関節後内側、内果尖とアキレス腱の間の陥凹部に取る。

然谷の取り方: 足内側、舟状骨粗面の下方、赤白肉際に取る。

水泉の取り方: 太渓(KI3)の下方1寸、踵骨隆起前方の陥凹部に取る。

大鍾の取り方: 内果後下方、踵骨上方、アキレス腱付着部内側前方の陥凹部に取る。

| 8 KI 1/5 足の少陰腎経 | 9 PC 手の厥陰心包経 | 10 TE 手の少陽三焦経 | 11 GB 足の少陽胆経 | 12 LR 足の厥陰肝経 | 13 GV 督脈 | 14 CV 任脈 | 付録 奇穴 | 症例別 | 索引 |

KI 足の少陰腎経
Kidney Meridian

取り方② 照海、復溜、交信、築賓、陰谷

KI6 照海
部位:足内側,内果尖の下方1寸,内果下方の陥凹部.

この経穴に関連した解剖学的構造:
- 皮膚には大腿神経最大の皮枝で内転筋管から広筋内転筋膜を出して下行する**伏在神経(L4)**
- 脛骨神経筋枝(L5～S1)支配の**後脛骨筋腱**
- 膝窩動・静脈の分枝の**後脛骨動・静脈**
- 深部には**載距突起**がある.

KI7 復溜
部位:下腿後内側,アキレス腱の前縁,**内果尖**の上方2寸.

この経穴に関連した解剖学的構造:
- 皮膚には大腿神経最大の皮枝で内転筋管から広筋内転筋膜を出して下行する**伏在神経(L4)**
- 脛骨神経筋枝(L5～S2)支配の**足底筋腱**,**長母指(趾)屈筋**
- 下腿三頭筋の共通腱で踵骨隆起に付着する**アキレス腱(踵骨腱)**
- 膝窩動・静脈の分枝の**後脛骨動・静脈**

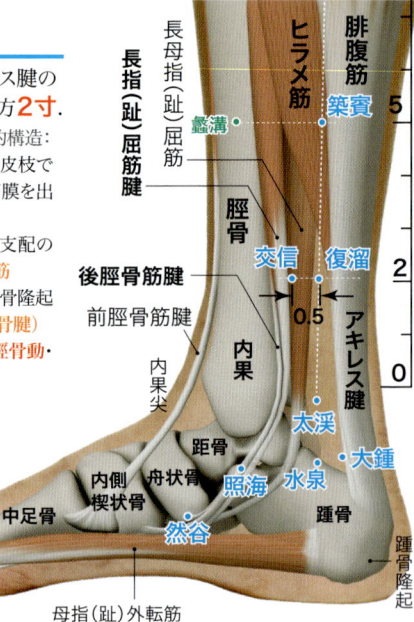

KI8 交信
部位:下腿内側,脛骨内縁の後方の陥凹部,**内果尖**の上方2寸.

この経穴に関連した解剖学的構造:
- 皮膚には大腿神経最大の皮枝で内転筋管から広筋内転筋膜を出して下行する**伏在神経(L4)**
- 脛骨神経筋枝(L5～S2)支配の**長指(趾)屈筋**,**後脛骨筋**,**長母指(趾)屈筋**
- 膝窩動・静脈の分枝の**後脛骨動・静脈**
- 深部には**脛骨**がある.

交信の取り方
復溜(KI7)の前方0.5寸に取る。

照海の取り方
内果尖の下方1寸、内果下方の陥凹部に取る。

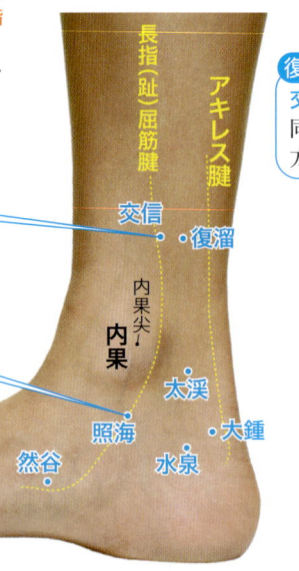

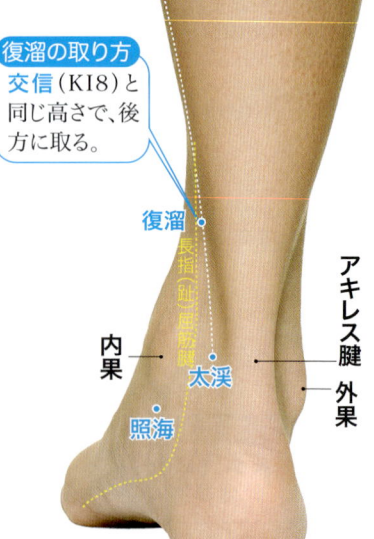

復溜の取り方
交信(KI8)と同じ高さで、後方に取る。

● **半膜様筋腱**は内側半月板に線維を送るので、膝関節が屈曲するのに伴い、内側半月板を後方へと引き出す働きがある。半月板の主な役割は、膝関節にかかる荷重を分散させ、関節の適合性を良くする働きがある。半月板の膝関節に対する衝撃の吸収率は約1/3なので、スポーツ外傷で半月板が損傷すると、膝関節に及ぼす影響は大きい。また、内側半月板の動きは少ないので、外側半月板よりも外傷を受ける頻度が非常に高くなる。

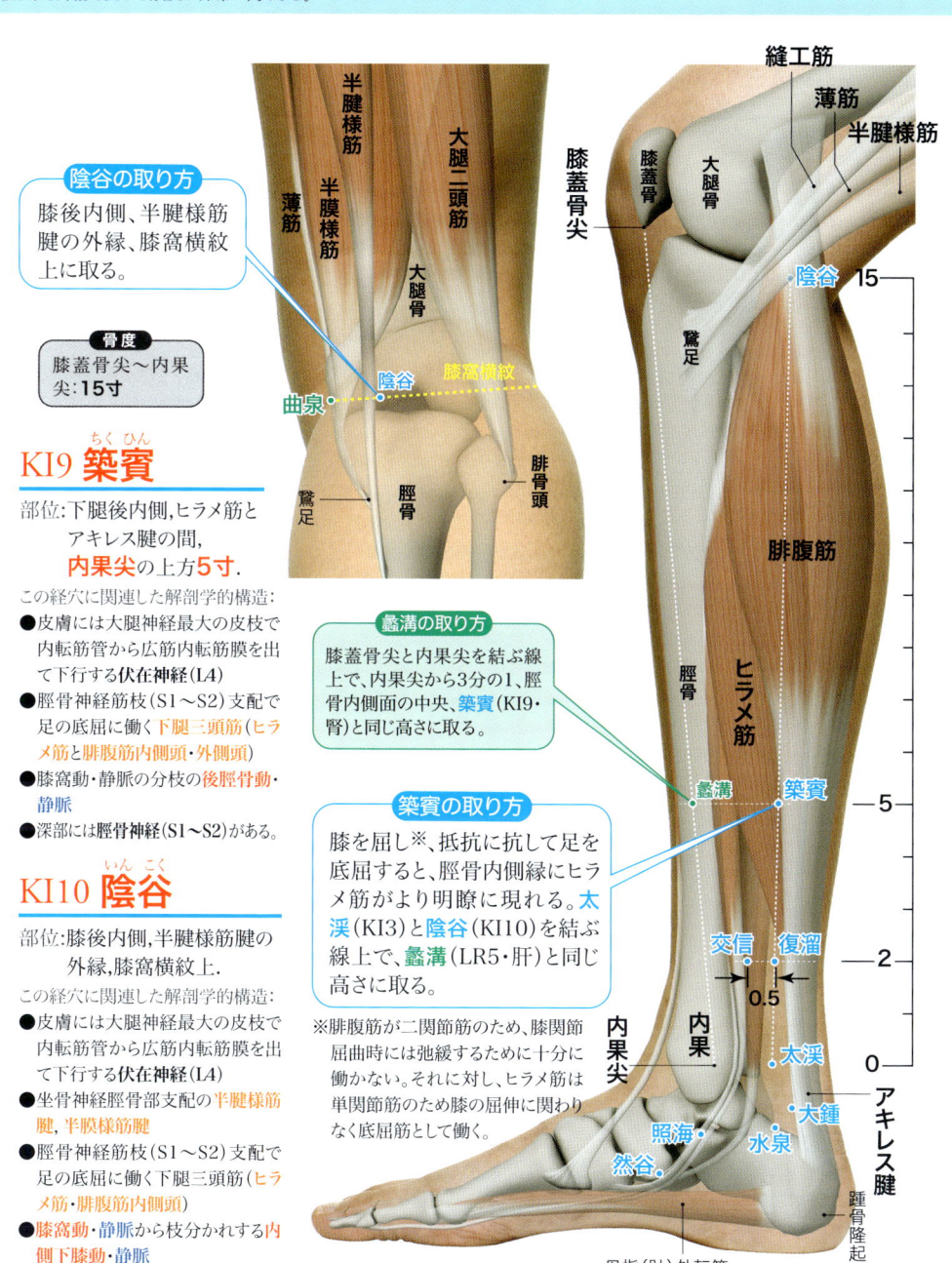

陰谷の取り方
膝後内側、半腱様筋腱の外縁、膝窩横紋上に取る。

骨度
膝蓋骨尖～内果尖：15寸

KI9 築賓(ちくひん)

部位：下腿後内側、ヒラメ筋とアキレス腱の間、**内果尖の上方5寸**.

この経穴に関連した解剖学的構造：
- 皮膚には大腿神経最大の皮枝で内転筋管から広筋内転筋膜を出て下行する**伏在神経**(L4)
- 脛骨神経筋枝(S1～S2)支配で足の底屈に働く**下腿三頭筋**(ヒラメ筋と腓腹筋内側頭・外側頭)
- 膝窩動・静脈の分枝の**後脛骨動・静脈**
- 深部には**脛骨神経**(S1～S2)がある。

KI10 陰谷(いんこく)

部位：膝後内側、半腱様筋腱の外縁、膝窩横紋上.

この経穴に関連した解剖学的構造：
- 皮膚には大腿神経最大の皮枝で内転筋管から広筋内転筋膜を出て下行する**伏在神経**(L4)
- 坐骨神経脛骨部支配の**半腱様筋腱、半膜様筋腱**
- 脛骨神経筋枝(S1～S2)支配で足の底屈に働く下腿三頭筋(ヒラメ筋・腓腹筋内側頭)
- 膝窩動・静脈から枝分かれする**内側下膝動・静脈**

蠡溝の取り方
膝蓋骨尖と内果尖を結ぶ線上で、内果尖から3分の1、脛骨内側面の中央、築賓(KI9・腎)と同じ高さに取る。

築賓の取り方
膝を屈し※、抵抗に抗して足を底屈すると、脛骨内側縁にヒラメ筋がより明瞭に現れる。**太渓**(KI3)と**陰谷**(KI10)を結ぶ線上で、蠡溝(LR5・肝)と同じ高さに取る。

※腓腹筋が二関節筋のため、膝関節屈曲時には弛緩するために十分に働かない。それに対し、ヒラメ筋は単関節筋のため膝の屈伸に関わりなく底屈筋として働く。

Kidney Meridian
KI 足の少陰腎経 しょういんじんけい
取り方③ 横骨、大赫、気穴、四満他

KI11 横骨 おうこつ
部位：下腹部，臍中央の下方**5寸**，前正中線の外方**0.5寸**．
この経穴に関連した解剖学的構造：
- 皮膚には**腸骨下腹神経（T12～L1）の前皮枝**
- 肋間神経（T6～T12）支配で体幹の前屈に働く**腹直筋**と腸下神経（T12）支配の**錐体筋**
- 大腿動・静脈から分枝し上行する**浅腹壁動・静脈**と外腸骨動・静脈から分枝し上行する**下腹壁動・静脈**
- 深部には**恥骨筋**がある．

KI12 大赫 だいかく
部位：下腹部，臍中央の下方**4寸**，前正中線の外方**0.5寸**．
この経穴に関連した解剖学的構造：
- 皮膚には**腸骨下腹神経前皮枝（L1）**
- 肋間神経（T6～T7）と腸骨下腹神経（T12～L4）支配で**腹直筋鞘**に覆われた**腹直筋**
- 大腿動・静脈から分枝し上行する**浅腹壁動・静脈**，外腸骨動・静脈から分枝し上行する**下腹壁動・静脈**
- 深部には**回腸**がある．

KI13 気穴 きけつ
部位：下腹部，臍中央の下方**3寸**，前正中線の外方**0.5寸**．
この経穴に関連した解剖学的構造：
- 皮膚には**肋間神経前皮枝（T11）**
- 肋間神経（T6～T7）と腸骨下腹神経（T12～L4）支配で**腹直筋鞘**に覆われた**腹直筋**
- 大腿動・静脈から分枝し上行する**浅腹壁動・静脈**，外腸骨動・静脈から分枝し上行する**下腹壁動・静脈**
- 深部には**空・回腸**がある．

気穴の取り方
関元（CV4・任）の外方0.5寸に取る。

関元の取り方
神闕（CV8・任）と曲骨（CV2）とを結ぶ線の中点の下方0.5寸に取る。

中極の取り方
神闕（CV8・任）の下方4寸，曲骨（CV2）の上方1寸に取る。

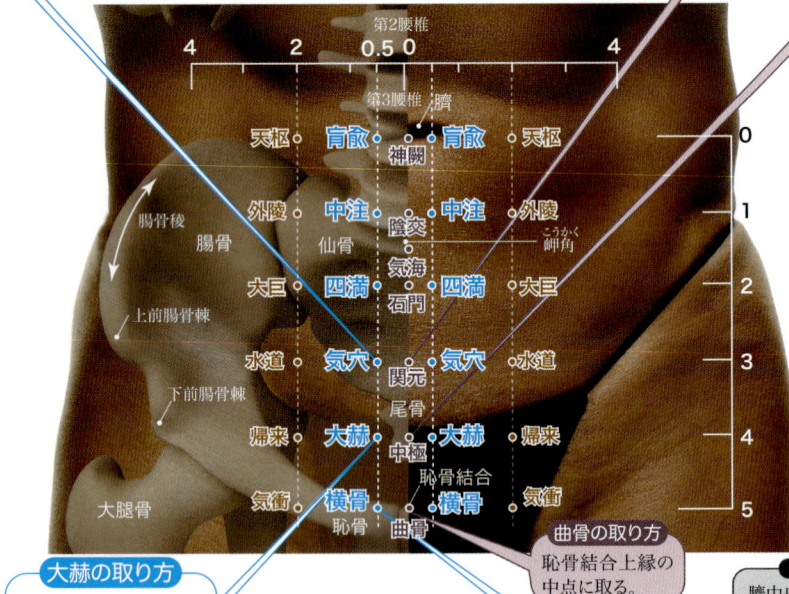

大赫の取り方
中極（CV3・任）の外方0.5寸に取る。

横骨の取り方
曲骨（CV2・任）の外方0.5寸に取る。

曲骨の取り方
恥骨結合上縁の中点に取る。

骨度
臍中央〜恥骨結合上縁：5寸

＊腎経の腹部の経穴は、前正中線外方0.5寸とする。

● **小腸**は胃に続く約6〜7mの長さの臓器で、消化・吸収の主要な場である。十二指腸・空腸・回腸からなり、**十二指腸**は指を横に並べた長さがあるという事でこの名がつけられた。十二指腸では胆汁と膵液が分泌される。**空腸**は腹腔の左上部(小腸の口側2/5)を占め、**回腸**は腹腔の右下部(小腸の肛門側3/5)を占めているが両者の間に明らかな境界はみられない。

KI14 四満(しまん)

部位:下腹部,臍中央の下方**2寸**,前正中線の外方**0.5寸**.

この経穴に関連した解剖学的構造:
- 皮膚には**肋間神経前皮枝(T11)**
- **肋間神経(T6〜T7)と腸骨下腹神経(T12〜L4)**支配で**腹直筋鞘**に覆われた**腹直筋**
- 大腿動・静脈から分枝し上行する**浅腹壁動・静脈**,外腸骨動・静脈から分枝し上行する**下腹壁動・静脈**
- 深部には**空・回腸**がある。

KI15 中注(ちゅうちゅう)

部位:下腹部,臍中央の下方**1寸**,前正中線の外方**0.5寸**.

この経穴に関連した解剖学的構造:
- 皮膚には**肋間神経前皮枝(T10)**
- **肋間神経(T6〜T7)と腸骨下腹神経(T12〜L4)**支配で**腹直筋鞘**に覆われた**腹直筋**
- 大腿動・静脈から分枝し上行する**浅腹壁動・静脈**,外腸骨動・静脈から分枝し上行する**下腹壁動・静脈**
- 深部には**空腸あるいは回腸**がある。

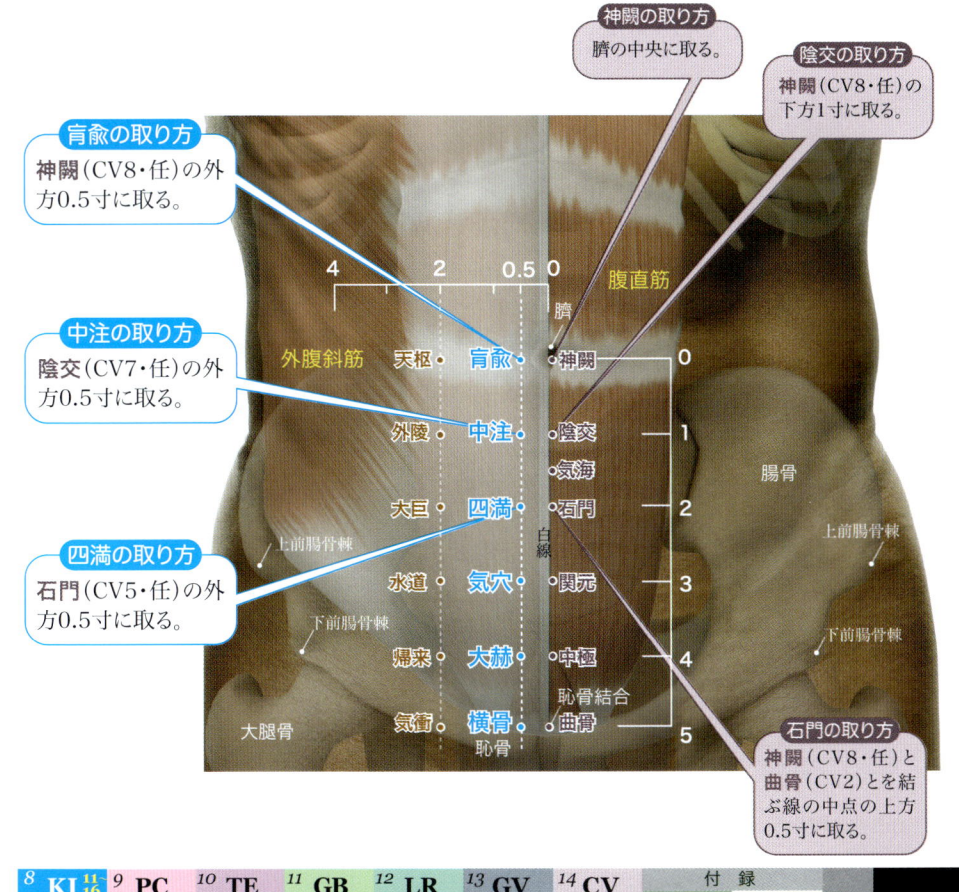

KI16 肓兪(こうゆ)

部位:上腹部,臍中央の外方**0.5寸**.

この経穴に関連した解剖学的構造:
- 皮膚には**肋間神経前皮枝(T10)**
- **肋間神経(T6〜T7)と腸骨下腹神経(T12〜L4)**支配で**腹直筋鞘**に覆われた**腹直筋**
- 大腿動・静脈から分枝し上行する**浅腹壁動・静脈**,外腸骨動・静脈から分枝し上行する**下腹壁動・静脈**
- 深部には**空腸あるいは回腸**がある。

神闕の取り方: 臍の中央に取る。

陰交の取り方: 神闕(CV8・任)の下方1寸に取る。

肓兪の取り方: 神闕(CV8・任)の外方0.5寸に取る。

中注の取り方: 陰交(CV7・任)の外方0.5寸に取る。

四満の取り方: 石門(CV5・任)の外方0.5寸に取る。

石門の取り方: 神闕(CV8・任)と曲骨(CV2)とを結ぶ線の中点の上方0.5寸に取る。

Kidney Meridian
KI 足の少陰腎経 しょういんじんけい
取り方④ 商曲、石関、陰都、腹通谷、幽門

KI17 商曲 しょうきょく
部位:上腹部, 臍中央の上方**2寸**, **前正中線**の外方**0.5寸**.

この経穴に関連した解剖学的構造:
- 皮膚には**肋間神経前皮枝**(T9)
- **肋間神経**(T6〜T7)と**腸骨下腹神経**(T12〜L4)支配で**腹直筋鞘**に覆われた**腹直筋**
- 大腿動・静脈から分枝し上行する**浅腹壁動**・**静脈**, 外腸骨動・静脈から分枝し上行する**下腹壁動**・**静脈**
- 深部には**空腸**あるいは**回腸**がある。

KI18 石関 せきかん
部位:上腹部, 臍中央の上方**3寸**, **前正中線**の外方**0.5寸**.

この経穴に関連した解剖学的構造:
- 皮膚には**肋間神経前皮枝**(T9)
- **肋間神経**(T6〜T7)と**腸骨下腹神経**(T12〜L4)支配で**腹直筋鞘**に覆われた**腹直筋**
- 大腿動・静脈から分枝し上行する**浅腹壁動**・**静脈**, 外腸骨動・静脈から分枝し上行する**下腹壁動**・**静脈**
- 深部には**空腸**, **回腸**あるいは**横行結腸**がある。

陰都の取り方
中脘(CV12・任)の外方0.5寸に取る。

腹通谷の取り方
上脘(CV13・任)の外方0.5寸に取る。

巨闕の取り方
中庭(CV16・任)と神闕(CV8)とを結ぶ線を4等分し、中庭から4分の1のところに取る。

幽門の取り方
巨闕(CV14・任)の外方0.5寸に取る。

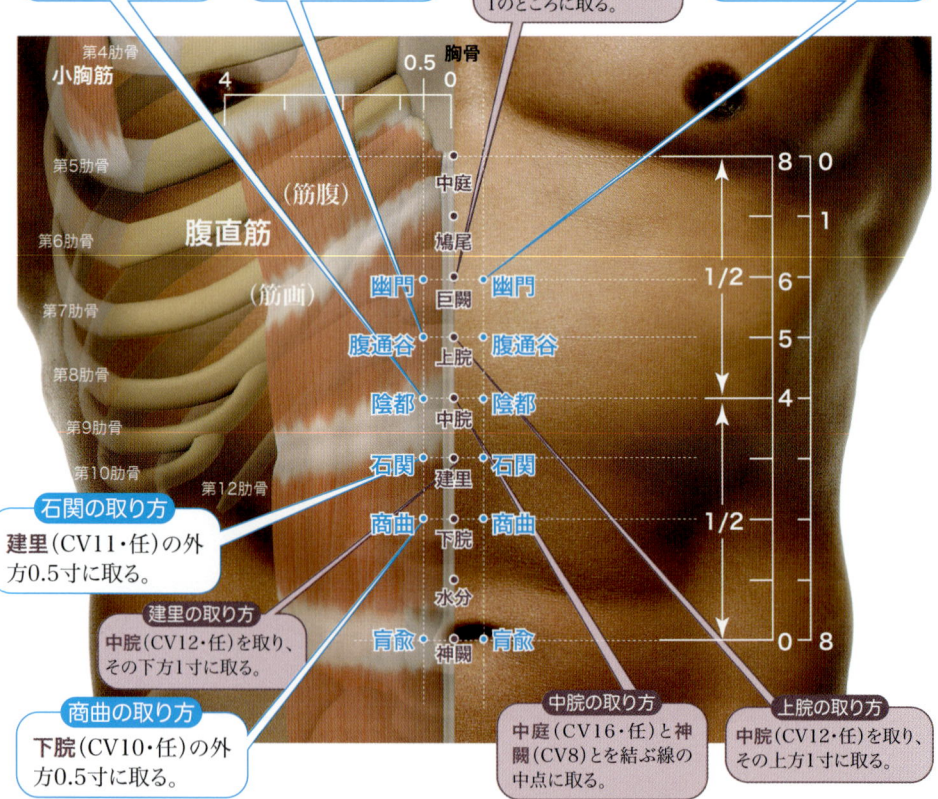

石関の取り方
建里(CV11・任)の外方0.5寸に取る。

建里の取り方
中脘(CV12・任)を取り、その下方1寸に取る。

商曲の取り方
下脘(CV10・任)の外方0.5寸に取る。

中脘の取り方
中庭(CV16・任)と神闕(CV8)とを結ぶ線の中点に取る。

上脘の取り方
中脘(CV12・任)を取り、その上方1寸に取る。

			1 LU 手の太陰肺経	2 LI 手の陽明大腸経	3 ST 足の陽明胃経	4 SP 足の太陰脾経	5 HT 手の少陰心経	6 SI 手の太陽小腸経	7 BL 足の太陽膀胱経
序文	目次	経絡経穴概論							

● 腹部の筋群が収縮すると、**腹腔内圧（腹圧）** が上昇し、腹部内臓が締め付けられることになる。この作用は **排便** や **排尿時**、嘔吐の際に重要となる。また、**分娩** での母体のいきみにとっても必要である。さらに、腹腔内圧の上昇により上位腰椎の椎間板にかかる負荷を50％、下位腰椎にかかる負荷を30％まで軽減させることができる。

KI19 陰都（いんと）

部位：上腹部、臍中央の上方4寸、
　　　前正中線の外方0.5寸．

この経穴に関連した解剖学的構造：
- 皮膚には肋間神経前皮枝（T8）
- 肋間神経（T6〜T7）と腸骨下腹神経（T12〜L4）支配で腹直筋鞘に覆われた腹直筋
- 大腿動・静脈から分枝し上行する浅腹壁動・静脈、外腸骨動・静脈から分枝し上行する下腹壁動・静脈
- 深部には空腸、回腸あるいは横行結腸がある。

KI20 腹通谷（はらつうこく）

部位：上腹部、臍中央の上方5寸、
　　　前正中線の外方0.5寸．

この経穴に関連した解剖学的構造：
- 皮膚には肋間神経前皮枝（T7, 8）
- 肋間神経（T6〜T7）と腸骨下腹神経（T12〜L4）支配で腹直筋鞘に覆われた腹直筋
- 大腿動・静脈から分枝し上行する浅腹壁動・静脈、外腸骨動・静脈から分枝し上行する下腹壁動・静脈
- 深部には胃あるいは横行結腸がある。

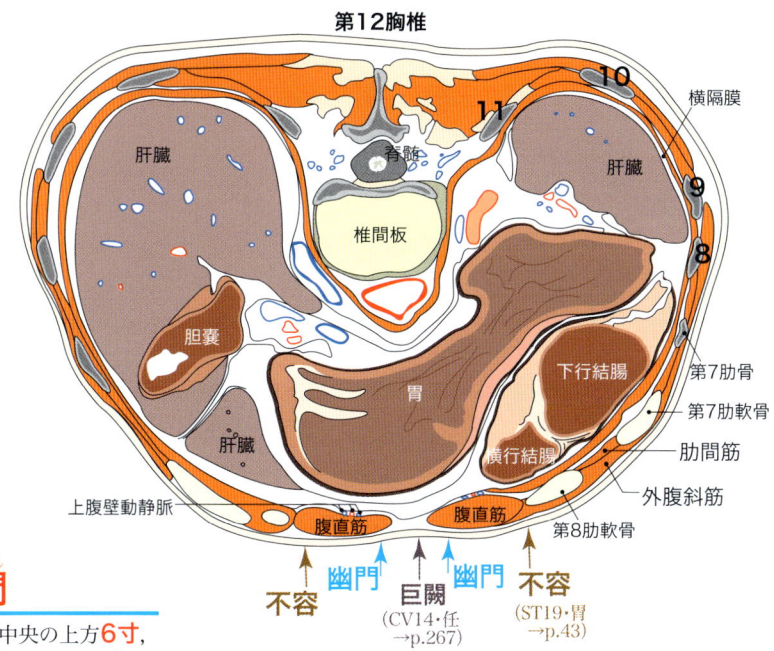

第12胸椎

（断面図ラベル：横隔膜、肝臓、脊髄、椎間板、胆嚢、胃、下行結腸、第7肋骨、第7軟骨、肋間筋、外腹斜筋、第8肋軟骨、横行結腸、腹直筋、上腹壁動静脈）

不容 ― 幽門 ― 巨闕（CV14・任→p.267） ― 幽門 ― 不容（ST19・胃→p.43）

幽門を通る水平断

KI21 幽門（ゆうもん）

部位：上腹部、臍中央の上方6寸、
　　　前正中線の外方0.5寸．

この経穴に関連した解剖学的構造：
- 皮膚には肋間神経前皮枝（T7）
- 肋間神経（T6〜T7）と腸骨下腹神経（T12〜L4）支配で腹直筋鞘に覆われた腹直筋
- 大腿動・静脈から分枝し上行する浅腹壁動・静脈、外腸骨動・静脈から分枝し上行する下腹壁動・静脈
- 深部には胃がある。

| 8 KI 17〜21 足の少陰腎経 | 9 PC 手の厥陰心包経 | 10 TE 手の少陽三焦経 | 11 GB 足の少陽胆経 | 12 LR 足の厥陰肝経 | 13 GV 督脈 | 14 CV 任脈 | 付録 奇穴 | 症例別 | 索引 |

Kidney Meridian
KI 足の少陰腎経 取り方⑤ 歩廊、神封、霊墟、神蔵、或中他
しょういんじんけい

KI22 歩廊（ほろう）
部位：前胸部, 第5肋間, 前正中線の外方2寸.
この経穴に関連した解剖学的構造:
- 皮膚には肋間神経前皮枝(T5)
- 内側(C8〜T1)・外側胸筋神経の筋枝(C5〜C7)支配で肩関節の内転に働く大胸筋
- 腋窩動・静脈からの分枝である胸肩峰動・静脈の胸筋枝
- 胸大動脈の壁側枝で, 前方で内胸動脈と吻合する肋間動脈

注意：両側の歩廊の深部には右肺や心臓がある.

KI23 神封（しんぽう）
部位：前胸部, 第4肋間, 前正中線の外方2寸.
この経穴に関連した解剖学的構造:
- 皮膚には肋間神経前皮枝(T4)
- 内側(C8〜T1)・外側胸筋神経の筋枝(C5〜C7)支配で肩関節の内転に働く大胸筋
- 腋窩動・静脈からの分枝である胸肩峰動・静脈の胸筋枝
- 胸大動脈の壁側枝で, 前方で内胸動脈と吻合する肋間動脈

注意：深部には肺があるので気胸を引き起こす可能性がある. 左側は心臓にも注意する.

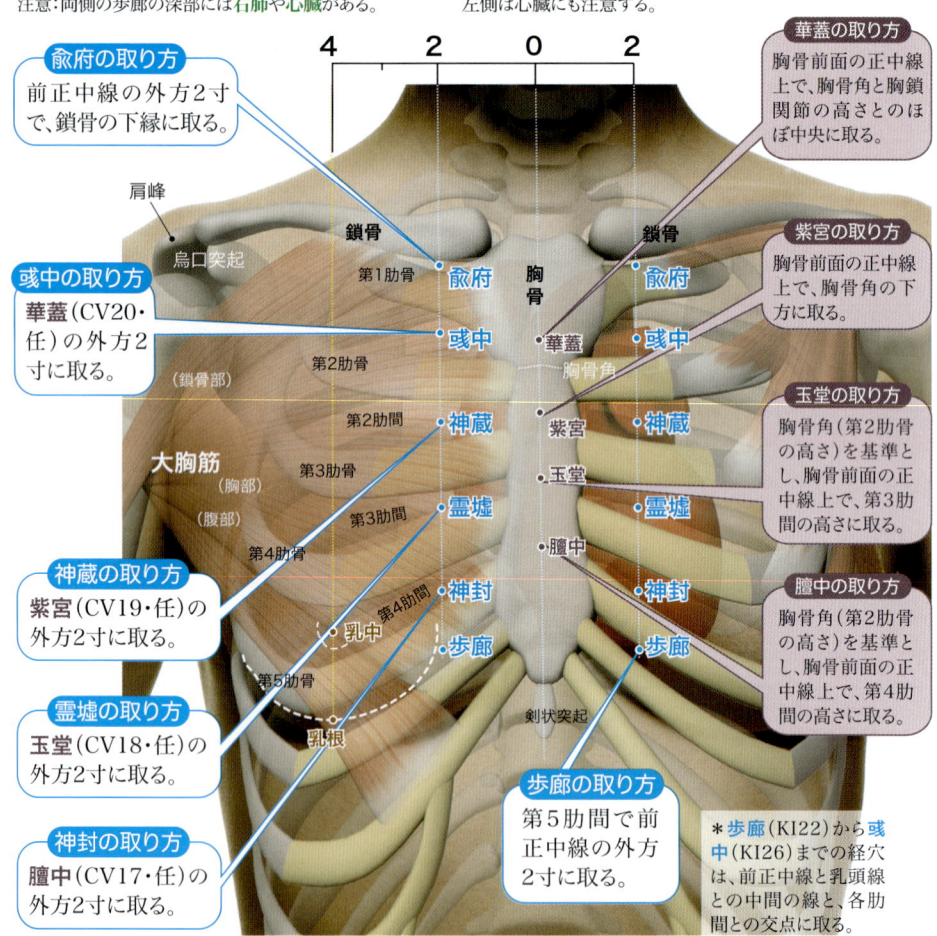

兪府の取り方: 前正中線の外方2寸で, 鎖骨の下縁に取る.

或中の取り方: 華蓋(CV20・任)の外方2寸に取る.

神蔵の取り方: 紫宮(CV19・任)の外方2寸に取る.

霊墟の取り方: 玉堂(CV18・任)の外方2寸に取る.

神封の取り方: 膻中(CV17・任)の外方2寸に取る.

歩廊の取り方: 第5肋間で前正中線の外方2寸に取る.

華蓋の取り方: 胸骨前面の正中線上で, 胸骨角と胸鎖関節の高さとのほぼ中央に取る.

紫宮の取り方: 胸骨前面の正中線上で, 胸骨角の下方に取る.

玉堂の取り方: 胸骨角(第2肋骨の高さ)を基準とし, 胸骨前面の正中線上で, 第3肋間の高さに取る.

膻中の取り方: 胸骨角(第2肋骨の高さ)を基準とし, 胸骨前面の正中線上で, 第4肋間の高さに取る.

＊歩廊(KI22)から或中(KI26)までの経穴は, 前正中線と乳頭線との中間の線と, 各肋間との交点に取る.

神蔵の位置する第2肋間の高さは、胸骨角の部分(胸骨体と胸骨柄の関節部分)と同じ高さである。この部分には肋神経前枝である肋間神経の前皮枝や内胸動脈からくる貫通枝が分布する。糖尿病の末梢神経障害の特徴として現れる症状は末梢神経の遠位から発症するため、体幹前面では神蔵周辺などの体幹正中部周辺に不快な痛みや痺れを訴えるケースがある。

KI24 霊墟(れいきょ)

部位:前胸部, 第3肋間, 前正中線の外方2寸.

この経穴に関連した解剖学的構造:
- 皮膚には**肋間神経前皮枝**(T3)
- 内側(C8〜T1)・外側胸筋神経の筋枝(C5〜C7)支配で肩関節の内転に働く大胸筋
- 腋窩動・静脈からの分枝である胸肩峰動・静脈の胸筋枝
- 胸大動脈の壁側枝で,前方で内胸動脈と吻合する肋間動脈

注意:深部には肺があるので気胸を引き起こす可能性がある。左側は心臓にも注意する。

KI25 神蔵(しんぞう)

部位:前胸部, 第2肋間, 前正中線の外方2寸.

この経穴に関連した解剖学的構造:
- 皮膚には**肋間神経前皮枝**(T2)
- 内側(C8〜T1)・外側胸筋神経の筋枝(C5〜C7)支配で肩関節の内転に働く大胸筋
- 肋間神経(T2)(胸神経)支配の(外・内・最内)肋間筋
- 腋窩動・静脈からの分枝である胸肩峰動・静脈の胸筋枝
- 胸大動脈の壁側枝で,前方で内胸動脈と吻合する肋間動脈

注意:深部には肺があるので気胸を引き起こす可能性がある。

KI26 彧中(いくちゅう)

部位:前胸部, 第1肋間, 前正中線の外方2寸.

この経穴に関連した解剖学的構造:
- 皮膚には頸部から肩部にいたる頸神経叢の皮枝の鎖骨上神経(C3〜C4)
- 顔面神経筋枝支配の表情筋である広頸筋
- 内側(C8〜T1)・外側胸筋神経の筋枝(C5〜C7)支配で肩関節の内転に働く大胸筋
- 肋間神経(T2)(胸神経)支配の(外・内・最内)肋間筋
- 腋窩動・静脈からの分枝である胸肩峰動・静脈の胸筋枝
- 胸大動脈の壁側枝で,前方で内胸動脈と吻合する肋間動脈

注意:深部には肺があるので気胸を引き起こす可能性がある。

KI27 兪府(ゆふ)

部位:前胸部, 鎖骨下縁, 前正中線の外方2寸.

この経穴に関連した解剖学的構造:
- 皮膚には頸部から肩部にいたる頸神経叢の皮枝の鎖骨上神経(C3〜C4)
- 顔面神経筋枝支配の表情筋である広頸筋
- 内側(C8〜T1)・外側胸筋神経の筋枝(C5〜C7)支配で肩関節の内転に働く大胸筋
- 肋間神経(T2)(胸神経)支配の(外・内・最内)肋間筋
- 腋窩動・静脈からの分枝である胸肩峰動・静脈の胸筋枝
- 胸大動脈の壁側枝で,前方で内胸動脈と吻合する肋間動脈

注意:深部には大動脈弓, および肺があるので気胸引き起こす可能性がある。

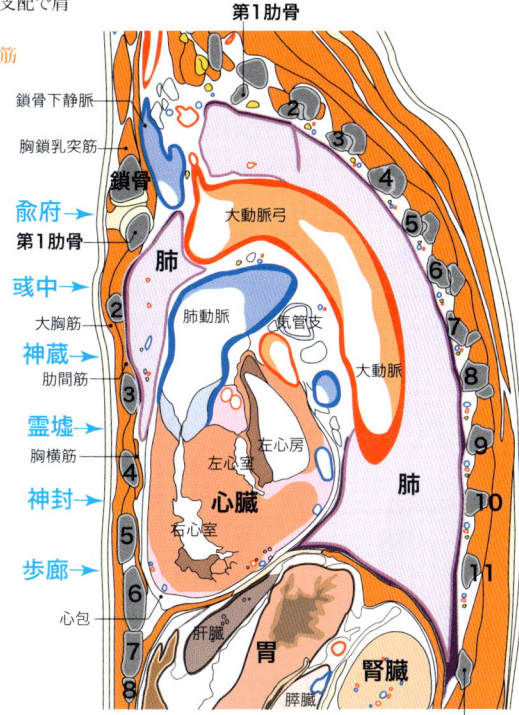

左の歩廊から兪府までの矢状断

鍼（はり）治療は痛い！？

　「はり」と聞けば、まず頭に浮かぶのが注射針や縫い針であろう。皮膚に刺すというイメージが強いため、東洋医学の治療で使う鍼（はり）も「痛い」と思っている人が多いのではないだろうか。しかし、治療で用いられる鍼はこれまでに幾度となく改良が重ねられ、痛みを感じにくい形状へ変化してきた。注射針と鍼の太さを比較してみると、注射針は一般の病院で採血時に使われる針が外径0.70㎜、内径が0.48㎜、皮下注射で用いる針が外径0.50㎜、内径が0.32㎜である。一方、治療で使用頻度の高い鍼は0.14〜0.2㎜程度のものが一般的で、成人の毛髪に近い太さ、そして皮下注射用の針の穴の中を余裕で通すことができるほど細いものである。痛覚を感知するのは表皮にある自由神経終末で、細くなればなるほどこの痛覚受容体への刺激を減らすことができるので、痛みの伝わる度合は低くなると考えられる。ちなみに、現時点で世界一細い注射針は美容整形の分野で使用されているもので、外径0.15㎜、内径0.10㎜であり、鍼治療で用いるものと同程度の太さであり、痛みが少ない。

　鍼先の形状にも特徴がある。注射針の先端は、静脈や筋等に液体を注入するため、血管壁等を貫通するのに適した鋭利な構造をしている。一方、日本で治療に用いる鍼は松葉の形状のように鋭く、先端は徐々に丸みを帯びていて、鍼先が体の組織を押し分けて進むイメージで、刺入しやすく痛みが少ない。

　以上のように、鍼治療は鍼の太さと先端の形状からも、痛みの軽減が工夫されている。また、他の種類の鍼として、ごく短い鍼を皮下に横刺する皮内鍼や、画びょうのような形の鍼を刺す円皮鍼も臨床では多く用いられている。どちらの鍼も非常に細いので、刺したままにしておくが、痛みを感じることはない。さて、このように、髪の毛ほどの細い鍼を曲げずに痛みなく刺入するには鍼の形状だけでなく技術も重要な要素となってくる。日本の鍼治療は国家資格を取得し、一定水準の知識と技術を持った「はり師」が行うが、いかに痛みを少なく鍼を刺すかが「はり師」の腕の見せどころでもある。(坂)

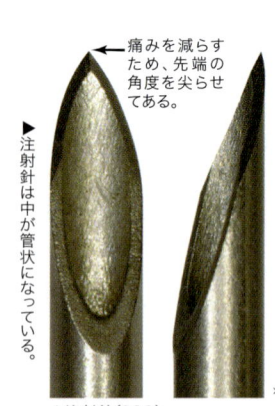

注射針と鍼治療の鍼

▶注射針は中が管状になっている。

痛みを減らすため、先端の角度を尖らせてある。

▲注射針（18G）
外径1.2㎜。輸血などに用いる太めの針。 ×10

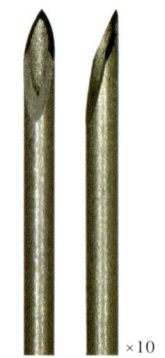

注射針（27G）▲
外径0.4㎜。一般に用いられる針としては最も細いもの。 ×10

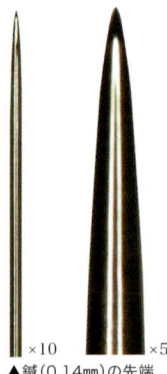

▲鍼（0.14㎜）の先端
中が管状になっていないので、皮膚に刺さる抵抗が少ない。 ×10　×50

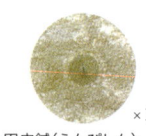

▲円皮鍼（えんぴしん）
突き出た鍼の部分は数㎜。そのまま皮膚に刺して全体を絆創膏やテープでおおい、2〜3日は刺したままにする。下の写真は円形の絆創膏に円皮鍼がついているもの。

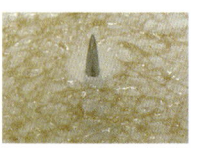

×1
×10

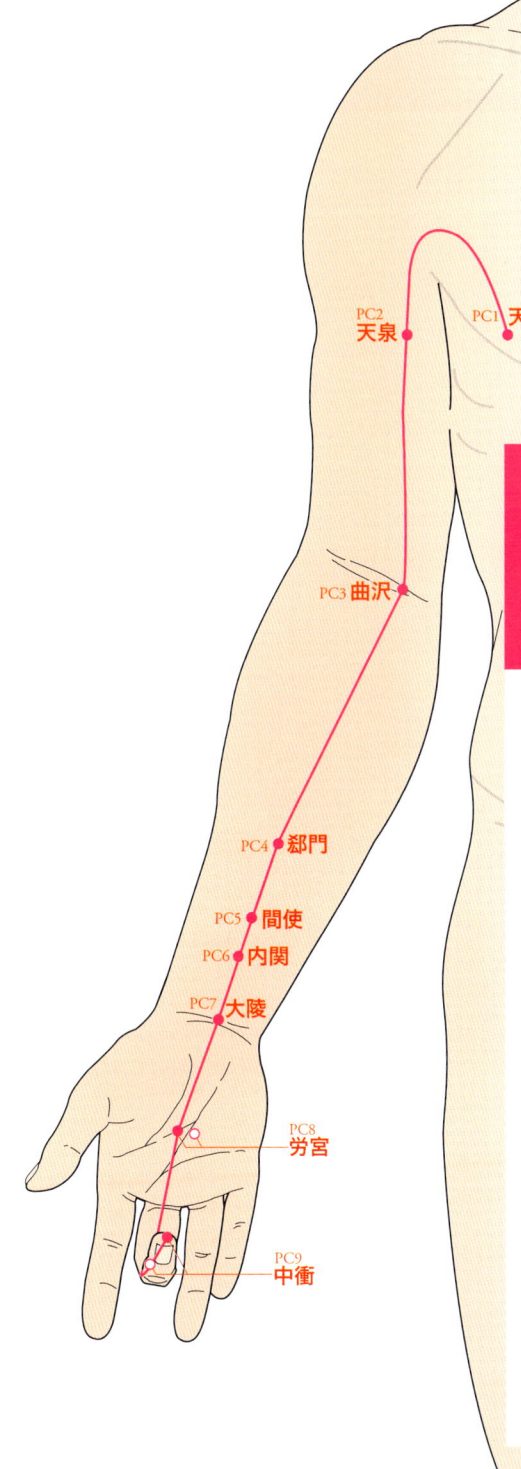

経穴ラベル（画像内）:
- PC1 天池
- PC2 天泉
- PC3 曲沢
- PC4 郄門
- PC5 間使
- PC6 内関
- PC7 大陵
- PC8 労宮
- PC9 中衝

Chapter 9
手の厥陰心包経
PC (Pericardium Meridian)

心包は心を包む膜（袋）

心包は、「**臣使の官**」と呼ばれ、心を包んで保護し、内外の邪から心を守る役割（外衛）がある。心の喜楽の意思を伝達する。心包は心包絡、あるいは膻中ともいわれる。

病証

是動病：手掌のほてり、上肢の引きつり、腋窩の腫れ、ひどくなると季肋部がつかえ、動悸が起こる。顔色は赤く、眼は黄色くなり常に笑いたがる

所生病：胸が苦しく痛む、手掌のほてり

※**厥陰**は、陰気が弱くなる最後の段階（太陰＞少陰＞厥陰）で、一番症状が重い状態、またはこれから陽へ変化する時期とされている。ちなみに、「厥」の字は「体をコの字に曲げて、吐いている様」に由来するという説がある（→p.97右下参照）。

Pericardium Meridian
PC 手の厥陰心包経
けつ いん しん ぼう けい

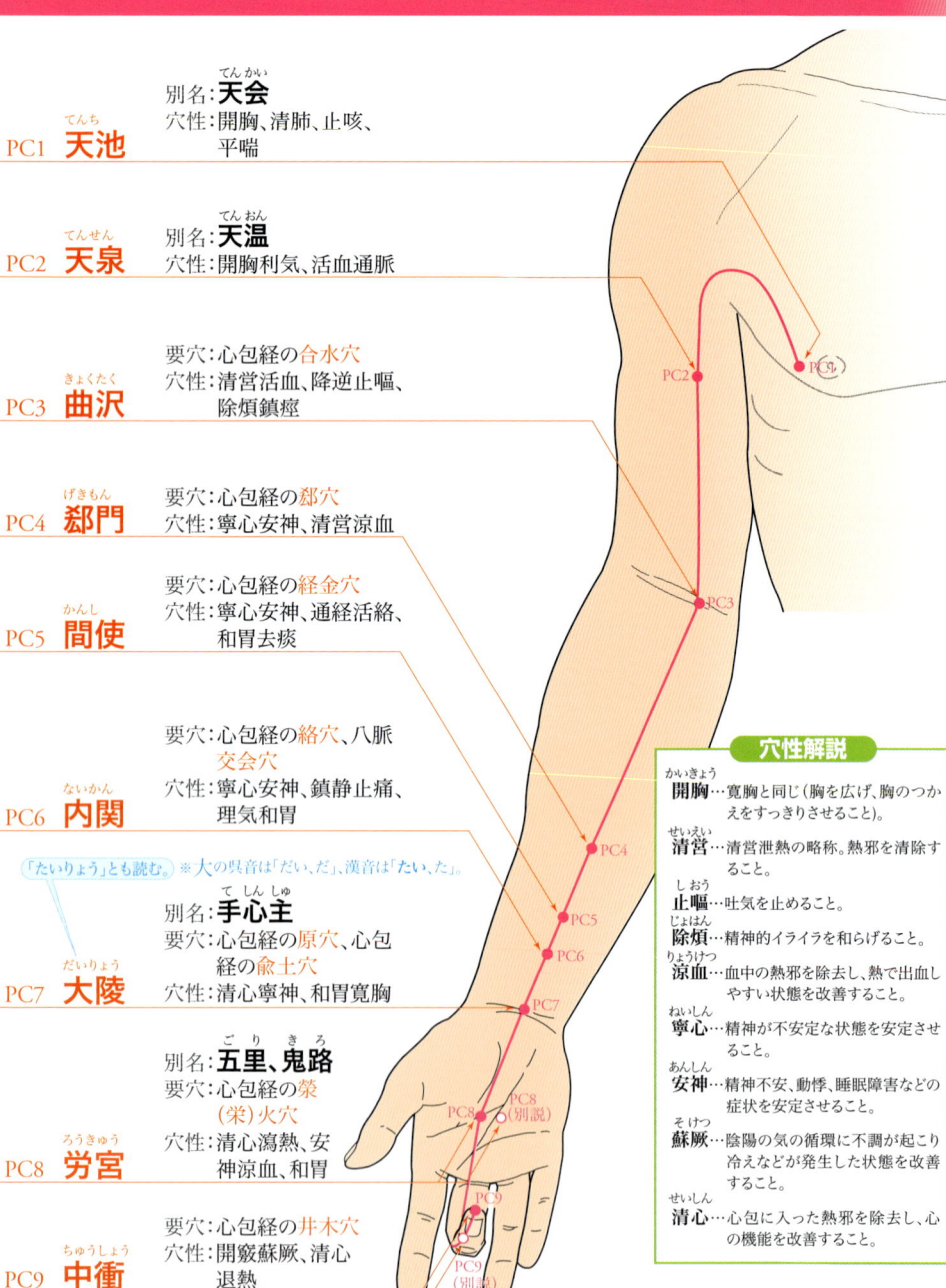

PC1 天池 てんち
別名：天会（てんかい）
穴性：開胸、清肺、止咳、平喘

PC2 天泉 てんせん
別名：天温（てんおん）
穴性：開胸利気、活血通脈

PC3 曲沢 きょくたく
要穴：心包経の合水穴
穴性：清営活血、降逆止嘔、除煩鎮痙

PC4 郄門 げきもん
要穴：心包経の郄穴
穴性：寧心安神、清営涼血

PC5 間使 かんし
要穴：心包経の経金穴
穴性：寧心安神、通経活絡、和胃去痰

PC6 内関 ないかん
要穴：心包経の絡穴、八脈交会穴
穴性：寧心安神、鎮静止痛、理気和胃

PC7 大陵 だいりょう
「たいりょう」とも読む。※大の呉音は「だい、だ」、漢音は「たい、た」。
別名：手心主（てしんしゅ）
要穴：心包経の原穴、心包経の兪土穴
穴性：清心寧神、和胃寛胸

PC8 労宮 ろうきゅう
別名：五里、鬼路（ごり、きろ）
要穴：心包経の滎（栄）火穴
穴性：清心瀉熱、安神涼血、和胃

PC9 中衝 ちゅうしょう
要穴：心包経の井木穴
穴性：開竅蘇厥、清心退熱

穴性解説

開胸（かいきょう）…寛胸と同じ（胸を広げ、胸のつかえをすっきりさせること）。

清営（せいえい）…清営泄熱の略称。熱邪を清除すること。

止嘔（しおう）…吐気を止めること。

除煩（じょはん）…精神的イライラを和らげること。

涼血（りょうけつ）…血中の熱邪を除去し、熱で出血しやすい状態を改善すること。

寧心（ねいしん）…精神が不安定な状態を安定させること。

安神（あんしん）…精神不安、動悸、睡眠障害などの症状を安定させること。

蘇厥（そけつ）…陰陽の気の循環に不調が起こり冷えなどが発生した状態を改善すること。

清心（せいしん）…心包に入った熱邪を除去し、心の機能を改善すること。

| 1 LU 手の太陰肺経 | 2 LI 手の陽明大腸経 | 3 ST 足の陽明胃経 | 4 SP 足の太陰脾経 | 5 HT 手の少陰心経 | 6 SI 手の太陽小腸経 | 7 BL 足の太陽膀胱経 |

● 手の厥陰心包経は、足の少陰腎経の脈気を受けて胸中に起こり、心包に属し、横隔膜を貫いて三焦（上焦・中焦・下焦）を絡う。その支脈は、胸**(天池)**をめぐって腋窩に至り上腕前面**(天泉)**を経て、肘窩**(曲沢)**に入る。さらに前腕前面（長掌筋と橈側手根屈筋との間）**(郄門・間使・内関・大陵)**、手掌**(労宮)**を通り、第3指先端中央**(中衝)**に終わる。手掌の中央で分かれた支脈は、第4指内側端（関衝〔三・TE1〕）に至り、手の少陽三焦経につながる。

● **天**は体の上部の「胸」を、**池**は、乳汁が外方に流れて貯まる場所の意。もしくは、心気が腋窩に向かって流れるところの経穴の意。別説では、池は血を貯えた「心臓」を表わすという。

● **天泉**は体の上部の「胸」の近くにあって、心包経の気血が**泉**のように体表に出てくる経穴の意。

● **曲沢**は、肘を**曲**することによって生じる**肘窩横紋**内側端の**沢**のようなくぼみにある経穴。また、気血が肘の付近で関節や筋を潤すことを**沢**で表現している。

● **郄門**は、前腕にある筋の割れ目にある経穴の意や、橈骨と尺骨の間の骨の隙間を表わすという説がある。郄門は、心包経の**郄**穴である（→p.72「陰郄」）。

● **間使**の**間**は橈骨と尺骨の間にある骨の隙間を指し、**使**は指令を受けて**使**いをすることを示す。「心包」は臣使の官、心を保護しながら、心の働きを助けているとされる。

● **内関**は橈骨と尺骨が合わさって閉ざした部分にある経穴の意。または、少陽三焦経の**外関**（→p.166）と表裏（背腹）関係にある絡穴であることを示している。

● **大陵**は、**月状骨**の隆起、ないしは手首の腱（**橈側手根屈筋腱**や**長掌筋腱**）の隆起を**大**きな丘**陵**に例えたもの。

● **労宮**の**労**は、労働をする手にある経穴の意味。もしくは、道具を握ると中指の尖端があたる手のひらの部位に由来するという。**宮**は、手掌の中央を示すともいわれる。また、疲**労**したときに、心および心包の病変の現われるところの意味。

● **中衝**は、中指の突き当たるところにある経穴の意。もしくは、**衝**は中指の指動脈の拍動部にあることを表わす。

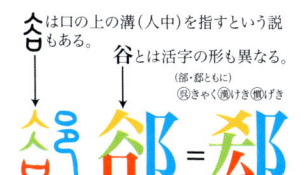

谷口は口の上の溝（人中）を指すという説もある。**谷**とは活字の形も異なる。

邵（きゃく）げき 郤（げき）側 郤（げき）

篆文

阝=邑

阝（おおざと）は領地で民が屈服する様を表し、「町・村・場所」を意味する。

邑（ゆう・「むら」のこと）も同じ由来。

郤は、郄の異体字。金文の文字で比較すれば、郤と郄が同じ由来の字であることが察せられる。間隙（かんげき）の「隙」と似た発音、似た意味をもつ。

陵（りょう）

夋の篆文　夋は、力んで丘を登ることを表わす。

夋の上の部分 圥 は、「山地、高い丘」を表わし、下の部分の 夂 は「下向きの足」を表わす。夂は冬のように冠として使う場合は、「ふゆがしら、ちかんむり」といい、夏のように足として使う場合、「なつあし、すいにょう」という。それらを足した夋は、高い所に登ることを表わす。また、力や肋（りき、りょく、ろく）と同系の音として、「筋（すじ）ばる、力をこめる」という意味を持つとも説明されている。陵は、「夋」+「丘」を表わす阝（こざとへん、＝阜）が付いたもので、山の筋目（すじめ）、つまり山の稜線を指す。ちなみに、綾（あや）は、筋目のたった織り方をした絹のこと。菱は、筋目のある草である「ひし」を指す。稜は、禾（のぎへん、稲の穂の象形で、穀物を表わす）+夋で、筋目のある穀物の実の角（かど）、特に三つの稜線をもつソバ（蕎麦）の実を指す。

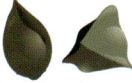

「蕎麦（そば）の実」は「稜の実」とも書く。

PC 手の厥陰心包経
Pericardium Meridian (けつ いん しん ぼう けい)

取り方① 天池、天泉、曲沢、郄門

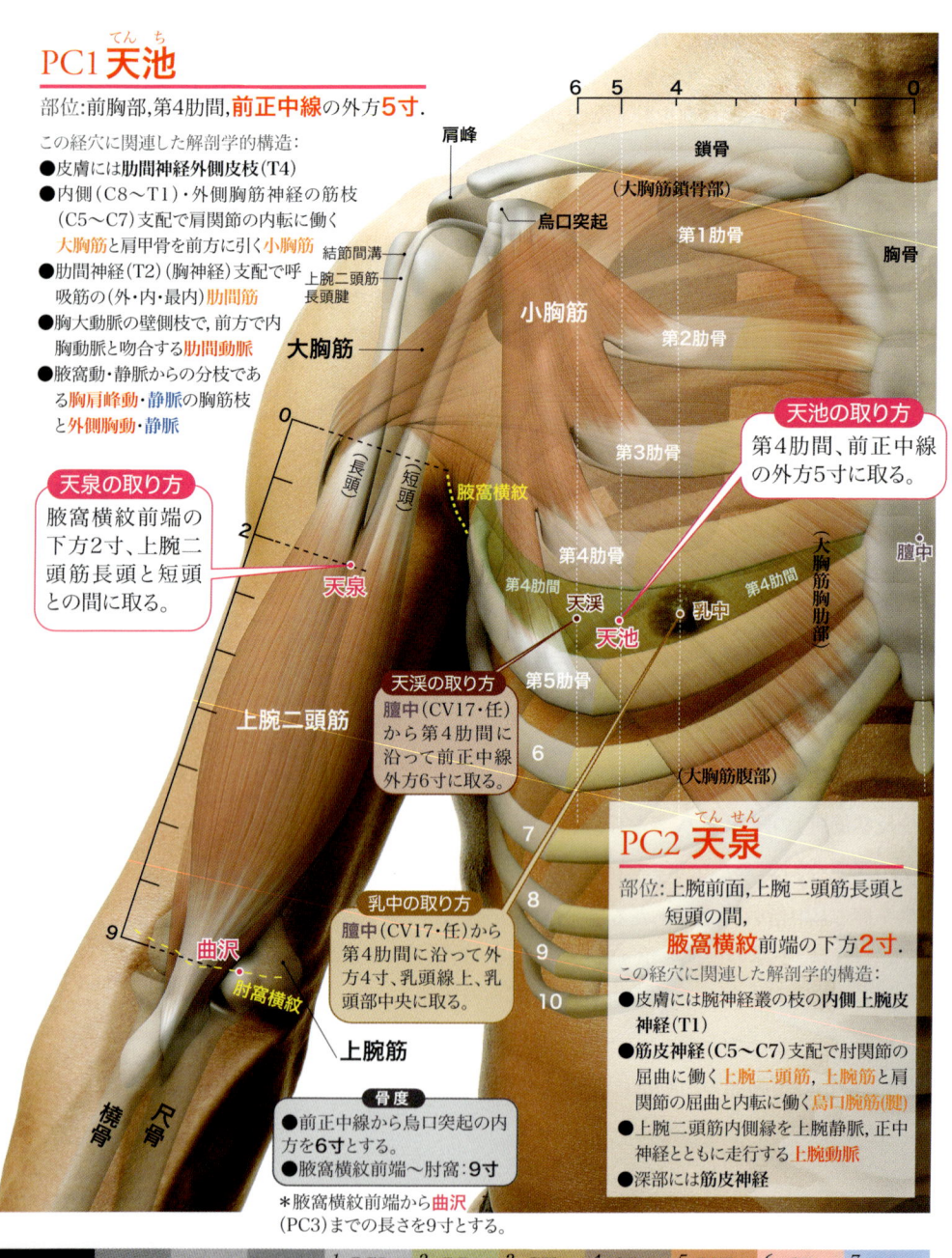

PC1 天池 (てんち)
部位：前胸部、第4肋間、前正中線の外方5寸。

この経穴に関連した解剖学的構造：
- 皮膚には肋間神経外側皮枝(T4)
- 内側(C8～T1)・外側胸筋神経の筋枝(C5～C7)支配で肩関節の内転に働く**大胸筋**と肩甲骨を前方に引く**小胸筋**
- 肋間神経(T2)(胸神経)支配で呼吸筋の(外・内・最内)**肋間筋**
- 胸大動脈の壁側枝で、前方で内胸動脈と吻合する**肋間動脈**
- 腋窩動・静脈からの分枝である**胸肩峰動・静脈**の胸筋枝と**外側胸動・静脈**

天池の取り方
第4肋間、前正中線の外方5寸に取る。

天泉の取り方
腋窩横紋前端の下方2寸、上腕二頭筋長頭と短頭との間に取る。

天渓の取り方
膻中(CV17・任)から第4肋間に沿って前正中線外方6寸に取る。

乳中の取り方
膻中(CV17・任)から第4肋間に沿って外方4寸、乳頭線上、乳頭部中央に取る。

PC2 天泉 (てんせん)
部位：上腕前面、上腕二頭筋長頭と短頭の間、**腋窩横紋**前端の下方**2寸**。

この経穴に関連した解剖学的構造：
- 皮膚には腕神経叢の枝の**内側上腕皮神経**(T1)
- 筋皮神経(C5～C7)支配で肘関節の屈曲に働く**上腕二頭筋**、**上腕筋**と肩関節の屈曲と内転に働く**烏口腕筋**(腱)
- 上腕二頭筋内側縁を上腕静脈、正中神経とともに走行する**上腕動脈**
- 深部には**筋皮神経**

骨度
- 前正中線から烏口突起の内方を6寸とする。
- 腋窩横紋前端～肘窩：9寸

＊腋窩横紋前端から曲沢(PC3)までの長さを9寸とする。

解剖ラベル：肩峰、鎖骨(大胸筋鎖骨部)、第1肋骨、胸骨、烏口突起、結節間溝、上腕二頭筋長頭腱、小胸筋、第2肋骨、大胸筋、第3肋骨、長頭、短頭、腋窩横紋、第4肋骨、第4肋間、膻中、天渓、天池、乳中、(大胸筋胸肋部)、第5肋骨、上腕二頭筋、(大胸筋腹部)、天泉、曲沢、肘窩横紋、上腕筋、橈骨、尺骨

| 1 LU 手の太陰肺経 | 2 LI 手の陽明大腸経 | 3 ST 足の陽明胃経 | 4 SP 足の太陰脾経 | 5 HT 手の少陰心経 | 6 SI 手の太陽小腸経 | 7 BL 足の太陽膀胱経 |

日本名で尺骨の「尺」の字の語源は、元は指を広げて図る様を表しており(→p.3)、母指と中指の間(または示指)の間の長さであった。その後、時代の経過とともに長くなり、日本では明治時代に約30.3cmに定められた。骨度法では肘窩〜手関節横紋までの長さは、以前は1尺で表されていたが、WHO改定により1尺2寸へと変更になった。

PC3 曲沢(きょくたく)

部位:肘前面,**肘窩横紋**上,**上腕二頭筋腱**内方の陥凹部.

この経穴に関連した解剖学的構造:
- 皮膚には腕神経叢の枝の**内側前腕皮神経**(T1)
- 筋皮神経(C5〜C6)支配で肘関節の屈曲に働く**上腕筋**
- 上腕二頭筋内側縁を上腕静脈,正中神経幹とともに走行する**上腕動脈**
- 上腕静脈に流入する**尺側皮静脈**

曲沢の取り方

肘を45度屈曲したとき、上腕二頭筋腱の内方に取る。
＊上腕動脈拍動部で、尺沢(LU5・肺)と少海(HT3・心)とのほぼ中点にあたる。

郄門の取り方

こぶしを作り、手関節を回外して肘関節を軽く屈曲すると長掌筋腱と橈側手根屈筋腱がより明瞭に現れる。**曲沢**(PC3)と**大陵**(PC7)を結ぶ線の中点の下方1寸に取る。長掌筋腱が不明瞭な場合は、橈側手根屈筋腱の内側に取る。

PC4 郄門(げきもん)

部位:前腕前面,長掌筋腱と橈側手根屈筋腱の間,**手関節掌側横紋**の上方5寸.

この経穴に関連した解剖学的構造:
- 皮膚には腕神経叢の枝の**外側前腕皮神経**(C6)と内側前腕皮神経(T1)
- 正中神経(C6〜T1)支配の**橈側手根屈筋**, **長掌筋**, **浅指屈筋**
- 正中神経(C6〜T1)支配の**深指屈筋外側部**、尺骨神経(C8〜T1)支配の**深指屈筋内側部**
- 尺骨動脈の枝の総骨間動・静脈から枝分かれする**前骨間動・静脈**

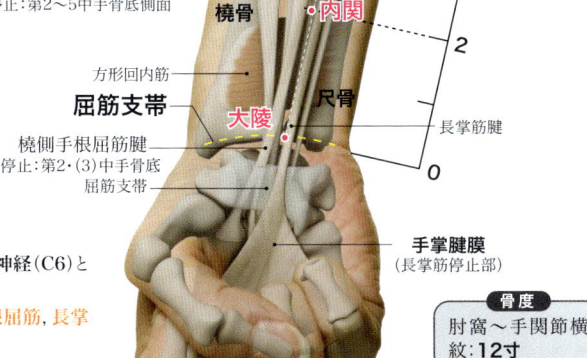

図中ラベル: 上腕二頭筋、上腕筋、内側上顆(前腕屈筋の共通起始腱)、曲沢、肘窩横紋、橈骨、円回内筋、長掌筋、橈側手根屈筋、郄門、浅指屈筋 起始:(上腕頭)内側上顆(尺骨頭)鉤状突起(橈骨頭)上部前面 停止:第2〜5中手骨底側面、間使、内関、方形回内筋、屈筋支帯、大陵、尺骨、長掌筋腱、橈側手根屈筋腱 停止:第2・(3)中手骨底 屈筋支帯、手掌腱膜(長掌筋停止部)

骨度: 肘窩〜手関節横紋:12寸
＊曲沢(PC3)から大陵(PC7)までの長さを12寸とする。

| 8 KI 足の少陰腎経 | 9 PC 1〜4 手の厥陰心包経 | 10 TE 手の少陽三焦経 | 11 GB 足の少陽胆経 | 12 LR 足の厥陰肝経 | 13 GV 督脈 | 14 CV 任脈 | 付録 奇穴 症例別 | 索引 |

PC 手の厥陰心包経 取り方② 間使、内関
Pericardium Meridian

PC5 間使(かんし)

部位:前腕前面,長掌筋腱と橈側手根屈筋腱の間,**手関節掌側横紋**の上方**3寸**.

この経穴に関連した解剖学的構造:
- 皮膚には腕神経叢の枝の**内側前腕皮神経**(C8)
- 正中神経(C5〜T1)支配の**橈側手根屈筋**, **長掌筋(腱)**, **浅指屈筋**
- 正中神経(C6〜T1)支配の**深指屈筋外側部**, 尺骨神経(C8〜T1)支配の**深指屈筋内側部**
- 尺骨動脈の枝の総骨間動・静脈から枝分かれする**前骨間動・静脈**

間使の取り方
こぶしを作り、手関節を回外して肘関節を軽く屈曲すると長掌筋腱と橈側手根屈筋腱がより明瞭に現れる。**大陵**(PC7)の上方3寸に取る。長掌筋腱が不明瞭な場合は、橈側手根屈筋腱の内側に取る。

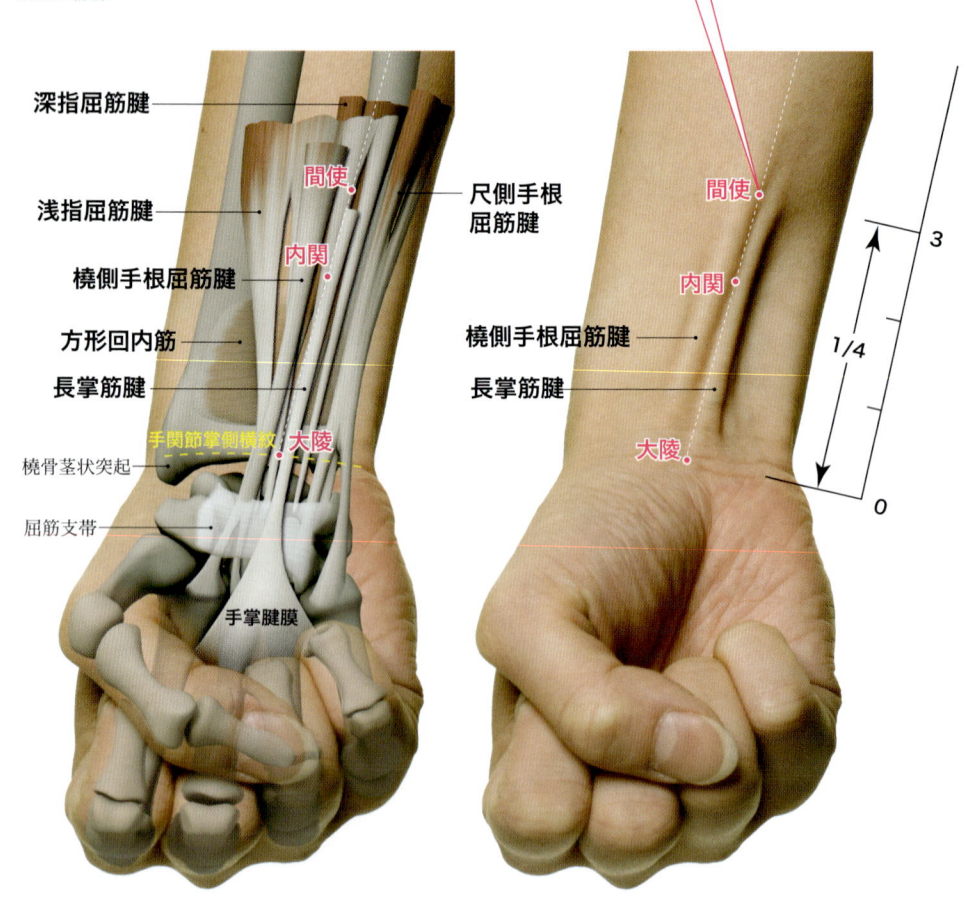

深指屈筋腱 / 浅指屈筋腱 / 橈側手根屈筋腱 / 方形回内筋 / 長掌筋腱 / 橈骨茎状突起 / 屈筋支帯 / 手掌腱膜 / 尺側手根屈筋腱 / 間使 / 内関 / 手関節掌側横紋 / 大陵

● 内関は外関[三・TE5]の反対側に位置する経穴である。心包経の病証(心臓、循環器系や精神意識の障害[神経症])に対して用いられることが多く、気滞をとりながら胃の働きを調整する作用があるとされているので、乗り物酔い、嘔吐、つわりなどに有効であるといわれている。

PC6 内関（ないかん）

部位：前腕前面、長掌筋腱と橈側手根屈筋腱の間、**手関節掌側横紋**の上方2寸．

この経穴に関連した解剖学的構造：
- 皮膚には腕神経叢の枝の**内側前腕皮神経**(C7)と筋神経の枝の**外側前腕皮神経**(C7)
- 正中神経(C5〜T1)支配の**橈側手根屈筋、長掌筋(腱)、浅指屈筋、方形回内筋**
- 正中神経(C6〜T1)支配の**深指屈筋外側部**、尺骨神経(C8〜T1)支配の**深指屈筋内側部**
- 尺骨動脈の枝の総骨間動・静脈から枝分かれする**前骨間動・静脈**

内側上顆炎 medial epicondylitis

内側上顆は前腕浅層の屈筋群(橈側・尺側手根屈筋、長掌筋、浅指屈筋)の起始となっている。特に、ゴルフプレー時に過度に浅・深指屈筋が収縮・弛緩すると慢性的な炎症を引き起こす。そのため内側上顆炎は**ゴルフ肘**ともいわれる。

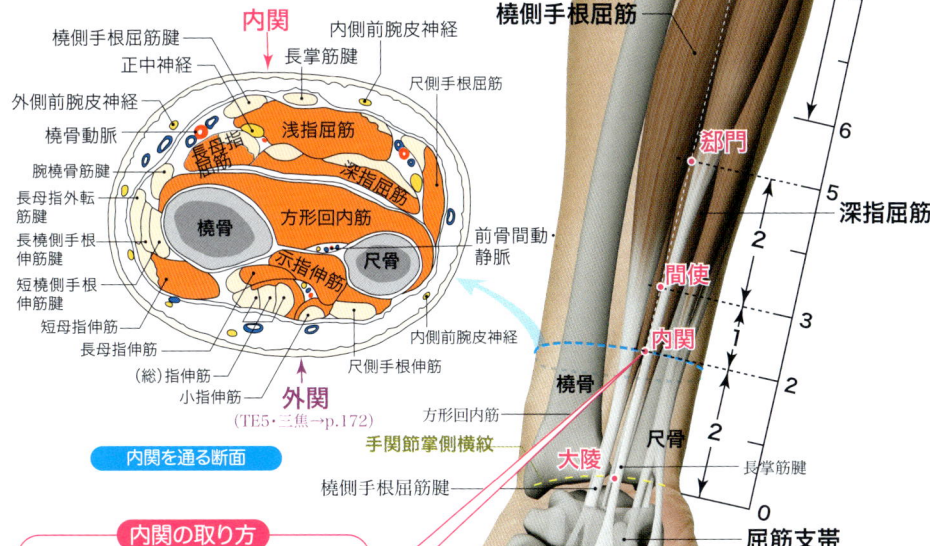

内関の取り方

こぶしを作り、手関節を回外して肘関節を軽く屈曲すると長掌筋腱と橈側手根屈筋腱がより明瞭に現れる。**大陵**(PC7)の上方2寸。**内関**に対応する後側の経穴は**外関**(TE5・三焦)である。長掌筋腱が不明瞭な場合は、橈側手根屈筋腱の内側に取る。

骨度
肘窩〜手関節横紋：12寸

*曲沢(PC3)から大陵(PC7)までの長さを12寸とする。

PC 手の厥陰心包経 取り方③ 大陵、労宮、中衝
Pericardium Meridian けついんしんぽうけい

PC7 大陵 だいりょう

部位:手関節前面,長掌筋腱と橈側手根屈筋腱の間、**手関節掌側横紋**上。

この経穴に関連した解剖学的構造：
- 皮膚には正中神経掌枝(C7)
- 正中神経(C5〜T1)支配の橈側手根屈筋(腱)、長掌筋(腱)、浅指屈筋、方形回内筋
- 正中神経(C6〜T1)支配の深指屈筋外側部、尺骨神経(C8〜T1)支配の深指屈筋内側部
- 正中神経(C8〜T1)支配の長母指屈筋腱
- 尺骨動脈の枝の総骨間動・静脈から枝分かれする前骨間動・静脈
- 橈骨動脈と尺骨動脈から枝分かれする掌側手根枝で形成される掌側手根動脈網

大陵の取り方
こぶしを作り、手関節を軽く掌屈すると長掌筋腱と橈側手根屈筋腱がより明瞭に現れる。手関節掌側横紋の中点で長掌筋腱と橈側手根屈筋腱の間、豆状骨近位端の**神門**(HT7・心)と同じ高さに取る。

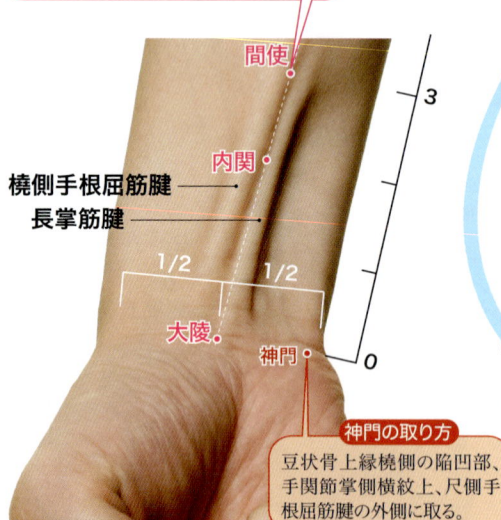

屈筋支帯 flexsor retinaculum と手根管 carpal tunnel

手根管は手根骨の舟状骨と大菱形骨が形成する**外側手根隆起**と、豆状骨と有鈎骨鈎が形成する**内側手根隆起**間を横走する靭帯である**屈筋支帯**の間にできる。屈筋支帯によって手根管内を通過する腱が浮き上がらないようにして掌屈運動を保障する。また、腱鞘に包まれる浅指屈筋腱や深指屈筋腱とともに正中神経が通過するので、ピアニストが指の屈伸運動を激しくすると腱鞘炎を引き起こし、絞扼性神経炎entrapment neuropathyを引き起こすことがある。このような正中神経麻痺を手根管症候群carpal tunnel syndromeという。

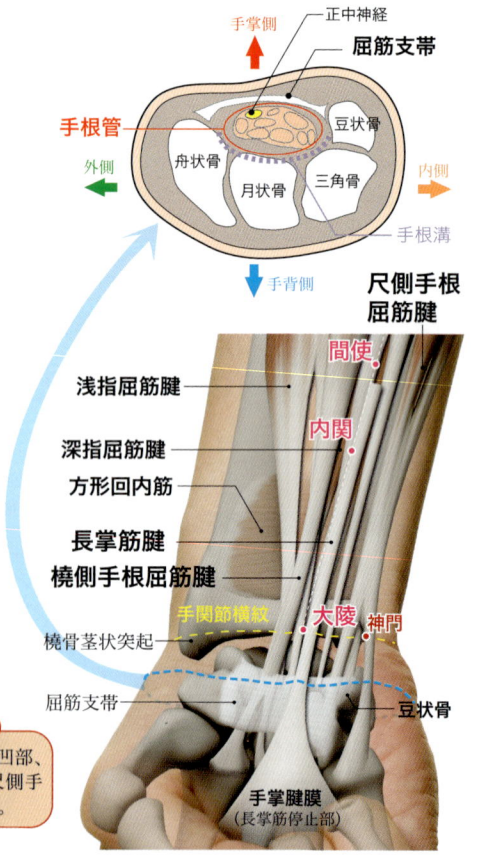

神門の取り方
豆状骨上縁橈側の陥凹部、手関節掌側横紋上、尺側手根屈筋腱の外側に取る。

| 1 LU 手の太陰肺経 | 2 LI 手の陽明大腸経 | 3 ST 足の陽明胃経 | 4 SP 足の太陰脾経 | 5 HT 手の少陰心経 | 6 SI 手の太陽小腸経 | 7 BL 足の太陽膀胱経 |

● 長掌筋は上腕骨内側上顆より起始し、手掌腱膜に停止する。作用は手関節の掌屈や補助的な肘関節の屈曲にも関与する。また、長掌筋が先天的に欠損する例は4〜13%と比較的多い。しかし、欠損している人でも特に機能的に問題はないといわれている。

PC8 労宮（ろうきゅう）

部位：手掌，第2・第3中手骨間，中手指節関節の近位陥凹部．

別説：
手掌，第3・第4中手骨間，中手指節関節の近位陥凹部．

この経穴に関連した解剖学的構造：
- 皮膚には**正中神経掌枝(C7)**
- **正中神経(C5〜T1)** 支配の**浅指屈筋（腱）**，**第2虫様筋**
- **正中神経(C6〜T1)** 支配の**深指屈筋外側部**，尺骨神経(C8〜T1)支配の深指屈筋内側部
- 尺骨神経深枝支配の第2指の内転に働く**第1掌側骨間筋**，第2指の外転に働く**第2背側骨間筋**
- 浅掌動脈弓から分枝する**総掌側指動脈**
- 皮下には**手掌腱膜**がある．

労宮の取り方
(本説)手掌、第2・第3中手骨間、中手指節関節の近位陥凹部に取る。
(別説)手掌、第3・第4中手骨間、中手指節関節の近位陥凹部に取る。

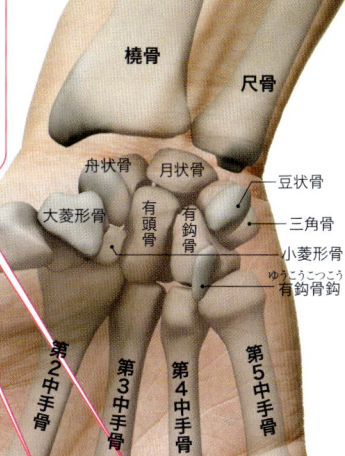

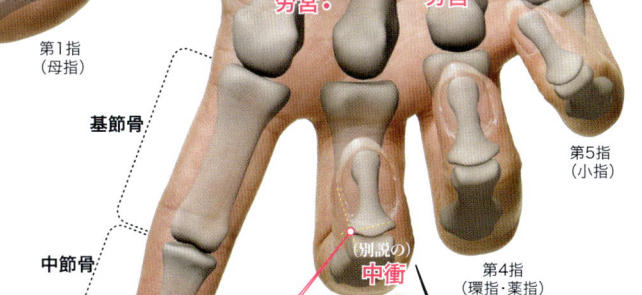

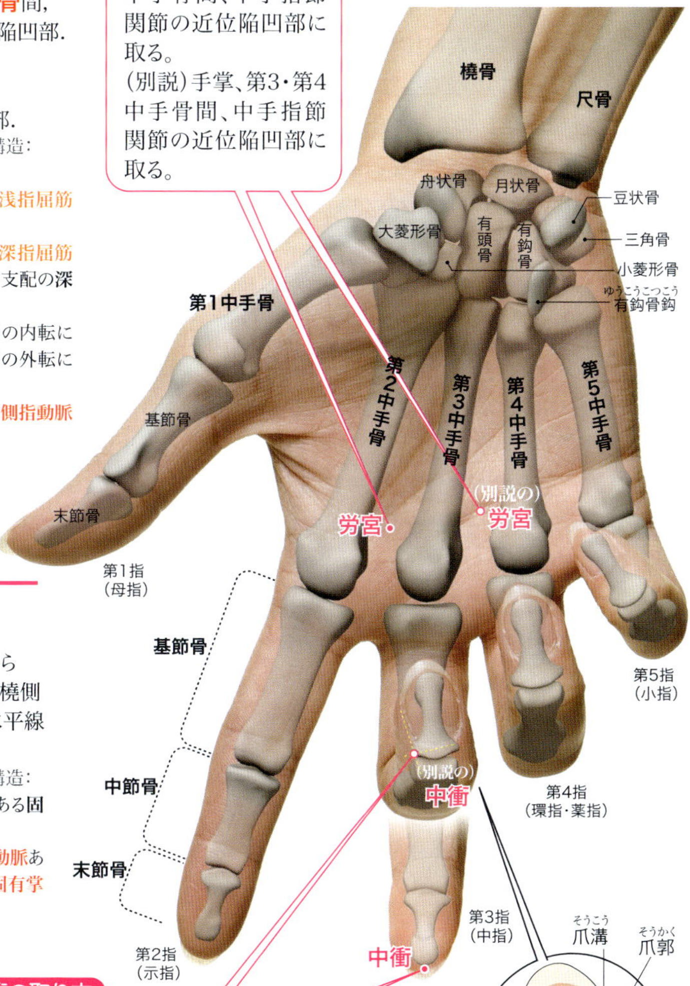

PC9 中衝（ちゅうしょう）

部位：中指，中指先端中央．

別説：
中指，末節骨橈側，爪甲角から近位外方0.1寸(指寸)，爪甲橈側縁の垂線と爪甲基底部の水平線の交点．

この経穴に関連した解剖学的構造：
- 皮膚には正中神経の皮枝である**固有掌側指神経(C7)**
- 背側中手動脈の枝の**背側指動脈**あるいは総掌側指動脈の枝の**固有掌側指動脈の指背枝**
- 第3指の**爪甲角**

中衝の取り方
(本説)中指先端の中央に取る。
(別説)中指、末節骨橈側、爪甲角から近位外方0.1寸(指寸)、爪甲橈側縁の垂線と爪甲基底部の水平線の交点に取る。

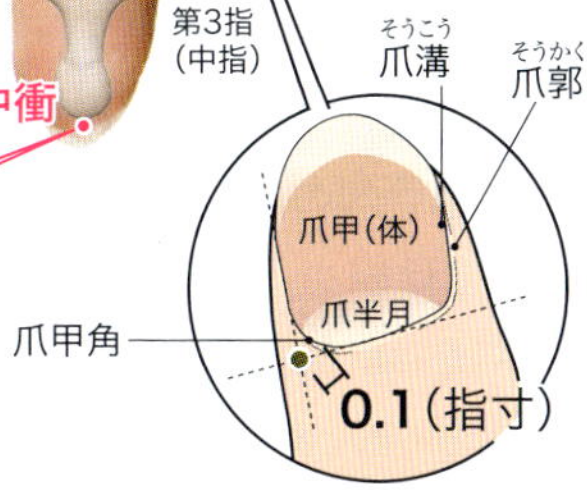

世界で認められた鍼治療

　2000年以上も前に中国で生まれた鍼治療が今では、世界各国で治療に取り入れられ成果を上げている。WHO（世界保健機関）によると、近代西洋医学の恩恵にあずかっている人たちは人口比率で先進国を中心とした世界人口の20～35％であり、世界の健康管理業務の65～80％は土着の民間療法や鍼治療を含む伝統医学の相補・代替医療（CAM）に頼っているとされている。以下に近代西洋医学が中心とされてきた欧米諸国におけるCAMに関する現状を紹介する。

　米国では1997年にNIH（アメリカ国立衛生研究所）が鍼に関する合意文書のなかで鍼治療の効果を評価している。この声明以降、鍼治療を医療保険でカバーする民間保険会社が増えている。また、鍼治療を含む相補・代替医療に対して1992～2010年度までの19年間に13億3,950万ドル（約1,339億5,000万円）という巨額の研究費用を投資し、将来の米国国民の医療費削減と、健康・医療分野における産業育成につなげるための国家プロジェクトを推進している。

　英国でも鍼治療は盛んで、CAMの治療を提供する施術者の数が増加している。その施術者の中でも鍼治療が最も多く用いられており、多くの国営医療サービス（NHS）の病院では、鍼治療が出産を支援するためや疼痛管理の目的のために用いられている。さらには癌患者の平均3分の1が何らかの形でCAMを利用したことを示す調査より、保健省はCAMの研究に対し資金を投入し、根拠に基づくCAMの発展のために力を注いでいる。

　ドイツは主要先進国や欧州の中において最もCAMが盛んな国で、近代西洋医学の医師の4分の3はCAMを使用し、疼痛治療の77％で鍼治療を行ったという報告もある。また、ドイツにはCAMを行う独自の職業としてハイルプラクティカー（治療師）が存在する。ハイルプラクティカーは法律により規定され、医師の免許がなくても営業的診療を行うことができる。その治療範囲は広く、ホメオパシー、中国伝統医学、指圧、鍼灸治療などの職業も範疇となる。

　以上のように、欧米各国におけるCAMは、高度な医科学を基盤とした知識や技術のみならず、各国特有の文化や習慣などにも影響を受けて存在している。日本においても、2010年に厚生労働省内に「統合医療」推進のためのプロジェクトチームが発足した。前述した欧米諸国と比べると遅れを取っているように思われるが、日本が現状で抱える諸問題（少子高齢化社会、医療費の高騰、生活習慣病の増加、うつ病など気分障害患者の増加など）を考慮すると今後、日本における鍼灸治療の存在がこれまで以上に見直される時が来るであろう。(坂)

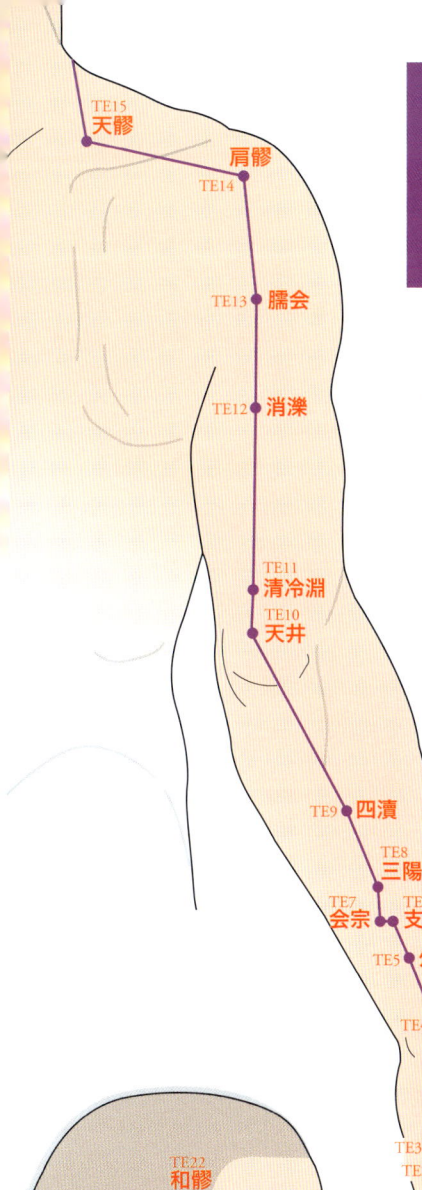

Chapter 10
手の少陽三焦経
TE（Triple Energizer Meridian）

三焦は、気血、津液を全身にめぐらす

三焦は、「決瀆（けっとく）の官」と呼ばれ、特定の器官を指すのではなく、飲食物を消化吸収し、それを気血、津液と化して全身にめぐらし、体内の水路を整え、不用の物質を尿、便として排泄させる総合的な機能をもつ腑とされている。そして、その部位、および機能のうえで、上焦、中焦、下焦の三つに区分される。

上焦は体温調節作用をもつ：上焦は**横隔膜から上部**の機能を指す。**心・肺**と関係が深く、主として「天の気」をつかさどり、また、呼吸運動や、飲食物（水穀）の受納を補佐し、体熱を産生し、体温調節を行う機能がある。

中焦は気血津液の調整作用をもつ：中焦は**横隔膜から臍までの間**の機能を指す。**脾・胃**と関係が深く、主として「地の気（飲食物の精気）」をつかさどり、胃と脾の消化、および運化の働きを補佐する。

下焦は輸瀉（ゆしゃ）作用をもつ：下焦は**臍から下部**の機能を指す。**腎・小腸・大腸・膀胱**などと関係が深く、その機能は、不用な水分を分離して尿や便の排泄を行うことである。

病証

是動病：耳鳴り・難聴、喉が激しく腫れる
所生病：汗が出る、経脈走行上（目尻・頬・耳後・肩上部・上肢後面）の痛み、手の第4指の麻痺

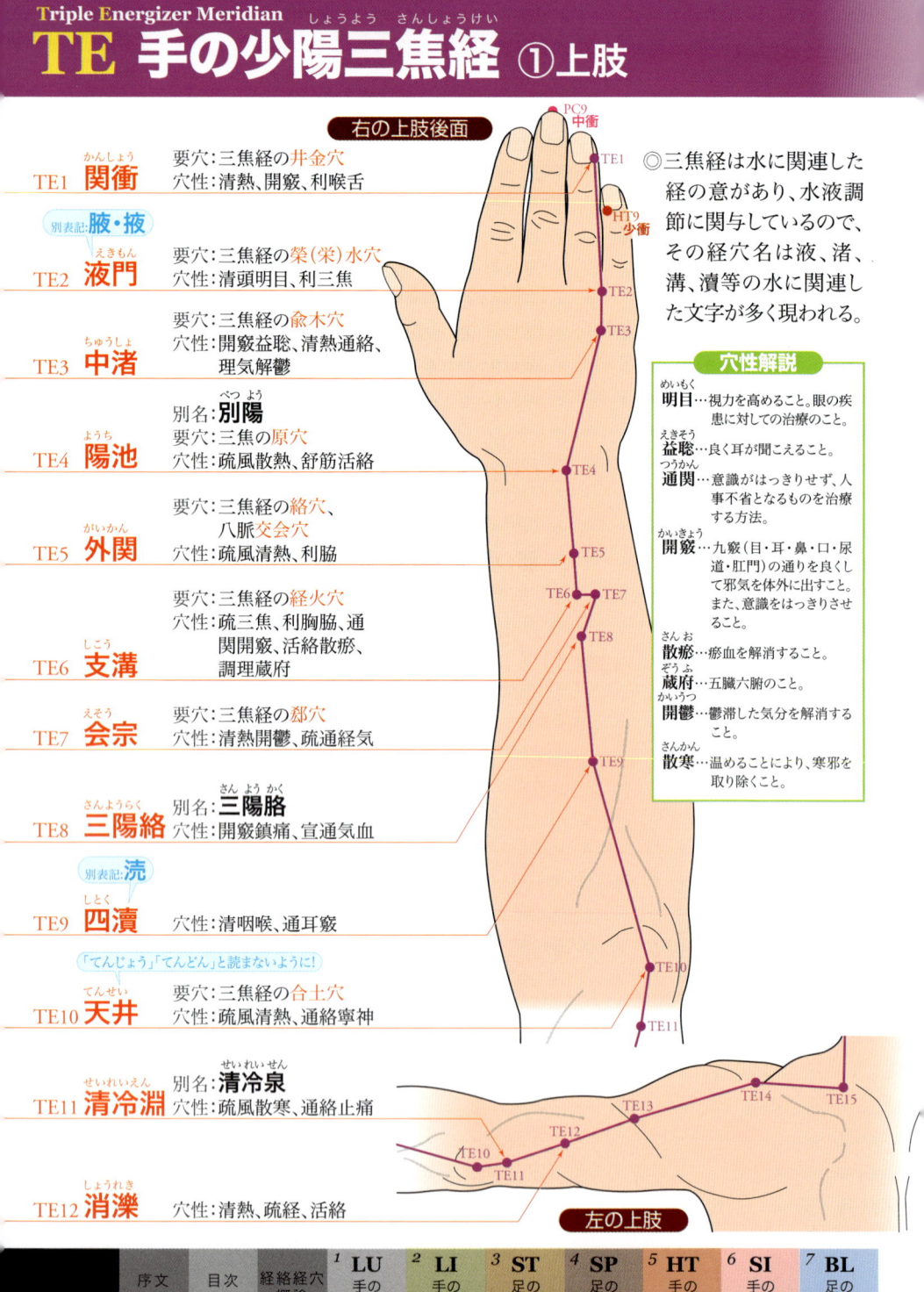

TE 手の少陽三焦経 ①上肢
Triple Energizer Meridian
しょうよう さんしょうけい

右の上肢後面

TE1	かんしょう **関衝**	要穴：三焦経の井金穴 穴性：清熱、開竅、利喉舌
TE2	別表記：腋・掖 えきもん **液門**	要穴：三焦経の滎(栄)水穴 穴性：清頭明目、利三焦
TE3	ちゅうしょ **中渚**	要穴：三焦経の兪木穴 穴性：開竅益聡、清熱通絡、理気解鬱
TE4	ようち **陽池**	別名：別陽 要穴：三焦の原穴 穴性：疏風散熱、舒筋活絡
TE5	がいかん **外関**	要穴：三焦経の絡穴、八脈交会穴 穴性：疏風清熱、利脇
TE6	しこう **支溝**	要穴：三焦経の経火穴 穴性：疏三焦、利胸脇、通関開竅、活絡散瘀、調理蔵府
TE7	えそう **会宗**	要穴：三焦経の郄穴 穴性：清熱開鬱、疏通経気
TE8	さんようらく **三陽絡**	別名：三陽脉 穴性：開竅鎮痛、宣通気血
TE9	別表記：涜 しとく **四瀆**	穴性：清咽喉、通耳竅
TE10	「てんじょう」「てんどん」と読まないように！ てんせい **天井**	要穴：三焦経の合土穴 穴性：疏風清熱、通絡寧神
TE11	せいれいえん **清冷淵**	別名：清冷泉 穴性：疏風散寒、通絡止痛
TE12	しょうれき **消濼**	穴性：清熱、疏経、活絡

◎三焦経は水に関連した経の意があり、水液調節に関与しているので、その経穴名は液、渚、溝、瀆等の水に関連した文字が多く現われる。

穴性解説

めいもく
明目…視力を高めること。眼の疾患に対しての治療のこと。

えきそう
益聡…良く耳が聞こえること。

つうかん
通関…意識がはっきりせず、人事不省となるものを治療する方法。

かいきょう
開竅…九竅(目・耳・鼻・口・尿道・肛門)の通りを良くして邪気を体外に出すこと。また、意識をはっきりさせること。

さんお
散瘀…瘀血を解消すること。

ぞうふ
蔵府…五臓六腑のこと。

かいうつ
開鬱…鬱滞した気分を解消すること。

さんかん
散寒…温めることにより、寒邪を取り除くこと。

左の上肢

166 | 序文 | 目次 | 経絡経穴概論 | 1 LU 手の太陰肺経 | 2 LI 手の陽明大腸経 | 3 ST 足の陽明胃経 | 4 SP 足の太陰脾経 | 5 HT 手の少陰心経 | 6 SI 手の太陽小腸経 | 7 BL 足の太陽膀胱経

手の少陽三焦経は、手の厥陰心包経の脈気を受けて第4指内側端(**関衝**)に起こり、手背(**液門・中渚**)を経て、上って手関節背側のほぼ中央(**陽池**)をめぐり、前腕後面(**外関・支溝・会宗・三陽絡・四瀆**)を経て、肘頭(**天井**)に至る。さらに、上腕後面(**清冷淵・消濼**)を上る。

- **関衝**の**関**は「関連、連絡」、**衝**は「かなめ、要所」の意。関衝は心包経と小腸経に関連する要衝となる経穴。中衝(p.156)と少衝(p.72)の間に、関門(p.28)のように位置する経穴という説もある。
- **液門**は、水分調節に関与する水の出入り口のような経穴。
- **中渚**の**渚**は、「なぎさ、中洲、水際」のこと。**第4・第5中手骨の間のくぼみを例えたもの**(そのくぼみの中程でわずかに高まりが触知できる背側骨間筋を川の中洲に例えたという説もある)。別説では薬液を塗るときに濡れるところという説明もある。
- **陽池**の**陽**は陽側(手においては手背面)を、**池**はくぼみを指す。(総)指伸筋腱の尺側の陥凹部にある経穴の意。
- **外関**は、橈骨と尺骨の間のくぼみにあって陽気の関の働きをするといわれる経穴。内関(p.156)に相対する位置にある。
- **支溝**は、橈骨と尺骨の間の**溝**のようなくぼみにある経穴の意。
- **会宗**の**宗**は、「集まる」の意(→p.82)。手の三陽経(大腸経・三焦経・小腸経)が出会って集まるところの経穴の意といわれる。
- **三陽絡**も、「会宗」同様、手の**三陽**経と**絡**する経穴の意。
- **四瀆**の**瀆**は、「流れ、大きな溝」を指す。手の三陽経という支流が集まり大河になることを例えたものといわれる。
- **天井**は肘の上部(天)で井戸のようにくぼんだところ(肘頭窩のあたり)にある経穴の意。天井の名の由来には他にも諸説あり。
- **清冷淵**の**清冷**は、皮下組織や筋が薄く、冷たく(寒く)なりやすい部位にある経穴の意。**淵**は深いくぼみを指す。もしくは寒証に効果のある経穴の意。
- **消濼**の**濼**は、「水溜り、浅い湖」の意。**上腕三頭筋腱のくぼみ**にある経穴の意。または、三焦経の流注がここで浅くなることを示す。

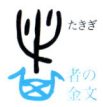

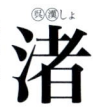

者は、薪や柴を箕の中に「蓄える、集める」の意。**渚**は小石や砂が集まった「砂州、中州」を表わし、「波打ち際」の意味が生じた。諸(もろもろ)も、儲(もうけ)も集めることに関係する。

瀆は「溝、人工的な用水路」という意味に加え、大きな河も意味する。**四瀆**は、揚子江・黄河・淮水・済水をも指す。「冒瀆(ぼうとく)」という熟語があるように、**瀆**には、「汚す、あなどる」の意味もある。

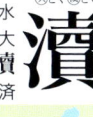

四瀆 黄河／済水／淮水(=淮河)／揚子江・長江

井戸の四角い枠、囲いを表わす(形、型)

四角い型枠を指す**井**(けい)と、清水を表わす点を打った**井**(セイ)とが混同されて井となった。ちなみに、部屋の「天井」は、木材を正方形の「井」の形に組んだ「格(ごう)天井」に由来すると言われる(他説あり)。ただし、中国語では天井は「天花板」や「天棚」である。

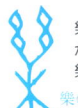

樂は木に繭(まゆ)が付いたもの。**濼**は樂の略字。

樂は、野蚕が繭をつくるクヌギ(櫟)の木を表わしている。白は実のどんぐりを表わす。瓦礫(がれき)の**礫**は、コロコロしたクヌギの実から、コロコロした小石を表わす。音楽の楽や、濼の字は樂の「がく」という音からの転用と考えられている。**濼**には、「寒くて痛む」という意味もあり、消濼は、痛みを消すのに効果のある経穴という見方もある。

TE 手の少陽三焦経 ②頭部
Triple Energizer Meridian
（しょうよう　さんしょうけい）

TE13 臑会（じゅえ）	穴性：清鬱熱、通経絡、利関節	
TE14 肩髎（けんりょう）	穴性：疏風湿、通経絡	
TE15 天髎（てんりょう）	穴性：去風湿、通経絡	

※臑の呉音は「ゆ」、漢音は「ゆう」、「よう」は慣用読み。
「てんよう」とも読む。

後面

TE16 天牖（てんゆう）	穴性：清頭明目、利諸竅	
TE17 翳風（えいふう）	穴性：散風熱、聡耳竅、通経絡	
TE18 瘈脈（けいみゃく）	別名：資脈（しみゃく） 穴性：清熱、解痙、通竅	
TE19 顱息（ろそく）	穴性：散風、通竅、鎮驚	

左耳

穴性解説
- 利諸竅…目・鼻・口・耳などの孔の通りを良くすること。（りしょきょう）
- 聡耳竅…耳の穴の通りを良くし、よく聞こえるようにすること。（そうじきょう）
- 通竅…開竅と同じ。意識をはっきりとさせること。または、九竅を開通すること。（つうきょう）
- 鎮驚…びくびくする、驚きやすいなど不安を和らげること。（ちんきょう）
- 清頭…頭をスッキリさせること。（せいとう）
- 益聡…良く耳が聞こえること。（えきそう）

TE20 角孫（かくそん）	穴性：清熱散風、清頭明目	
TE21 耳門（じもん）	穴性：開竅益聡、疏通経絡	
TE22 和髎（わりょう）	穴性：去風、通絡	
TE23 糸竹空（しちくくう）	穴性：散風止痛、清頭明目	

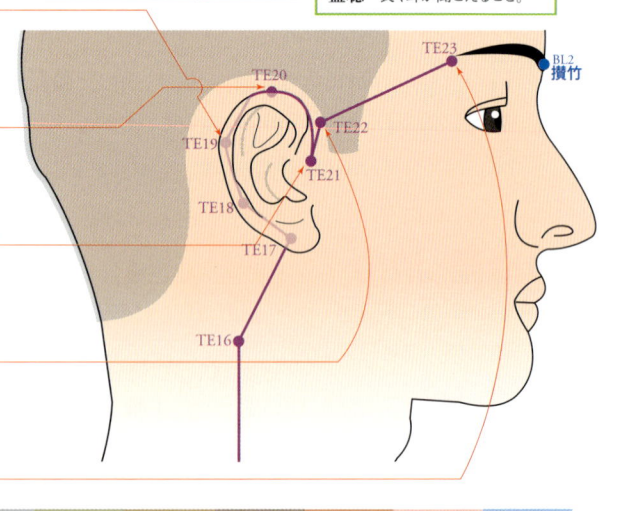

BL2 攅竹

168
| 序文 | 目次 | 経絡経穴概論 | 1 LU 手の太陰肺経 | 2 LI 手の陽明大腸経 | 3 ST 足の陽明胃経 | 4 SP 足の太陰脾経 | 5 HT 手の少陰心経 | 6 SI 手の太陽小腸経 | 7 BL 足の太陽膀胱経 |

消濼より上腕後面(臑会)をめぐり、肩(肩髎・天髎)に上って胆経と交わり、大鎖骨上窩に入り、胸中より広がり、心包を絡い、横隔膜を貫いて三焦に属する。胸中より分かれる支脈は、上って大鎖骨上窩に出て、項部(天牖)から耳の後部(翳風・瘈脈・顱息)、上部(角孫)を経て側頭窩(懸顱[胆・GB5]、頷厭[胆・GB4])を過ぎ、目の下方(顴髎[小・SI18])に至る。耳の下で分かれた支脈は耳の後から中に入り前(耳門・和髎)に出て、眉毛外端(糸竹空)を経て外眼角(瞳子髎[胆・GB1])に至り、足の少陽胆経につながる。

● **臑会**の**臑**は、「上腕」、あるいは「柔らかい肉」を表わす。臑会は、上腕の三角筋後下縁と上腕三頭筋の間にある経穴を指す。また、三焦経と陽維脈とが**会**うところにある経穴の意。

● **天髎**の**髎**は「くぼみ」のこと。体幹の上部の肩を**天**として、肩甲骨の棘上窩の大きなくぼみを指す。

● **天牖**の**牖**は、「明かりとりの窓」、または「戸」を意味し、頭部の下にあって、頭部や耳、目の疾患に効果のある経穴の意。

● **翳風**の**翳**は、「羽毛でできた扇子」のこと。**風**は「声、音」に通じ、「耳」を示唆している。翳風は耳の形を「扇子」に例えたもの。また、**風**邪(ふうじゃ)の侵入を防ぎ、耳の疾患の治療に効果のある経穴の意。

● **瘈脈**の**瘈**は、「痙攣、ひきつけ」を指し、小児の痙攣を治療するために効果のある経穴の意。別説では、**瘈**は「ニワトリの足の蹴爪(けづめ)」を指し、耳の後ろの血**脈**が鳥の蹴爪に似ていることが由来という説もある。

● **顱息**の**顱**は「頭」を指す。顱息は喘**息**に効果のある経穴を意味するとされる。

● **角孫**の**角**は、「角(かど)、すみ、先端」を指し、「耳上角」を表わす。**孫**は「孫絡」、すなわち「小血管」の意。もしくは、ここから支脈が分かれ出て、頬に向かう「孫脈」が出るためともされている。

● **和髎**の**和**は、「おだやか」なこと、**髎**は「くぼみ」のこと。側頭窩のゆるやかなくぼみのところにある経穴の意。もしくは、**和**とは調和することを意味し、聴力を調和させることを指すという。

● **糸竹空**の**糸竹**は「細い竹の葉」のこと。眉を竹の葉の形に例えたもの。「攢竹」(p.95)の由来と同じ発想。また、**空**はくぼみを指し、眉の外側端のくぼみにある経穴の意。

牖

甫は、芽が生えている象形に田を足したもので「苗を育てる畑」。

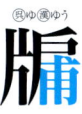

甫の甲骨文

牖は片(「板」のこと)+戸+甫(「開く、広がる」)で、「小さい戸の形をした窓」、「明かりとりの窓」を意味した。ちなみに、甫は、「開く、広がること」を表わし、捕獲の捕は「手のひらを広げてものにぴったりつけること」、補佐の補は「布切れを平にして破れめにぴったりつけること」を意味する。

加齢等により拡張して浮き出た後耳介静脈が、蹴爪に見えたという可能性はある。

けづめ
蹴爪
後耳介静脈

瘈

盧の篆文
盧

盧は、丸いつぼ形の食器を指す。「頭」に関連した頁(おおがい)を付けて丸い形をした頭、もしくは「どくろ」を指すようになる。ちなみに、捕虜の**虜**や思慮の**慮**は、虍(とらがしら)+男、虍+思ではなく、**虜**+力、**盧**+心である。

契の篆文

丰は、骨片や木片に彡の刻み目を付けたもの。

刧は、刀で刻み目を入れること。

瘈は刀で刻み目を入れることを指し、そこから、約束のしるしを刻みつけること(割符)に、また「約束、誓い」の意味となる。瘈は、疒+契で、形声文字とされている。骨に刻まれた甲骨文字を「契文」という。ちなみに、「外側楔状骨、楔形文字」の楔は、木などの切れ目にかませる「くさび」のこと。「齧(かじ)る、齧歯類(げっしるい)」の齧は、歯で木に刻み目をつけることを意味した。

日本の活字で契の字の丰は、下が出ていないが、中国では下に突き出ている。

契 契
日本の字形 中国・韓国の字形

由来から考えれば、突き出るのが元の字形。興味深いことに、日本の活字であっても

楔瘈齧では、丰である。

TE 手の少陽三焦経 Triple Energizer Meridian
取り方① 関衝、液門、中渚、陽池

TE1 関衝（かんしょう）
部位:薬指、末節骨尺側、爪甲角から近位内方 **0.1寸**（指寸）、爪甲尺側縁の垂線と爪甲基底部の水平線の交点.

この経穴に関連した解剖学的構造：
- 皮膚には**尺骨神経**の**背側指神経**（C7）
- 背側中手動脈の枝の**背側指動脈**あるいは総掌側指動脈の枝の**固有掌側指動脈の指背枝**
- 第4指の尺側の**爪甲角**

TE2 液門（えきもん）
部位：手背、薬指と小指の間、みずかきの上方陥凹部、赤白肉際.

この経穴に関連した解剖学的構造：
- 皮膚には**尺骨神経**の**背側指神経**（C7）
- **尺骨神経深枝**（C8〜T1）支配の第4・5指を外転させる**第4背側骨間筋**
- 背側中手動脈の枝の**背側指動脈**
- 深部には第4・5指の**基節骨底**がある。

陽池の取り方
第4・第5中手骨間隙を擦上すると、触れることができる。**陽渓**（LI5・大腸）、**陽谷**（SI5・小腸）と同じ高さに取る。抵抗に抗して手関節を伸展すると、[総]指伸筋腱はより触れやすい。

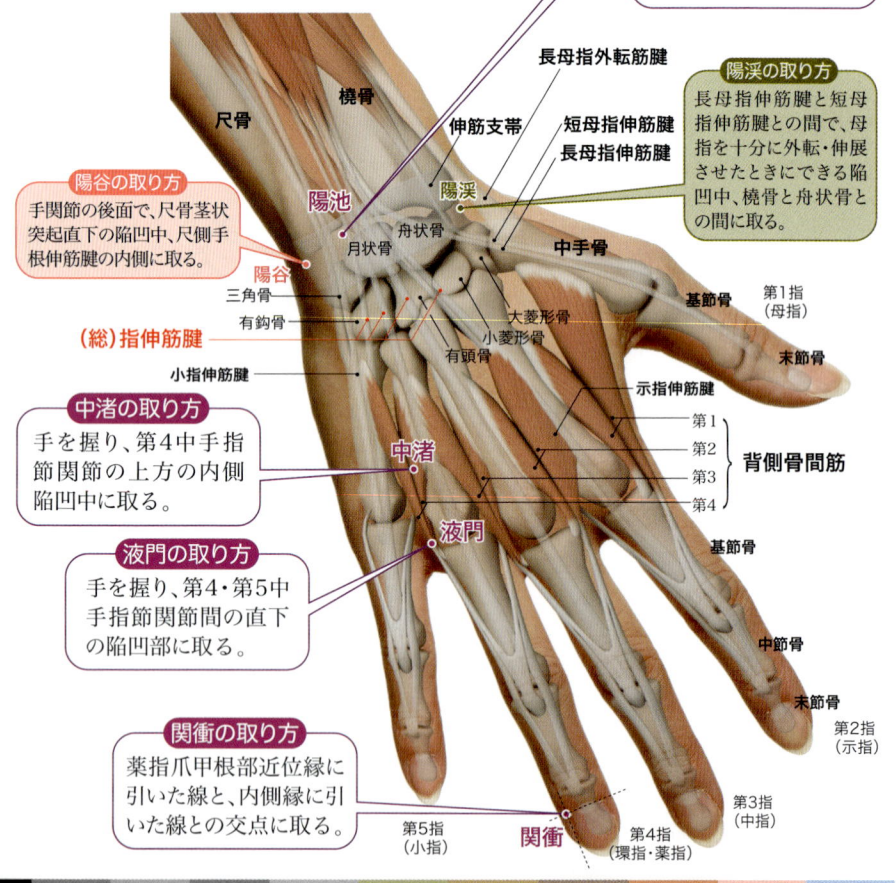

陽渓の取り方
長母指伸筋腱と短母指伸筋腱との間で、母指を十分に外転・伸展させたときにできる陥凹中、橈骨と舟状骨との間に取る。

陽谷の取り方
手関節の後面で、尺骨茎状突起直下の陥凹中、尺側手根伸筋腱の内側に取る。

中渚の取り方
手を握り、第4中手指節関節の上方の内側陥凹中に取る。

液門の取り方
手を握り、第4・第5中手指節関節間の直下の陥凹部に取る。

関衝の取り方
薬指爪甲根部近位縁に引いた線と、内側縁に引いた線との交点に取る。

● (総)指伸筋は、示指から小指までのMP関節を伸展する。PIP関節とDIP関節の伸展は、(総)指伸筋と手内筋の共同作用によりなされるが、PIP関節、DIP関節の伸展に(総)指伸筋が優位に関わるのは、MP関節が屈曲位のときである。

TE3 中渚 (ちゅうしょ)

部位:手背,第4・第5中手骨間,
第4中手指関節近位の陥凹部.
この経穴に関連した解剖学的構造:
- 皮膚には尺骨神経の背側指神経(C8)
- 尺骨神経深枝(C8～T1)支配の第4・5指を外転させる第4背側骨間筋
- 背側中手動脈の枝の背側指動脈

TE4 陽池 (ようち)

部位:手関節後面,[総]指伸筋腱の
尺側陥凹部,**手関節背側横紋**上.
この経穴に関連した解剖学的構造:
- 皮膚には橈骨神経の皮枝の後前腕皮神経(C7～C8)
- 橈骨神経(C6～C8)支配の[総]指伸筋(腱),小指伸筋(腱)
- 手根部背側を走行する前腕の伸筋腱を浮き上がらせず運動をスムーズに起こさせる伸筋支帯
- 上腕静脈に流入する尺側皮静脈
- 深部には月状骨と三角骨がある。

伸筋支帯 extensor retinaculum と腱区画 tendon compartment

手根背側を走行する前腕からの伸筋の腱は、伸筋支帯によって手根から浮き上がらないように固定されるので、その筋力を発揮することができる。尺骨と橈骨間を横走する靭帯である伸筋支帯の下を、9つの腱が腱鞘に包まれ走行するが、橈側から6つの区画に分けられる領域を通過する。

第1区画:長母指外転筋腱・短母指伸筋腱
第2区画:長・短橈側手根伸筋腱
第3区画:長母指伸筋腱
第4区画:(総)指伸筋腱
第5区画:小指伸筋腱
第6区画:尺側手根伸筋腱

特に、母指の過度な外転と伸展の運動によって腱鞘炎tendovaginitisを引き起こすと第1区画領域に腫脹と圧痛を生じる。これをケルバン病de Quervain's diseaseという。

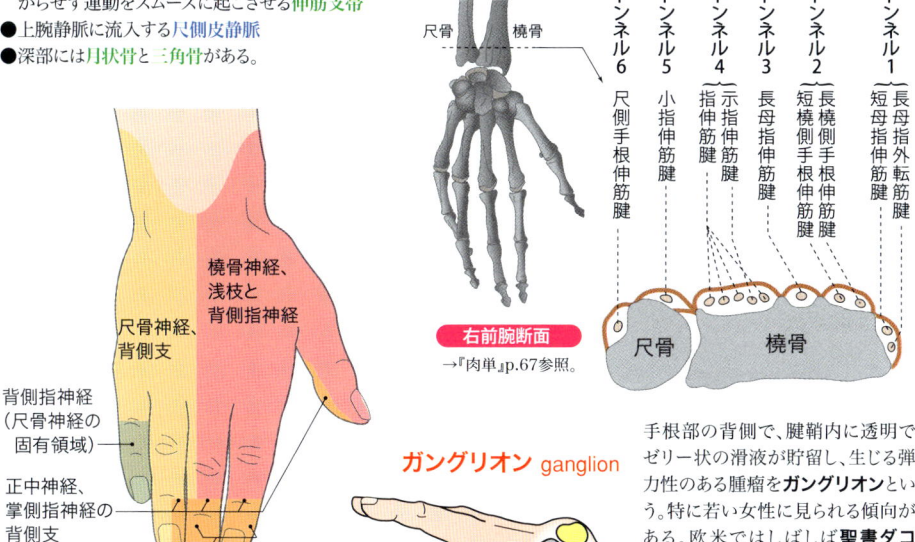

伸筋支帯

右前腕伸筋支帯
→『肉単』p.67参照。

右前腕断面
→『肉単』p.67参照。

トンネル6:尺側手根伸筋腱
トンネル5:小指伸筋腱
トンネル4:(示)指伸筋腱
トンネル3:長母指伸筋腱
トンネル2:長橈側手根伸筋腱・短橈側手根伸筋腱
トンネル1:長母指外転筋腱・短母指伸筋腱

尺骨 / 橈骨

ガングリオン ganglion

手根部の背側で、腱鞘内に透明でゼリー状の滑液が貯留し、生じる弾力性のある腫瘤を**ガングリオン**という。特に若い女性に見られる傾向がある。欧米ではしばしば**聖書ダコ**(bible bump)と呼ばれる。

※「聖書ダコ」という名称は、聖書のような厚くて重い本で腫瘤を叩くという昔の民間的な治療法に由来。

手背の皮膚の知覚神経支配

- 橈骨神経、浅枝と背側指神経
- 尺骨神経、背側支
- 背側指神経(尺骨神経の固有領域)
- 正中神経、掌側指神経の背側支
- 正中神経の固有領域

TE 手の少陽三焦経 取り方②
Triple Energizer Meridian しょうよう さんしょうけい
外関、支溝、会宗、三陽絡他

TE5 外関 がいかん
部位:前腕後面,橈骨と尺骨の骨間の中点,**手関節背側横紋**の上方2寸.
この経穴に関連した解剖学的構造:
- 皮膚には橈骨神経の皮枝の**後前腕皮神経**(C7)
- 橈骨神経(C6〜C8)支配の[総]指伸筋,小指伸筋,示指伸筋,長母指伸筋
- 尺骨動脈の枝の総骨間動・静脈から枝分かれする前骨間動脈と後骨間動・静脈
- 腋窩静脈に流入する橈側皮静脈

TE6 支溝 しこう
部位:前腕後面,橈骨と尺骨の骨間の中点,**手関節背側横紋**の上方3寸.
この経穴に関連した解剖学的構造:
- 皮膚には橈骨神経の皮枝の**後前腕皮神経**(C7)
- 橈骨神経(C6〜C8)支配の[総]指伸筋,小指伸筋,長母指伸筋
- 尺骨動脈の枝の総骨間動・静脈から枝分かれする前骨間動脈と**後骨間動・静脈**

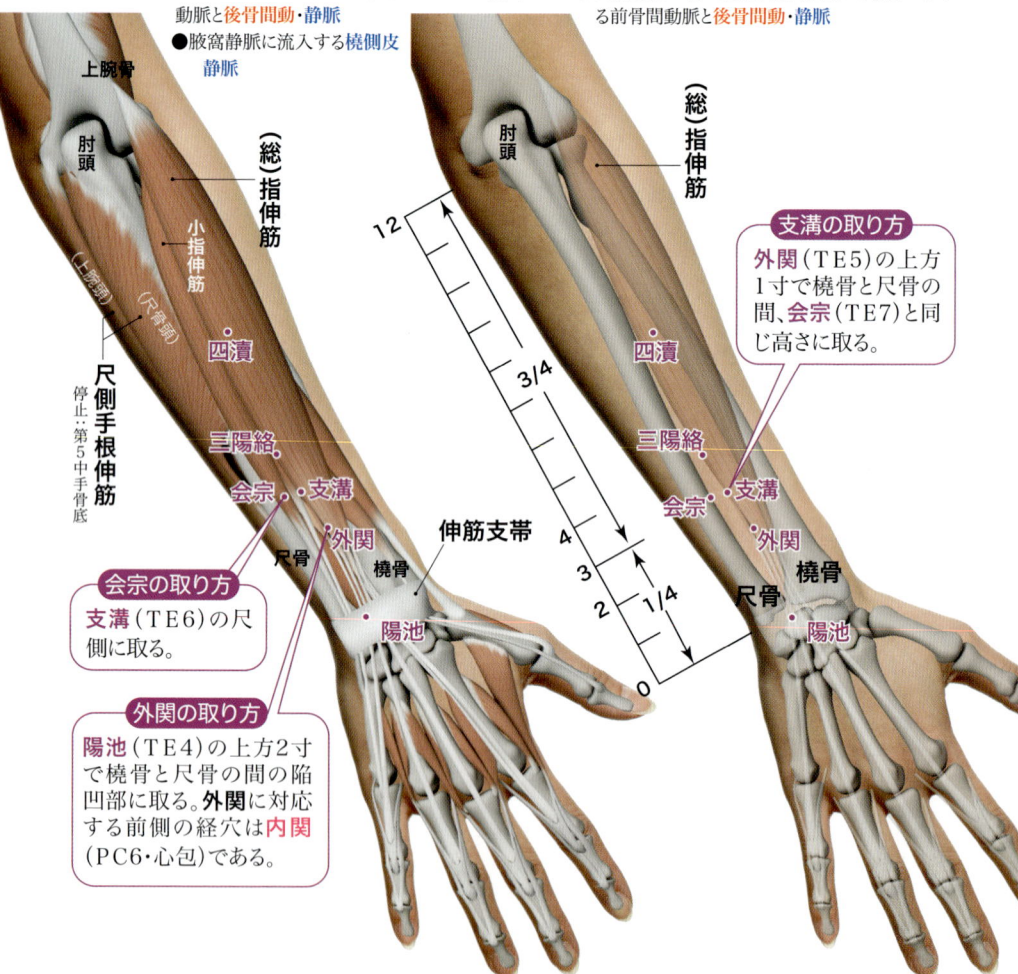

支溝の取り方
外関(TE5)の上方1寸で橈骨と尺骨の間、会宗(TE7)と同じ高さに取る。

会宗の取り方
支溝(TE6)の尺側に取る。

外関の取り方
陽池(TE4)の上方2寸で橈骨と尺骨の間の陥凹部に取る。**外関**に対応する前側の経穴は**内関**(PC6・心包)である。

| 1 LU 手の太陰肺経 | 2 LI 手の陽明大腸経 | 3 ST 足の陽明胃経 | 4 SP 足の太陰脾経 | 5 HT 手の少陰心経 | 6 SI 手の太陽小腸経 | 7 BL 足の太陽膀胱経 |

- 橈骨神経は全ての伸筋を支配するのでその走行のどのレベルでも、外傷や圧迫によって障害されることがある。その臨床症状は障害部位によって異なる。一般的には、障害部位がより近位であればあるほど、より多くの筋が障害を受けることになる。近位の（高い）レベルでの橈骨神経傷害の特徴的な症状は**下垂手**である。この場合、患者は手首を伸展したり、MP関節（中手指節関節）を伸ばしたりすることができなくなる。

TE7 会宗(えそう)

部位:前腕後面、尺骨の橈側縁、**手関節背側横紋**の上方**3寸**.

この経穴に関連した解剖学的構造:
- 皮膚には橈骨神経の皮枝の**後前腕皮神経**(C8)
- 橈骨神経(C6〜C8)支配の**尺側手根伸筋**,**示指伸筋**
- 尺骨動脈の枝の総骨間動・静脈から枝分かれする前骨間動脈と**後骨間動・静脈**

TE8 三陽絡(さんようらく)

部位:前腕後面、橈骨と尺骨の骨間の中点、**手関節背側横紋の上方4寸**.

この経穴に関連した解剖学的構造:
- 皮膚には橈骨神経の皮枝の**後前腕皮神経**(C7)
- 橈骨神経(C6〜C8)支配の**総指伸筋(腱)**,**長側手根伸筋**,**長母指外転筋**
- 尺骨動脈の枝の総骨間動・静脈から枝分かれする前骨間動脈と**後骨間動・静脈**

TE9 四瀆(しとく)

部位:前腕後面、橈骨と尺骨の骨間の中点、肘頭の下方**5寸**.

この経穴に関連した解剖学的構造:
- 皮膚には橈骨神経の皮枝の**後前腕皮神経**(C7)
- 橈骨神経(C6〜C8)支配の**小指伸筋**,**尺側手根伸筋**,**長母指伸筋**,**長母指外転筋**
- 尺骨動脈の枝の総骨間動・静脈から枝分かれする前骨間動脈と**後骨間動・静脈**

[骨度] 肘窩〜手関節横紋:12寸

四瀆の取り方
前腕後面、橈骨と尺骨の骨間の中点、肘頭の下方5寸に取る。

三陽絡の取り方
陽池(TE4)と肘頭を結ぶ線上で、**陽池**から3分の1に取る。

橈骨神経の浅枝と深枝
superficial and deep branches of radial nerve

橈骨神経は腕神経叢の後神経束から枝分かれし、上腕骨後面から前面に出て下降し、回外筋の浅部と深部の間にできる間隙を通る深枝と通らない浅枝とに分かれる。間隙を通る深枝は筋枝なので絞扼や圧迫を受けやすく、それが支配する伸筋群に麻痺が生じることがある。

TE 手の少陽三焦経

Triple Energizer Meridian

しょうよう さんしょうけい

取り方③ 天井、清冷淵、消濼、臑会

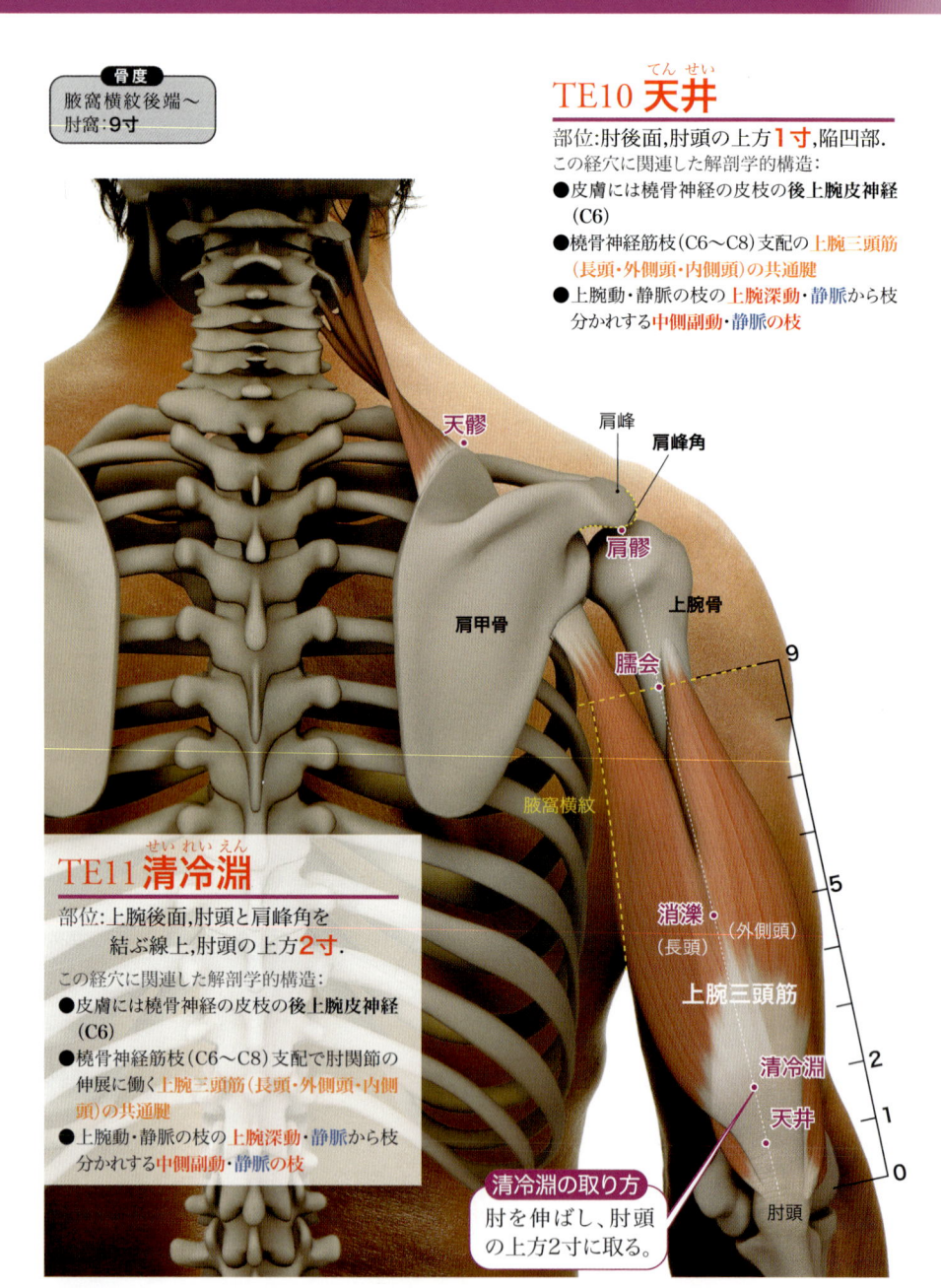

骨度
腋窩横紋後端～
肘窩：9寸

TE10 天井 てんせい

部位：肘後面,肘頭の上方**1寸**,陥凹部.
この経穴に関連した解剖学的構造：
- 皮膚には橈骨神経の皮枝の**後上腕皮神経（C6）**
- 橈骨神経筋枝(C6～C8)支配の**上腕三頭筋（長頭・外側頭・内側頭）の共通腱**
- 上腕動・静脈の枝の**上腕深動・静脈**から枝分かれする**中側副動・静脈の枝**

天髎
肩峰
肩峰角
肩髎
上腕骨
肩甲骨
臑会
腋窩横紋

TE11 清冷淵 せいれいえん

部位：上腕後面,肘頭と肩峰角を結ぶ線上,肘頭の上方**2寸**.
この経穴に関連した解剖学的構造：
- 皮膚には橈骨神経の皮枝の**後上腕皮神経（C6）**
- 橈骨神経筋枝(C6～C8)支配で肘関節の伸展に働く**上腕三頭筋（長頭・外側頭・内側頭）の共通腱**
- 上腕動・静脈の枝の**上腕深動・静脈**から枝分かれする**中側副動・静脈の枝**

消濼 （外側頭）
（長頭）
上腕三頭筋
清冷淵
天井
肘頭

清冷淵の取り方
肘を伸ばし、肘頭の上方2寸に取る。

序文	目次	経絡経穴概論	1 LU 手の太陰肺経	2 LI 手の陽明大腸経	3 ST 足の陽明胃経	4 SP 足の太陰脾経	5 HT 手の少陰心経	6 SI 手の太陽小腸経	7 BL 足の太陽膀胱経

- 上腕三頭筋は上腕の後面にある強大な伸筋で橈骨神経に支配される。長頭・外側頭・内側頭に分かれ、長頭のみが二関節筋である。作用は肘関節の伸展と長頭による肩関節伸展である。小円筋・大円筋・上腕三頭筋長頭で囲まれた三角形の隙間を**内側腋窩隙**といい肩甲回旋動・静脈が通る。また、上腕骨・上腕三頭筋長頭・大円筋・小円筋と肩甲下筋で囲まれた四角形の隙間を外側腋窩隙といい、後上腕回旋動・静脈と腋窩神経が通る(p.176参照)。

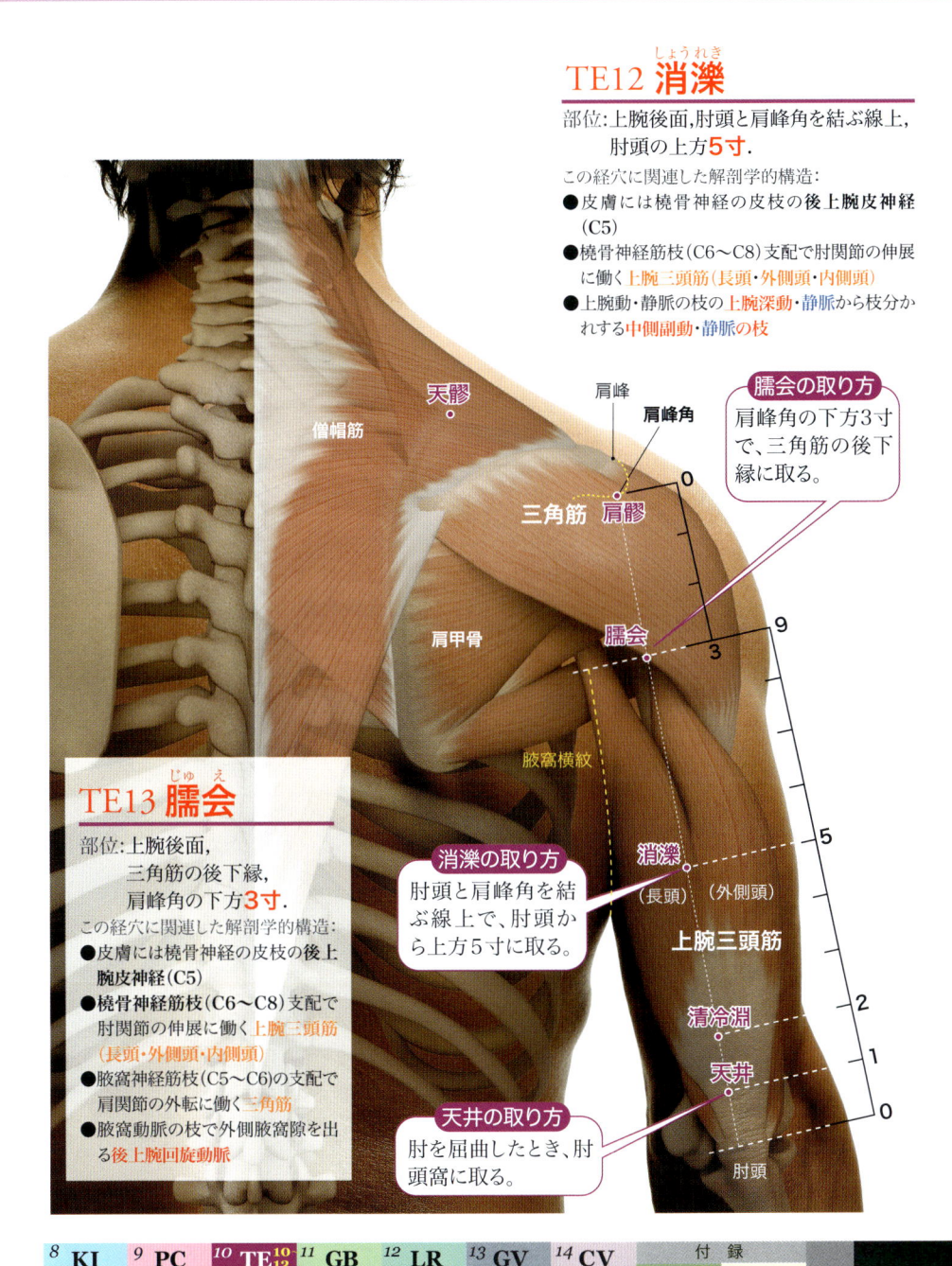

TE12 消濼 (しょうれき)

部位:上腕後面,肘頭と肩峰角を結ぶ線上, 肘頭の上方**5寸**.

この経穴に関連した解剖学的構造:
- 皮膚には橈骨神経の皮枝の**後上腕皮神経**(C5)
- 橈骨神経筋枝(C6〜C8)支配で肘関節の伸展に働く**上腕三頭筋(長頭・外側頭・内側頭)**
- 上腕動・静脈の枝の**上腕深動・静脈**から枝分かれする**中側副動・静脈の枝**

臑会の取り方
肩峰角の下方3寸で、三角筋の後下縁に取る。

消濼の取り方
肘頭と肩峰角を結ぶ線上で、肘頭から上方5寸に取る。

天井の取り方
肘を屈曲したとき、肘頭窩に取る。

TE13 臑会 (じゅえ)

部位:上腕後面, 三角筋の後下縁, 肩峰角の下方**3寸**.

この経穴に関連した解剖学的構造:
- 皮膚には橈骨神経の皮枝の**後上腕皮神経**(C5)
- 橈骨神経筋枝(C6〜C8)支配で肘関節の伸展に働く**上腕三頭筋(長頭・外側頭・内側頭)**
- 腋窩神経筋枝(C5〜C6)の支配で肩関節の外転に働く**三角筋**
- 腋窩動脈の枝で外側腋窩隙を出る**後上腕回旋動脈**

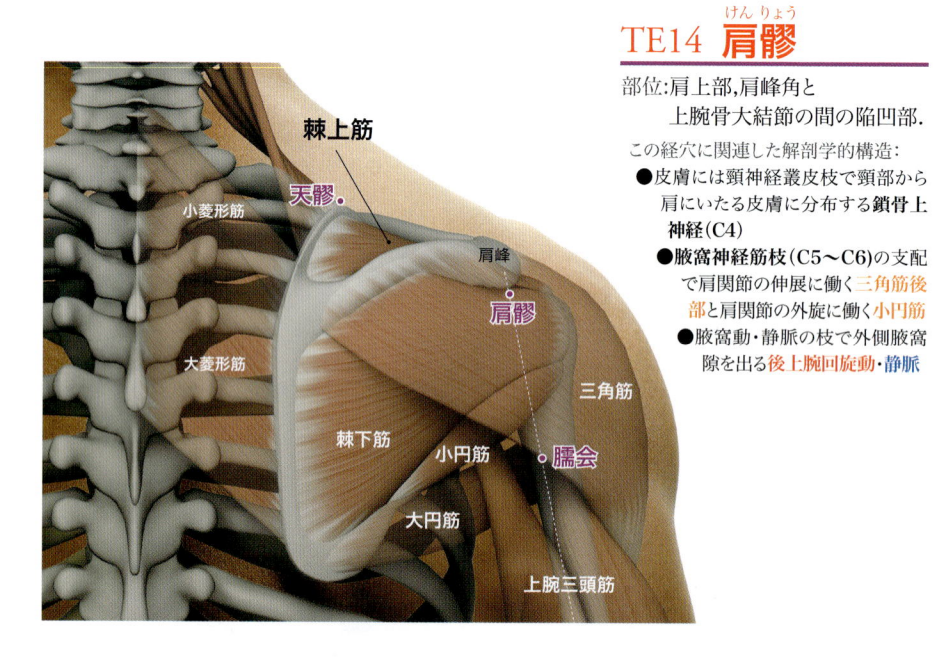

TE 手の少陽三焦経

Triple Energizer Meridian

取り方④ 肩髎、天髎
しょうよう　さんしょうけい

TE14 肩髎 けんりょう

部位：肩上部，肩峰角と上腕骨大結節の間の陥凹部．

この経穴に関連した解剖学的構造：
- 皮膚には頚神経叢皮枝で頸部から肩にいたる皮膚に分布する**鎖骨上神経(C4)**
- 腋窩神経筋枝(C5〜C6)の支配で肩関節の伸展に働く**三角筋後部**と肩関節の外旋に働く**小円筋**
- 腋窩動・静脈の枝で外側腋窩隙を出る**後上腕回旋動・静脈**

（図中ラベル）棘上筋／小菱形筋／大菱形筋／天髎／肩峰／肩髎／三角筋／棘下筋／小円筋／臑会／大円筋／上腕三頭筋

内側・外側腋窩隙・三頭筋裂孔
triangular space, quadrangular space triceps hiatus

内側腋窩隙は大円筋・小円筋・上腕三頭筋長頭で囲まれる三角形の間隙、**外側腋窩隙**は大円筋・小円筋・上腕三頭筋長頭・上腕骨で囲まれる四角形の間隙で、前者は肩甲回旋動・静脈、後者は後上腕回旋動・静脈、腋窩神経が通る。**三頭筋裂孔**は大円筋、上腕三頭筋長頭、上腕骨で囲まれる三角であり、上腕深動脈と橈骨神経が通る。

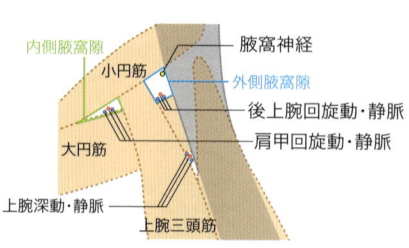

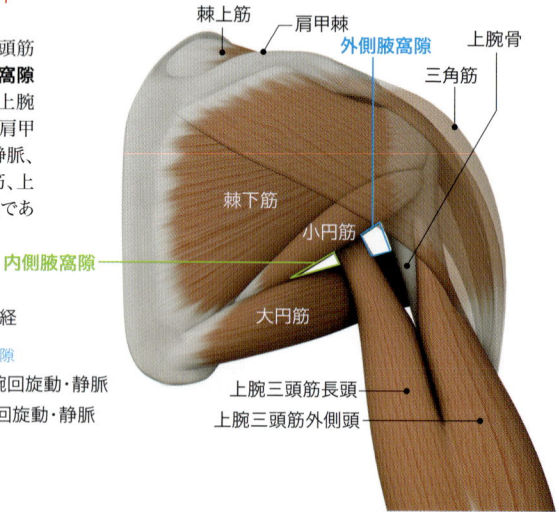

（図中ラベル）内側腋窩隙／小円筋／外側腋窩隙／腋窩神経／後上腕回旋動・静脈／肩甲回旋動・静脈／大円筋／上腕深動・静脈／上腕三頭筋／棘上筋／肩甲棘／上腕骨／三角筋／棘下筋／内側腋窩隙／大円筋／上腕三頭筋長頭／上腕三頭筋外側頭

| 1 LU 手の太陰肺経 | 2 LI 手の陽明大腸経 | 3 ST 足の陽明胃経 | 4 SP 足の太陰脾経 | 5 HT 手の少陰心経 | 6 SI 手の太陽小腸経 | 7 BL 足の太陽膀胱経 |

- 肩髃が位置する陥凹部は三角筋の中部線維と後部線維の境界部である。幼少期に三角筋への頻回の注射により「三角筋拘縮症」が起こってしまうことがある。この病症が起こるのは中部線維が主で、肩関節の外転拘縮により上肢を体幹に接することが困難になってしまう。

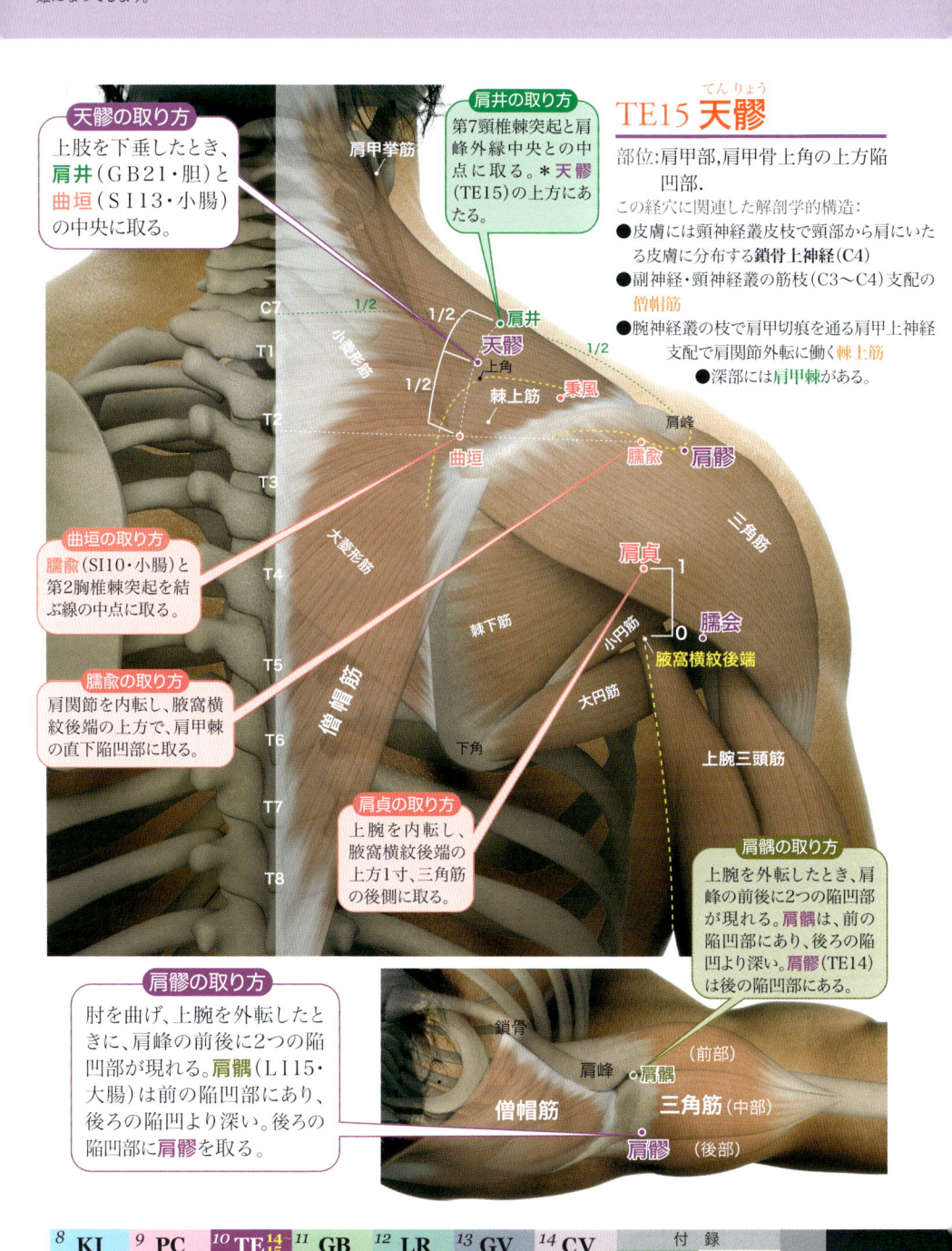

TE15 天髎（てんりょう）

部位：肩甲部，肩甲骨上角の上方陥凹部。

この経穴に関連した解剖学的構造：
- 皮膚には頸神経叢皮枝で頸部から肩にいたる皮膚に分布する**鎖骨上神経**(C4)
- 副神経・頸神経叢の筋枝(C3〜C4)支配の**僧帽筋**
- 腕神経叢の枝で肩甲切痕を通る肩甲上神経支配で肩関節外転に働く**棘上筋**
- 深部には**肩甲棘**がある。

天髎の取り方
上肢を下垂したとき、肩井（GB21・胆）と曲垣（SI13・小腸）の中央に取る。

肩井の取り方
第7頸椎棘突起と肩峰外縁中央との中点に取る。＊天髎(TE15)の上方にあたる。

曲垣の取り方
臑兪（SI10・小腸）と第2胸椎棘突起を結ぶ線の中点に取る。

臑兪の取り方
肩関節を内転し、腋窩横紋後端の上方で、肩甲棘の直下陥凹部に取る。

肩貞の取り方
上腕を内転し、腋窩横紋後端の上方1寸、三角筋の後側に取る。

肩髎の取り方
肘を曲げ、上腕を外転したときに、肩峰の前後に2つの陥凹部が現れる。肩髃（LI15・大腸）は前の陥凹部にあり、後ろの陥凹より深い。後ろの陥凹部に肩髎を取る。

肩髃の取り方
上腕を外転したとき、肩峰の前後に2つの陥凹部が現れる。**肩髃**は、前の陥凹部にあり、後ろの陥凹より深い。**肩髎**(TE14)は後の陥凹部にある。

TE 手の少陽三焦経
Triple Energizer Meridian
しょうよう さんしょうけい

取り方⑤ 天牖、翳風、瘈脈、顱息他

TE16 天牖（てんゆう）

部位：前頸部、下顎角と同じ高さ、**胸鎖乳突筋**後方の陥凹部．

この経穴に関連した解剖学的構造：
- 皮膚には頸神経叢皮枝で頸部から肩にいたる皮膚に分布する**大耳介神経**と**小後頭神経**(C2～C3)
- 副神経・頸神経叢の筋枝(C2～C4)支配の**胸鎖乳突筋**、**僧帽筋**
- 脊髄（頸）神経後枝支配の**頭板状筋**（→p.111参照）．
- 頸横動・静脈の浅枝である**浅頸動・静脈**

翳風の取り方
天容（SI17・小腸）の上方で、乳様突起下端と下顎枝との間の陥凹部に取る。

天牖の取り方
下顎角と同じ高さで、胸鎖乳突筋の後方の陥凹部に取る。＊胸鎖乳突筋をはさんで、**天容**（SI17・小腸）と相対するところに取る。

TE17 翳風（えいふう）

部位：前頸部、耳垂後方、**乳様突起**下端前方の陥凹部．

この経穴に関連した解剖学的構造：
- 皮膚には頸神経叢皮枝で頸部から肩にいたる皮膚に分布する**大耳介神経**(C2～C3)
- 舌骨上筋群の一つである**顎二腹筋**の**顔面神経**(幹)支配の前腹と下顎神経支配の**後腹**
- 外頸動・静脈の後壁から分岐する**後耳介動・静脈**
- 皮下には咬筋筋膜に包まれ内部を顔面神経の運動神経が走行している唾液腺である**耳下腺**

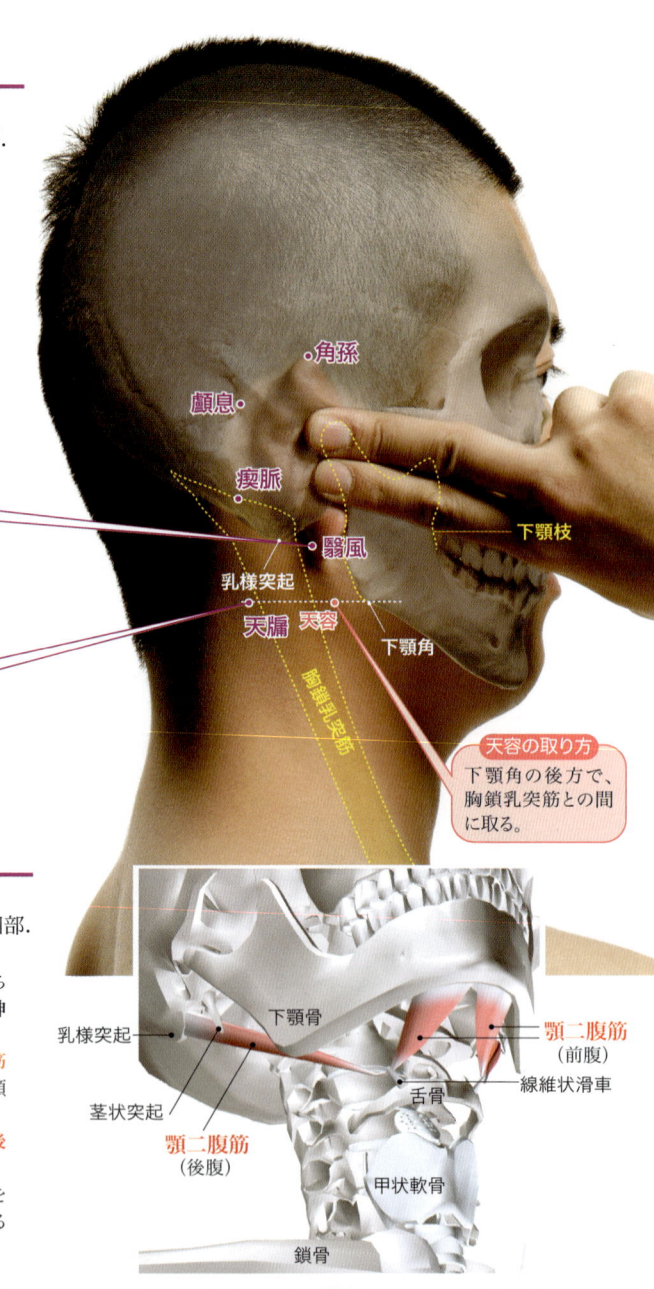

天容の取り方
下顎角の後方で、胸鎖乳突筋との間に取る。

178

● 耳介は外耳孔を取り囲んでいる貝殻状の部分(介は貝と同義)で,音を集め外耳道に伝える役割がある.獣類は耳介筋が発達しているために,自由に耳介を動かすことが可能であるが,人間は退化しているので動かすことが困難である.ただ,耳介筋は顔面神経支配の横紋筋性の筋が存在するので電気的に刺激を与えたり,訓練することによって,ある程度まで動かすことができる人もいる.

TE18 瘈脈 (けいみゃく)

部位:頭部,乳様突起の中央,翳風(TE17)と角孫(TE20)を結ぶ(耳の輪郭に沿った)曲線上,翳風から**1/3**.

この経穴に関連した解剖学的構造:
- ●皮膚には頸神経叢皮枝で頸部から肩にいたる皮膚に分布する**大耳介神経**(C2～C3)
- ●顔面神経支配の表情筋である**後耳介筋**
- ●外頸動・静脈の後壁から分岐する**後耳介動・静脈**
- ●深部には**乳様突起**がある.

TE20 角孫 (かくそん)

部位:頭部,耳尖の当たるところ.

この経穴に関連した解剖学的構造:
- ●皮膚には第3頸神経由来の**小後頭神経**(C3)
- ●下顎神経運動根支配の咀嚼筋の一つである**側頭筋**
- ●顔面神経支配の表情筋である**上耳介筋**
- ●外頸動・静脈の2終枝の一つで外耳道上前方の陥凹に触知できる**浅側頭動・静脈の枝**

顱息の取り方
翳風(TE17)から角孫(TE20)に至る円弧上で,角孫から3分の1のところに取る.

TE19 顱息 (ろそく)

部位:頭部,翳風(TE17)と角孫(TE20)を結ぶ(耳の輪郭に沿った)曲線上,翳風から**2/3**.

この経穴に関連した解剖学的構造:
- ●皮膚には頸神経叢皮枝で頸部から肩にいたる皮膚に分布する**大耳介神経**(C2～C3)
- ●顔面神経支配の表情筋である**後耳介筋**
- ●外頸動・静脈の後壁から分岐する**後耳介動・静脈**

瘈脈の取り方
翳風(TE17)から角孫(TE20)に至る円弧上で,翳風から3分の1のところに取る.

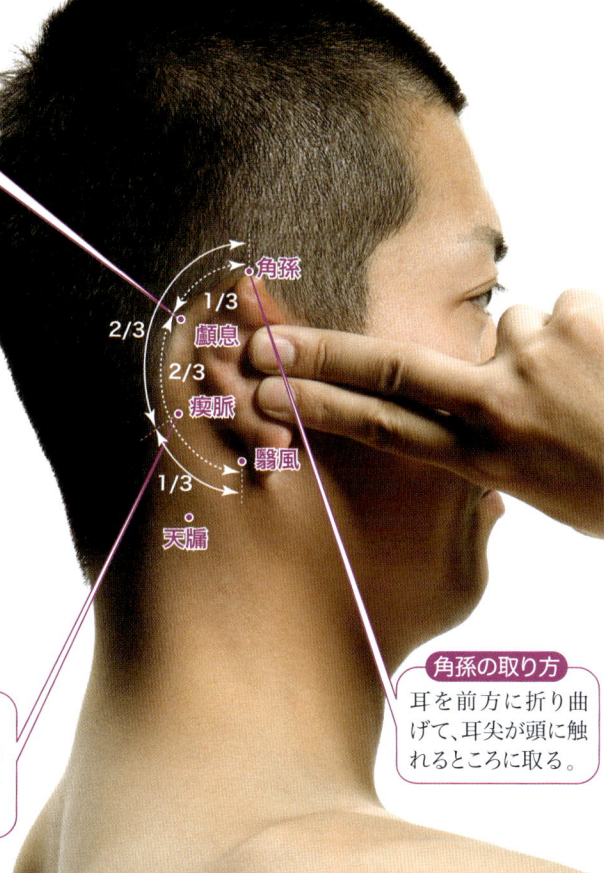

角孫の取り方
耳を前方に折り曲げて,耳尖が頭に触れるところに取る.

TE 手の少陽三焦経 しょうよう さんしょうけい

Triple Energizer Meridian

取り方⑥ 耳門、和髎、糸竹空

TE21 耳門 (じもん)

部位：顔面部，耳珠上の切痕と下顎骨の関節突起の間，陥凹部．

この経穴に関連した解剖学的構造：
- 皮膚には三叉神経第3枝の下顎神経から枝分かれする**耳介側頭神経**
- 外頸動・静脈の2終枝の一つで外耳道上前方の陥凹に触知できる**浅側頭動・静脈**
- 皮下には咬筋筋膜に包まれ内部を顔面神経の運動神経が走行している大唾液腺の**耳下腺**
- 深部には**外耳道軟骨**がある．

耳門の取り方
- 軽く口を開けて耳珠上の切痕の前にできる陥凹部で、聴宮（SI19・小腸）の直上に取る。
注：WHO英語版の「supratragic notch」を「耳珠上の切痕」と訳し、耳珠上の切痕は耳珠と耳輪脚の間の切痕を示すこととする。

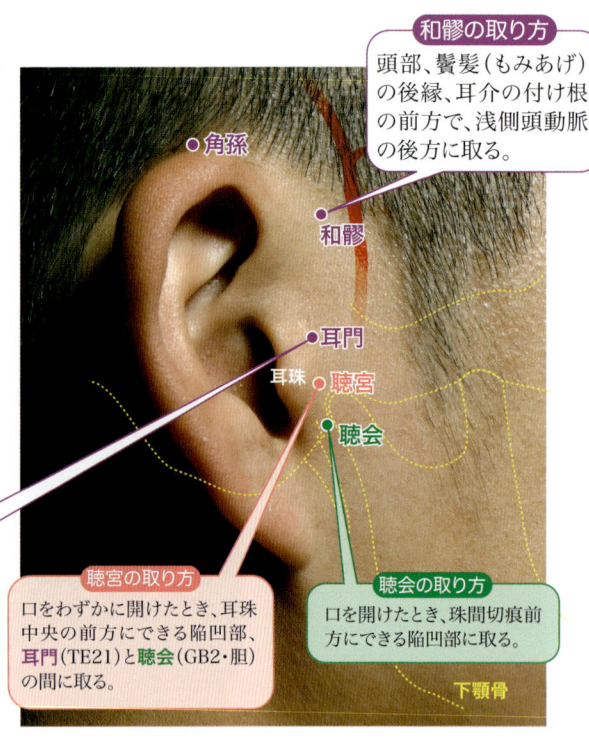

和髎の取り方
頭部、鬢髪（もみあげ）の後縁、耳介の付け根の前方で、浅側頭動脈の後方に取る。

・角孫
・和髎
・耳門
耳珠・聴宮
・聴会
下顎骨

聴宮の取り方
口をわずかに開けたとき、耳珠中央の前方にできる陥凹部、**耳門**(TE21)と聴会（GB2・胆）の間に取る。

聴会の取り方
口を開けたとき、珠間切痕前方にできる陥凹部に取る。

糸竹空の取り方
- 瞳子髎（GB1・胆）の直上に取る。
- 眉毛外端の陥凹部（骨のくぼんだところ）に取る。

瞳子髎の取り方
外眼角の外方0.5寸の陥凹部に取る。

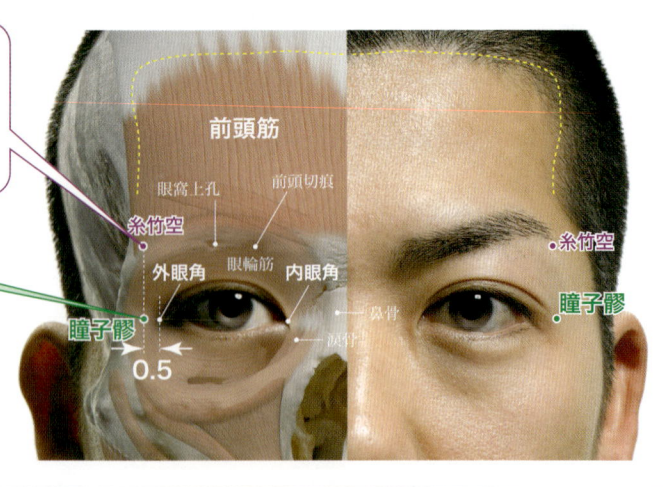

前頭筋
眼窩上孔　前頭切痕
糸竹空
外眼角　眼輪筋　内眼角
瞳子髎
鼻骨
涙骨
0.5
糸竹空
瞳子髎

| 序文 | 目次 | 経絡経穴概論 | 1 **LU** 手の太陰肺経 | 2 **LI** 手の陽明大腸経 | 3 **ST** 足の陽明胃経 | 4 **SP** 足の太陰脾経 | 5 **HT** 手の少陰心経 | 6 **SI** 手の太陽小腸経 | 7 **BL** 足の太陽膀胱経 |

耳門は聴宮・聴会と共に、耳鳴り・難聴など耳に関する疾患の治療に良く用いられる。聴力が低下することを難聴といい、外耳・中耳の伝音機構の障害による伝音難聴、蝸牛より中枢側の障害である感音難聴、伝音機構と感音機構の両方の障害による混合性難聴がある。また、外界からの音の刺激がないのに感じる音感を耳鳴りといい、難聴、めまい、耳閉感などの症状を伴い、耳疾患により耳鳴りを生じることが多い。

TE22 和髎（わりょう）

部位:頭部,鬢髪(もみあげ)の後方,耳介の付け根の前方,浅側頭動脈の後方.

この経穴に関連した解剖学的構造:
- 皮膚には三叉神経第3枝の下顎神経の枝である**耳介側頭神経**
- 顔面神経支配の表情筋である**前耳介筋**
- 外頸動・静脈の2終枝の一つで外耳道上前方の陥凹に触知できる**浅側頭動・静脈**

TE23 糸竹空（しちくくう）

部位:頭部,眉毛外端の陥凹部.

この経穴に関連した解剖学的構造:
- 皮膚には三叉神経第1枝の眼神経の枝として眼窩上孔から出る**眼窩上神経**
- 顔面神経支配の表情筋で眼を閉じさせる**眼輪筋**
- 外頸動・静脈の2終枝の一つで外耳道上前方の陥凹に触知できる**浅側頭動・静脈**

外頸動脈(赤色)の枝は、頭蓋の外に分布し、内頸動脈(紫色)は、頭蓋内の脳を栄養する。椎骨動脈(緑色)は、脳底で内頸動脈の枝と連絡している。頭蓋内の血管は、薄い透明な色で示している。

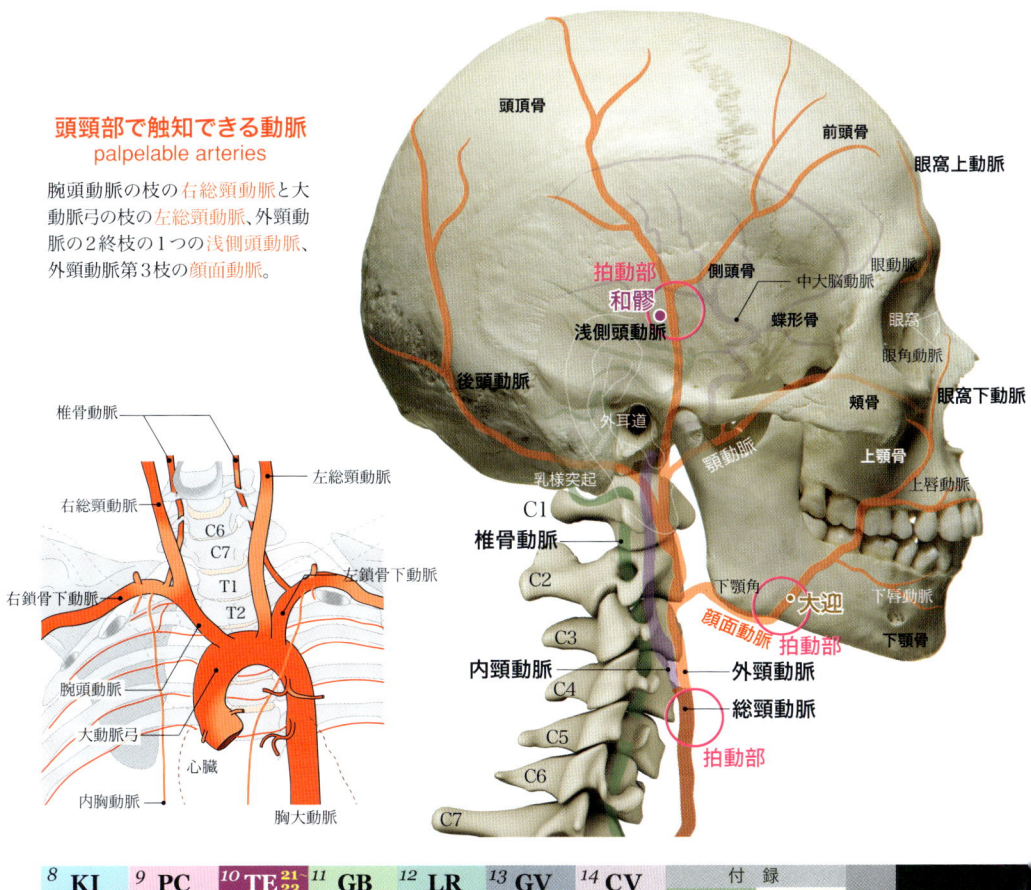

頭頸部で触知できる動脈
palpelable arteries

腕頭動脈の枝の右総頸動脈と大動脈弓の枝の左総頸動脈、外頸動脈の2終枝の1つの浅側頭動脈、外頸動脈第3枝の顔面動脈。

経穴の読み方テスト《背面編》

★★ …難易度(難しい)
★ …難易度(やや難しい)

読み方　場所(記号で)

1 中渚 (　　　)(　　) p.166
2 瘂門 (　　　)(　　) p.234
3 崑崙 (　　　)(　　) p.104
★★ 4 膏肓 (　　　)(　　) p.100
5 臑会 (　　　)(　　) p.168
★★ 6 秉風 (　　　)(　　) p.82
7 下髎 (　　　)(　　) p.98
★ 8 肩井 (　　　)(　　) p.186
★ 9 厥陰兪 (　　　)(　　) p.96
★ 10 胞肓 (　　　)(　　) p.102
★ 11 会宗 (　　　)(　　) p.166
12 大杼 (　　　)(　　) p.96
★ 13 百会 (　　　)(　　) p.234
14 大椎 (　　　)(　　) p.234
15 浮郄 (　　　)(　　) p.100
16 天井 (　　　)(　　) p.166
17 清冷淵 (　　　)(　　) p.166
18 譩譆 (　　　)(　　) p.102
19 強間 (　　　)(　　) p.234
★ 20 中膂兪 (　　　)(　　) p.98

正解
①中渚(ちゅうしょ・R)　②瘂門(あもん・C)　③崑崙(こんろん・T)　④膏肓(こうこう・I)　⑤臑会(じゅえ・K)
⑥秉風(へいふう・G)　⑦下髎(げりょう・Q)　⑧肩井(けんせい・F)　⑨厥陰兪(けついんゆ・H)　⑩胞肓(ほうこう・N)
⑪会宗(えそう・P)　⑫大杼(だいじょ・D)　⑬百会(ひゃくえ・A)　⑭大椎(だいつい・E)　⑮浮郄(ふげき・S)
⑯天井(てんせい・M)　⑰清冷淵(せいれいえん・L)　⑱譩譆(いき・J)　⑲強間(きょうかん・B)　⑳中膂兪(ちゅうりょゆ・O)

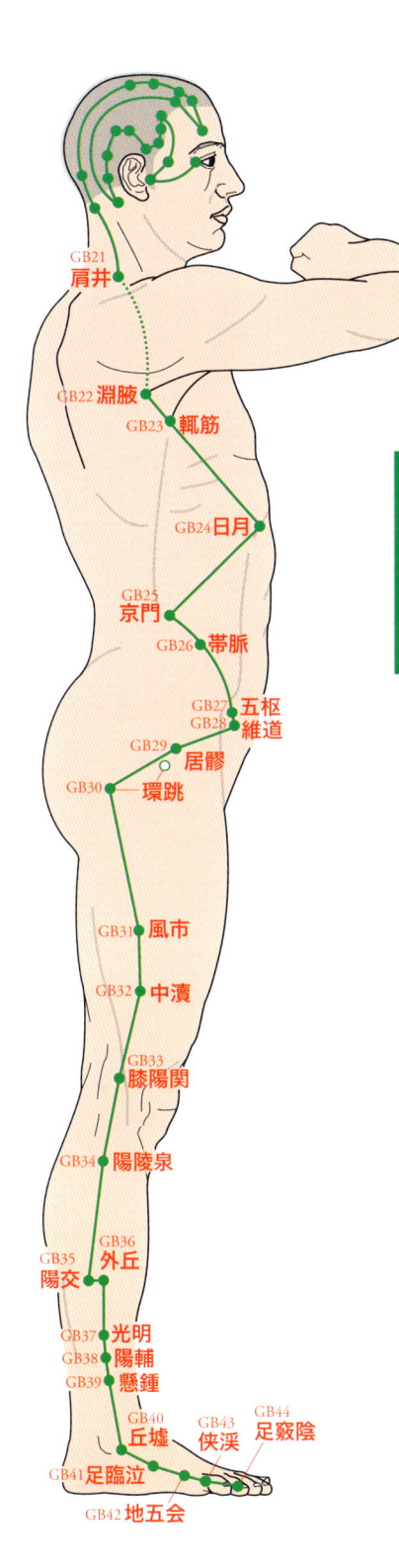

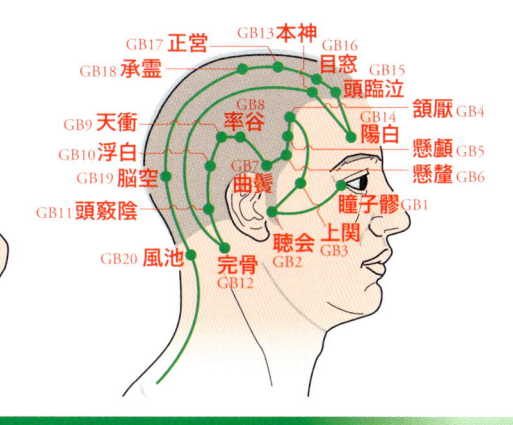

Chapter 11
足の少陽胆経
GB (Gallbladder Meridian)

胆は決断の腑
胆は「**中正（不偏で公正）の官**」と呼ばれ、優れた決断はここで下される。つまり、すべての人の胆力と識見は胆から生ずるものとしている。

胆は胆汁を貯蔵・排泄する
肝でつくられた胆汁を貯蔵・排泄することにより、脾・胃の消化吸収を助ける働きがある。胆は腑の中で唯一、貯蔵の機能をもつと考えられている。

病証
是動病：口が苦い、よくため息をつく、側胸部が痛んで寝返りができない、ひどくなると顔色がくすみ、カサカサして艶がない、足の外側のほてり

所生病：経脈走行上（頭角から額・目尻・鎖骨上窩・腋窩）の痛み、頸の腫脹、胆経の経脈にある関節の痛み、足の第4指（趾）の麻痺

Gallbladder Meridian
GB 足の少陽胆経 ①頭部

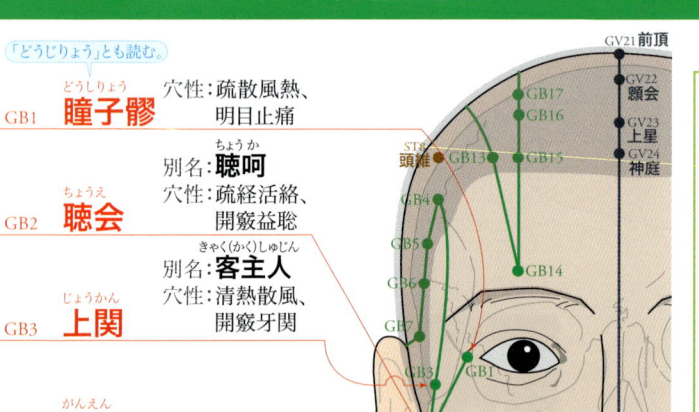

しょうようたんけい

「どうじりょう」とも読む。

	どうしりょう	穴性：疏散風熱、
GB1	瞳子髎	明目止痛

	ちょうえ	別名：**聴呵**（ちょうか）
GB2	聴会	穴性：疏経活絡、開竅益聡

	じょうかん	別名：**客主人**（きゃく(かく)しゅじん）
GB3	上関	穴性：清熱散風、開竅牙関

	がんえん	
GB4	頷厭	穴性：清熱散風、止痛

	けんろ	
GB5	懸顱	穴性：清熱散風、止痛

	けんり	
GB6	懸釐	穴性：清熱散風、止痛

	きょくびん(ひん)	
GB7	曲鬢	穴性：去頭風、利口頬

	そっこく	
GB8	率谷	穴性：去風熱、利胸膈

	てんしょう	別名：**天衢**（てんく）
GB9	天衝	穴性：去風、定惊

	ふはく	
GB10	浮白	穴性：去風活絡、清頭目

	あたまきょういん	別名：**竅陰**（きょういん）
GB11	頭竅陰	穴性：清熱散風、通関開竅

	かんこつ	
GB12	完骨	穴性：去風清熱、止痛明目

穴性解説

明目（めいもく）…視力を高めること。眼の疾患に対しての治療のこと。

益聡（えきそう）…良く耳が聞こえること。

牙関（がかん）…下顎骨と奥歯のこと。

利口頬（りこうきょう）…口や頬の病気に効果的な穴ということ。

去風（きょふう）…風邪を発散（除去）すること。

定惊（驚）（ていきょう）…精神不安や意識障害（意識がもうろうとしたり、不明な状態）を正常に戻すこと。「惊」は「驚」の簡体字。

清頭目（せいとうもく）…頭と目をすっきりさせること。

● 足の少陽胆経は、手の少陽三焦経の脈気を受けて外眼角(瞳子髎)に起こり、側頭部を上行して頭角に上り(聴会・上関・頷厭)下行して耳後に至る(懸顱・懸釐・曲鬢・率谷・天衝・浮白・頭竅陰・完骨)。

● 瞳子の瞳は瞳を、髎は骨のくぼみを指す。瞳子髎は、眼窩外縁の陥凹部にある経穴。

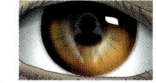

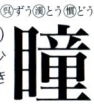

● 聴会の会は、「集まる」の意。耳の気の集まる経穴。聴力の機能を強め、耳に関連する疾患に効果のある経穴の意。

● 上関の関は頬骨弓、ないしは顎関節を指し、頬骨弓の上にある経穴の意。下関(→p.26)と同様に、下顎骨の関節運動障害に効用があることを示唆するともいわれる。

● 頷は顎、下顎骨を表わす。頷厭は噛むときに下顎の動きに合わせて側頭筋(咀嚼筋の一つ)が隆起する部分の経穴の意。厭は右に示す通り、「物を噛む」ことに由来する漢字である。

● 懸顱の懸は、「吊り下げる」こと、顱は頭蓋骨、丸い頭を指す。頭維(→p.26)の下で、吊り下がる部分にある経穴の意。

● 懸釐の釐は「治める、改める」の意。頭維の下に吊り下がり、髪際の折れ曲がるところにある経穴の意。また、頭痛やめまいを「治す」ために効果のある経穴ともいわれる。

● 曲鬢は、鬢(耳の前の髪、もみあげ)の前で、ここから経絡が折れ曲がり上行する経穴の意。

● 率谷の率は、「沿う」の意で、谷は、くぼみを指す。率谷は、耳のまわりの髪際に沿って探すとき、こめかみあたりに見つかる陥凹にある経穴の意。

● 天衝の天は「頭」を、衝は「要衝」の意。天衝は脳に通じる重要な経穴の意。また、天衝は星の名でもある。

● 浮白の白は杯で「耳」を表わす。耳の「浮き上がるところ」、つまり上部にある経穴の意。または白は百に通じ、脈気が百会に通じる経穴の意。

● 竅陰の竅とは「穴」のこと。耳孔の陰にある経穴の意。

● 完骨は、古代中国では耳の後ろの乳様突起を指した。

瞳 (ずうとうどう)
童は、大きな針(辛)で目を突かれた(少年の)奴隷で、「突き抜く」の意。
瞳は、目＋童(突き抜く)で、「眼球に貫かれた孔」である「瞳孔」を指す。また、「瞳子(どうし)」は、向かい合う相手の瞳に自分の小さな姿が映ることから、「ひとみ」を意味した。

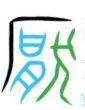

厭 (えんおん)
篆文
獣の「日＋月」に見える部分は、熊を表わす象形。
厂は「がけや重し」の意。獣の左側は熊の意味。厭は、熊や犬のしつこい油肉を「食べ飽きて」、厭(いや)になることを指すと考えられている。ちなみに、厭世(えんせい)とは世の中がいやになること。

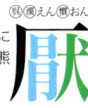

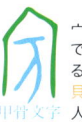

鬢 (ひんびん)
甲骨文字
宀「屋根」＋才「豚」で、小屋に豚を並べることの意味。賓は、貝(財貨)を携えて主人と並ぶ客のこと。
髟(かみがしら)は、髪の毛が長く垂れた様。鬢(びん)は、頬と並んで、すれすれに生えた毛、耳際の毛を指す。

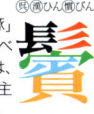

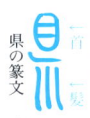

懸 (げんけんけ)
県の篆文
県は逆さの首を表わし、三本の線は、垂れた髪の毛を指す。
県は首の字の逆形。首を切って宙づりにぶらさげた様で、ぶらさげるの意を含む。そこで中央政府にぶらさがるように依存する地方の「県」を指すようになったという。懸は「心＋縣」で、心が宙づりになって決まらず気がかりなこと。

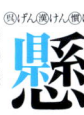

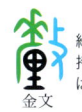

釐 (り)
金文
緑の部分は「鋤を持つ」姿の象形。里は整理された畑。
釐は耕作するときに、畑地にすじめをきちんとつけて通すことを指した。そこから、すじを通すこと、「改める」、また「治める」という意味が生じた。

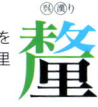

Gallbladder Meridian
GB 足の少陽胆経 ②頭部・腋窩

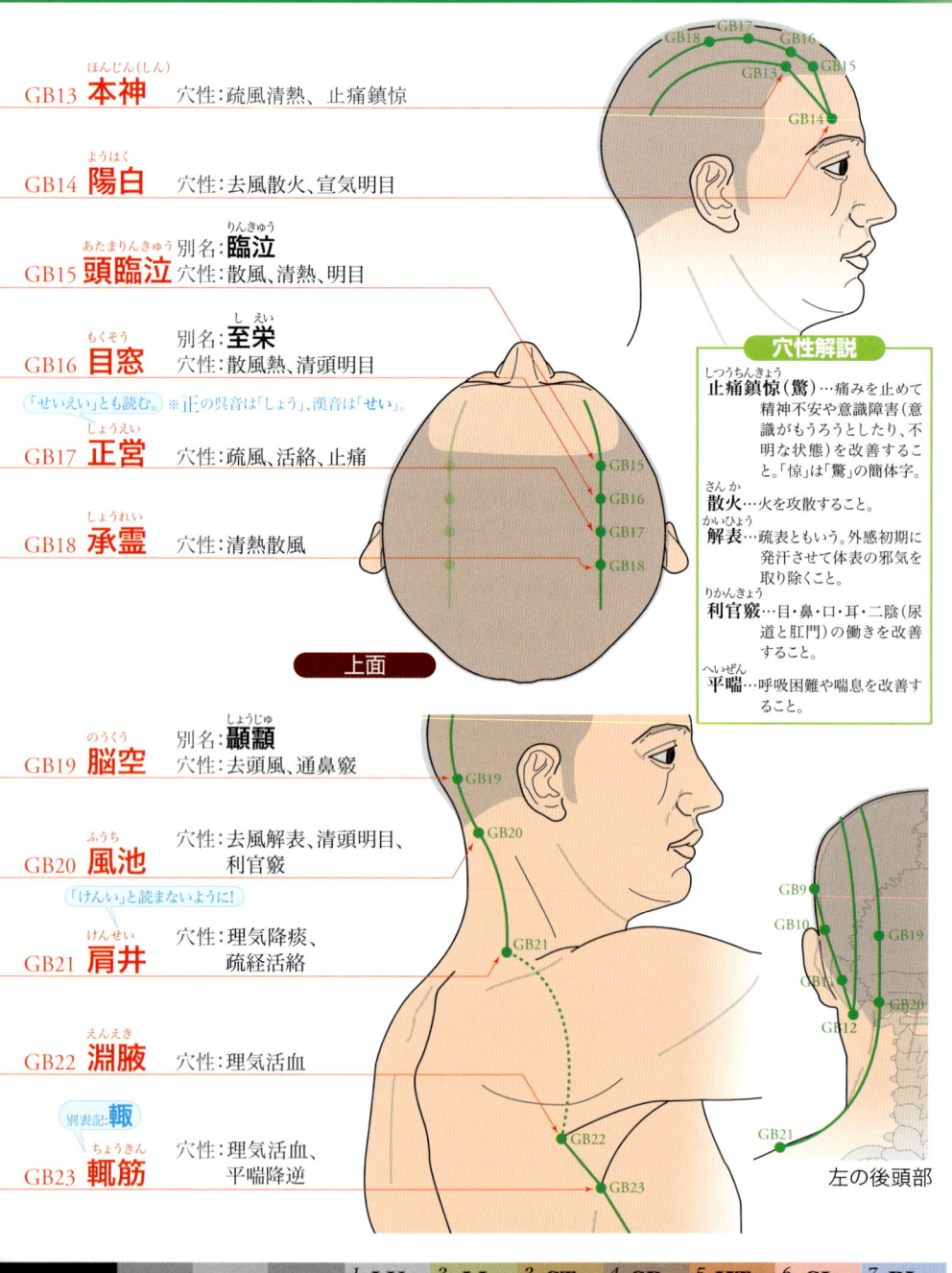

GB13	本神（ほんじん（しん））	穴性：疏風清熱、止痛鎮惊
GB14	陽白（ようはく）	穴性：去風散火、宣気明目
GB15	頭臨泣（あたまりんきゅう）　別名：臨泣（りんきゅう）	穴性：散風、清熱、明目
GB16	目窓（もくそう）　別名：至栄（しえい）	穴性：散風熱、清頭明目

「せいえい」とも読む。※正の呉音は「しょう」、漢音は「せい」。

GB17	正営（しょうえい）	穴性：疏風、活絡、止痛
GB18	承霊（しょうれい）	穴性：清熱散風

穴性解説

止痛鎮惊（驚）…痛みを止めて精神不安や意識障害（意識がもうろうとしたり、不明な状態）を改善すること。「惊」は「驚」の簡体字。

散火（さんか）…火を攻散すること。

解表（かいひょう）…疏表ともいう。外感初期に発汗させて体表の邪気を取り除くこと。

利官竅（りかんきょう）…目・鼻・口・耳・二陰（尿道と肛門）の働きを改善すること。

平喘（へいぜん）…呼吸困難や喘息を改善すること。

GB19	脳空（のうくう）　別名：顳顬（しょうじゅ）	穴性：去頭風、通鼻竅
GB20	風池（ふうち）	穴性：去風解表、清頭明目、利官竅

「けんい」と読まないように！

GB21	肩井（けんせい）	穴性：理気降痰、疏経活絡
GB22	淵腋（えんえき）	穴性：理気活血

別表記：輒

GB23	輒筋（ちょうきん）	穴性：理気活血、平喘降逆

左の後頭部

186

● 後頸部(完骨)より反転して上行し、前頭部を経て(**本神**)眉毛上方に達し(**陽白**)、睛明(膀・BL1)に会す。それより再び後方に行き(**頭臨泣・目窓・正営・承霊・脳空・風池**)、下行して肩背部(**肩井**)を経て、大鎖骨上窩に入る。風池より分かれた支脈は、耳の中に入り、耳前に出て外眼角に至る。外眼角より分かれた支脈は、大迎(胃・ST5)へ下り三焦経に合し、目の下から頚を下り大鎖骨上窩で合流して、胸中に至り、横隔膜を貫き、肝を絡い、胆に属する。また、本経は大鎖骨上窩より腋窩に下り(**淵腋・輒筋**)季肋部へ。

● **本神**は、精神の宿る脳がその内部にあるところの経穴(頭部にある経穴には「神や脳、霊」といった名の経穴が多い)。

● **陽白**は少陽胆経の上にあり「**眼窩**」の上にある経穴の意(→p.27)。また、眼疾患に効果があり、視界が明らかになる経穴の意。

● **臨泣**は、涙の出る眼の上を**臨**むところにある経穴。眼疾患に効果がある経穴とも説明される。

● **目窓**も、眼疾患に効果のある経穴の意。

● **正営**の**営**は、「集結する」ことを表わし、少陽胆経と陽維脈とがここで会い、集結する場所の経穴の意(他に多数の説あり)。

● **承霊**は脳、すなわち精神疾患に効果のある経穴の意(「本神」の項を参照)。

● **脳空**は後頭部の陥凹部にある経穴の意。

● **風池**は、**風**邪がここから脳に入るため、ないしは風邪がここに蓄積するため、さらには風邪、通風の治療に効果のある経穴などと説明されている。**池**は、**胸鎖乳突筋と僧帽筋の間の陥凹にあること**を示す。

● **肩井**は、肩の上のくぼみを表わし(p.167「天井」参照)、**井**の字は、**鎖骨上窩**(→p.27「欠盆」)の上、肩甲骨の前上方にある経穴を意味する。

● **淵腋**の**淵**は、「**ふち(淵)、水深が深くよどんでいるところ**」を意味する。**腋**窩(脇の下のくぼみ)のふちにある経穴、ないしは腋窩の下にあって深く隠れているところにある経穴を示す。

● **輒筋**の**輒**は、「馬車等の両側の手すり」を指し、脇腹の**肋骨弓**をそれに例えたもの。別説では、**輒**を馬車の車両の輻(ふく・スポークのこと)とし、鋸歯状(ノコギリの歯のようにギザギザした様子)の**前鋸筋**をスポークに見立て、その車軸の中心あたりに相当する場所にある経穴を意味するともいわれる。

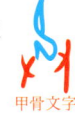

承

人を両手で受ける、もしくは、上へ持ち上げる(すくい上げる)こと。

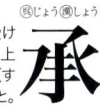

承は、両手で捧げ受けること、上の者から受けること、「うけたまわる」こと、受け継ぐこと(継承)、同意すること(承諾、承認)を指す。経穴名では、承漿(p.260)、承泣(p.26)のように、何かを受けとめる様を描写している。

輒

旁は「耳」の形を表わしたもの。

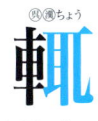

輒は、耳たぶのような形の車のもたれ木を指す。ここから、「ペタペタとくっつく、うすべらで動きやすい」などの意を含む。

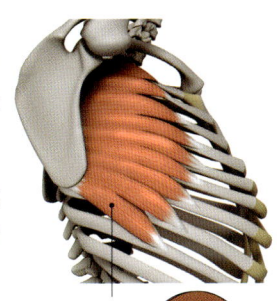

前鋸筋

兵車の輻 ──
(スポーク)

GB 足の少陽胆経 ③腹部・腰部・大腿
Gallbladder Meridian　しょうようたんけい

GB24 日月（じつげつ）
- 別名：胆募、神光（たんぼ、しんこう）
- 要穴：胆の募穴
- 穴性：降逆利胆

GB25 京門（けいもん）
- 別名：気府、気兪（きふ、きゆ）
- 要穴：腎の募穴
- 穴性：益腎利水

GB26 帯脈（たいみゃく）
- 穴性：調営血、補肝腎、理下焦

GB27 五枢（ごすう）
- 穴性：調帯脈、理下焦

GB28 維道（いどう）
- 別名：外枢（がいすう）
- 穴性：調衝任、理下焦

GB29 居髎（きょりょう）
- 穴性：疏経活絡、強健腰腿

GB30 環跳（かんちょう）
- 別表記：鐶銚
- 穴性：去風湿、強腰腿

GB31 風市（ふうし）
- 穴性：去風湿、疏経絡

GB32 中瀆（ちゅうとく）
- 別表記：犢
- 穴性：疏経絡、去風湿

GB33 膝陽関（ひざようかん）
- 別名：陽関、関陽、足陽関（ようかん、かんよう、あしようかん）
- 穴性：疏筋脈、利関節

穴性解説
- 利水（りすい）…余分な水分を排出し、体内の水分バランスを整えること。
- 調営血（ちょうえいけつ）…血液の流れを調整すること。
- 調帯脈（ちょうたいみゃく）…帯脈の流れを調整すること。
- 調衝任（ちょうしょうにん）…衝脈、任脈の流れを調整すること。
- 疏経活絡（そけいかつらく）…経絡の流れを良くすること。

---

188 ｜ 序文 ｜ 目次 ｜ 経絡経穴概論 ｜ 1 LU 手の太陰肺経 ｜ 2 LI 手の陽明大腸経 ｜ 3 ST 足の陽明胃経 ｜ 4 SP 足の太陰脾経 ｜ 5 HT 手の少陰心経 ｜ 6 SI 手の太陽小腸経 ｜ 7 BL 足の太陽膀胱経

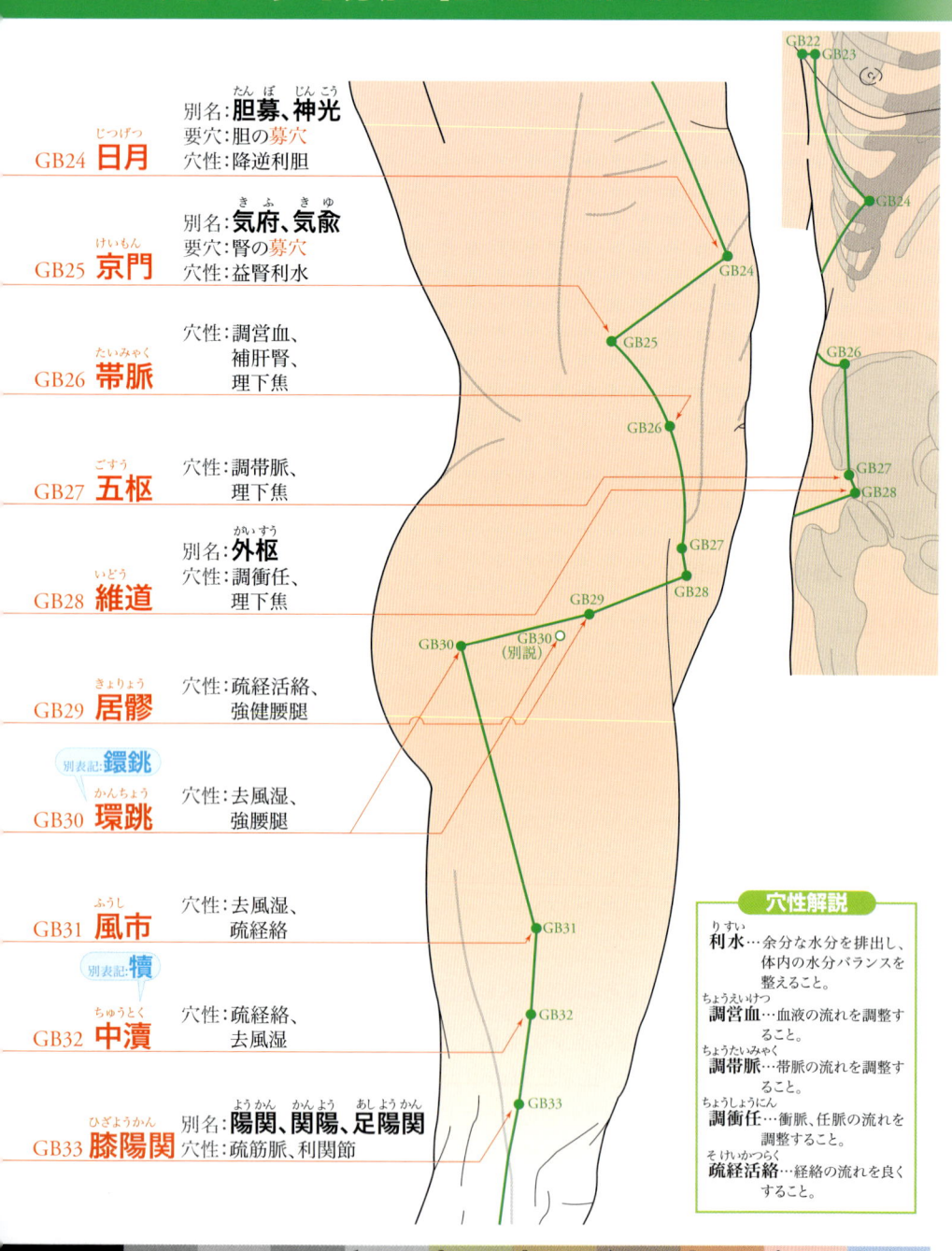

● 大鎖骨上窩からの本経は腋窩より側胸部を下り(**日月**)、側腹部をめぐり(**京門・帯脈**)、鼠径部に出て(**五枢・維道**)外方へ走り(**居髎**)、股関節(**環跳**)で支脈と合流し、そこから大腿外側(**風市・中瀆・膝陽関**)を下る。

●**日月**は、中正(偏らず、公正)の官である「胆」の募穴。胆から決断が出ることと、日月(足せば「明」、明らかにすること)とが関連付けて説明されている。また、眼疾患に効果のある、もしくは月経を整えるのに効果のある経穴と説明されている。

●**京門**の**京**は人々の集まるところ。京門は気血が出入りし、集まるところにある経穴の意。または、京という漢字が「高い場所」という意味を持つため、第11肋骨下にあるくぼみである京門の周囲が「盛り上がっている」ために京とするという説もある。

●**帯脈**は、腰に締める**帯**の位置にある。また、帯脈は少陽胆経と奇形八脈の「**帯脈**」(経穴の帯脈とは別)が交差あるいは交会する場所にある。

●**五枢**は**五**臓の気の集まる**枢**要の経穴の意。

●**維道**の**維**は、「つなぐ、連結」の意。少陽胆経と帯脈を連結する経穴の意である。

●**居髎**の**居**はうずくまる、屈むことに通じ、**髎**は骨の陥凹部で、膝を屈してかがむときに生じる陥凹部(上前腸骨棘と大腿骨の大転子の間のくぼみ)にある経穴の意。

●**環跳**は、取穴時の様子が**跳**ぶときのように膝を深く曲げ、**環**のように腰を曲げるため、ないしは、その際に、**環**のようなくぼみができる部分にある経穴の意。股関節が、**跳**ぶ際の環のような下腿の運動の「軸」であることを示すという説もある。

●**風市**の**市**は、気の「集まる」ところを示す。風市は、**風**邪の治療に効果のある経穴の意。または、下肢麻痺、半身不随などの中**風**の証に効果のある経穴の意。

●**中瀆**の**瀆**は「流れ、大きな溝」を指す(→p.167)。また、中瀆の**瀆**は、**腸脛靭帯**と**大腿二頭筋**との間の溝、または**外側広筋**と**大腿二頭筋**との間の溝を指すとされている。

●**陽関**の**陽**は、「陽側」、すなわち足の場合は「外側」を指し、**関**は**膝関節**を表している。陽関は、膝関節外側にある経穴の意。

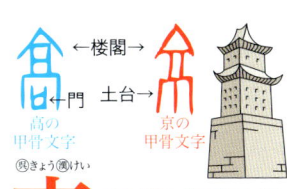

京の上部は、高の字の上部と同じく、楼閣を指し、下部は小高い土台を表わす。

京は、古代の人々、特に貴人たちが、日の当たる丘の上に多く住んでいたところから、「高く、明るく、大きい」の意を表わすようになる。鯨(くじら)は「大きい」魚であり、景色の「景」は、高い丘での高まる日差し、日光によってくっきりと浮かび上がる明暗、転じて景色を表わす。呉音は「きょう」、漢音は「けい」、唐音は「きん」。経穴名は大抵、漢音のため、京は「けい」と読まれる(例:京骨「けいこつ」)。

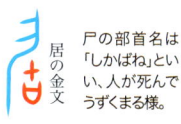

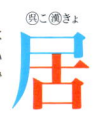

居の**尸**は、うずくまる様子を指す。居は「形代(かたしろ・人の形をかたどった人形)」を腰掛けに座らせている様子を表わし、「うずくまる、かがむ」という意味が生じた。居住の「居る」という意味は後から生じた。ちなみに、**尸**「しかばね」は、屍体の屍の場合は死体を指すが、尻は、「うずまってかがんだ」ときに突き出す部分として名付けられた。尾、屎、尿、屁などの字の尸はむしろ尻と関連づけられている。

Gallbladder Meridian
GB 足の少陽胆経 ④下腿・足部

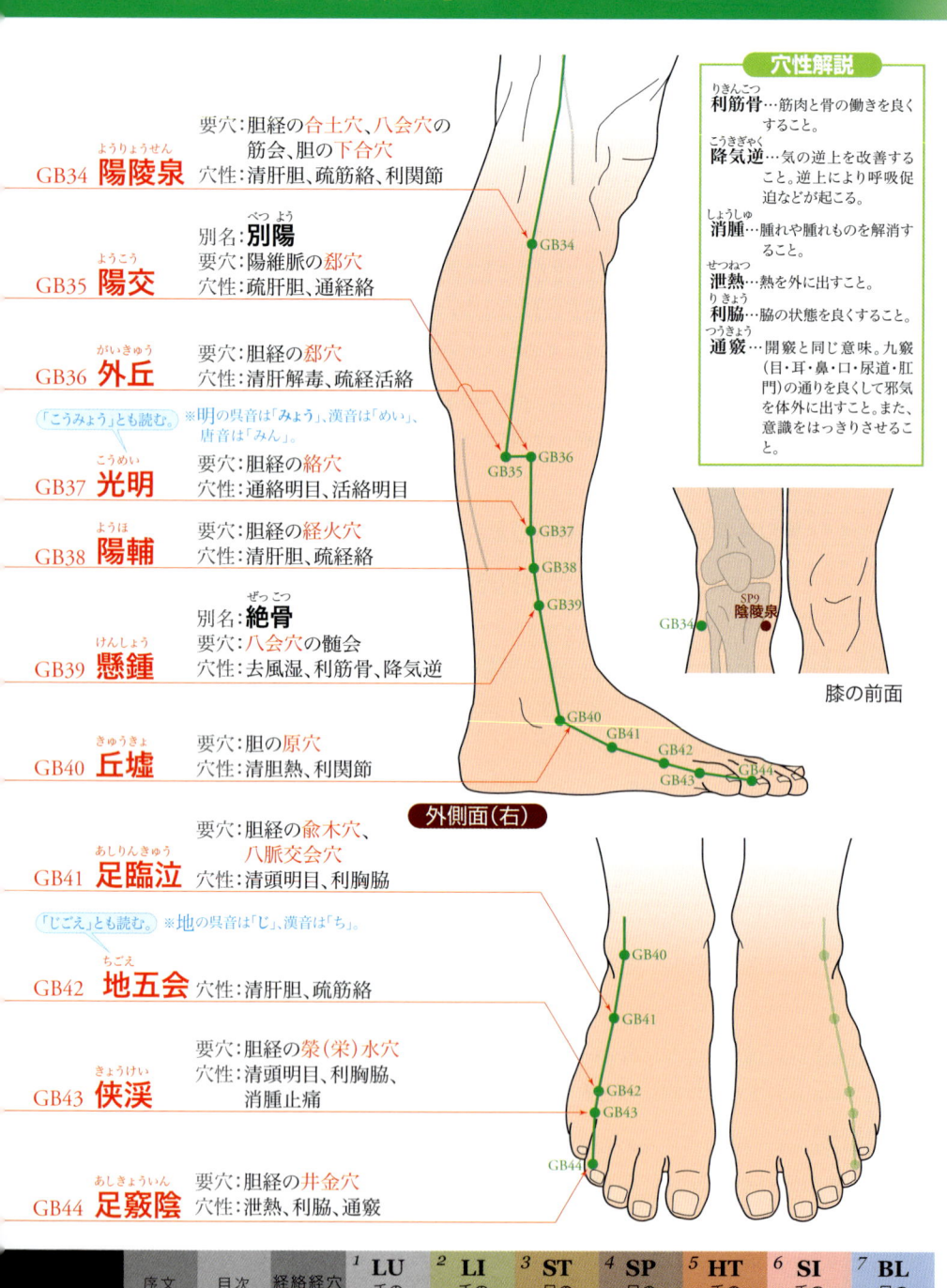

GB34	陽陵泉 ようりょうせん	要穴：胆経の合土穴、八会穴の筋会、胆の下合穴 穴性：清肝胆、疏筋絡、利関節
GB35	陽交 ようこう	別名：別陽 要穴：陽維脈の郄穴 穴性：疏肝胆、通経絡
GB36	外丘 がいきゅう	要穴：胆経の郄穴 穴性：清肝解毒、疏経活絡
GB37	光明 こうめい	「こうみょう」とも読む。※明の呉音は「みょう」、漢音は「めい」、唐音は「みん」。 要穴：胆経の絡穴 穴性：通絡明目、活絡明目
GB38	陽輔 ようほ	要穴：胆経の経火穴 穴性：清肝胆、疏経絡
GB39	懸鍾 けんしょう	別名：絶骨 ぜっこつ 要穴：八会穴の髄会 穴性：去風湿、利筋骨、降気逆
GB40	丘墟 きゅうきょ	要穴：胆の原穴 穴性：清胆熱、利関節
GB41	足臨泣 あしりんきゅう	要穴：胆経の兪木穴、八脈交会穴 穴性：清頭明目、利胸脇
GB42	地五会 ちごえ	「じごえ」とも読む。※地の呉音は「じ」、漢音は「ち」。 穴性：清肝胆、疏筋絡
GB43	侠渓 きょうけい	要穴：胆経の滎（栄）水穴 穴性：清頭明目、利胸脇、消腫止痛
GB44	足竅陰 あしきょういん	要穴：胆経の井金穴 穴性：泄熱、利脇、通竅

穴性解説

利筋骨…筋肉と骨の働きを良くすること。
降気逆…気の逆上を改善すること。逆上により呼吸促迫などが起こる。
消腫…腫れや腫れものを解消すること。
泄熱…熱を外に出すこと。
利脇…脇の状態を良くすること。
通竅…開竅と同じ意味。九竅（目・耳・鼻・口・尿道・肛門）の通りを良くして邪気を体外に出すこと。また、意識をはっきりさせること。

膝の前面

外側面（右）

190

大腿外側より膝外側、腓骨の前(**陽陵泉**)を下って、腓骨下端に至り**陽交・外丘・光明・陽輔・懸鍾**、外果の前(**丘墟**)に出て、足背をめぐり(**足臨泣・地五会・俠渓**)、足の第4指(趾)外側端(**足竅陰**)に終わる。足背で分かれた支脈は、足の第1指(趾)端に至り、足の厥陰肝経につながる。

- **陽陵泉**の、**陽**は膝の「陽側」(すなわち外側)を指す。**陵**は腓骨頭を表し、その前下方の陥凹部を**泉**と呼んでいる。脛骨内側顆下方の**陰陵泉**(太陰脾経)と対をなす。

- **陽交**は、少陽胆経と奇経八脈の**陽**維脈の**交**わるところにある経穴の意。

- **外丘**は下腿**外**側で筋(長腓骨筋)が**丘**のように隆起している部位の経穴。

- **光明**は、眼の疾患に効果のある経穴の意。

- **陽輔**の**陽**は陽側(外側)のこと。古代では、腓骨を**輔**骨(もしくは外輔骨)と呼んだという。

- **懸鍾**の**鍾**は**鐘**の字で書かれることもある。懸鍾は踊り子や子供がここに**鐘**の形の鈴を吊り下げたという説がある。別名の「絶骨」は、長・短腓骨筋と腓骨後縁の間の溝が、「骨が絶えた」ように見えるため。

- **丘墟**の**墟**は「大きな丘」を表わす。**丘**と**墟**の字のどちらも「外果」の隆起を指す。**墟**の**虚**は元来「くぼみ」を指し、**墟**は山頂の中央がくぼんだ丘を表わしていたという。そこで、丘墟は外果の前下方のくぼみを指している。

- **足臨泣**は**頭臨泣**(p.186)と相対する経穴。

- **地五会**の**地**は足を指し、**五**経や**五**臓の気の会うところという説や、足の**五**指(趾)を治療するのにも効果のある経穴とも説明されている。

- **俠渓**は、第4・第5指(趾)の指骨(基節骨)の間の「狭い」溝の意。

- **足竅陰**は、**頭竅陰**(p.184)に通じる経穴の意。頭竅陰と同じく、眼や耳、鼻や口などの孔に関連した疾患に効果のある経穴とされている。

経穴名の「陰」と「陽」

経穴名は「陰陽」の付くものが多い。「陽」側は体幹では背部を、四肢では外側を指し、「陰」側は体幹では腹部、四肢では内側を指す。

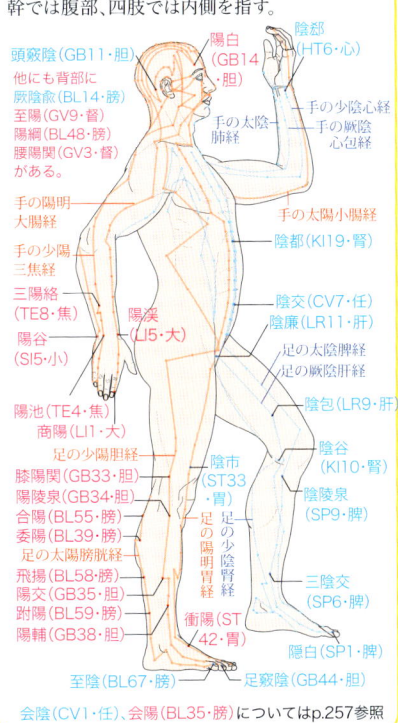

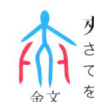

頭竅陰(GB11・胆)
他にも背部に
厥陰兪(BL14・膀)
至陽(GV9・督)
陽綱(BL48・膀)
腰陽関(GV3・督)
がある。
手の陽明大腸経
手の少陽三焦経
三陽絡(TE8・焦)
陽池(TE4・焦)
商陽(LI1・大)
膝陽関(GB33・胆)
陽陵泉(GB34・胆)
合陽(BL55・膀)
委陽(BL39・膀)
飛陽(BL58・膀)
陽交(GB35・胆)
跗陽(BL59・膀)
陽輔(GB38・胆)
至陰(BL67・膀)

陽白(GB14・胆)
陰都(HT6・心)
手の少陰心経
手の厥陰心包経
手の太陰肺経
手の太陽小腸経
陰都(KI19・腎)
陰交(CV7・任)
陰廉(LR11・肝)
足の太陰脾経
足の厥陰肝経
陰包(LR9・肝)
陰谷(KI10・腎)
陰市(ST33・胃)
陰陵泉(SP9・脾)
足の少陰腎経
足の陽明胃経
三陰交(SP6・脾)
衝陽(ST42・胃)
隠白(SP1・脾)
足竅陰(GB44・胆)

陽渓(LI5・大)
陽谷(SI5・小)

会陰(CV1・任)、会陽(BL35・膀)についてはp.257参照

俠(旧字=俠)は、両側に子分をかかえた「親分」を指す(任俠、俠客)。**挟**(旧字=挾)は、「手で挟(はさ)むこと」を指す。ちなみに、**峡**(峽)は、山によって両側からはさまれた谷、**頬**(頰)は、顔を左右から挟む「ほお(ほほ)」、**鋏**は、金属ではさんで断ち切る「はさみ」を指す。**狭**(狹)は、「犬(獣)が両側から迫ってきて狭いこと」、「または逆に、犬がはさまれている様」を指すという説もある。

夾は、両脇に小さい人をかかえている大きい人を指している。金文

GB 足の少陽胆経
Gallbladder Meridian
取り方① 瞳子髎、聴会、上関

GB1 瞳子髎（どうしりょう）

部位：頭部，外眼角の外方**0.5寸**，陥凹部．

この経穴に関連した解剖学的構造：
- 皮膚には三叉神経第2枝の上顎神経の枝として眼窩下孔から出る**眼窩下神経**
- 顔面神経支配の表情筋で眼を閉じさせる**眼輪筋**
- 外頸動・静脈の2終枝の一つで外耳道上前方の陥凹に触知できる**浅側頭動・静脈**

GB2 聴会（ちょうえ）

部位：顔面部，珠間切痕と下顎骨関節突起の間，陥凹部．

この経穴に関連した解剖学的構造：
- 皮膚には三叉神経第3枝の下顎神経から枝分かれする**耳介側頭神経**
- 外頸動・静脈の2終枝の一つで外耳道上前方の陥凹に触知できる**浅側頭動・静脈**
- 皮下には咬筋筋膜に包まれ内部を顔面神経の運動神経が走行している大唾液腺の**耳下腺**

瞳子髎の取り方
外眼角の外方0.5寸の陥凹部に取る。

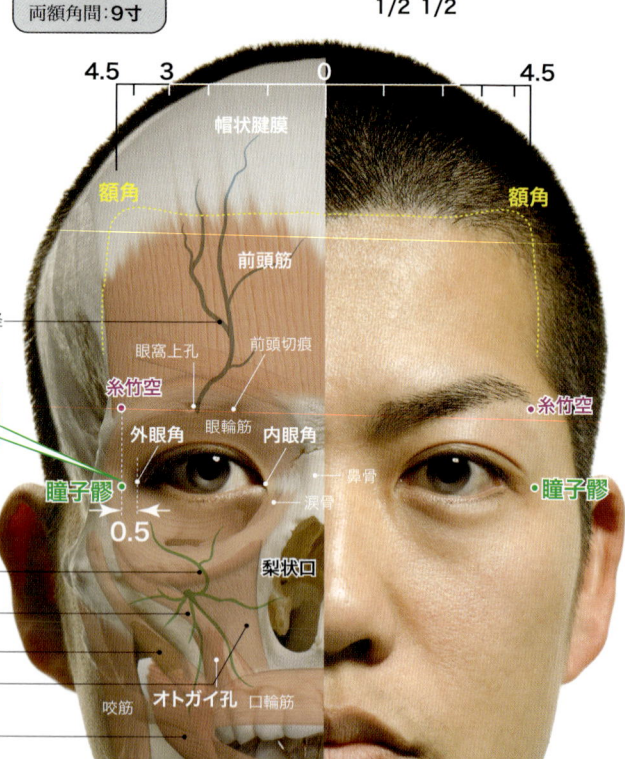

骨度 両額角間：9寸

聴会は顎関節症の圧痛点となる場所でもある。顎関節は側頭骨の下顎窩と下顎骨の関節突起との間の関節で、関節包が緩く、関節円板が存在することから関節頭を自由に動かすことができる。顎関節は、肉食動物では完全な蝶番関節であり、開閉運動のみしかできない。リスやネズミなどの齧歯類（げっしるい）ではほとんど前後の水平運動だけを行い、草食類では水平面上を全ての方向に運動する。ヒトやサルなどの雑食類は、これら3種の動きを混合したものと考えてよい。このように顎関節の構造の違いから、その動物特有の食性を理解することができる。

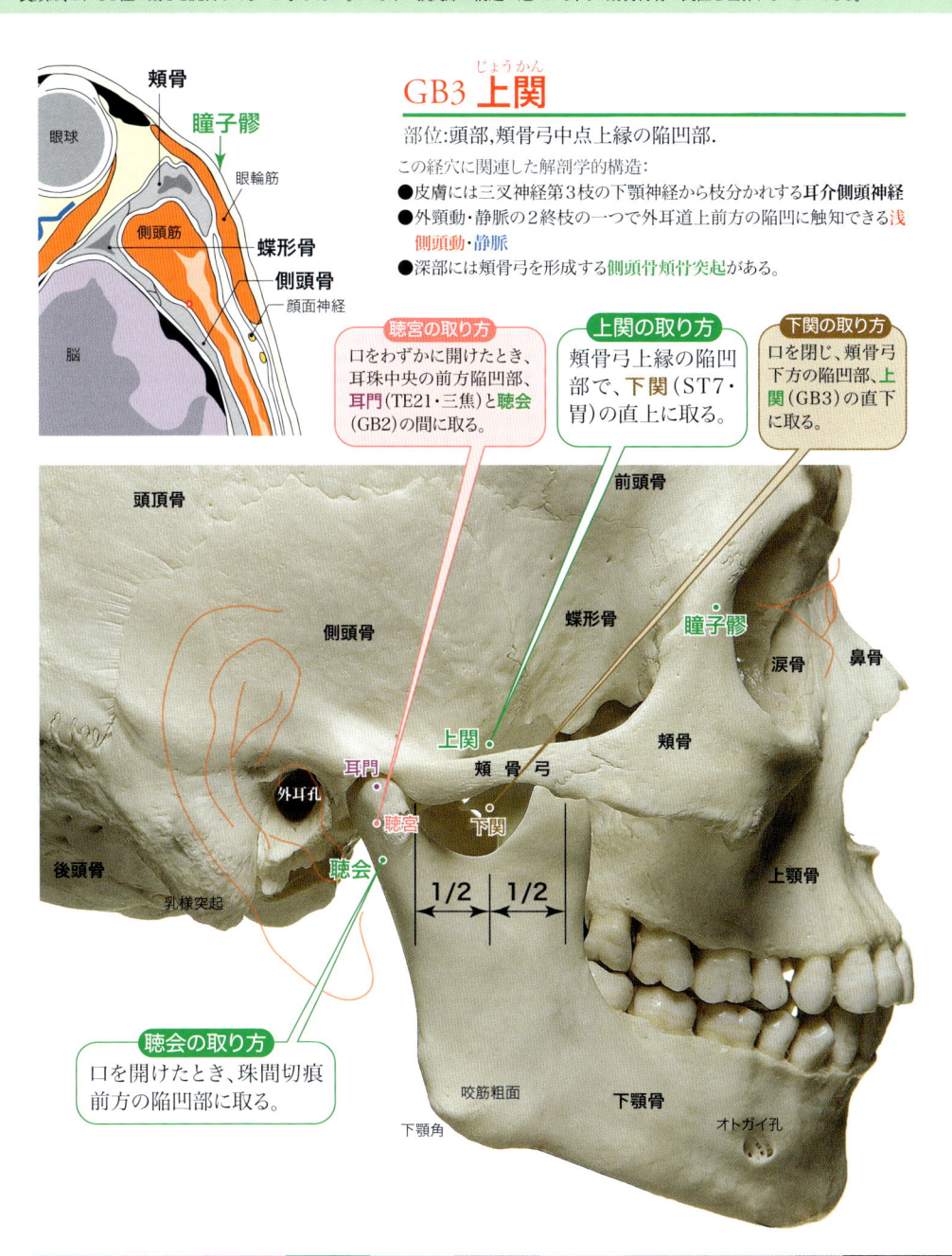

GB3 上関（じょうかん）

部位：頭部，頬骨弓中点上縁の陥凹部．

この経穴に関連した解剖学的構造：
- 皮膚には三叉神経第3枝の下顎神経から枝分かれする耳介側頭神経
- 外頸動・静脈の2終枝の一つで外耳道上前方の陥凹に触知できる浅側頭動・静脈
- 深部には頬骨弓を形成する側頭骨頬骨突起がある。

聴宮の取り方
口をわずかに開けたとき、耳珠中央の前方陥凹部、耳門（TE21・三焦）と聴会（GB2）の間に取る。

上関の取り方
頬骨弓上縁の陥凹部で、下関（ST7・胃）の直上に取る。

下関の取り方
口を閉じ、頬骨弓下方の陥凹部、上関（GB3）の直下に取る。

聴会の取り方
口を開けたとき、珠間切痕前方の陥凹部に取る。

Gallbladder Meridian
GB 足の少陽胆経
しょうようたんけい

取り方② 頷厭、懸顱、懸釐、曲鬢他

GB4 頷厭（がんえん）

部位：頭部, 頭維(ST8・胃)と曲鬢(GB7)を結ぶ（側頭の髪際に沿った）曲線上, 頭維から**1/4**.

この経穴に関連した解剖学的構造：
- 皮膚には三叉神経第3枝の下顎神経から枝分かれする**耳介側頭神経**
- 顔面神経筋枝支配の表情筋である**側頭頭頂筋**
- 下顎神経運動根支配の咀嚼筋の一つである**側頭筋**
- 外頸動・静脈の2終枝の一つで外耳道上前方の陥凹に触知できる**浅側頭動・静脈の前頭枝**

GB5 懸顱（けんろ）

部位：頭部, 頭維(ST8・胃)と曲鬢(GB7)を結ぶ（側頭の髪際に沿った）曲線上の中点.

この経穴に関連した解剖学的構造：
- 皮膚には三叉神経第3枝の下顎神経から枝分かれする**耳介側頭神経**
- 顔面神経筋枝支配の表情筋である**側頭頭頂筋**
- 下顎神経運動根支配の咀嚼筋の一つである**側頭筋**
- 外頸動・静脈の2終枝の一つで外耳道上前方の陥凹に触知できる**浅側頭動・静脈の前頭枝**

GB6 懸釐（けんり）

部位：頭部, 頭維(ST8・胃)と曲鬢(GB7)を結ぶ（側頭の髪際に沿った）曲線上, 頭維(ST8・胃)から**3/4**.

この経穴に関連した解剖学的構造：
- 皮膚には三叉神経第3枝の下顎神経から枝分かれする**耳介側頭神経**
- 顔面神経筋枝支配の表情筋である**側頭頭頂筋**
- 下顎神経運動根支配の咀嚼筋の一つである**側頭筋**
- 外頸動・静脈の2終枝の一つで外耳道上前方の陥凹に触知できる**浅側頭動・静脈の前頭枝**

頭維の取り方
額角髪際の後方0.5寸、神庭(GV24・督)の外方4.5寸に取る。

頷厭の取り方
頭維(ST8・胃)から曲鬢(GB7)までの側頭髪際に沿った曲線上で、頭維から4分の1のところに取る。

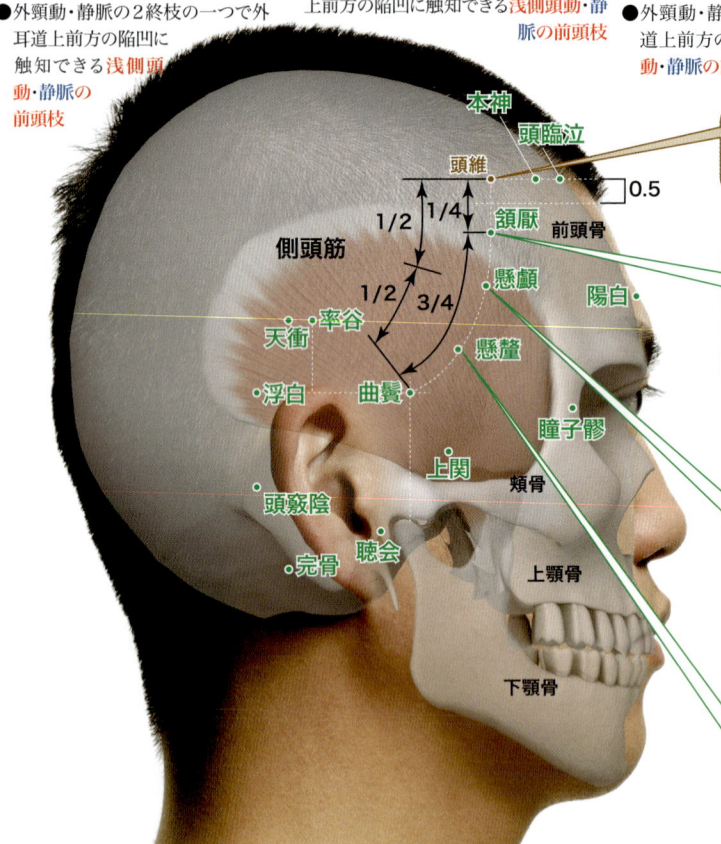

懸顱の取り方
頭維(ST8・胃)から曲鬢(GB7)までの側頭髪際に沿った曲線の中点に取る。

懸釐の取り方
頭維(ST8・胃)から曲鬢(GB7)までの側頭髪際に沿った曲線上で、頭維から4分の3のところに取る。

咀嚼筋の一つである**側頭筋**は、顎運動の際に側頭部で動きを感じることができる。一般的に側頭部のことを「こめかみ」というが、この語の由来はものを噛むときにこの部位が動くところから「米噛み」と言われるようになった。もちろん米以外のものを噛んでも動くが、日本の主食が米であることや、古くは固い生米を食べており良く噛まなければいけなかったので、この呼び方になったといわれる。

GB7 曲鬢 (きょくびん)

部位:頭部,もみあげ後縁の垂線と耳尖の水平線の交点.

この経穴に関連した解剖学的構造:
- 皮膚には三叉神経第3枝の下顎神経から枝分かれする**耳介側頭神経**
- 顔面神経筋枝支配の表情筋である側頭頂筋
- 下顎神経運動根支配の咀嚼筋の一つである側頭筋
- 外頸動・静脈の2終枝の一つで外耳道上前方の陥凹に触知できる浅側頭動・静脈の前頭枝

GB8 率谷 (そっこく)

部位:頭部,耳尖の直上,髪際の上方**1.5寸**.

この経穴に関連した解剖学的構造:
- 皮膚には三叉神経第3枝の下顎神経から枝分かれする**耳介側頭神経**および頸神経叢皮枝の**小後頭神経**(C3)
- 顔面神経筋枝支配の表情筋である側頭頂筋
- 下顎神経運動根支配の咀嚼筋の一つである側頭筋
- 外頸動・静脈の2終枝の一つで外耳道上前方の陥凹に触知できる浅側頭動・静脈の前頭枝

GB9 天衝 (てんしょう)

部位:頭部,耳介の付け根の後縁の直上,髪際の上方**2寸**.

この経穴に関連した解剖学的構造:
- 皮膚には第3頸神経由来の**小後頭神経**(C3)
- 顔面神経筋枝支配の表情筋である上耳介筋
- 下顎神経運動根支配の咀嚼筋の一つである側頭筋
- 外頸動・静脈の2終枝の一つで外耳道上前方の陥凹に触知できる浅側頭動・静脈の前頭枝

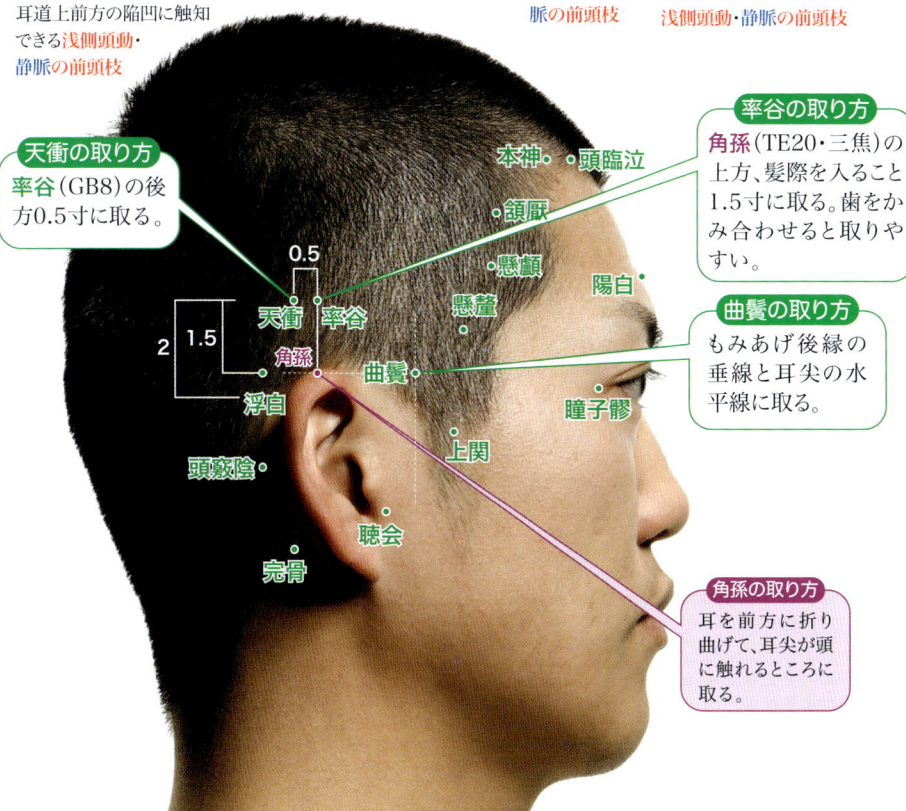

率谷の取り方
角孫(TE20・三焦)の上方、髪際を入ること1.5寸に取る。歯をかみ合わせると取りやすい。

天衝の取り方
率谷(GB8)の後方0.5寸に取る。

曲鬢の取り方
もみあげ後縁の垂線と耳尖の水平線に取る。

角孫の取り方
耳を前方に折り曲げて、耳尖が頭に触れるところに取る。

Gallbladder Meridian
GB 足の少陽胆経　取り方③
しょうようたんけい　浮白、頭竅陰、完骨、本神他

GB10 浮白
部位:頭部,乳様突起の後上方,
　　　天衝(GB9)と完骨(GB12)を
　　　結ぶ(耳の輪郭に沿った)曲線上,
　　　天衝(GB9)から**1/3**.
この経穴に関連した解剖学的構造:
● 皮膚には頸神経叢皮枝の**小後頭神経**(C3)
● 後方には顔面神経筋枝支配の表情筋である**後頭筋**
● 下顎神経運動根支配の咀嚼筋の一つである**側頭筋**
● 外頸動・静脈の2終枝の一つである顎動脈の後方から分枝する**後耳介動**・**静脈**

GB11 頭竅陰
部位:頭部,乳様突起の後上方,
　　　天衝(GB9)と完骨(GB12)を結ぶ
　　　(耳の輪郭に沿った)曲線上,
　　　天衝(GB9)から**2/3**.
この経穴に関連した解剖学的構造:
● 皮膚には頸神経叢皮枝の**小後頭神経**(C3)
● 後方には顔面神経筋枝支配の表情筋である**後頭筋**
● 外頸動・静脈の2終枝の一つである顎動脈の後方から分枝する**後耳介動**・**静脈**

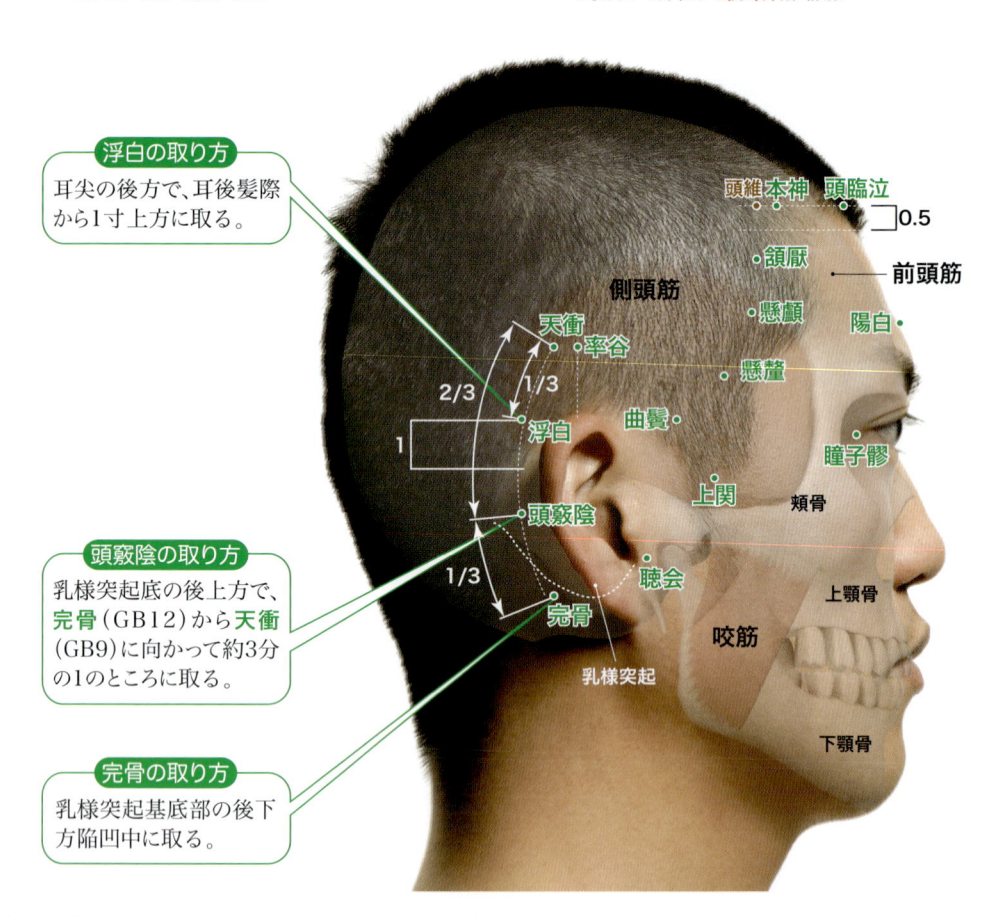

浮白の取り方
耳尖の後方で、耳後髪際から1寸上方に取る。

頭竅陰の取り方
乳様突起底の後上方で、**完骨**(GB12)から**天衝**(GB9)に向かって約3分の1のところに取る。

完骨の取り方
乳様突起基底部の後下方陥凹中に取る。

● **小後頭神経**は頸神経叢(C2～C3)の分枝(感覚性)で,胸鎖乳突筋と僧帽筋の間を後上方に走行する。耳の後部、後頭部の皮膚に分布する。

GB12 完骨(かんこつ)

部位:前頸部,乳様突起の後下方,陥凹部.

この経穴に関連した解剖学的構造:
- 皮膚には頸神経叢皮枝の**小後頭神経**(C3)
- 副神経・頸神経叢の筋枝(C2～C4)支配の**胸鎖乳突筋**(→p.111参照。)
- 頸神経の後枝支配の**頭板状筋**
- 外頸動・静脈の枝の顔面動脈から後方へ分枝する**後頭動・静脈**

GB13 本神(ほんじん)

部位:頭部,前髪際の上方0.5寸,正中線の外方**3寸**.

この経穴に関連した解剖学的構造:
- 皮膚には眼神経の枝で眼窩上孔を通る**眼窩上神経**
- 顔面神経筋枝支配の表情筋で前額に横皺を形成する**前頭筋**
- 眼動・静脈の枝で眼窩上孔から出る**眼窩上動・静脈**

GB14 陽白(ようはく)

部位:頭部,眉の上方1寸,瞳孔線上.

この経穴に関連した解剖学的構造:
- 皮膚には眼神経の枝で眼窩上孔を通る**眼窩上神経**
- 顔面神経筋枝支配の表情筋で前額に横皺を形成する**前頭筋**
- 眼動・静脈の枝で眼窩上孔から出る**眼窩上動・静脈**

頭維の取り方: 額角髪際の直上0.5寸、神庭(GV24・督)の外方4.5寸に取る。

神庭の取り方: 髪際から0.5寸上方。前髪際がはっきりしないか変化している場合は、眉間の中点上方3.5寸に取る。

本神の取り方: 神庭(GV24・督)と頭維(ST8・胃)を結ぶ(前髪際に沿った)曲線上で、神庭から3分の2に取る。

陽白の取り方: 眉の上方1寸、瞳孔を通る垂直線上に取る。

骨度
- 両額角間:9寸
- 眉間～前髪際中点:3寸

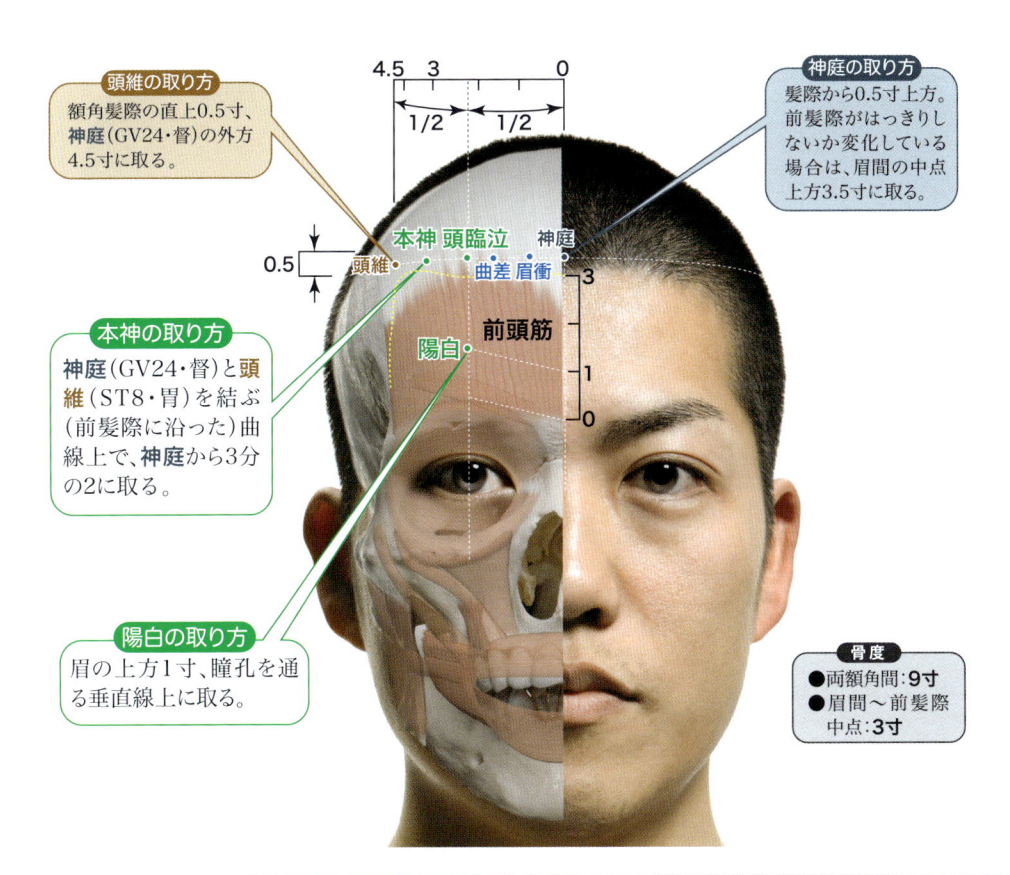

Gallbladder Meridian
GB 足の少陽胆経　しょうようたんけい
取り方④　頭臨泣、目窓、正営

GB15 頭臨泣（あたまりんきゅう）

部位:頭部,前髪際から入ること**0.5寸**,瞳孔線上.
この経穴に関連した解剖学的構造:
- 皮膚には眼神経の枝で眼窩上孔を通る**眼窩上神経**
- 表情筋である前頭後頭筋の間に張る**帽状腱膜**
- 顔面神経筋枝支配の表情筋で前額に横皺を形成する**前頭筋**
- 眼動・静脈の枝で眼窩上孔から出る**眼窩上動・静脈**

目窓の取り方
頭臨泣（GB15）の上方1寸に取る。

神庭の取り方
前髪際がはっきりしないか変化している場合は、眉間の中点上方3.5寸に取る。

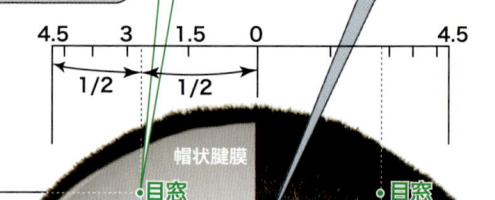

骨度 両額角間：9寸

4.5　3　1.5　0　　　　　4.5
　　1/2　1/2

帽状腱膜
目窓　　　　　　　　　　目窓
頭維　本神　頭臨泣　神庭　眉衝　　曲差　本神　頭維
額角　曲差　眉衝　　　　　　　　頭臨泣

前頭筋
陽白
眼窩上孔　前頭切痕
眼輪筋

頭維の取り方
額角髪際の後方0.5寸、神庭（GV24・督）の外方4.5寸に取る。

梨状口
小頬骨筋　上唇挙筋
大頬骨筋
　　　　　口角挙筋
咬筋　頬筋　口輪筋

頭臨泣の取り方
正視して、瞳孔中央の上方、**神庭**（GV24・督）と**頭維**（ST8・胃）を結ぶ（前髪際に沿った）曲線上の中点に取る。

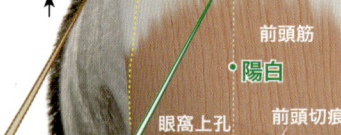

オトガイ孔

| 序文 | 目次 | 経絡経穴概論 | 1 LU 手の太陰肺経 | 2 LI 手の陽明大腸経 | 3 ST 足の陽明胃経 | 4 SP 足の太陰脾経 | 5 HT 手の少陰心経 | 6 SI 手の太陽小腸経 | 7 BL 足の太陽膀胱経 |

● 瞳孔は瞳といわれ虹彩の中央にある丸い穴であり、光が強い（明るい）と小さく縮み（縮瞳）、夜や暗いところでは大きくなって（散瞳）目の中に入る光の量を加減する。また、それと同時に、近くを見るときは縮小して像をはっきりとさせる。したがって、虹彩は写真機の絞りに相当するものである。縮瞳には副交感神経支配の瞳孔括約筋が、散瞳には交感神経支配の瞳孔散大筋が関与する。

GB16 目窓（もくそう）

部位：頭部、前髪際から入ること**1.5寸**,瞳孔線上.

この経穴に関連した解剖学的構造：
- 皮膚には眼神経の枝で眼窩上孔を通る**眼窩上神経**
- 表情筋である前頭後頭筋の間に張る**帽状腱膜**
- 眼動・静脈の枝で眼窩上孔から出る**眼窩上動・静脈**

GB17 正営（しょうえい）

部位：頭部、前髪際から入ること**2.5寸**,瞳孔線上.

この経穴に関連した解剖学的構造：
- 皮膚には眼神経の枝で眼窩上孔を通る**眼窩上神経**
- 表情筋である前頭後頭筋の間に張る**帽状腱膜**
- 眼動・静脈の枝で眼窩上孔から出る**眼窩上動・静脈**
- 外頸動・静脈の2終枝の一つで触知できる**浅側頭動・静脈の前頭枝**

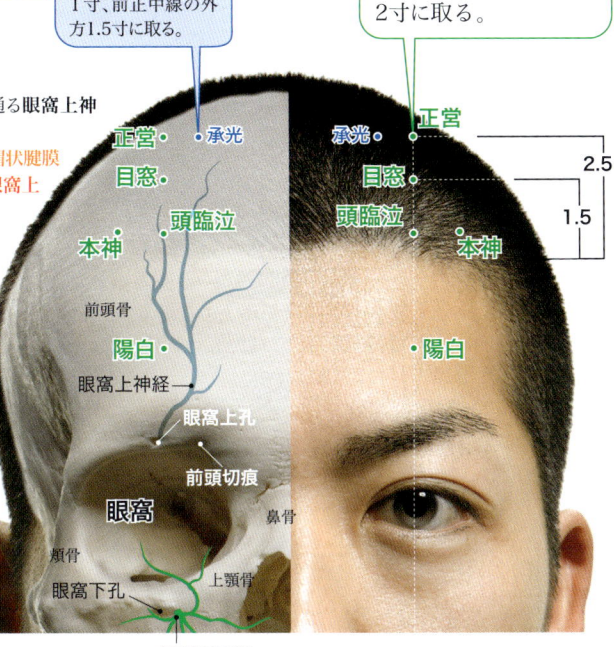

承光の取り方
頭部、前髪際の上方1寸、前正中線の外方1.5寸に取る。

正営の取り方
頭臨泣（GB15）の上方2寸に取る。

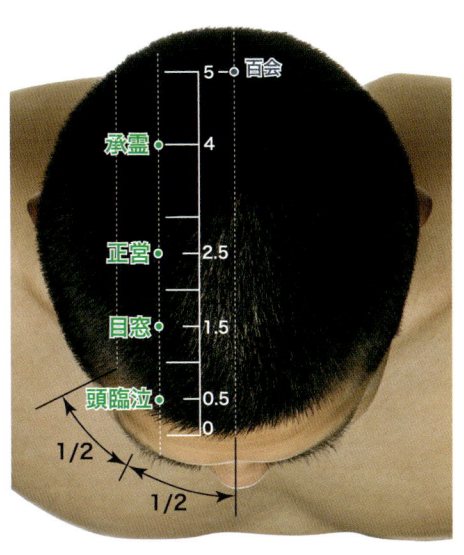

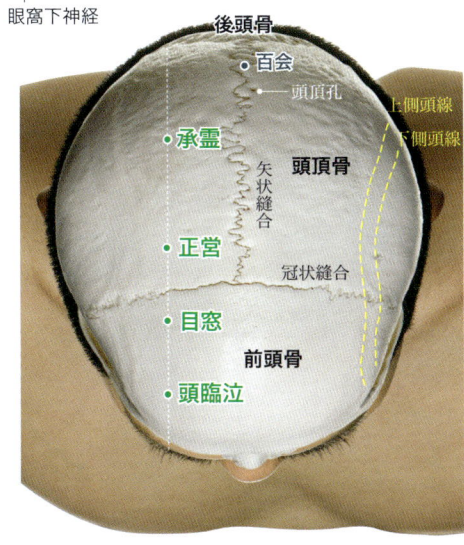

| 8 KI 足の少陰腎経 | 9 PC 手の厥陰心包経 | 10 TE 手の少陽三焦経 | 11 GB 15〜17 足の少陽胆経 | 12 LR 足の厥陰肝経 | 13 GV 督脈 | 14 CV 任脈 | 付録 奇穴 | 症例別 | 索引 |

Gallbladder Meridian
GB 足の少陽胆経
しょうようたんけい

取り方⑤ 承霊、脳空、風池

GB18 承霊
しょうれい

部位:頭部,前髪際から入ること**4寸**,瞳孔線上.
この経穴に関連した解剖学的構造:
- 皮膚には第2頸神経後枝で後頭部皮膚に分布する**大後頭神経(C2)**
- 前頭後頭筋の間に張る**帽状腱膜**
- 外頸動脈の2終枝の一つで触知できる**浅側頭動脈の前頭枝**
- 外頸動・静脈の枝の顔面動脈から後方へ分枝する**後頭動・静脈**

承霊の取り方
正営(GB17)の後方1.5寸で、通天(BL7・膀胱)と同じ高さに取る。

GB19 脳空
のうくう

部位:頭部,外後頭隆起上縁と同じ高さ,風池(GB20)の直上.
この経穴に関連した解剖学的構造:
- 皮膚には第2頸神経後枝で後頭部皮膚に分布する**大後頭神経(C2)**
- 顔面神経筋枝支配の表情筋である**後頭筋**
- 外頸動・静脈の枝の顔面動脈から後方へ分枝する**後頭動・静脈**

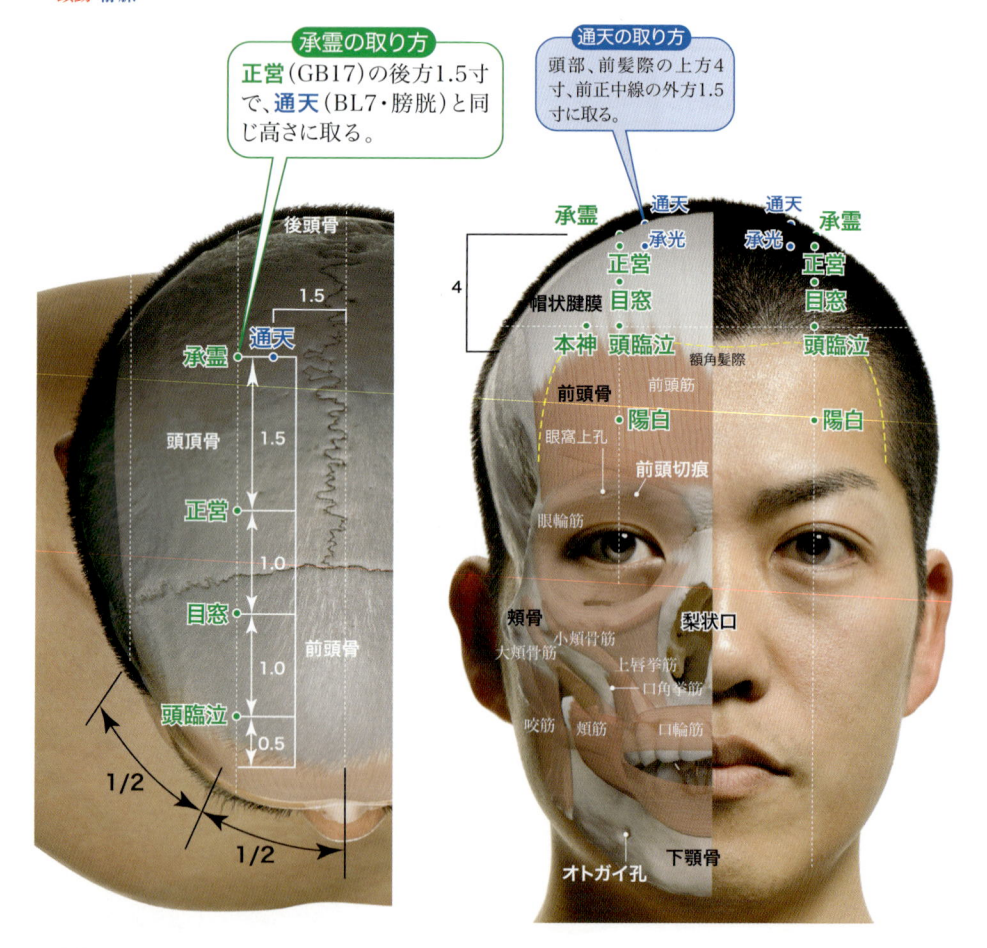

通天の取り方
頭部、前髪際の上方4寸、前正中線の外方1.5寸に取る。

後頭部の直下から上位頸椎間の深部には後頭下筋群という項筋が存在する。これらの筋群の働きは環椎後頭関節と環軸関節の運動を微調整し、対象物に対して顔を向けやすくするために上位頸椎と頭部を動かす機能がある。また、後頭下筋群は小後頭直筋、大後頭直筋、上頭斜筋、下頭斜筋から構成され、大後頭直筋と上頭斜筋、下頭斜筋で囲まれる三角形を後頭下三角あるいは椎骨動脈三角といい、深部には脳を栄養する2対の動脈（内頸動脈と椎骨動脈）のうちの椎骨動脈が走っている。

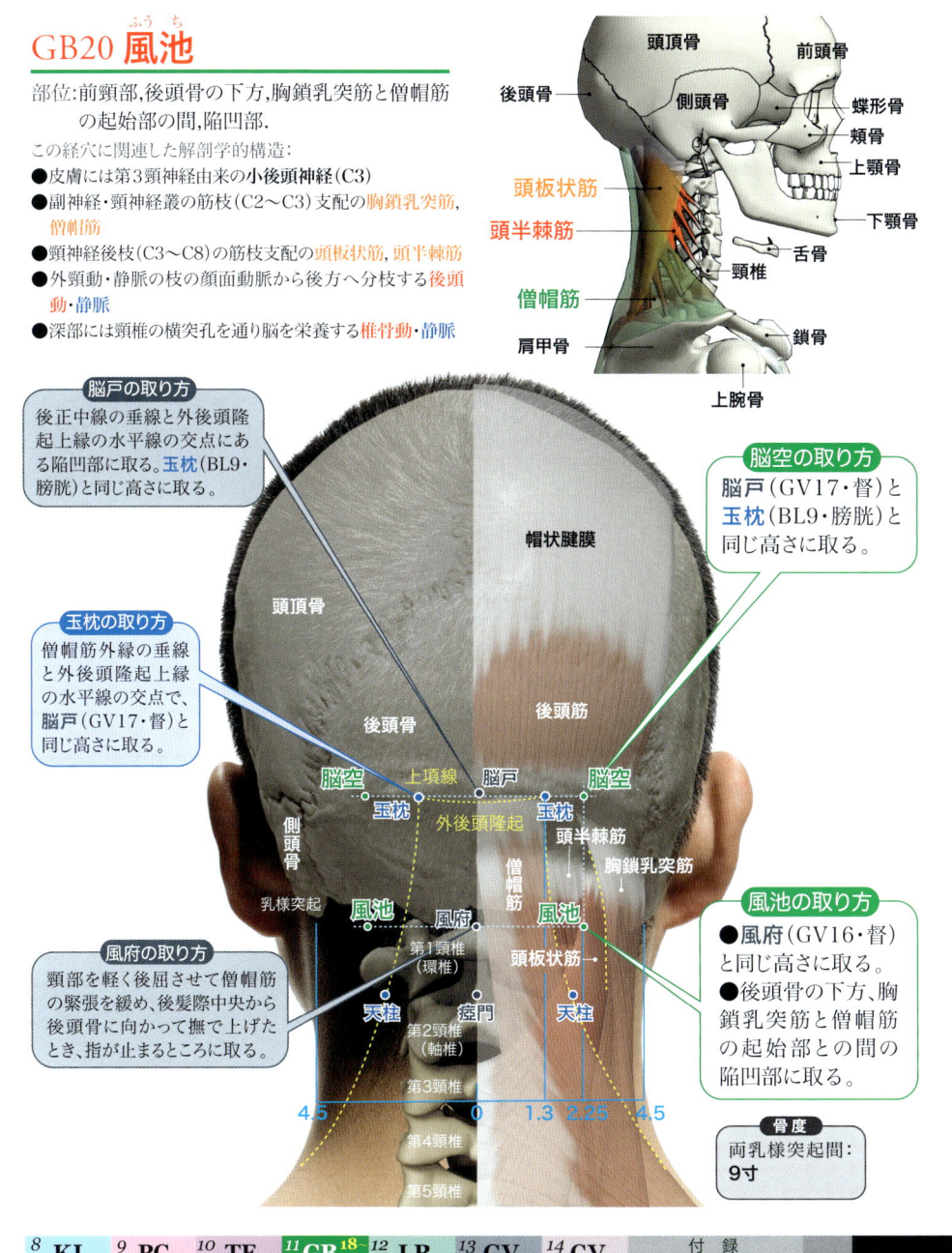

GB20 風池（ふうち）

部位：前頸部、後頭骨の下方、胸鎖乳突筋と僧帽筋の起始部の間、陥凹部．

この経穴に関連した解剖学的構造：
- 皮膚には第3頸神経由来の**小後頭神経**(C3)
- 副神経・頸神経叢の筋枝(C2〜C3)支配の**胸鎖乳突筋**、**僧帽筋**
- 頸神経後枝(C3〜C8)の筋枝支配の**頭板状筋**、**頭半棘筋**
- 外頸動・静脈の枝の顔面動脈から後方へ分枝する**後頭動・静脈**
- 深部には頸椎の横突孔を通り脳を栄養する**椎骨動・静脈**

頭頂骨 / 前頭骨 / 後頭骨 / 側頭骨 / 蝶形骨 / 頬骨 / 上顎骨 / 下顎骨 / 舌骨 / 頸椎 / 鎖骨 / 肩甲骨 / 上腕骨

頭板状筋 / 頭半棘筋 / 僧帽筋

脳戸の取り方
後正中線の垂線と外後頭隆起上縁の水平線の交点にある陥凹部に取る。玉枕（BL9・膀胱）と同じ高さに取る。

脳空の取り方
脳戸（GV17・督）と玉枕（BL9・膀胱）と同じ高さに取る。

玉枕の取り方
僧帽筋外縁の垂線と外後頭隆起上縁の水平線の交点で、脳戸（GV17・督）と同じ高さに取る。

風府の取り方
頸部を軽く後屈させて僧帽筋の緊張を緩め、後髪際中央から後頭骨に向かって撫で上げたとき、指が止まるところに取る。

風池の取り方
- 風府（GV16・督）と同じ高さに取る。
- 後頭骨の下方、胸鎖乳突筋と僧帽筋の起始部との間の陥凹部に取る。

帽状腱膜 / 頭頂骨 / 後頭骨 / 後頭筋 / 上項線 / 脳戸 / 脳空 / 玉枕 / 外後頭隆起 / 側頭骨 / 乳様突起 / 僧帽筋 / 頭半棘筋 / 胸鎖乳突筋 / 風池 / 風府 / 頭板状筋 / 天柱 / 瘂門 / 第1頸椎（環椎）/ 第2頸椎（軸椎）/ 第3頸椎 / 第4頸椎 / 第5頸椎

4.5　0　1.3　2.25　4.5

骨度
両乳様突起間：**9寸**

| 8 KI 足の少陰腎経 | 9 PC 手の厥陰心包経 | 10 TE 手の少陽三焦経 | 11 GB 18-20 足の少陽胆経 | 12 LR 足の厥陰肝経 | 13 GV 督脈 | 14 CV 任脈 | 付録 奇穴 | 症例別 | 索引 |

201

GB 足の少陽胆経
Gallbladder Meridian
しょうようたんけい

取り方⑥ 肩井、淵腋、輒筋

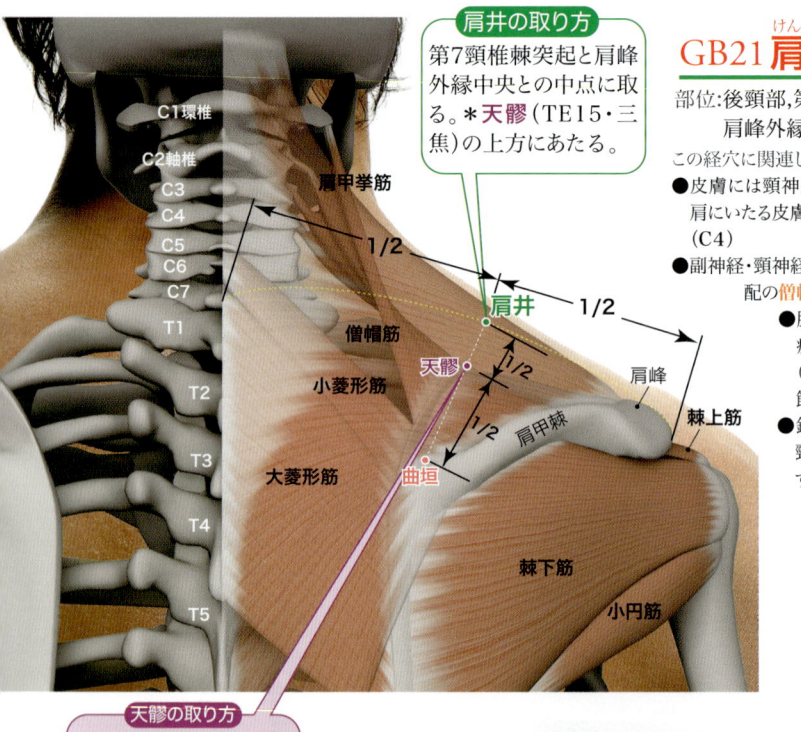

肩井の取り方
第7頸椎棘突起と肩峰外縁中央との中点に取る。＊天髎（TE15・三焦）の上方にあたる。

GB21 肩井 けんせい

部位:後頸部，第7頸椎棘突起と肩峰外縁を結ぶ線上の中点．

この経穴に関連した解剖学的構造：
- 皮膚には頸神経叢の皮枝で頸部から肩にいたる皮膚に分布する**鎖骨上神経**（C4）
- 副神経・頸神経叢の筋枝（C3～C4）支配の**僧帽筋**
- 腕神経叢の枝で肩甲切痕を通る肩甲上神経（C5～C6）支配で肩関節外転に働く**棘上筋**
- 鎖骨下動脈の枝の甲状頸動・静脈から枝分かれする**頸横動・静脈**

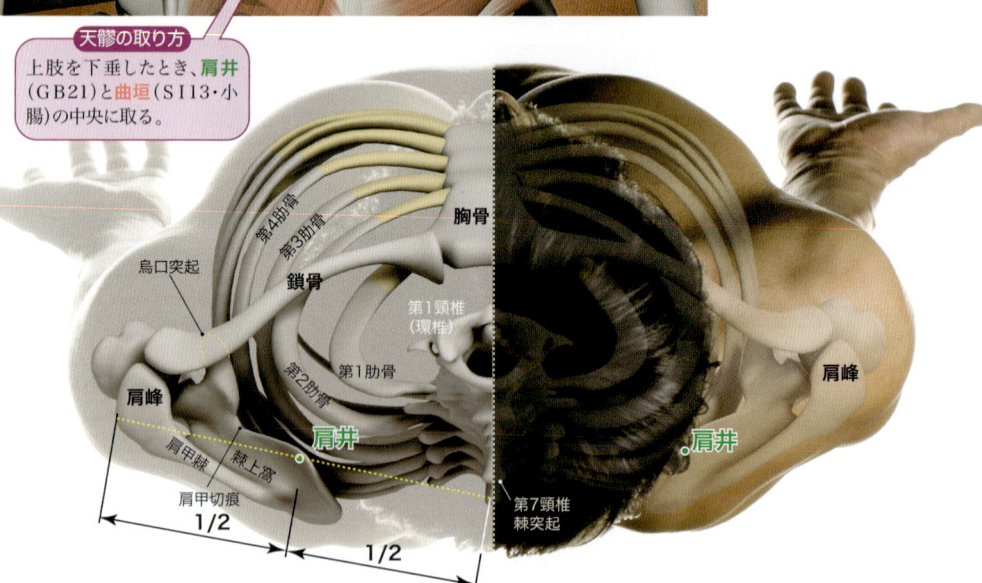

天髎の取り方
上肢を下垂したとき、肩井（GB21）と曲垣（SI13・小腸）の中央に取る。

| 1 LU 手の太陰肺経 | 2 LI 手の陽明大腸経 | 3 ST 足の陽明胃経 | 4 SP 足の太陰脾経 | 5 HT 手の少陰心経 | 6 SI 手の太陽小腸経 | 7 BL 足の太陽膀胱経 |

202

● 肩峰は肩甲棘の外側に位置する扁平な骨隆起であり、体表から容易に触知することができる。肩峰は鎖骨と関節（肩鎖関節）を形成している。この関節はラグビーや柔道などのスポーツで肩から転倒した際に脱臼が起こりやすい関節であり、脱臼した場合、鎖骨が上方へ浮き上がる症状がみられるが、機能的な問題はほとんど起こらない。

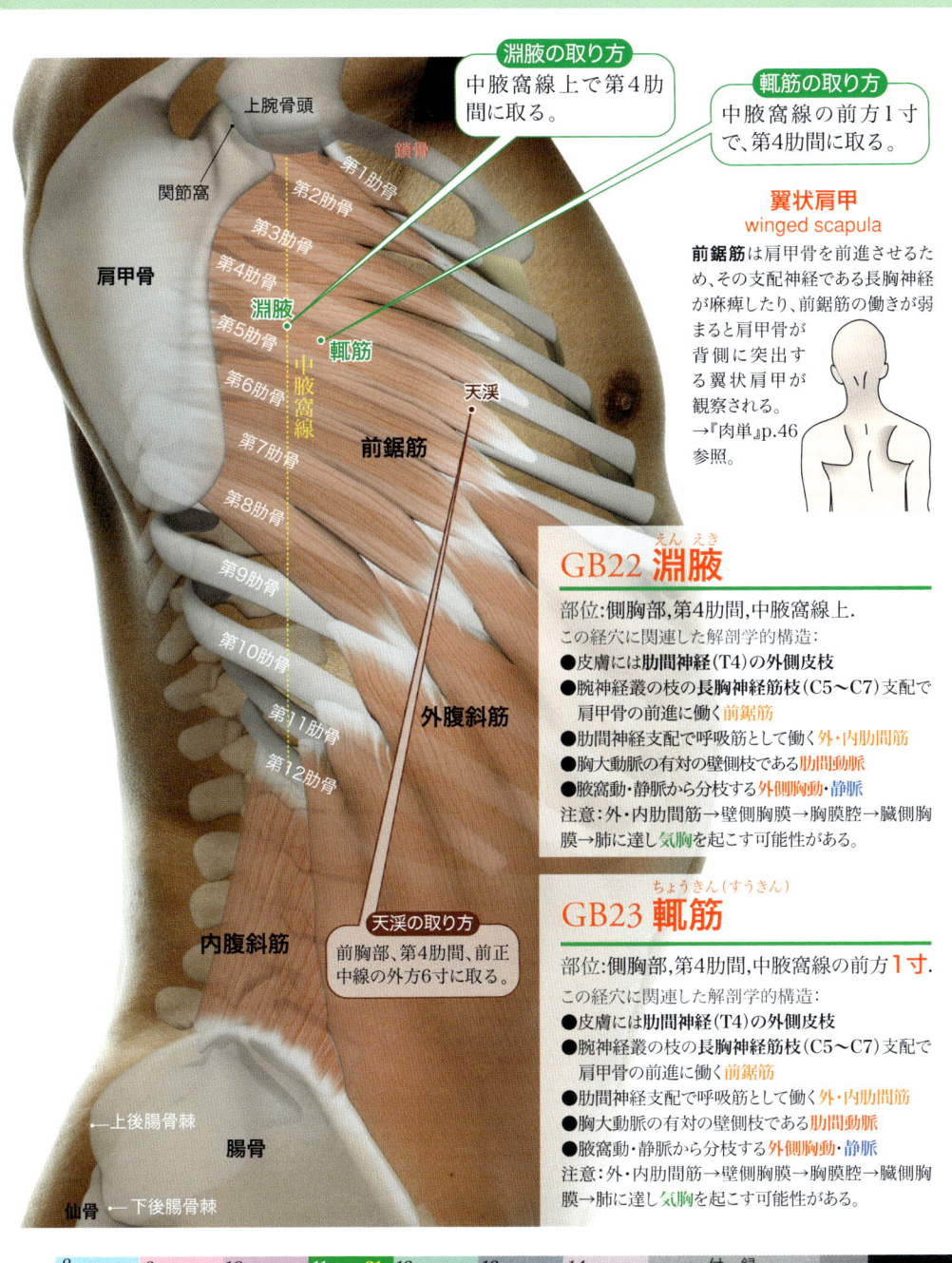

淵腋の取り方
中腋窩線上で第4肋間に取る。

輒筋の取り方
中腋窩線の前方1寸で、第4肋間に取る。

上腕骨頭
関節窩
肩甲骨
鎖骨
第1肋骨
第2肋骨
第3肋骨
第4肋骨
淵腋
第5肋骨
輒筋
第6肋骨
中腋窩線
天渓
前鋸筋
第7肋骨
第8肋骨
第9肋骨
第10肋骨
外腹斜筋
第11肋骨
第12肋骨
内腹斜筋
腸骨
上後腸骨棘
仙骨　下後腸骨棘

翼状肩甲
winged scapula

前鋸筋は肩甲骨を前進させるため、その支配神経である長胸神経が麻痺したり、前鋸筋の働きが弱まると肩甲骨が背側に突出する翼状肩甲が観察される。
→『肉単』p.46参照。

天渓の取り方
前胸部、第4肋間、前正中線の外方6寸に取る。

GB22 淵腋（えんえき）

部位：側胸部，第4肋間，中腋窩線上．
この経穴に関連した解剖学的構造：
●皮膚には**肋間神経(T4)の外側皮枝**
●腕神経叢の枝の**長胸神経筋枝(C5〜C7)**支配で肩甲骨の前進に働く**前鋸筋**
●肋間神経支配で呼吸筋として働く**外・内肋間筋**
●胸大動脈の有対の壁側枝である**肋間動脈**
●腋窩動・静脈から分枝する**外側胸動・静脈**
注意：外・内肋間筋→壁側胸膜→胸膜腔→臓側胸膜→肺に達し**気胸**を起こす可能性がある。

GB23 輒筋（ちょうきん／すうきん）

部位：側胸部，第4肋間，中腋窩線の前方1寸．
この経穴に関連した解剖学的構造：
●皮膚には**肋間神経(T4)の外側皮枝**
●腕神経叢の枝の**長胸神経筋枝(C5〜C7)**支配で肩甲骨の前進に働く**前鋸筋**
●肋間神経支配で呼吸筋として働く**外・内肋間筋**
●胸大動脈の有対の壁側枝である**肋間動脈**
●腋窩動・静脈から分枝する**外側胸動・静脈**
注意：外・内肋間筋→壁側胸膜→胸膜腔→臓側胸膜→肺に達し**気胸**を起こす可能性がある。

| 8 KI 足の少陰腎経 | 9 PC 手の厥陰心包経 | 10 TE 手の少陽三焦経 | 11 GB 21〜23 足の少陽胆経 | 12 LR 足の厥陰肝経 | 13 GV 督脈 | 14 CV 任脈 | 付録 奇穴 | 症例別 | 索引 |

GB 足の少陽胆経

Gallbladder Meridian

取り方⑦ 日月、京門、帯脈

GB24 日月(じつげつ)

部位:前胸部,第7肋間,
　　前正中線の外方4寸.
この経穴に関連した解剖学的構造:
- 皮膚には**肋間神経(T11)の前・外側皮枝**
- 胸神経(T7〜T12)前枝支配の**外腹斜筋**
- 肋間神経支配で呼吸筋として働く**外・内肋間筋**
- 胸大動脈の有対の壁側枝である**肋間動脈**
- 腋窩動・静脈から分枝する**外側胸動・静脈**
- 深部の右には**第7,8肋軟骨**、左には**横行結腸**がある。

GB25 京門(けいもん)

部位:側腹部,第12肋骨端下縁.
この経穴に関連した解剖学的構造:
- 皮膚には**肋間神経(T7)の外側皮枝**
- 肋間神経(T1〜T12)、腸骨下腹神経(T12〜L1)、腸骨鼠径神経(L1)支配の**外腹斜筋**、**内腹斜筋**
- 胸大動脈の有対の壁側枝である**肋間動脈**
- 深部には**肝臓**や**上行結腸**がある。

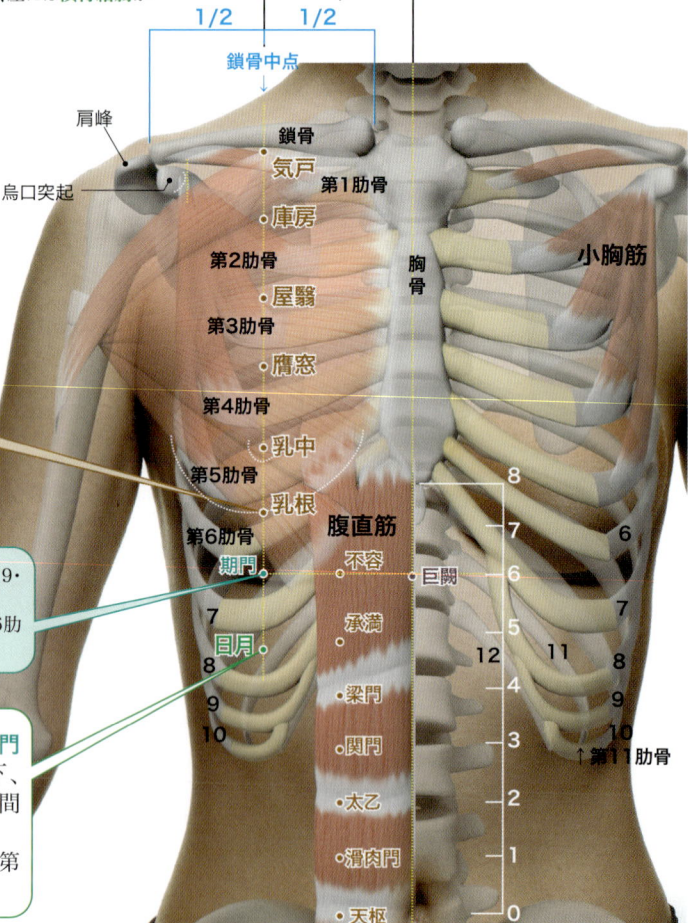

乳根の取り方
男性では乳頭線と第5肋間の交わるところ、女性では乳房下縁の中点に取る。

期門の取り方
乳頭中央の下方、**不容**(ST19・胃)の外方2寸に取る。
＊女性では、鎖骨中線と第6肋間の交点に取る。

日月の取り方
乳頭中央の直下で、**期門**(LR14・肝)の1肋間下、**乳根**(ST18・胃)の2肋間下に取る。
＊女性では、鎖骨中線と第7肋間との交点に取る。

● **肋骨**は胸骨、胸椎とともに胸郭を構成し、12対からなる。上位7対の肋骨は肋軟骨を介して直接胸骨に結合しており、**真肋**と呼ばれ、下位5対の肋骨は仮肋と呼ばれている。さらに、第11肋骨および第12肋骨は、直接的にも、また、間接的にも胸骨とつながっておらず、**浮遊肋**と呼ばれ、外腹斜筋、内腹斜筋、腰方形筋などが付着する。

GB26 帯脈（たいみゃく）

部位：側腹部、第11肋骨端下方、
　　臍中央と同じ高さ。

この経穴に関連した解剖学的構造：
- 皮膚には**肋間神経(T10)の外側皮枝**
- 肋間神経(T1〜T12)、腸骨下腹神経(T12〜L1)、腸骨鼠径神経(L1)支配の**外腹斜筋、内腹斜筋**
- 胸大動脈の有対の壁側枝である**肋間動脈**
- 深部の右には**上行結腸**、左には**下行結腸**がある。

章門の取り方
- 側臥し肩関節を屈曲して定める。第11肋骨端は肋骨弓下縁の下方に取る。
- 側臥して、第11肋骨下縁を脊柱側から押していくと前端に触れ、その下縁に取る。

京門の取り方
側臥し肩関節を挙上して定める。第12肋骨端は、後腋窩線の後方で肋骨弓下縁の下方で触れる。第12肋骨端下縁に取る。

胸郭は12個の胸椎、12対の肋骨および1個の胸骨からなる。胸郭は、心臓や肺などの内臓を保護し、さらに上肢帯の支持体ともなっている。肋骨は通常は12対だが、ときには11対ないし13対の場合もある。

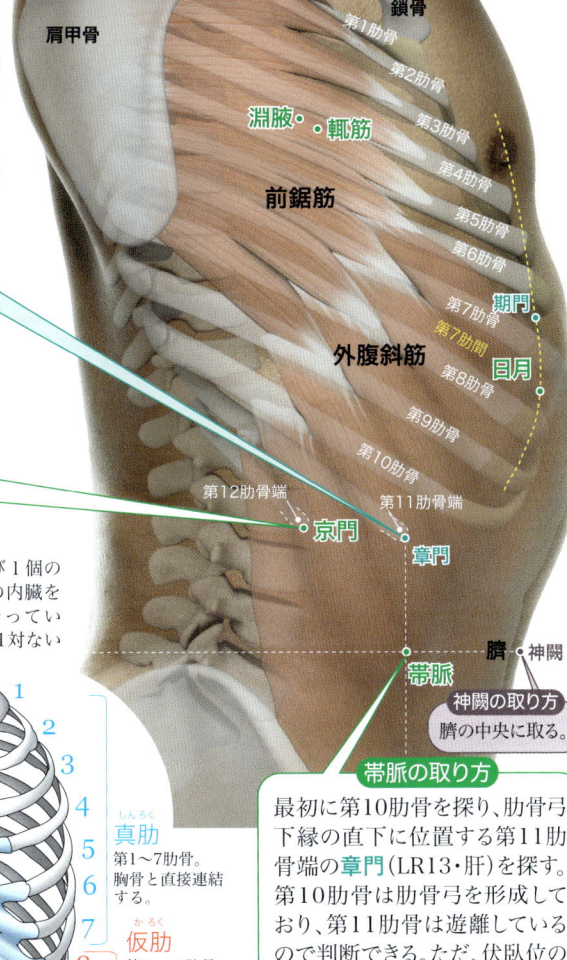

肋骨（ろっこつ） 肋硬骨ともいう。

肋軟骨（ろくなんこつ）

肋間隙（ろっかんげき）

肋骨弓（ろっこつきゅう）
胸郭下口のうち、第7〜第10肋骨の肋軟骨が結合して作る弓状の縁

胸骨下角（きょうこつかかく）
成人で約70〜80°

前面

真肋（しんろく）
第1〜7肋骨。胸骨と直接連結する。

仮肋（かろく）
第8〜12肋骨。肋軟骨を介して間接的に連絡する。

浮遊肋（ふゆうろく）
自由端で終わる。第11〜12肋骨。

神闕の取り方
臍の中央に取る。

帯脈の取り方
最初に第10肋骨を探り、肋骨弓下縁の直下に位置する第11肋骨端の**章門**（LR13・肝）を探す。第10肋骨は肋骨弓を形成しており、第11肋骨は遊離しているので判断できる。ただ、伏臥位の時は側腹部で第12肋骨を触診し、その前に第11肋骨を探した方が分かりやすい。帯脈は、**章門**の下方で、臍の中央の**神闕**（CV8・任）と同じ高さに取る。

上腕骨　肩甲骨　鎖骨　第1肋骨　第2肋骨　第3肋骨　淵腋・輒筋　第4肋骨　第5肋骨　前鋸筋　第6肋骨　第7肋骨　期門　第7肋間　日月　第8肋骨　外腹斜筋　第9肋骨　第10肋骨　第11肋骨端　第12肋骨端　京門　章門　臍・神闕　帯脈

| 8 KI 足の少陰**腎**経 | 9 PC 手の厥陰**心包**経 | 10 TE 手の少陽**三焦**経 | 11 GB 24-26 足の少陽**胆**経 | 12 LR 足の厥陰**肝**経 | 13 GV 督脈 | 14 CV 任脈 | 付録 奇穴 | 症例別 | 索引 |

205

GB 足の少陽胆経 <small>しょうようたんけい</small>
Gallbladder Meridian

取り方⑧ 五枢、維道、居髎

GB27 五枢（ごすう）
部位：下腹部,臍中央の下方3寸,上前腸骨棘の内方.
この経穴に関連した解剖学的構造：
- 皮膚には**腸骨下腹神経(L1)**の外側皮枝
- 肋間神経(T1〜T12),腸骨下腹神経(T12〜L1),腸骨鼠径神経(L1)支配の**外腹斜筋**,**内腹斜筋**
- 血管裂孔を出た直後の大腿動・静脈から分岐し腸骨後面へいたる浅腸骨回旋動・静脈

GB28 維道（いどう）
部位：下腹部,上前腸骨棘の内下方**0.5寸**.
この経穴に関連した解剖学的構造：
- 皮膚には**腸骨下腹神経(L1)**の外側皮枝
- 肋間神経(T1〜T12),腸骨下腹神経(T12〜L1),腸骨鼠径神経(L1)支配の**外腹斜筋**,**内腹斜筋**
- 大腿動・静脈から分岐し腸骨後面へいたる浅腸骨回旋動・静脈と内側面へいたる深腸骨回旋動・静脈

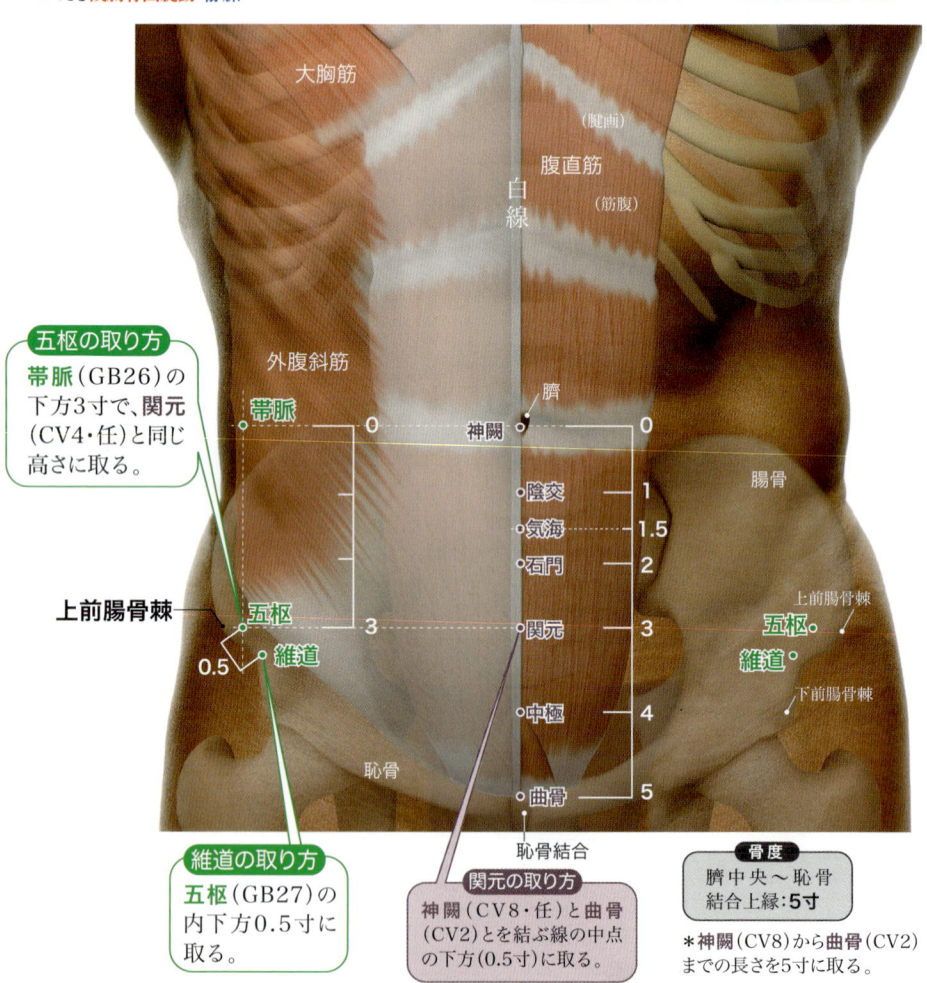

五枢の取り方
帯脈(GB26)の下方3寸で、関元(CV4・任)と同じ高さに取る。

維道の取り方
五枢(GB27)の内下方0.5寸に取る。

関元の取り方
神闕(CV8・任)と曲骨(CV2)とを結ぶ線の中点の下方(0.5寸)に取る。

骨度
臍中央〜恥骨結合上縁：5寸

＊神闕(CV8)から曲骨(CV2)までの長さを5寸に取る。

●「転子」とは「転がす道具」という意味で、大腿骨がこの突起に付着している筋の作用により回旋するためにこのように名付けられた。**大転子**には梨状筋、中殿筋、小殿筋が付着しておりそれぞれ股関節の回旋作用があり、梨状筋は外旋、中殿筋の前方線維は内旋、中殿筋の後方線維は外旋、小殿筋は内旋の働きをする。大転子は股関節を45°屈曲させて、坐骨結節と上前腸骨棘を結んだ線（ローゼルネラトン線）上に位置する。

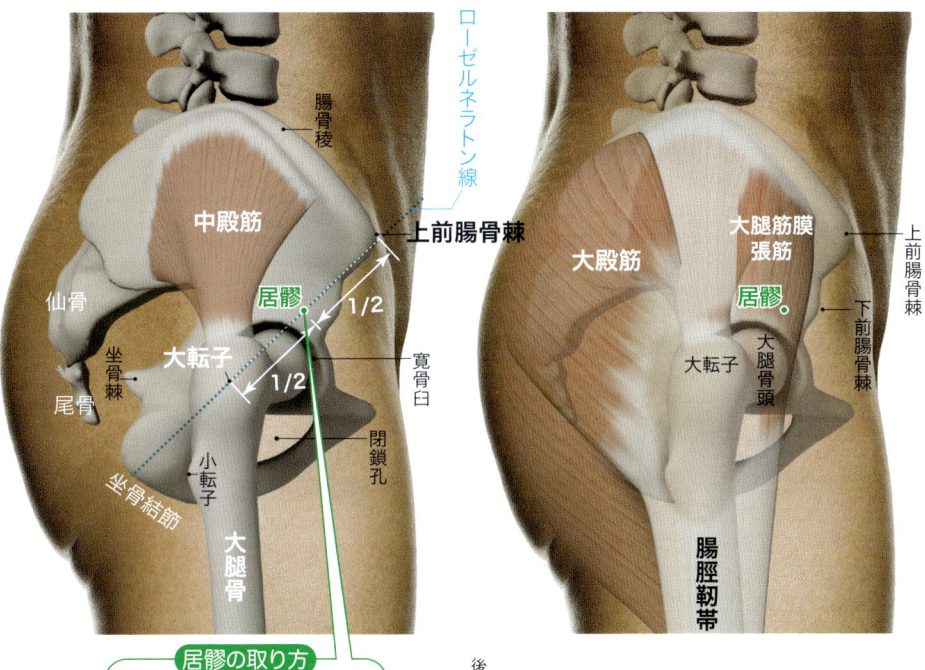

居髎の取り方
上前腸骨棘と大腿骨大転子の頂点の中点に取る。

GB29 居髎 きょりょう

部位：殿部，上前腸骨棘と大転子の頂点の中点．

この経穴に関連した解剖学的構造：
- 皮膚には腸骨下腹神経(L1)の外側皮枝、外側大腿皮神経、腸骨下腹神経の外側皮枝
- 梨状筋上孔から出る上殿神経(L4〜S1)支配の大腿筋膜張筋、中殿筋
- 上殿動脈の枝の大腿深動脈から分枝する外側大腿回旋動脈の上行枝

大腿筋膜張筋 tensor fasciae latae と 大腿四頭筋 quadriceps femoris

直立時に膝関節後方を強く押し付けると膝がガクンとするが、これは膝関節の伸展筋として作用する大腿四頭筋が直立時には補助的で、主に**大腿筋膜張筋**が機能することを意味している。

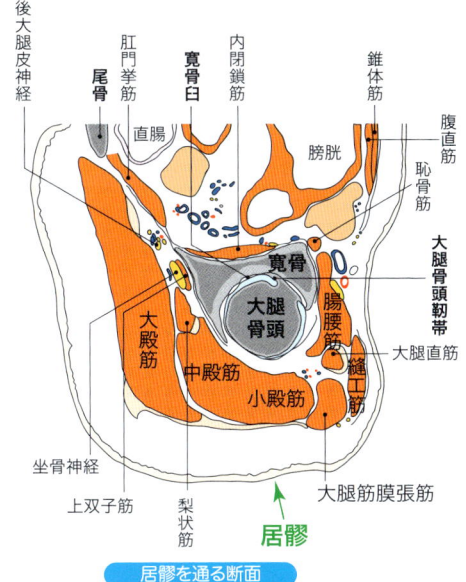

居髎を通る断面

GB 足の少陽胆経
Gallbladder Meridian
しょうようたんけい
取り方⑨ 環跳

GB30 環跳
かんちょう

部位:殿部,大転子の頂点と仙骨裂孔を結ぶ線上,大転子の頂点から1/3.
別説:大腿部,大転子の頂点と上前腸骨棘の間,大転子の頂点から1/3.

この経穴に関連した解剖学的構造:
- 皮膚には腰神経の後枝由来の**上殿皮神経**(L2)
- 梨状筋下孔から出る下殿神経(L5〜S2)支配の**大殿筋**
- 内腸骨動脈の壁側枝で梨状筋上孔から出る上殿動脈と梨状筋下孔から出る**下殿動脈**
- 深部には**坐骨神経**と仙骨神経叢支配の**大腿方形筋**がある。

環跳の取り方
仙骨裂孔(督脈の**腰兪**)と大転子の頂点とを結ぶ線を3等分し,大転子の頂点から3分の1のところに取る。
＊側臥し,股関節を屈曲すると取穴しやすい。

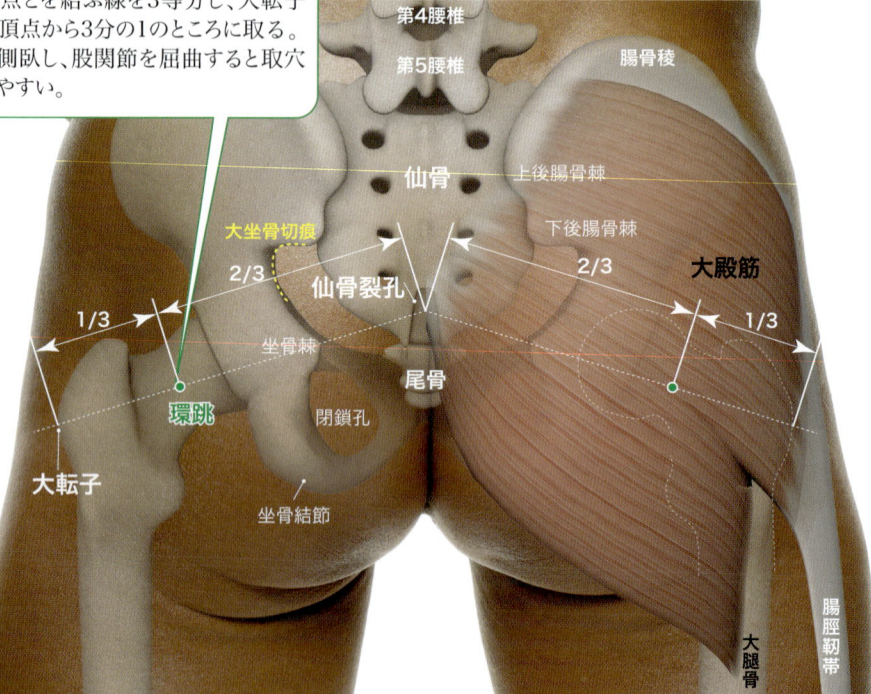

環跳を通る断面

周囲の主な構造:錐体筋、恥骨筋、外閉鎖筋、大腿動脈、縫工筋、大腿直筋、(別説)環跳、大腿筋膜張筋、外側広筋、中殿筋、小殿筋、大腿方形筋、坐骨神経、大殿筋、大腿骨、坐骨、内閉鎖筋、肛門挙筋、直腸、膀胱、恥骨

第4腰椎、第5腰椎、腸骨稜、仙骨、上後腸骨棘、下後腸骨棘、大殿筋、大坐骨切痕、仙骨裂孔、坐骨棘、尾骨、閉鎖孔、環跳、大転子、坐骨結節、大腿骨、腸脛靱帯

● **環跳**は「跳躍機能を改善させる」効果があるとして、この名前がついたとされている。中殿筋は股関節の外転筋で片足立ちの時に骨盤を水平に保つ重要な働きがある。中殿筋の筋力が低下した方の足で片足立ちすると、反対側の骨盤が傾いてしまう**トレンデレンブルグ徴候**がみられる。

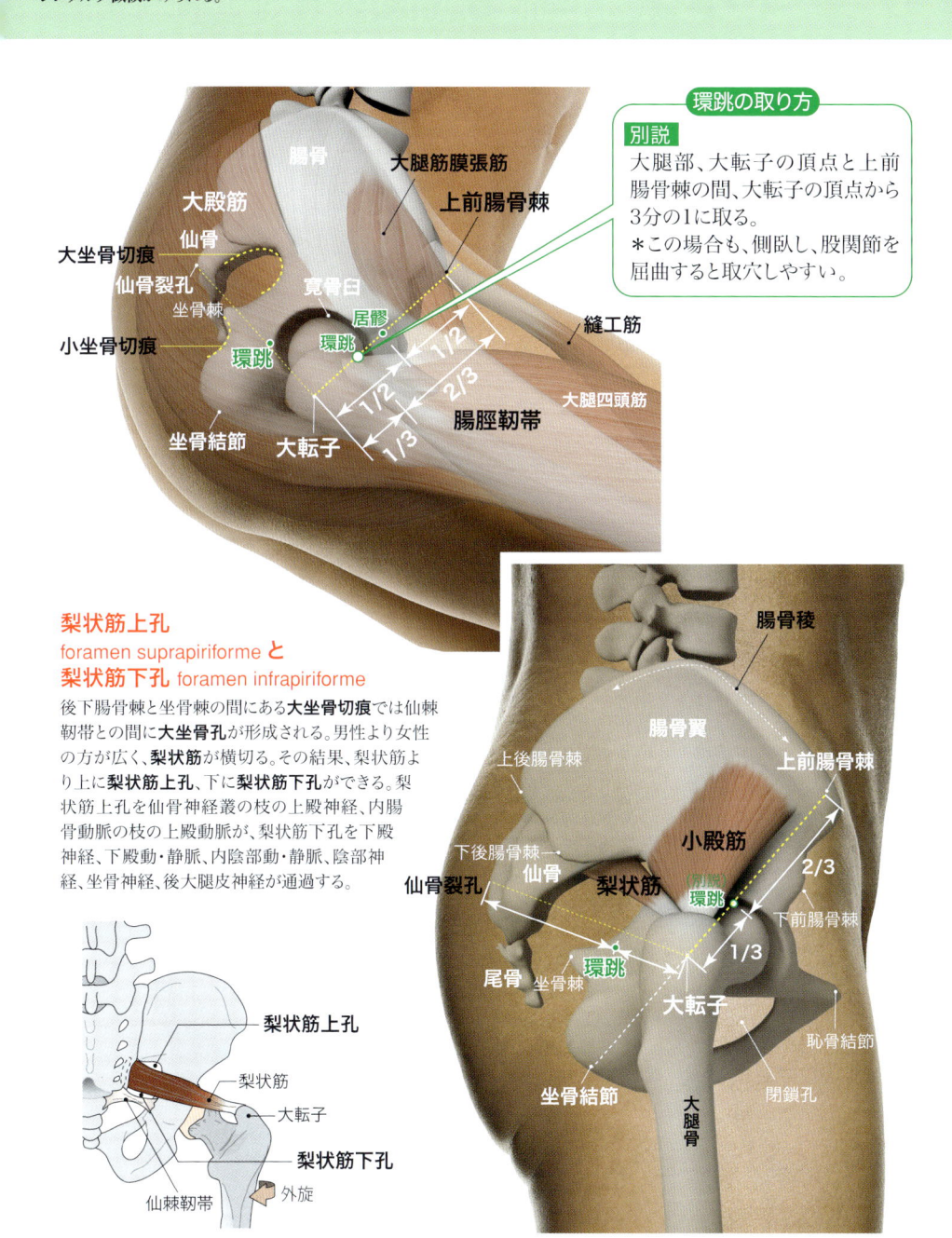

環跳の取り方

別説

大腿部、大転子の頂点と上前腸骨棘の間、大転子の頂点から3分の1に取る。
＊この場合も、側臥し、股関節を屈曲すると取穴しやすい。

梨状筋上孔 foramen suprapiriforme と
梨状筋下孔 foramen infrapiriforme

後下腸骨棘と坐骨棘の間にある**大坐骨切痕**では仙棘靭帯との間に**大坐骨孔**が形成される。男性より女性の方が広く、**梨状筋**が横切る。その結果、梨状筋より上に**梨状筋上孔**、下に**梨状筋下孔**ができる。梨状筋上孔を仙骨神経叢の枝の上殿神経、内腸骨動脈の枝の上殿動脈が、梨状筋下孔を下殿神経、下殿動・静脈、内陰部動・静脈、陰部神経、坐骨神経、後大腿皮神経が通過する。

| 8 KI 足の少陰腎経 | 9 PC 手の厥陰心包経 | 10 TE 手の少陽三焦経 | 11 GB 30 足の少陽胆経 | 12 LR 足の厥陰肝経 | 13 GV 督脈 | 14 CV 任脈 | 付録 奇穴 | 症例別 | 索引 |

Gallbladder Meridian
GB 足の少陽胆経 取り方⑩ 風市、中瀆、膝陽関、陽陵泉

GB31 風市

部位:大腿部外側,直立して腕を下垂し,手掌を大腿部に付けたとき,中指の先端があたる腸脛靭帯の後方陥凹部.

この経穴に関連した解剖学的構造：
- 皮膚には腰神経叢の枝の**外側大腿皮神経**(L2)
- 大腿神経(L2〜L4)支配で膝関節伸展に働く大腿四頭筋のうちの**外側広筋**
- 脛骨神経筋枝支配で膝関節屈曲に働く**大腿二頭筋短頭**
- 大腿深動脈から枝分かれする**外側大腿回旋動脈の下行枝**
- 腸骨稜から脛骨外側果に張る強靭な靭帯で大腿筋膜の補強として機能する**腸脛靭帯**がある.

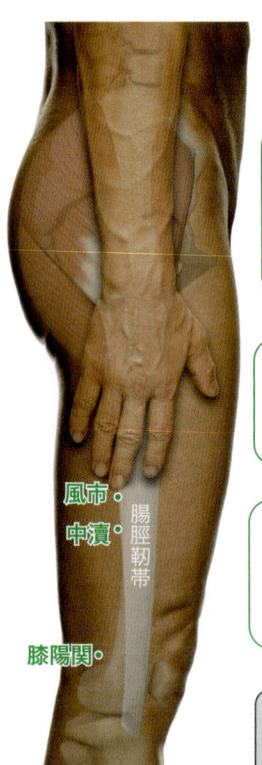

風市の取り方
直立して腕を下垂したとき、大腿部外側に中指先端があたる腸脛靭帯の後方陥凹部に取る。

中瀆の取り方
膝窩横紋の上方7寸で、腸脛靭帯の後方に取る。

膝陽関の取り方
大腿二頭筋腱と腸脛靭帯の間の陥凹部、大腿骨外側上顆の後上縁に取る。

骨度
大腿骨大転子外側最頂部〜膝窩：19寸

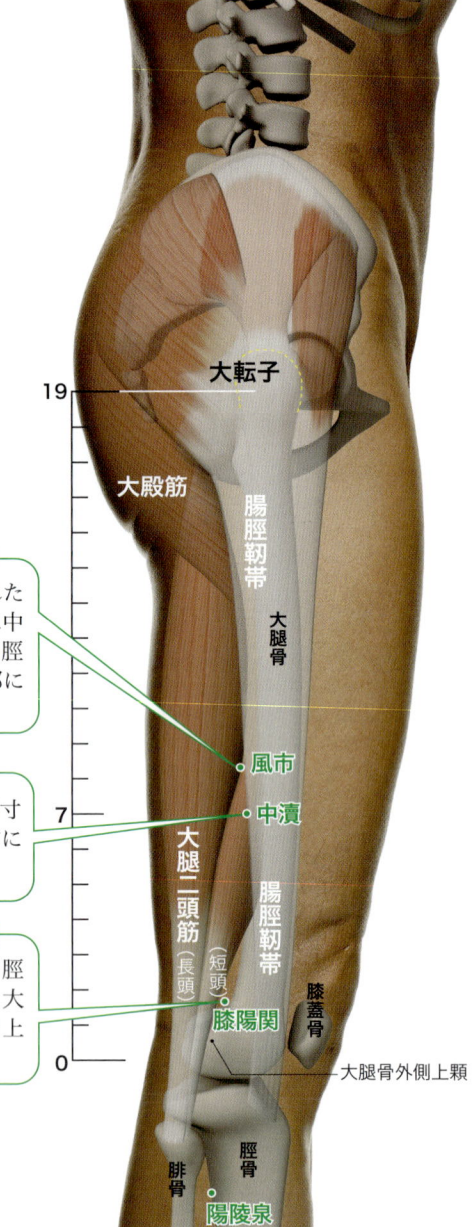

- 腸脛靱帯は大腿筋膜の外側部が腱膜様に厚くなった部分で、近位では大腿筋膜張筋と大殿筋に結合し、遠位では脛骨上端の前外側面(Gerdy結節)に付着する。陸上競技の長距離ランナーに多いスポーツ障害に**腸脛靱帯炎**がある。これは、繰り返される膝の曲げ伸ばしによって、腸脛靱帯と大腿骨外側上顆部との間に起こる摩擦による炎症障害で、O脚などのアライメント異常とも関係している。

GB32 中瀆 (ちゅうとく)

部位:大腿部外側,腸脛靱帯の後方で,**膝窩横紋の上方7寸**.

この経穴に関連した解剖学的構造:
- 皮膚には腰神経叢の枝の**外側大腿皮神経(L2)**
- 大腿神経(L2〜L4)支配で膝関節伸展に働く大腿四頭筋のうちの**外側広筋**
- 脛骨神経筋枝支配で膝関節屈曲に働く**大腿二頭筋短頭**
- 大腿深動脈から枝分かれする**外側大腿回旋動脈の下行枝**
- 腸骨稜から脛骨外側果に張る強靭な靱帯で大腿筋膜の補強として機能する**腸脛靱帯**がある。

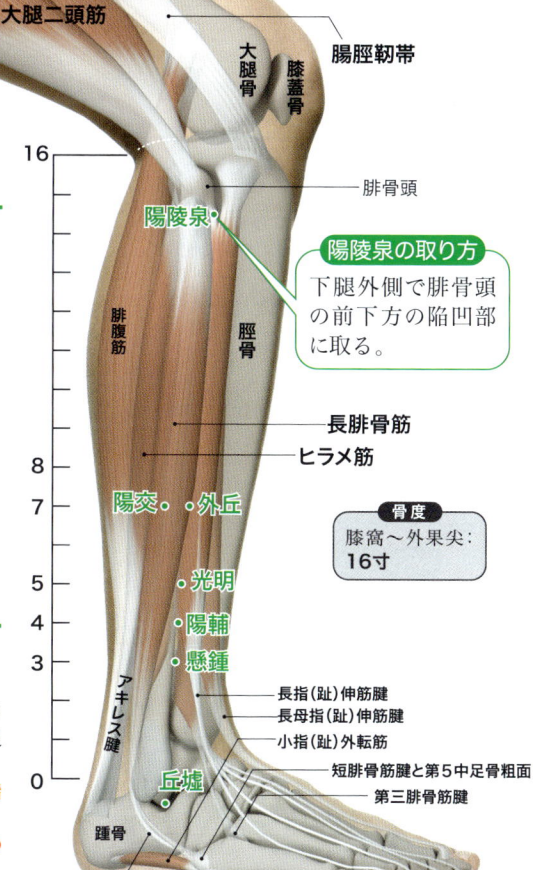

GB33 膝陽関 (ひざようかん)

部位:膝外側,大腿二頭筋腱と腸脛靱帯の間の陥凹部,大腿骨外側上顆の後上縁.

この経穴に関連した解剖学的構造:
- 皮膚には腰神経叢の枝の**外側大腿皮神経(L3)**
- 脛骨神経(S1〜S2)支配で足関節の底屈に働く**腓腹筋外側頭**
- 腓骨神経支配で膝関節屈曲に働く**大腿二頭筋**
- 膝窩動・静脈から枝分かれする**外側上膝動・静脈**
- 腸骨稜から脛骨外側果に張る強靭な靱帯で大腿筋膜の補強として機能する**腸脛靱帯**
- 深部に腓腹筋外側頭や足底筋の起始となる**大腿骨外側上顆**がある。

GB34 陽陵泉 (ようりょうせん)

部位:下腿外側,腓骨頭前下方の陥凹部.

この経穴に関連した解剖学的構造:
- 皮膚には総腓骨神経の皮枝の**外側腓腹皮神経(L5)**
- 総腓骨神経の枝の浅腓骨神経(L4〜S2)支配で足関節の外反に働く**長腓骨筋**
- 深腓骨神経支配で第2〜5指(趾)の伸展に働く**長指(趾)伸筋**
- 外側下膝動脈の枝と吻合する後脛骨動脈の分枝の**腓骨回旋枝**

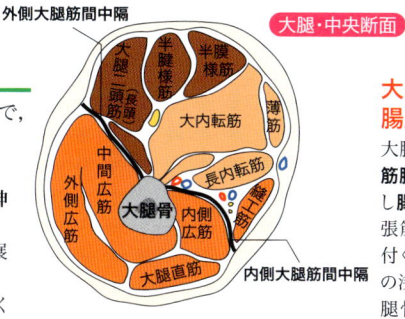

大腿筋膜 fascia lata と 腸脛靱帯 iliotibial tract

大腿にある筋全体を覆う**大腿筋膜**は、大腿外側で特に肥厚し**腸脛靱帯**となる。大腿筋膜張筋が大殿筋とともにここに付く。大腿筋膜は内側と外側の浅層から深層に向かって大腿骨との間に、**内側・外側大腿筋間中隔**を形成し、前方の筋群と後方の筋群を分ける。

陽陵泉の取り方
下腿外側で腓骨頭の前下方の陥凹部に取る。

骨度
膝窩〜外果尖: 16寸

GB 足の少陽胆経 しょうようたんけい 取り方⑪ 陽交、外丘、光明、陽輔、懸鍾

Gallbladder Meridian

GB35 陽交 ようこう

部位:下腿外側,腓骨の後方,外果尖の上方**7寸**.

この経穴に関連した解剖学的構造:
- 皮膚には総腓骨神経の皮枝の**外側腓腹皮神経(L5)**
- 脛骨神経(S1〜S2)支配で足関節の底屈に働く**下腿三頭筋**(腓腹筋・ヒラメ筋)
- 脛骨神経(L5〜S1)支配で母指(趾)の屈曲に働く**長母指(趾)屈筋**
- 総腓骨神経の枝の浅腓骨神経(L4〜S2)支配で足関節の外反に働く**長腓骨筋**
- 膝窩動脈から枝分かれする**前脛骨動脈の枝**

GB36 外丘 がいきゅう

部位:下腿外側,腓骨の前方,外果尖の上方**7寸**.

この経穴に関連した解剖学的構造:
- 皮膚には総腓骨神経の皮枝の**外側腓腹皮神経(L5)**
- 総腓骨神経の枝の浅腓骨神経(L4〜S1)支配の**長・短腓骨筋**
- 深腓骨神経支配で第2〜5指(趾)の伸展に働く**長指(趾)伸筋**
- 脛骨神経(L5〜S1)支配で母指(趾)の伸展に働く**長母指(趾)伸筋**
- 膝窩動脈から枝分かれする**前脛骨動脈の枝**

骨度 膝窩〜外果尖: 16寸
* 外果尖から膝窩横紋外端までの長さを16寸とする。

飛揚の取り方
下腿後外側,腓腹筋外側頭下縁とアキレス腱の間,崑崙(BL60)の上方7寸。

下巨虚の取り方
下腿前面,犢鼻(ST35)と解渓(ST41)を結ぶ線上,犢鼻の下方9寸に取る。

外丘の取り方
外果尖と膝窩横紋外端を結ぶ線上の中点の下方1寸で、陽交(GB35)の前方に取る。

陽交の取り方
外果尖と膝窩横紋外端を結ぶ線上の中点の下方1寸で、外丘(GB36)の後方に取る。

光明の取り方
腓骨の前方、外果尖の上方5寸に取る。

212

腓骨遠位端にある骨隆起を**外果**という。外果の後方を足関節の外反に働く**長・短腓骨筋腱**が走行する。外果は滑車として機能し、作用する方向を転換している。このため、摩擦が大きくなり、腱炎や腱脱臼が生じやすくもなる。

GB37 光明(こうめい)

部位:下腿外側,腓骨の前方,
　　　外果尖の上方**5寸**.

この経穴に関連した解剖学的構造:
- 皮膚には総腓骨神経の皮枝の**外側腓腹皮神経**(L5)
- 総腓骨神経の枝の浅腓骨神経(L4〜S1)支配の**長・短腓骨筋**
- 深腓骨神経支配で第2〜5指(趾)の伸展に働く**長指(趾)伸筋**
- 脛骨神経(L5〜S1)支配で母指(趾)の伸展に働く**長母指(趾)伸筋**, 足関節の内がえし・底屈に働く**後脛骨筋**
- 膝窩動脈から枝分かれする**前脛骨動脈の枝**

GB38 陽輔(ようほ)

部位:下腿外側,腓骨の前方,
　　　外果尖の上方**4寸**.

この経穴に関連した解剖学的構造:
- 皮膚には総腓骨神経の皮枝の**外側腓腹皮神経**(L5)
- 深腓骨神経支配で第2〜5指(趾)の伸展に働く**長指(趾)伸筋**
- 脛骨神経(L5〜S1)支配で母指(趾)の伸展に働く**長母指(趾)伸筋**
- 膝窩動脈から枝分かれする**前脛骨動脈の枝**

GB39 懸鍾(けんしょう)

部位:下腿外側,腓骨の前方,
　　　外果尖の上方**3寸**.

この経穴に関連した解剖学的構造:
- 皮膚には総腓骨神経の皮枝の**外側腓腹皮神経**(L5)
- 深腓骨神経支配で第2〜5指(趾)の伸展に働く**長指(趾)伸筋**
- 膝窩動脈から枝分かれする**前脛骨動脈の枝**
- 深部には**下腿骨間膜**がある。

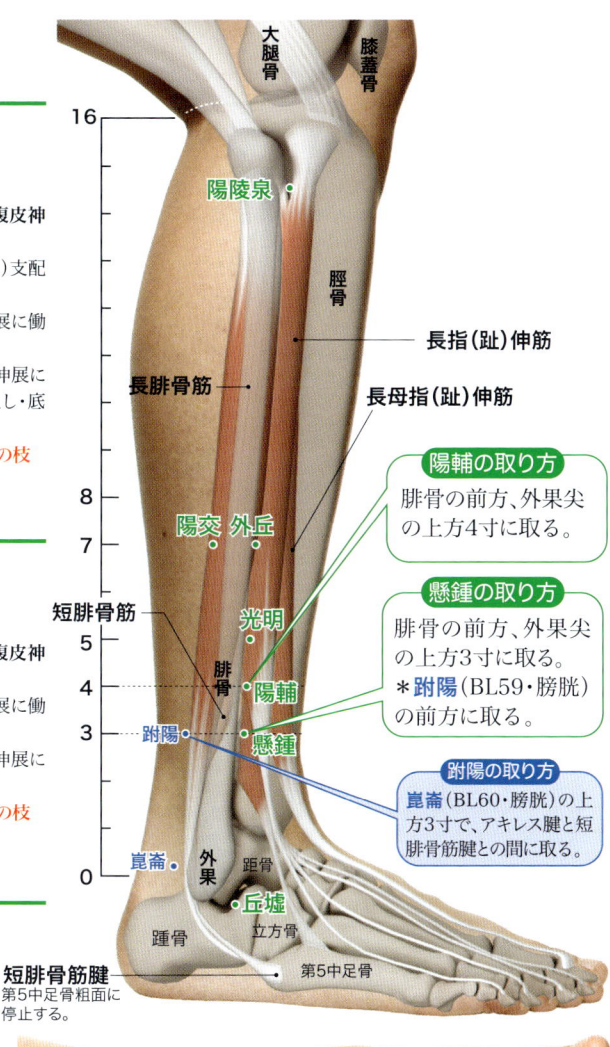

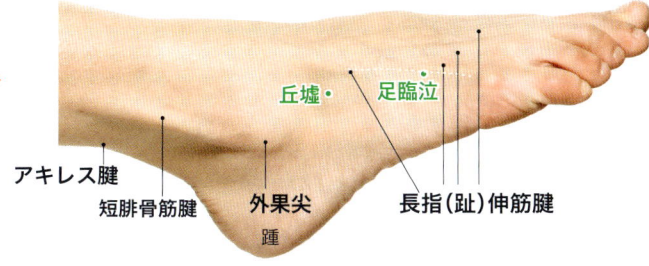

陽輔の取り方
腓骨の前方、外果尖の上方4寸に取る。

懸鍾の取り方
腓骨の前方、外果尖の上方3寸に取る。
＊跗陽(BL59・膀胱)の前方に取る。

跗陽の取り方
崑崙(BL60・膀胱)の上方3寸で、アキレス腱と短腓骨筋腱との間に取る。

短腓骨筋腱 第5中足骨粗面に停止する。

Gallbladder Meridian
GB 足の少陽胆経 しょうようたんけい
取り方⑫ 丘墟、足臨泣、地五会、侠渓 他

GB40 丘墟 きゅうきょ

部位:足関節前外側,長指(趾)伸筋腱外側の陥凹部,外果尖の前下方.

この経穴に関連した解剖学的構造:
- 皮膚には総腓骨神経の枝である浅腓骨神経皮枝の**中間足背皮神経(L5)**
- 総腓骨神経の枝である深腓骨神経(L4～S2)支配で第2～4指(趾)の伸展に働く**短指(趾)伸筋**
- 前外果動脈の枝で構成される**外果動脈網**
- 下腿前側の伸筋の腱を保持する**下伸筋支帯**

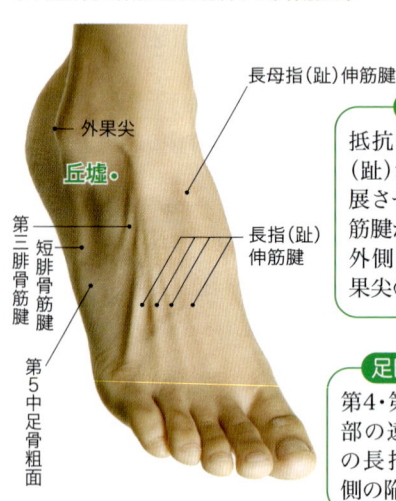

丘墟の取り方
抵抗に抗して足の第2指(趾)から第5指(趾)を伸展させると、長指(趾)伸筋腱がはっきり現れ、その外側陥凹中に取る。＊外果尖の前下方に取る。

足臨泣の取り方
第4・第5中足骨底接合部の遠位、第5指(趾)の長指(趾)伸筋腱外側の陥凹部に取る。

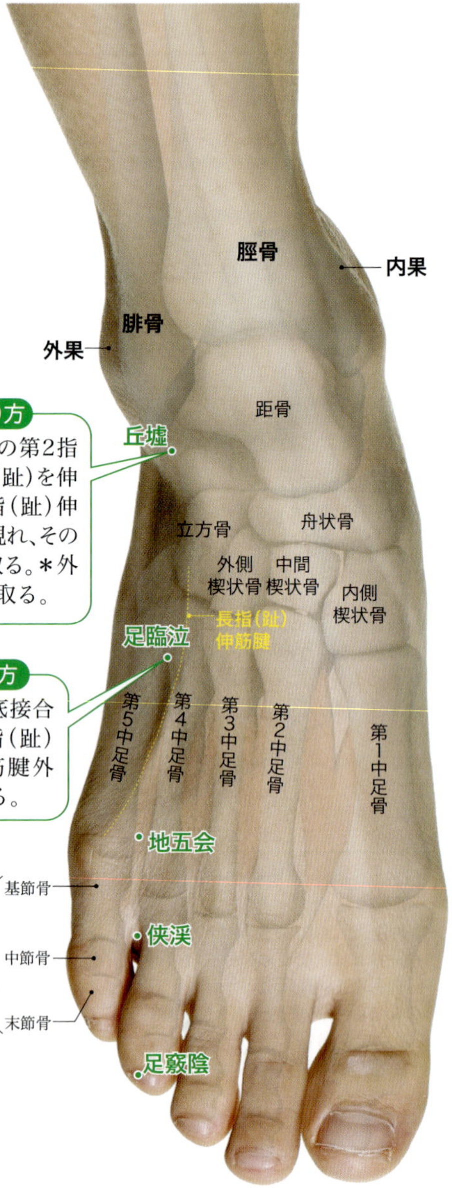

GB41 足臨泣 あしりんきゅう

部位:足背,第4・第5中足骨底接合部の遠位,第5指(趾)の長指(趾)伸筋腱外側の陥凹部.

この経穴に関連した解剖学的構造:
- 皮膚には総腓骨神経の枝である浅腓骨神経皮枝の**中間足背皮神経(L5)**
- 脛骨神経から枝分かれする外側足底神経(L4～S3)支配で第4指(趾)の外転に働く**第4背側骨間筋**
- 脛骨神経から枝分かれする外側足底神経(L4～S3)支配で第3指(趾)の内転に働く**第3底側骨間筋**
- 足背動脈と外側足根動脈で形成される弓状動・静脈から分枝する**第4背側中足動**・**静脈**
- 深部には**第4・5中足骨底**がある。

ラベル(図):
- 外果尖、丘墟、短指伸筋腱、第三腓骨筋腱、第5中足骨粗面、長母指(趾)伸筋腱、長指(趾)伸筋腱
- 脛骨、腓骨、外果、内果、距骨、舟状骨、立方骨、外側楔状骨、中間楔状骨、内側楔状骨
- 丘墟、長指(趾)伸筋腱、足臨泣、第5中足骨、第4中足骨、第3中足骨、第2中足骨、第1中足骨
- 地五会、侠渓、足竅陰、基節骨、中節骨、末節骨、指(趾)骨

214

● 長指(趾)伸筋は深腓骨神経支配の筋で、第2～5指(趾)を伸展する働きがあり、他の動きでは背屈や回内にも関与する。また、第1指(趾)の伸展には長母指(趾)伸筋が個別に働く。腰椎椎間板ヘルニアの好発部位である第4・5腰椎間の椎間板ヘルニアでは、この両筋の筋力の低下がみられ、特に長指(趾)伸筋の低下が著明に現れるため、重症になると、歩行時につま先が上がらなくなり、わずかな段差でつまずいたり、スリッパが脱げてしまうこともある。

GB42 地五会(ちごえ)

部位:足背,第4・第5中足骨間,
　　第4中足指(趾)節関節近位の陥凹部.

この経穴に関連した解剖学的構造:
- 皮膚には総腓骨神経の枝である浅腓骨神経皮枝の**中間足背皮神経**(L5)
- 深腓骨神経(L4～S1)支配で第2～5指(趾)の伸展に働く**長指(趾)伸筋[腱]**、第2～4指(趾)の伸展に働く**短指(趾)伸筋[腱]**
- 脛骨神経から枝分かれする**外側足底神経**(L4～S3)支配で第4指(趾)の外転に働く**第4背側骨間筋**
- 脛骨神経から枝分かれする**外側足底神経**(L4～S3)支配で第3指(趾)の内転に働く**第3底側骨間筋**
- 足背動脈と外側足根動脈で形成される弓状動・静脈から分枝する**第4背側中足動・静脈**
- 深部には**第4・5中足骨頭**がある。

GB43 侠渓(きょうけい)

部位:足背,第4・第5指(趾)間,
　　みずかきの近位,赤白肉際.

この経穴に関連した解剖学的構造:
- 皮膚には総腓骨神経の枝である**浅腓骨神経皮枝の中間足背神経**(L5)
- 深腓骨神経(L4～S1)支配で第2～5指(趾)の伸展に働く**長指(趾)伸筋[腱]**、第2～4指(趾)の伸展に働く**短指(趾)伸筋[腱]**
- 弓状動脈から分枝する第4背側中足動脈の枝の**背側趾動・静脈**
- 深部には**第4・5基節骨**がある。

GB44 足竅陰(あしきょういん)

部位:足の第4指(趾),末節骨外側,
　　爪甲角の近位外方**0.1寸**(指寸),
　　爪甲外側縁の垂線と
　　爪甲基底部の水平線の交点.

この経穴に関連した解剖学的構造:
- 皮膚には総腓骨神経の枝である**浅腓骨神経皮枝の中間足背神経**(S1)
- 弓状動脈から分枝する第4背側中足動脈の枝の**背側指(趾)動・静脈**
- 第4趾の**爪甲角**

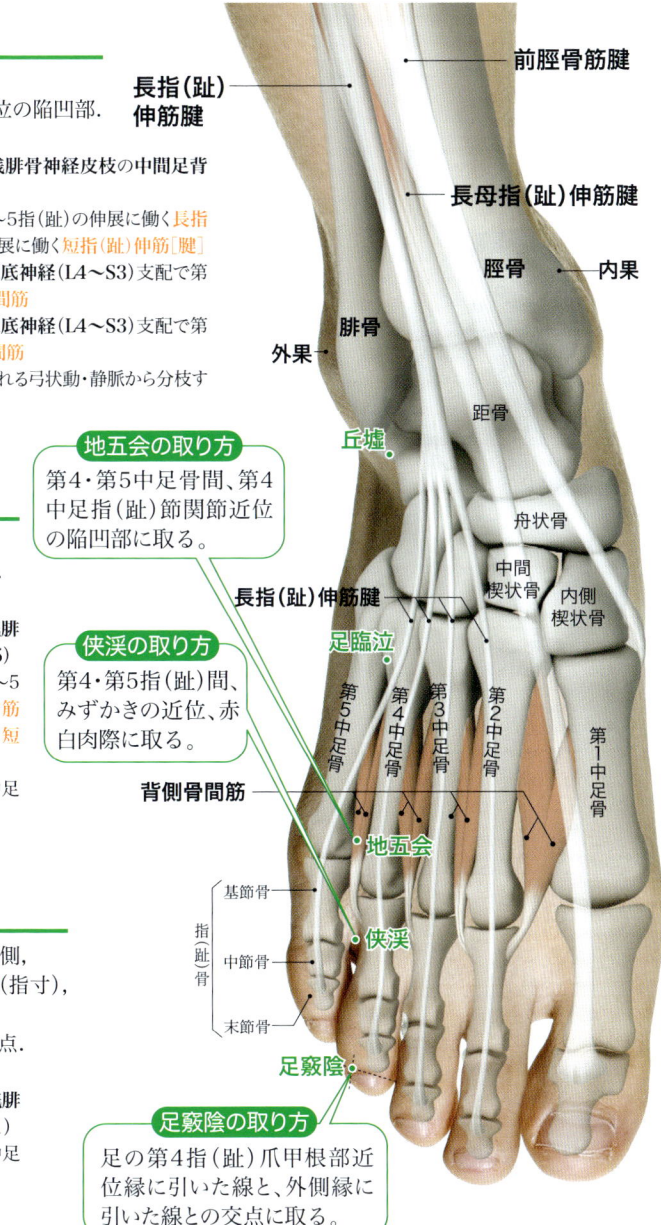

前脛骨筋腱
長指(趾)伸筋腱
長母指(趾)伸筋腱
脛骨
内果
腓骨
外果
距骨
丘墟
舟状骨
中間楔状骨
内側楔状骨
長指(趾)伸筋腱
足臨泣
背側骨間筋
第5中足骨／第4中足骨／第3中足骨／第2中足骨／第1中足骨
基節骨／中節骨／末節骨 指(趾)骨
地五会
侠渓
足竅陰

地五会の取り方
第4・第5中足骨間、第4中足指(趾)節関節近位の陥凹部に取る。

侠渓の取り方
第4・第5指(趾)間、みずかきの近位、赤白肉際に取る。

足竅陰の取り方
足の第4指(趾)爪甲根部近位縁に引いた線と、外側縁に引いた線との交点に取る。

経穴の読み方テスト《側面編》

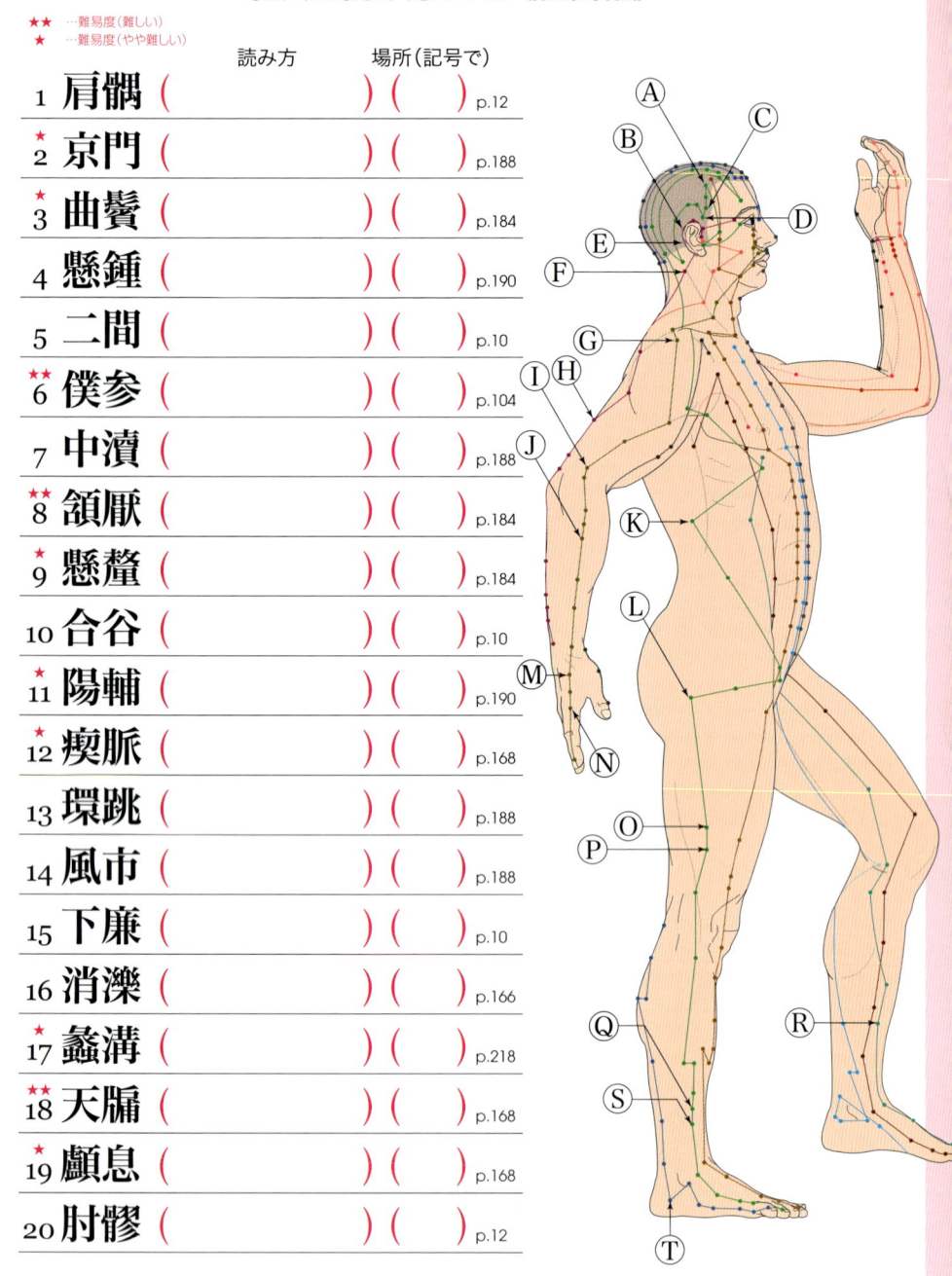

★★ …難易度(難しい)
★ …難易度(やや難しい)

　　　　　　　　読み方　　　場所(記号で)

1. 肩髃（　　　　）（　　　）p.12
2. ★ 京門（　　　　）（　　　）p.188
3. ★ 曲鬢（　　　　）（　　　）p.184
4. 懸鍾（　　　　）（　　　）p.190
5. 二間（　　　　）（　　　）p.10
6. ★★ 僕参（　　　　）（　　　）p.104
7. 中瀆（　　　　）（　　　）p.188
8. ★★ 頷厭（　　　　）（　　　）p.184
9. ★ 懸釐（　　　　）（　　　）p.184
10. 合谷（　　　　）（　　　）p.10
11. ★ 陽輔（　　　　）（　　　）p.190
12. ★ 瘈脈（　　　　）（　　　）p.168
13. 環跳（　　　　）（　　　）p.188
14. 風市（　　　　）（　　　）p.188
15. 下廉（　　　　）（　　　）p.10
16. 消濼（　　　　）（　　　）p.166
17. ★ 蠡溝（　　　　）（　　　）p.218
18. ★★ 天牖（　　　　）（　　　）p.168
19. ★ 顱息（　　　　）（　　　）p.168
20. 肘髎（　　　　）（　　　）p.12

正解
①肩髃（けんぐう・G）　②京門（けいもん・K）　③曲鬢（きょくびん・D）　④懸鍾（けんしょう・S）　⑤二間（じかん・N）
⑥僕参（ぼくしん・T）　⑦中瀆（ちゅうとく・P）　⑧頷厭（がんえん・A）　⑨懸釐（けんり・C）　⑩合谷（ごうこく・M）
⑪陽輔（ようほ・Q）　⑫瘈脈（けいみゃく・E）　⑬環跳（かんちょう・L）　⑭風市（ふうし・O）　⑮下廉（げれん・J）
⑯消濼（しょうれき・H）　⑰蠡溝（れいこう・R）　⑱天牖（てんゆう・F）　⑲顱息（ろそく・B）　⑳肘髎（ちゅうりょう・I）

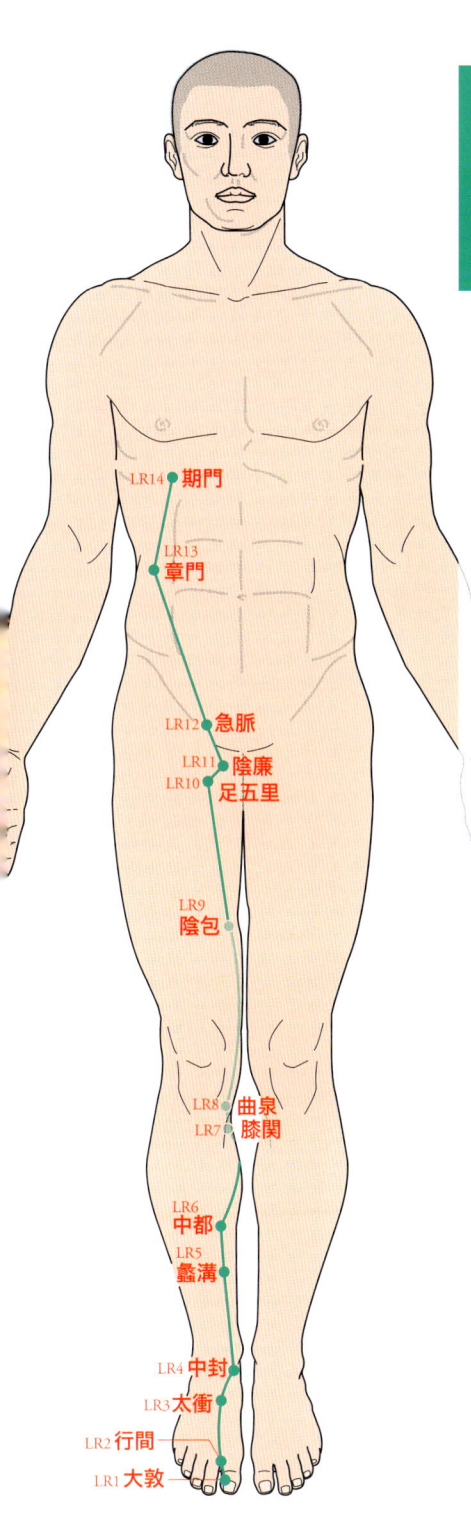

Chapter 12
足の厥陰肝経
LR（Liver Meridian）

肝は思惟（深く考えること）の中枢
肝は「将軍の官」と呼ばれ、外敵（病邪）を防ぐ一切の思慮、計謀をつかさどる。つまり、肝は思惟活動の中心であり、人が思考思索をめぐらすことのできるのは肝のためである。

肝は疏泄をつかさどる（気機を調節）
肝は、気が広がって移動していく機能（疏泄）がある。気は、体内を上ったり下りたり、組織に入ったり出たりしている。このような気の動き（気機）を肝が調節している。

肝は蔵血をつかさどる
肝は血を貯蔵し、体の血量を調節する働き（蔵血）がある。
肝は過度の怒が起こると、正常な働きができなくなる。

病証
是動病：腰痛で身体を倒したり反らすことができない。男子は疝気（睾丸が腫れ痛む）、女子は下腹部が腫れ腰が痛む。激しいときは顔色がすすけて青黒くなる。

所生病：胸満（胸のふさがり）、嘔吐、不消化便を下す、遺尿（無意識な尿漏れ）・尿閉（小便が出ない）

経穴：
- LR14 期門
- LR13 章門
- LR12 急脈
- LR11 陰廉
- LR10 足五里
- LR9 陰包
- LR8 曲泉
- LR7 膝関
- LR6 中都
- LR5 蠡溝
- LR4 中封
- LR3 太衝
- LR2 行間
- LR1 大敦

LR 足の厥陰肝経 ①足部・下腿

Liver Meridian

けつ いん かん けい

※大の呉音は「だい、だ」、漢音は「たい、た」。
※敦の呉音・漢音はともに「とん、たい」、唐音は「つい」。

「だいと・たいとん」とも読む。

LR1 大敦 (だいとん)
- 別名：水泉 (すいせん)
- 要穴：肝経の井木穴
- 穴性：泄熱解痙、理気調血、通経活絡

「ぎょうかん」とも読む。　※行の呉音は「ぎょう」、漢音は「こう」、唐音は「あん」。

LR2 行間 (こうかん)
- 要穴：肝経の滎(栄)火穴
- 穴性：瀉肝火、疏気滞、清熱鎮驚

LR3 太衝 (たいしょう)
- 要穴：肝の原穴、肝経の兪土穴
- 穴性：平肝鎮惊、泄熱理血、清頭目、理下焦、疏肝理気

LR4 中封 (ちゅうほう)
- 別名：懸泉 (けんせん)
- 要穴：肝経の経金穴
- 穴性：清肝胆、理下焦

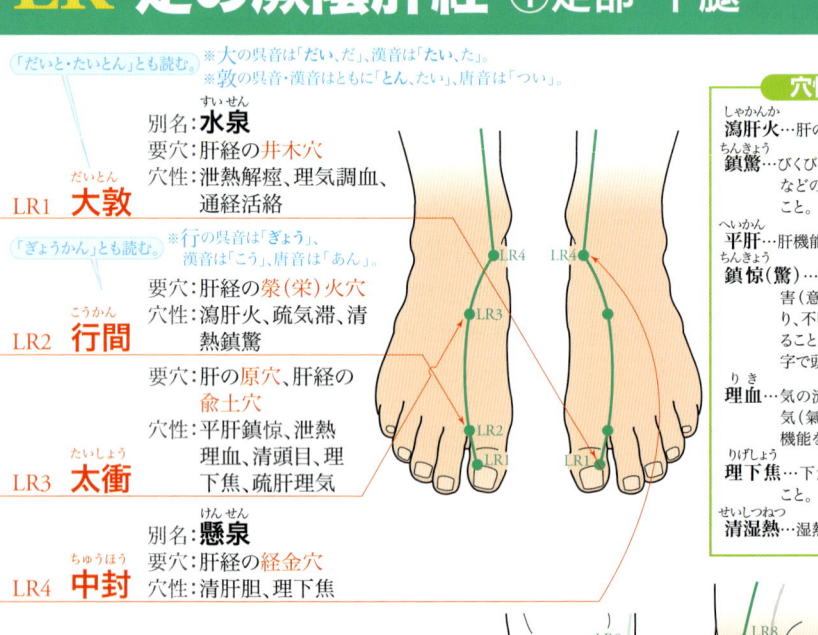

LR5 蠡溝 (れいこう)
- 別名：交儀 (こうぎ)
- 要穴：肝経の絡穴
- 穴性：疏肝理気、調経活絡

LR6 中都 (ちゅうと)
- 要穴：肝経の郄穴
- 穴性：調経血、理下焦

LR7 膝関 (しつかん)
- 穴性：散風湿、利関節

LR8 曲泉 (きょくせん)
- 要穴：肝経の合水穴
- 穴性：清湿熱、理下焦、舒筋活絡

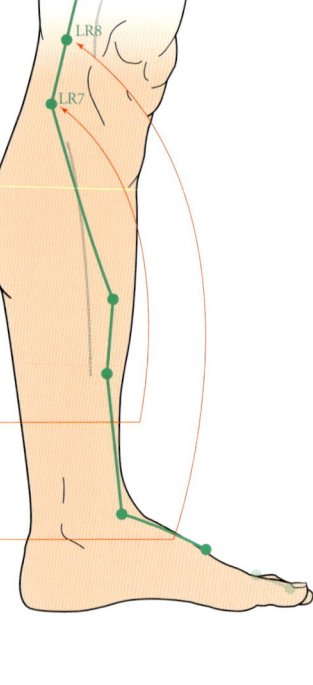

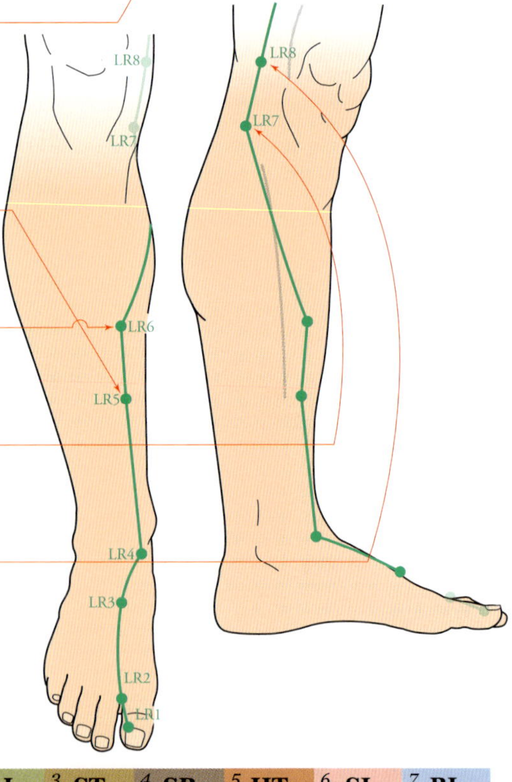

穴性解説

- **瀉肝火** (しゃかんか)…肝の火を取り除くこと。
- **鎮驚** (ちんきょう)…びくびくしたり、驚きやすいなどの不安感を和らげること。
- **平肝** (へいかん)…肝機能を整えること。
- **鎮惊(驚)** (ちんきょう)…精神不安や意識障害（意識がもうろうとしたり、不明な状態）を改善すること。「惊」は「驚」の簡体字で頭がかすむ意を伴う。
- **理血** (りけつ)…気の流れを良くすること。気(氣)を正常にめぐらせ機能を回復する治療法。
- **理下焦** (りげしょう)…下焦の働きを良くすること。
- **清湿熱** (せいしつねつ)…湿熱を冷ますこと。

| 序文 | 目次 | 経絡経穴概論 | 1 LU 手の太陰肺経 | 2 LI 手の陽明大腸経 | 3 ST 足の陽明胃経 | 4 SP 足の太陰脾経 | 5 HT 手の少陰心経 | 6 SI 手の太陽小腸経 | 7 BL 足の太陽膀胱経 |

● 足の厥陰肝経は足の少陽胆経の脈気を受けて足の第1指(趾)外側端(**大敦**)に起こり、足背(**行間・太衝**)をめぐり、内果の前(**中封**)、下腿前内側(**蠡溝・中都**)を上り、内果の上8寸のところで足の太陰脾経と交わり、膝窩内側(**膝関・曲泉**)に至る。

● **大敦**の敦は「厚い」を意味する。**大敦**は、大きく厚い足の 第一指[母指(趾)]を表わしている。

● **行間**は、足(足によって「行」くことができる)の第一指(母趾)と第二指(示趾)の**間**にある経穴の意。

● **太衝**の衝は、動脈の拍動を触知できる部分にしばしば用いられる(→p.59)。また、古代中国では足背動脈を「太動脈」と呼んだという。太衝は足背動脈の拍動部にある経穴の意。

● **中封**の中は「精神」を指し、**封**は「収蔵」を指す。中封は、「精神を収蔵し、情動の働きと関係する」ところの経穴の意。また、**封**は、盛土で仕切られた「領土の境」の意味ももつため、**中封は長母指(趾)伸筋腱と前脛骨筋腱の中間の「境」**、また、足根部と下腿の境にある経穴とも説明されている。

● **蠡溝**の由来は諸説ある。**蠡**は「木喰い虫」を指すため、蠡溝は脛骨を木にたとえ、脛骨と後脛骨筋などの下腿の屈筋との間にできた(虫喰いの穴のように)小さな**溝**にある経穴とされる。また陰部掻痒(掻痒は、かゆみのために虫が這うような感じ)に効果のある経穴とも解釈される。別説では、蠡の字が「瓢、瓢箪」を意味するため、**腓腹筋や後脛骨筋の筋腹を「瓢箪」**(または、貝製の柄杓)に例えたという。

● **中都**は、下腿内側の**中**央にあって、気血が「集まる」ところの経穴の意。

● **膝関**は、**膝**の**関**節近くの経穴。

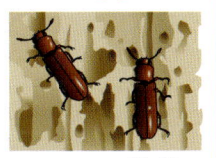

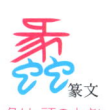

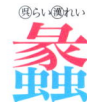

● **曲泉**は、膝を屈曲させたときに膝の内側に生じる陥凹にある経穴の意。または、気血がここで**泉**のように集まる部位の経穴ともいわれる。

享は、建物のずっしりとした土台、もしくは城壁を指す。

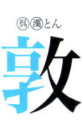

敦は「厚く、重厚なこと、ずっしりと安定していること」を意味する。ちなみに、中国西域の「敦煌(とんこう)」は、シルクロードを経由した東西貿易によって「大きく栄えた」都市である(煌は「きらめく、栄える」こと)。

生の部分(丰)は円錐形になった草の穂先を指す。寸は手を表わしている。

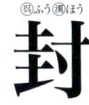

封は「円錐形に土を盛ること」。そこから「封」は、三角形(円錐形)になるように頂点で合わせ閉じること(もしくは盛り土で領土を閉じること)、転じて、「閉じて隠すこと」を意味するようになった(密封、封筒など。この意味の時は呉音の「ふう」)。封が「領土」に関連した熟語の場合(封建、封禅、素封家)は、漢音「ほう」と読まれる事が多い。

蠡は、木喰い虫、また淡水の巻貝(にな)を指す。虫に喰われると木が空洞になることから、中空の「瓢箪」の意も生じた。

豕は、頭の大きい豚(口の突き出た豚)、腹の垂れた豚を表わす。

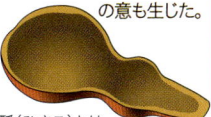

瓢(ひさご)とは、瓢箪(ひょうたん)を割って作った器、柄杓のこと。

ワンポイント漢字講座

呉音のGyô→漢音のKô

行間　[呉音]ぎょうかん
行間　[漢音]こうかん

経穴名の「行間(こうかん)」は、文章の行の間隔ならば「**ぎょうかん**」となる。「**ぎょう**」は呉音、「**こう**」は漢音。つまり行では呉音の拗音(ようおん)、つまり小さい「ょ」は、漢音ではなくなっている(また呉音の濁音が、漢音では清音)。

呉音	漢音
検校(けん**ぎょう**)、	学校(がっ**こう**)
桔梗(き**きょう**)、	梗塞(**こう**そく)

反対に、呉音では拗音がなく、漢音は拗音が付くことも多い。

呉音のGô→漢音のKyô

呉音	漢音
強引(**ごう**いん)、	強間(**きょう**かん)
迎香(**げい**こう)、	香車(**きょう**しゃ)

| 8 KI 足の少陰腎経 | 9 PC 手の厥陰心包経 | 10 TE 手の少陽三焦経 | 11 GB 足の少陽胆経 | 12 LR 1/8 足の厥陰肝経 | 13 GV 督脈 | 14 CV 任脈 | 付録 奇穴 | 症例別 | 索引 |

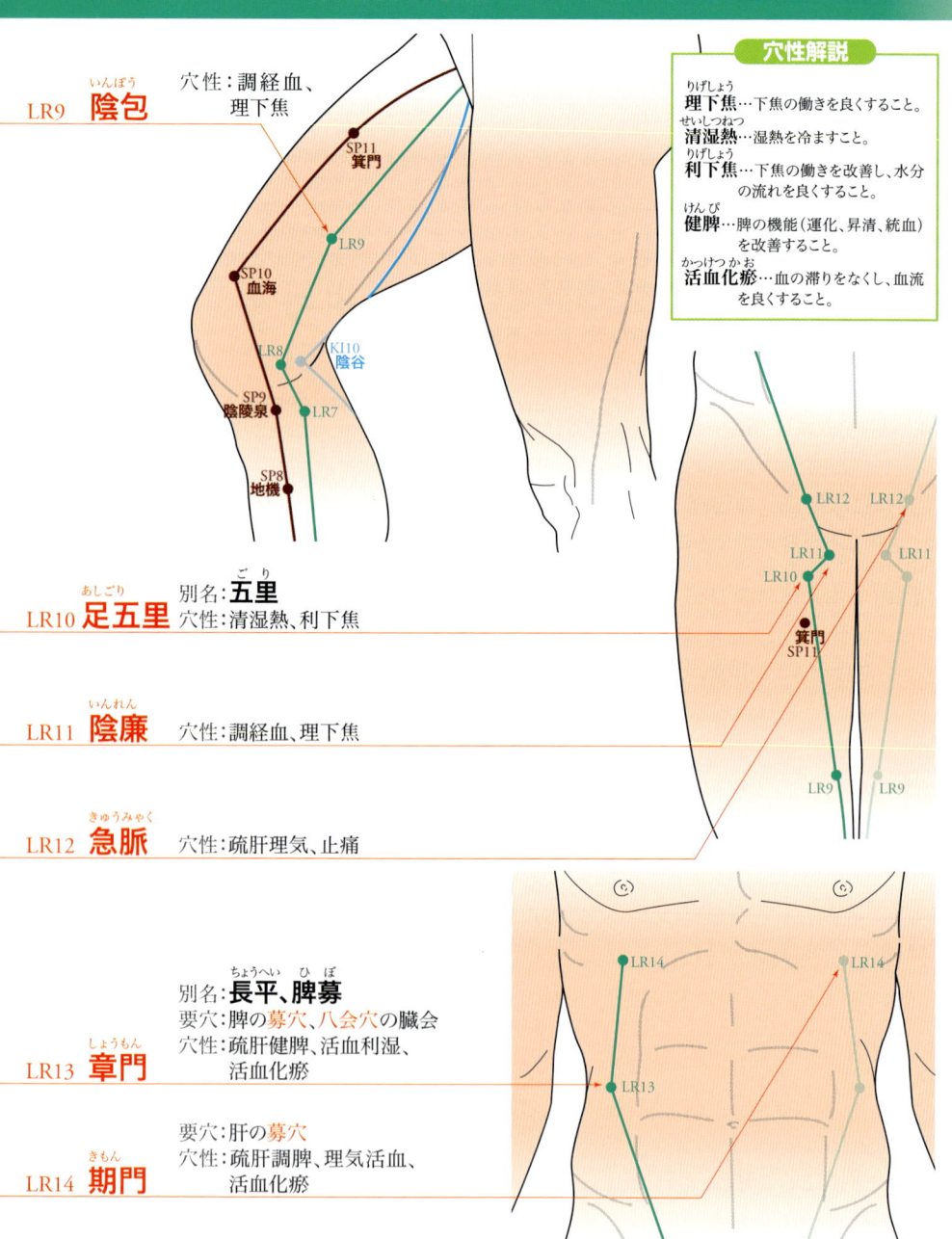

Liver Meridian
LR 足の厥陰肝経 ②下腿・体幹
けついんかんけい

穴性解説

りげしょう
理下焦…下焦の働きを良くすること。
せいしつねつ
清湿熱…湿熱を冷ますこと。
りげしょう
利下焦…下焦の働きを改善し、水分の流れを良くすること。
けんぴ
健脾…脾の機能（運化、昇清、統血）を改善すること。
かっけつかお
活血化瘀…血の滞りをなくし、血流を良くすること。

LR9 陰包（いんぽう）
穴性：調経血、理下焦

LR10 足五里（あしごり）
別名：五里（ごり）
穴性：清湿熱、利下焦

LR11 陰廉（いんれん）
穴性：調経血、理下焦

LR12 急脈（きゅうみゃく）
穴性：疏肝理気、止痛

LR13 章門（しょうもん）
別名：長平、脾募（ちょうへい、ひぼ）
要穴：脾の募穴、八会穴の臓会
穴性：疏肝健脾、活血利湿、活血化瘀

LR14 期門（きもん）
要穴：肝の募穴
穴性：疏肝調脾、理気活血、活血化瘀

220

曲泉よりさらに大腿内側を上り(**陰包・足五里・陰廉**)、鼠径部(**急脈**)から陰毛の中に入り、生殖器をめぐって下腹に至り、側腹部(**章門・期門**)を経て、胃を挟んで肝に属し、胆を絡う。さらに、横隔膜を貫き季肋に広がり、食道・気管、咽頭、目系(眼球、視神経)につらなり、額に出て、頭頂部(百会・督・GV20)で督脈と交わる。目系から分かれた支脈は、頬の裏に下り唇の内側をめぐる。肝から分かれた支脈は、横隔膜を貫いて肺を通って、中焦(肺・LU1)に至り、手の太陰肺経とつながる。

● **陰包**とは、**陰**部を**包**むような位置にある経穴の意。別の説明では、大腿の**陰**側、すなわち内側にあって、足の太陰脾経と足の少陰腎経の間で**包**まれるような経穴の意。また、**包**という字が、「胎児を包む子宮」を表わすことから(→p.103)、子宮に脈気の通じる経穴ともいわれている。

● **足五里**は、箕門(p.56)の上、五寸(=里)にある経穴の意。また、**手五里**に対応する経穴の意。

● **陰廉**は、**陰**部の「傍ら」にある経穴の意。大腿の**陰**側、すなわち内側にあって、長内転筋腱の外縁にある経穴の意。

● **急脈**は、大腿動**脈**の拍動を明確に触れることのできる部位にある経穴の意。

● **章門**の**章**とは、「区切り、段落、また明らかなこと」を指す。十二経脈の流注が、ここにきて終わりを迎えることを表現したものという説もある。

● **期門**は肝経の最後の経穴。**期**は「周期」を意味し、十二経脈の流注が肺経脈の中府に始まり、肝経脈の期門で終わることを意味する。

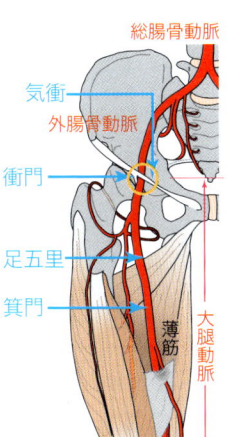

脈

旁は、川から支流の分かれ出る姿を描いた象形。

脈の篆文

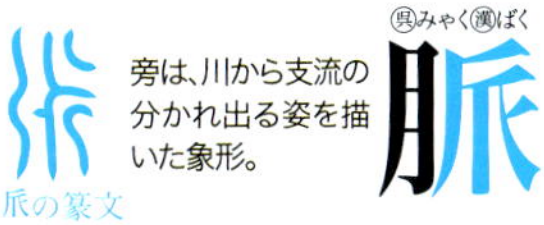

脈は、血の流れる様子を川の流れにたとえたもの。分派の派も、元は水が分流する姿を表わしている。人間を縦方向に走る12の「経脈」を主流とするなら、その経脈から分かれて、横方向に走る15本の分流を「絡脈」という。

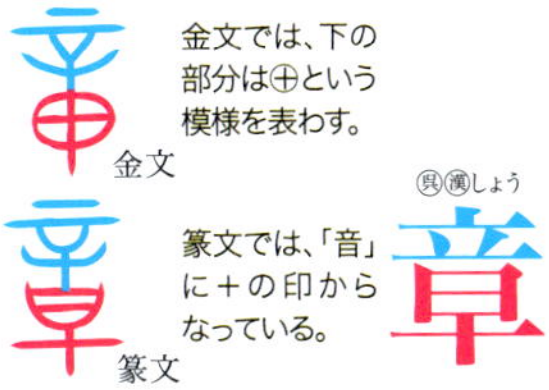

章

金文では、下の部分は⊕という模様を表わす。

金文

篆文では、「音」に＋の印からなっている。

篆文

章の上の部分は「辛」からなり、鋭い刃物をかたどっている(そこから、刺すような痛み、舌を刺すような辛さという意味も派生した)。金文の形からは、鋭い刃物で入れ墨を描くこと、明らかにするという意味が理解できる。また、篆文から見れば、音に印を付けること、曲の一区切り(楽章)、さらには文の一区切り(文章、第1章)を意味するようになったと考えられている。

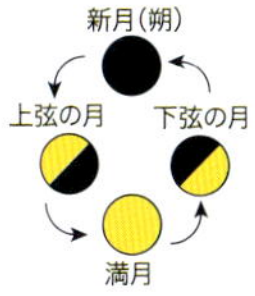

期

甲骨文字 / 金文

其は、脱穀するための道具である「箕(み)」の象形である。

金文では、下の台が加わっている。

新月(朔) / 上弦の月 / 下弦の月 / 満月

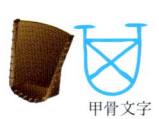

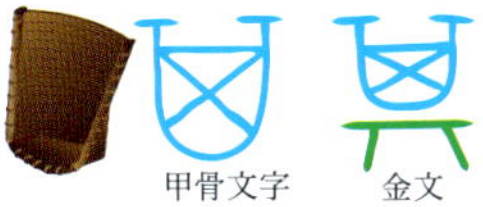

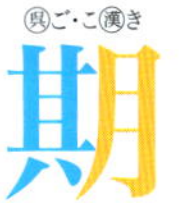

其は、元々、四角い形の農具である「箕(み)」をかたどったもの(p.57「箕門」、p.167「中渚」)。そこから、「四角く、きちんとした」という意味を帯びるようになる。箕は竹を編んで作られるため、たけかんむりが付いた。期は、新月(朔)→上弦の月→満月→下弦の月という月の満ち欠けの四つの状態をきちんと繰り返す様を描写したもの。ちなみに、旗は、旗竿に付けた四角い軍旗を指し、棋は、四角い将棋盤を表わしている。

総腸骨動脈
気衝
外腸骨動脈
衝門
足五里
箕門
薄筋
大腿動脈
膝窩動脈

主な動脈拍動部の経穴
● 浅側頭動脈　和髎
● 顔面動脈　大迎
● 総頸動脈　人迎
● 腋窩動脈　極泉
● 橈骨動脈　経渠、太淵
● 大腿動脈　衝門、足五里、気衝、箕門
● 足背動脈　衝陽、太衝

| 8 KI 足の少陰腎経 | 9 PC 手の厥陰心包経 | 10 TE 手の少陽三焦経 | 11 GB 足の少陽胆経 | 12 LR 9/14 足の厥陰肝経 | 13 GV 督脈 | 14 CV 任脈 | 付録 奇穴 | 症例別 | 索引 |

221

LR 足の厥陰肝経 けついんかんけい
Liver Meridian

取り方① 大敦、行間、太衝、中封

LR1 大敦 (だいとん)

部位:足の第1指(趾),末節骨外側,
　　爪甲角の近位外方**0.1寸**(指寸),
　　爪甲外側の垂線と
　　爪甲基底部の水平線の交点.

この経穴に関連した解剖学的構造：
- 皮膚には総腓骨神経の枝である**深腓骨神経皮枝**で母指(趾)外側の**背側指(趾)神経[S1]**
- 弓状動脈から分枝する第1背側中足動脈の枝の**背側指(趾)動・静脈**
- 深部には**第1指(趾)末節骨底**がある.

LR2 行間 (こうかん)

部位:足背,第1・第2指(趾)間,
　　みずかきの近位,赤白肉際.

この経穴に関連した解剖学的構造：
- 皮膚には総腓骨神経の枝である**深腓骨神経皮枝**で母指(趾)外側の**背側指(趾)神経[S1]**
- 弓状動脈から分枝する第1背側中足動脈・静脈の枝の**背側指(趾)動・静脈**
- 鍼は**第1・第2指(趾)基節骨**の間を通る.

LR3 太衝 (たいしょう)

部位:足背,第1・第2中足骨間,
　　中足骨底接合部遠位の
　　陥凹部,足背動脈拍動部.

この経穴に関連した解剖学的構造：
- 皮膚には総腓骨神経の枝である**深腓骨神経皮枝**で母指(趾)外側の**背側指(趾)神経[S1]**
- 深腓骨神経(L4～S1)支配で第1指(趾)の伸展に働く**長・短母指(趾)伸筋**
- 深腓骨神経(L4～S1)支配で第2～5指(趾)の伸展に働く**長指(趾)伸筋[腱]**
- 脛骨神経から枝分かれする外側足底神経(L4～S3)支配で第1指(趾)の外転に働く**第1背側骨間筋**
- 前脛骨動・静脈から分枝する触知可能な**足背動・静脈**

中封の取り方
商丘(SP5・脾)と**解渓**(ST41・胃)の中央に取る。

太衝の取り方
第1・第2中足骨間を中足骨底部に向かって擦上したときの、陥凹部に取る。

行間の取り方
第1・第2指(趾)間、みずかきの近位、赤白肉際に取る。

大敦の取り方
足の第1指(趾)爪甲根部近位縁に引いた線と、外側縁に引いた線との交点に取る。

0.1 (指寸)

腓骨 **脛骨**
前脛骨筋腱
長母指(趾)伸筋腱
1/2 1/2
内果尖
外果尖
解渓
中封　商丘
距骨
長指(趾)伸筋腱
舟状骨
中間楔状骨
衝陽
内側楔状骨
短母指(趾)伸筋
太衝
前脛骨筋腱
足背動脈
拍動は第2中足骨上部で触知できる。
背側骨間筋
中足骨
(第5)(第4)(第3)(第2)(第1)
行間
内庭
大敦
厲兌
第2～5末節骨底

| 1 LU 手の太陰肺経 | 2 LI 手の陽明大腸経 | 3 ST 足の陽明胃経 | 4 SP 足の太陰脾経 | 5 HT 手の少陰心経 | 6 SI 手の太陽小腸経 | 7 BL 足の太陽膀胱経 |

● 太衝の部位（長母指（趾）伸筋の外側部）で**足背動脈**を触れることができる。足背動脈の触診は下腿の動脈病変が疑われる患者の診察において皮膚温の確認と同様に重要となる。触知は両側で行い、左右を確認することも忘れてはならない。また、浮腫の場合は足背動脈の触知は困難となる。

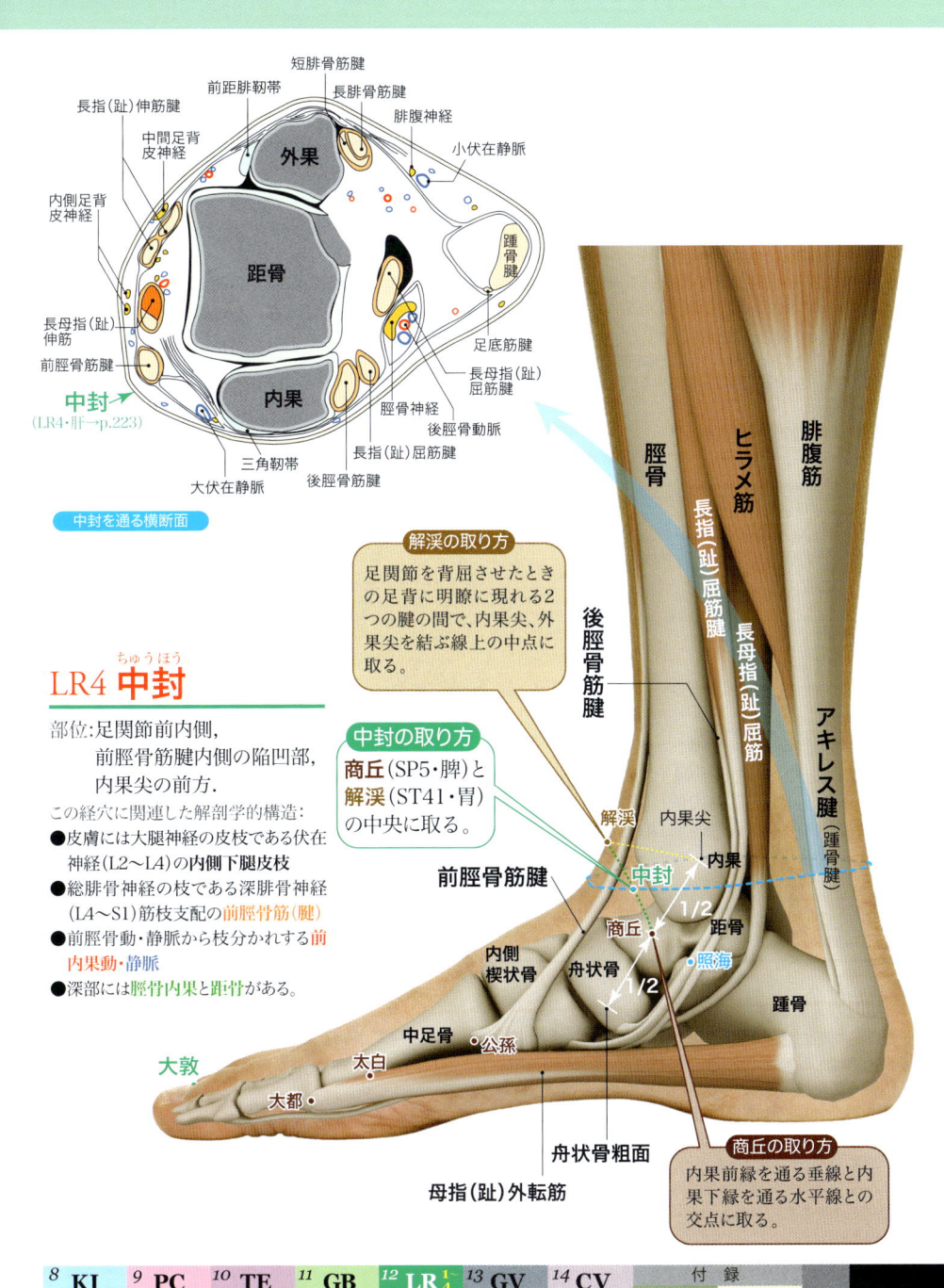

中封を通る横断面

- 長指（趾）伸筋腱
- 前距腓靱帯
- 短腓骨筋腱
- 長腓骨筋腱
- 腓腹神経
- 中間足背皮神経
- 内側足背皮神経
- 外果
- 小伏在静脈
- 距骨
- 踵骨腱
- 長母指（趾）伸筋
- 前脛骨筋腱
- 内果
- 足底筋腱
- 長母指（趾）屈筋腱
- 脛骨神経
- 後脛骨動脈
- 三角靱帯
- 長指（趾）屈筋腱
- 大伏在静脈
- 後脛骨筋腱

中封 (LR4・肝→p.223)

LR4 中封（ちゅうほう）

部位：足関節前内側，前脛骨筋腱内側の陥凹部，内果尖の前方．

この経穴に関連した解剖学的構造：
- 皮膚には大腿神経の皮枝である伏在神経(L2～L4)の**内側下腿皮枝**
- 総腓骨神経の枝である深腓骨神経(L4～S1)筋枝支配の**前脛骨筋（腱）**
- 前脛骨動・静脈から枝分かれする**前内果動・静脈**
- 深部には**脛骨内果と距骨**がある。

解渓の取り方
足関節を背屈させたときの足背に明瞭に現れる2つの腱の間で、内果尖、外果尖を結ぶ線上の中点に取る。

中封の取り方
商丘(SP5・脾)と解渓(ST41・胃)の中央に取る。

商丘の取り方
内果前縁を通る垂線と内果下縁を通る水平線との交点に取る。

- 腓腹筋
- ヒラメ筋
- 脛骨
- 長指（趾）屈筋腱
- 長母指（趾）屈筋
- アキレス腱（踵骨腱）
- 後脛骨筋腱
- 前脛骨筋腱
- 解渓
- 内果尖
- 内果
- 中封
- 距骨
- 商丘
- 照海
- 踵骨
- 内側楔状骨
- 舟状骨
- 中足骨
- 太白
- 公孫
- 大敦
- 大都
- 舟状骨粗面
- 母指（趾）外転筋

| 8 KI 足の少陰腎経 | 9 PC 手の厥陰心包経 | 10 TE 手の少陽三焦経 | 11 GB 足の少陽胆経 | 12 LR 1~4 足の厥陰肝経 | 13 GV 督脈 | 14 CV 任脈 | 付録 奇穴 | 症例別 | 索引 |

LR 足の厥陰肝経　取り方②
Liver Meridian　蠡溝、中都、膝関、曲泉

LR5 蠡溝（れいこう）

部位：下腿前内側、脛骨内側面の中央、内果尖の上方5寸．

この経穴に関連した解剖学的構造：
- 皮膚には大腿神経の皮枝である**伏在神経（L2〜L4）**の内側下腿皮枝
- 脛骨神経（L5〜S1）支配で第2〜5指（趾）の屈曲に働く**長指（趾）屈筋**、足関節の内がえし・底屈に働く**後脛骨筋**
- **前脛骨動脈の枝**
- 伏在裂孔から大腿静脈に流入する**大伏在静脈**
- 深部には**脛骨内側面**がある。

中都の取り方
膝蓋骨尖と内果尖を結ぶ線上の中点の下方0.5寸で、脛骨内側面の中央に取る。

蠡溝の取り方
膝蓋骨尖と内果尖を結ぶ線上で、内果尖から3分の1、脛骨内側面の中央、築賓（KI9・腎）と同じ高さに取る。

LR6 中都（ちゅうと）

部位：下腿前内側、脛骨内側面の中央、内果尖の上方7寸．

この経穴に関連した解剖学的構造：
- 皮膚には大腿神経の皮枝である**伏在神経（L2〜L4）**の**内側下腿皮枝**
- 脛骨神経（L5〜S1）支配で第2〜5指（趾）の屈曲に働く**長指（趾）屈筋**、足関節の内がえし・底屈に働く**後脛骨筋**
- 大腿動・静脈から分枝する**下行膝動・静脈の枝**
- 伏在裂孔から大腿静脈に流入する**大伏在静脈**
- 深部には**脛骨後面**がある。

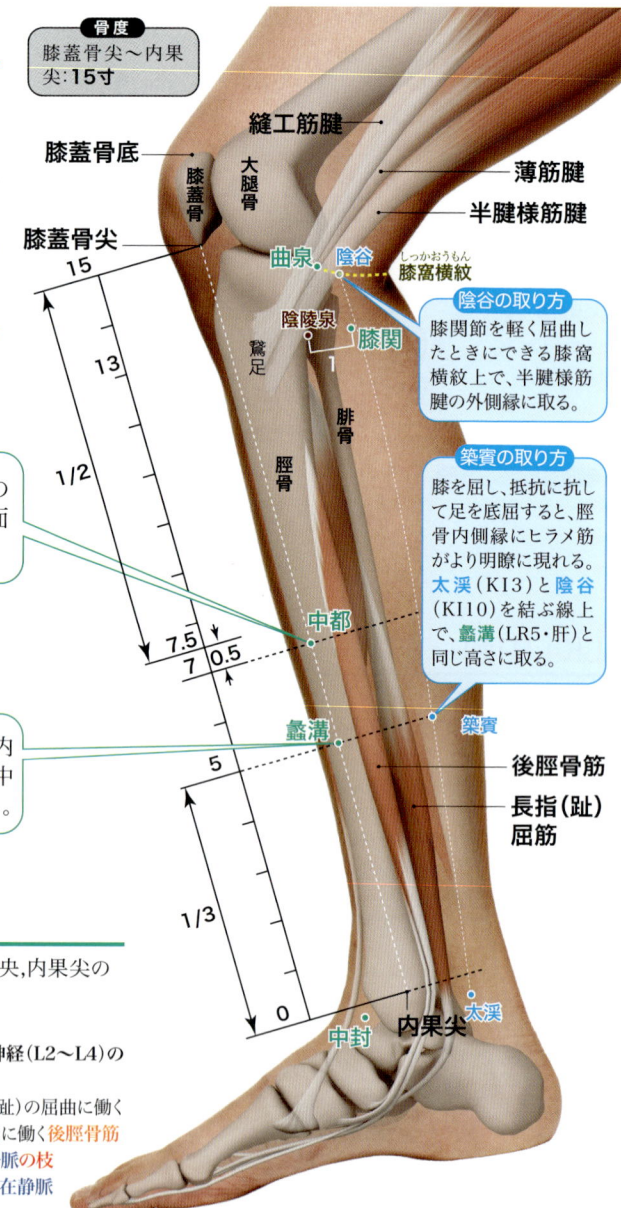

骨度 膝蓋骨尖〜内果尖：15寸

図中ラベル：縫工筋腱、膝蓋骨底、薄筋腱、半腱様筋腱、大腿骨、膝蓋骨、膝蓋骨尖、曲泉、陰谷、膝窩横紋、陰陵泉、膝関、鵞足、腓骨、脛骨、中都、築賓、蠡溝、後脛骨筋、長指（趾）屈筋、太渓、中封、内果尖

陰谷の取り方
膝関節を軽く屈曲したときにできる膝窩横紋上で、半腱様筋腱の外側縁に取る。

築賓の取り方
膝を屈し、抵抗に抗して足を底屈すると、脛骨内側縁にヒラメ筋がより明瞭に現れる。太渓（KI3）と陰谷（KI10）を結ぶ線上で、蠡溝（LR5・肝）と同じ高さに取る。

---

	1 LU 手の太陰肺経	2 LI 手の陽明大腸経	3 ST 足の陽明胃経	4 SP 足の太陰脾経	5 HT 手の少陰心経	6 SI 手の太陽小腸経	7 BL 足の太陽膀胱経
序文 目次 経絡経穴概論							

● 薄筋は恥骨結合の外側に起始し、**縫工筋腱**、**半腱様筋腱**とともに脛骨粗面の内側に付着し**鵞足**を形成する。股関節内転筋群の中で唯一の二関節筋であり、大腿の最も内側に位置している。ちなみに、薄筋はラテン語でgracilisといい、語意は「薄い」という意味ではなく「細長い」という意味である。

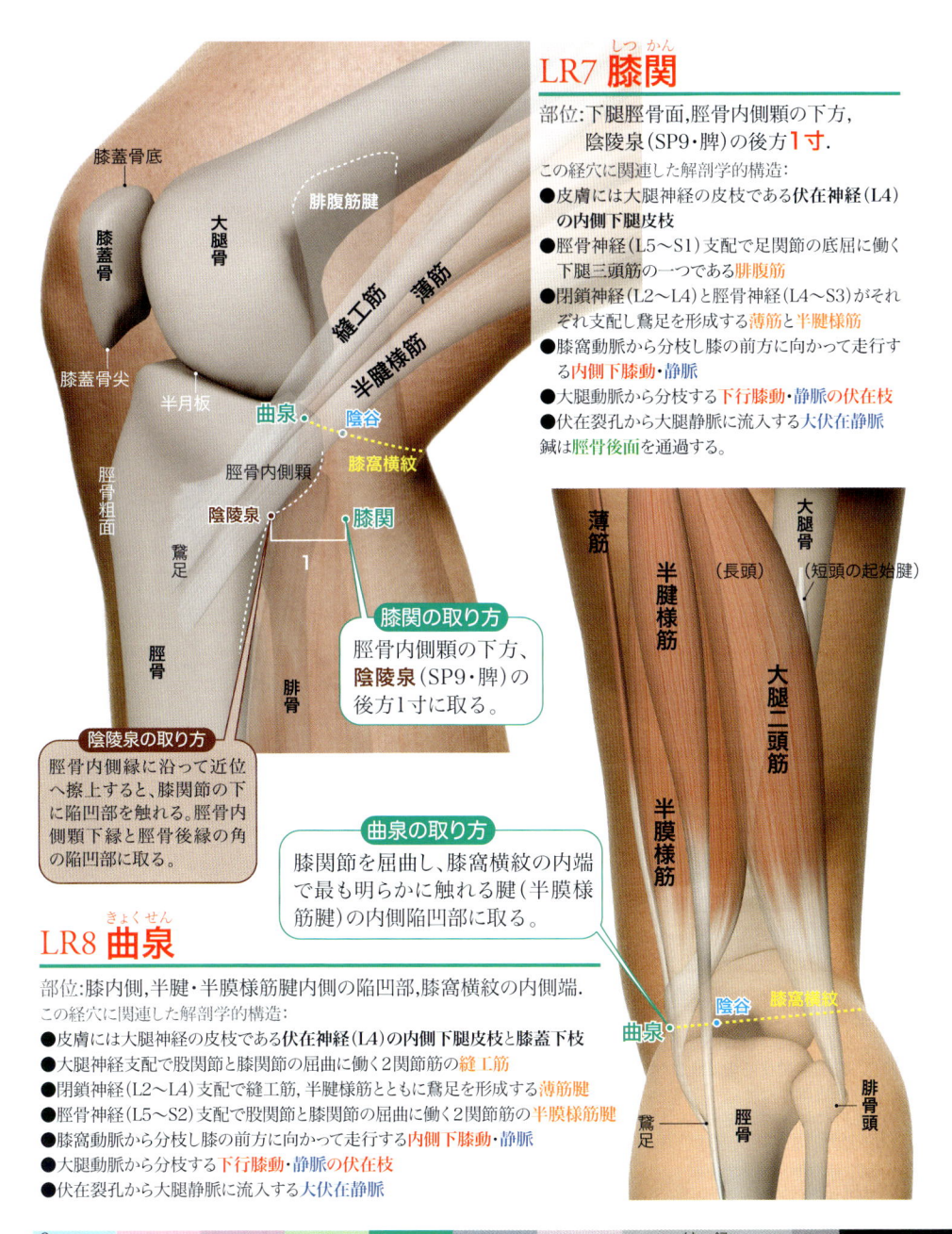

LR7 膝関(しつかん)

部位:下腿脛骨面,脛骨内側顆の下方,陰陵泉(SP9・脾)の後方**1寸**.

この経穴に関連した解剖学的構造:
- 皮膚には大腿神経の皮枝である**伏在神経(L4)の内側下腿皮枝**
- 脛骨神経(L5〜S1)支配で足関節の底屈に働く下腿三頭筋の一つである**腓腹筋**
- 閉鎖神経(L2〜L4)と脛骨神経(L4〜S3)がそれぞれ支配し鵞足を形成する**薄筋**と**半腱様筋**
- 膝窩動脈から分枝し膝の前方に向かって走行する**内側下膝動・静脈**
- 大腿動脈から分枝する**下行膝動・静脈の伏在枝**
- 伏在裂孔から大腿静脈に流入する**大伏在静脈**

鍼は**脛骨後面**を通過する。

膝関の取り方
脛骨内側顆の下方、**陰陵泉**(SP9・脾)の後方1寸に取る。

陰陵泉の取り方
脛骨内側縁に沿って近位へ擦上すると、膝関節の下に陥凹部を触れる。脛骨内側顆下縁と脛骨後縁の角の陥凹部に取る。

曲泉の取り方
膝関節を屈曲し、膝窩横紋の内端で最も明らかに触れる腱(半膜様筋腱)の内側陥凹部に取る。

LR8 曲泉(きょくせん)

部位:膝内側,半腱・半膜様筋腱内側の陥凹部,膝窩横紋の内側端.

この経穴に関連した解剖学的構造:
- 皮膚には大腿神経の皮枝である**伏在神経(L4)の内側下腿皮枝**と**膝蓋下枝**
- 大腿神経支配で股関節と膝関節の屈曲に働く2関節筋の**縫工筋**
- 閉鎖神経(L2〜L4)支配で縫工筋、半腱様筋とともに鵞足を形成する**薄筋腱**
- 脛骨神経(L5〜S2)支配で股関節と膝関節の屈曲に働く2関節筋の**半膜様筋腱**
- 膝窩動脈から分枝し膝の前方に向かって走行する**内側下膝動・静脈**
- 大腿動脈から分枝する**下行膝動・静脈の伏在枝**
- 伏在裂孔から大腿静脈に流入する**大伏在静脈**

LR 足の厥陰肝経 けついんかんけい
Liver Meridian

取り方③ 陰包、足五里、陰廉、急脈

LR9 陰包（いんぼう）

部位：大腿部内側、薄筋と縫工筋の間、膝蓋骨底の上方**4寸**．

この経穴に関連した解剖学的構造：
- 皮膚には閉鎖神経の皮枝（L3～L4）
- 大腿神経（L2～L3）支配で股関節と膝関節の屈曲に働く2関節筋の縫工筋
- 閉鎖神経（L3～L4）支配で股関節と膝関節の屈曲に働く2関節筋の薄筋
- 脛骨神経（L4～S2）支配で股関節と膝関節の屈曲に働く2関節筋の半腱様筋
- 大腿動・静脈から分枝する下行膝動・静脈
- 伏在裂孔から大腿静脈に流入する大伏在静脈

陰包の取り方
股関節をやや屈曲、外転させ、筋を緊張させると、縫工筋がより明瞭に取れる。縫工筋の後方に取る。

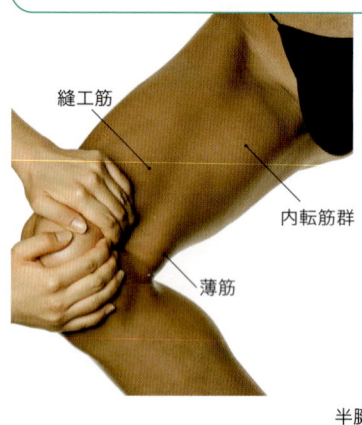

鵞足 pes anserinus
Anserinusはラテン語のanser アーンセル「鵞鳥（ガチョウ）」に由来する。大腿内側部の3つの筋の縫工筋、薄筋、半腱様筋の停止腱が脛骨粗面内側部に付着する。その部分の形が水かきのある鵞鳥の足の形に似ていることから鵞足といわれる。
→『肉単』p.83参照。

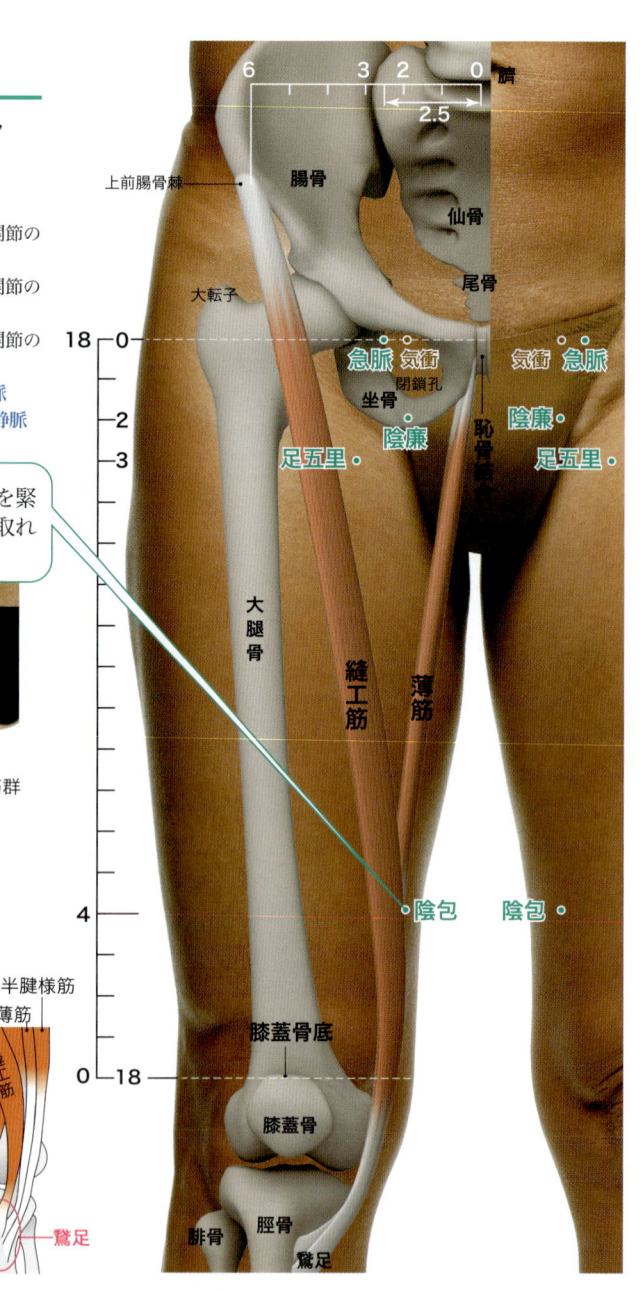

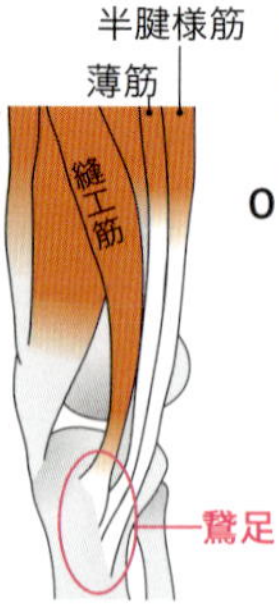

226

● 縫工筋は上前腸骨棘に起始し、大腿前面を内下方へ下り、脛骨粗面の内側へ停止し鵞足を形成する。働きは股関節に対しては屈曲・外転・外旋、膝関節に対しては屈曲に作用する。縫工筋による急激な収縮により上前腸骨棘の剥離骨折を引き起こすことがある。

LR10 足五里（あしごり）

部位：大腿部内側，気衝(ST30・胃)の下方3寸，動脈拍動部．

この経穴に関連した解剖学的構造：
- 皮膚には**閉鎖神経の皮枝**(L3〜L4)
- **閉鎖神経**(L2〜L5)支配で股関節の内転に働く**長・短・大内転筋**と大腿神経支配で内転に働く**恥骨筋**
- 血管裂孔から出る触知可能な**大腿動・静脈**
- 伏在裂孔から大腿静脈に流入する**大伏在静脈**

LR11 陰廉（いんれん）

部位：大腿部内側，気衝(ST30・胃)の下方2寸．

この経穴に関連した解剖学的構造：
- 皮膚には**大腿神経前皮枝**(L2)と**陰部大腿神経**から枝分かれする**大腿枝**(L2)
- **閉鎖神経**(L2〜L5)支配で股関節の内転に働く**長・短・大内転筋**
- 血管裂孔から出る触知可能な**大腿動・静脈**
- 伏在裂孔から大腿静脈に流入する**大伏在静脈**

LR12 急脈（きゅうみゃく）

部位：鼠径部，恥骨結合上縁と同じ高さ，前正中線の外方2.5寸．

この経穴に関連した解剖学的構造：
- 皮膚には**大腿神経前皮枝**
- **閉鎖神経**(L2〜L5)と大腿神経の二重支配で股関節の内転に働く**恥骨筋**
- **閉鎖神経**(L3〜L4)支配で股関節の外旋に働く**外閉鎖筋**
- 血管裂孔から出る触知可能な**大腿動・静脈**
- 伏在裂孔から大腿静脈に流入する**大伏在静脈**

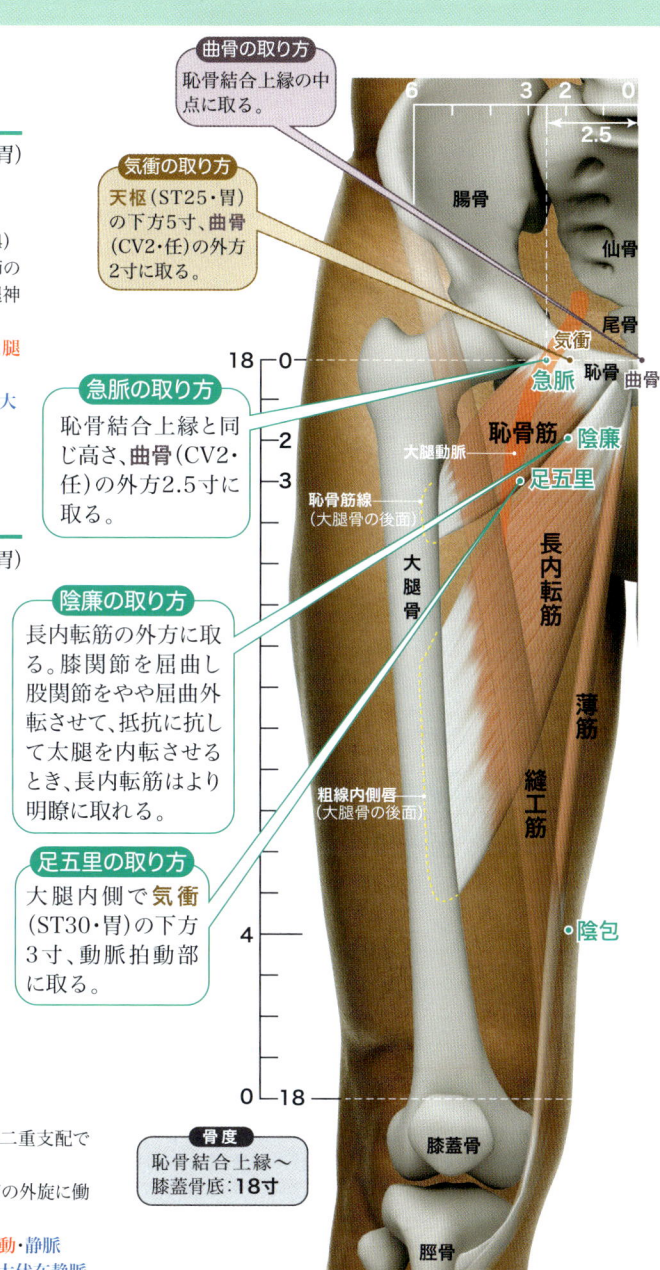

曲骨の取り方
恥骨結合上縁の中点に取る。

気衝の取り方
天枢(ST25・胃)の下方5寸、曲骨(CV2・任)の外方2寸に取る。

急脈の取り方
恥骨結合上縁と同じ高さ、曲骨(CV2・任)の外方2.5寸に取る。

陰廉の取り方
長内転筋の外方に取る。膝関節を屈曲し股関節をやや屈曲外転させて、抵抗に抗して太腿を内転させるとき、長内転筋はより明瞭に取れる。

足五里の取り方
大腿内側で気衝(ST30・胃)の下方3寸、動脈拍動部に取る。

骨度
恥骨結合上縁〜膝蓋骨底：18寸

LR 足の厥陰肝経 取り方④ 章門、期門
Liver Meridian　けついんかんけい

LR13 章門（しょうもん）

部位：側腹部、第11肋骨端下縁．
この経穴に関連した解剖学的構造：
- 皮膚には**肋間神経外側皮枝(T10)**
- 肋間神経(T6)支配の**外・内腹斜筋**
- 胸大動脈の有対の壁側枝である**肋間動脈**

LR14 期門（きもん）

部位：前胸部、第6肋間、
　　　前正中線の外方**4寸**．
この経穴に関連した解剖学的構造：
- 皮膚には**肋間神経(T6)の前・外側皮枝**
- 肋間神経(T6)支配の**外腹斜筋**と**肋間筋**
- 胸大動脈の有対の壁側枝である**肋間動脈**
- 腋窩動・静脈の枝の**胸肩峰動・静脈の胸筋枝**
- 深部には**肺、横行結腸、胃**がある。
鍼は**第6,7肋骨間隙**を通過する。

骨度：前正中線から烏口突起の内方を**6寸**とする。

乳根の取り方
男性では乳頭線と第5肋間の交わるところ、女性では乳房下縁の中点に取る。

期門の取り方
乳頭中央の下方、**不容**（ST19・胃）の外方2寸。女性では鎖骨中線と第6肋間の交点に取る。

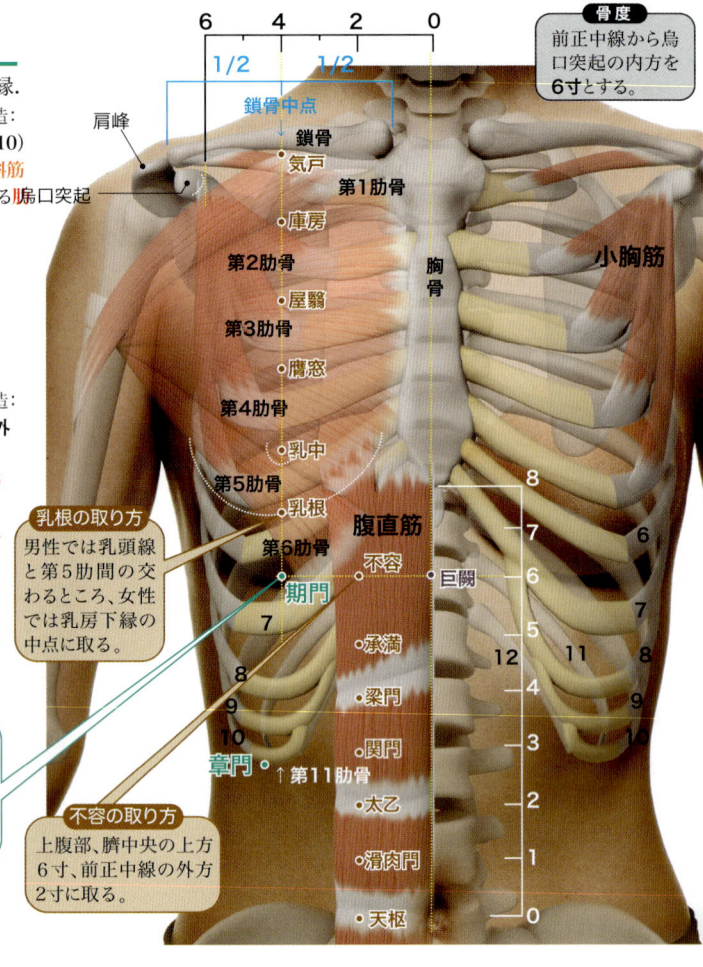

不容の取り方
上腹部、臍中央の上方6寸、前正中線の外方2寸に取る。

カンパー筋膜、スカルパ筋膜、コリース筋膜
Camper's fascia, Scarpa's fascia, Colles' fascia

腹壁皮下の浅筋膜で脂肪に富み、肥満の人では特に厚くなっているのが**カンパー筋膜**で、その深部の弾性線維に富む筋膜が**スカルパ筋膜**である。四足歩行をするウシやウマでは内臓を支持保護するためにヒトよりも厚くなっている。スカルパ筋膜は外陰部では**コリース筋膜**となる。スカルパ筋膜は鼠径靱帯の少し下方で大腿部前面の大腿筋膜と癒合するので、尿道破裂によって尿や血液が会陰部に拡がっても大腿より下方には浸潤しない。→『肉単』p.33参照。

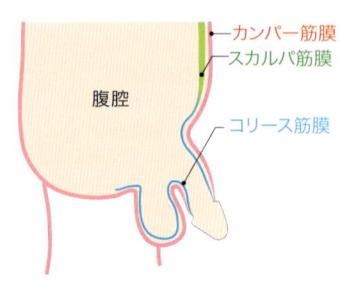

● 大胸筋は胸部の最表層にある強大な筋で、①鎖骨、②胸骨と上位肋軟骨、③腹直筋鞘の3部から起こり、上外側へ集まり、上腕骨の大結節稜へ停止する。作用は肩関節の内転、屈曲、水平屈曲、内旋や強制吸気での肋骨挙上と胸郭拡大などの働きがある。

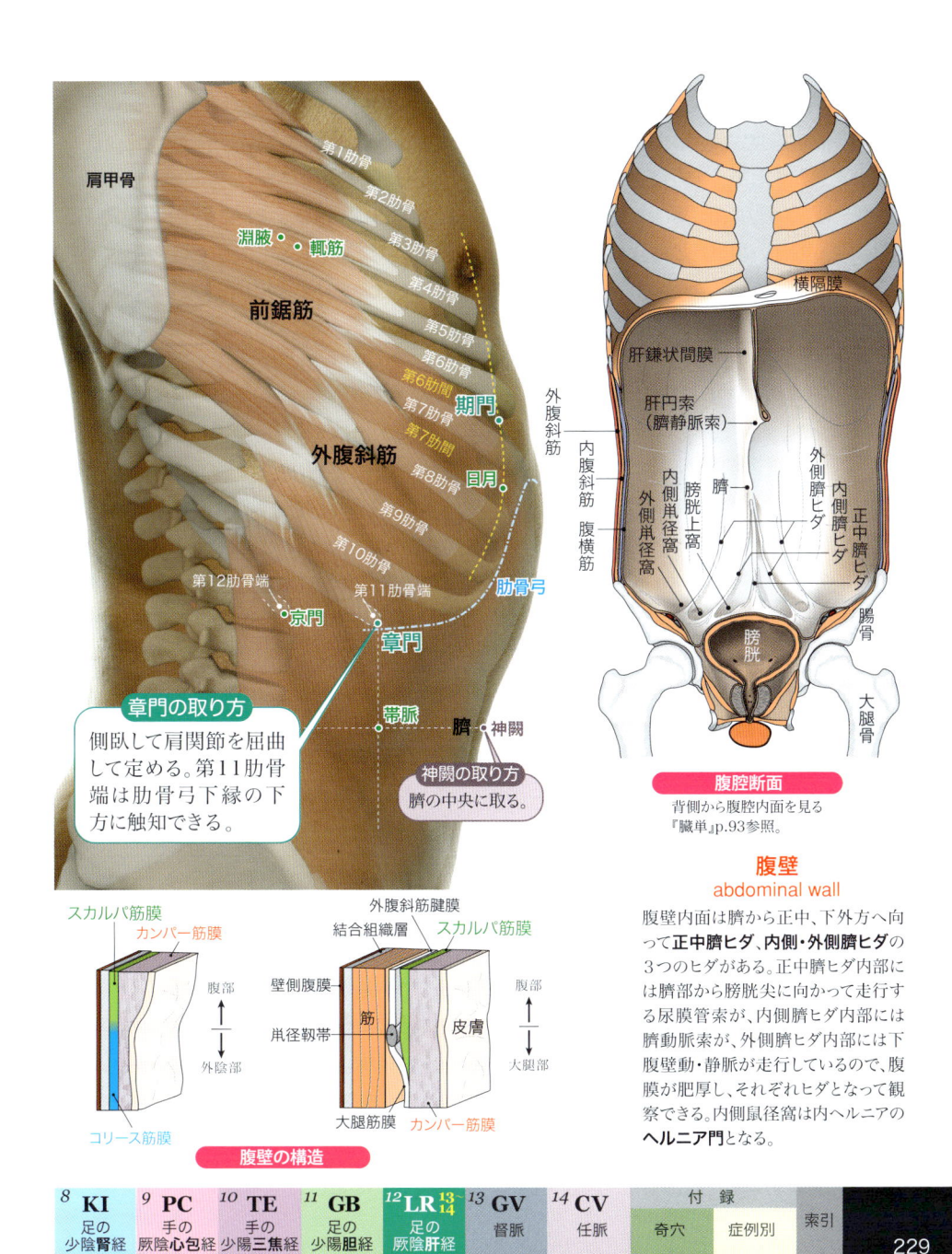

肩甲骨
第1肋骨
第2肋骨
淵腋　輙筋
第3肋骨
第4肋骨
前鋸筋
第5肋骨
第6肋骨
第6肋間
期門
第7肋骨
第7肋間
外腹斜筋
日月
第8肋骨
外腹斜筋
内腹斜筋
腹横筋
第9肋骨
第10肋骨
肋骨弓
第12肋骨端
第11肋骨端
京門
章門
帯脈
臍・神闕

章門の取り方
側臥して肩関節を屈曲して定める。第11肋骨端は肋骨弓下縁の下方に触知できる。

神闕の取り方
臍の中央に取る。

横隔膜
肝鎌状間膜
肝円索（臍静脈索）
内側臍ヒダ
外側臍ヒダ
膀胱上窩
臍
正中臍ヒダ
内側鼡径窩
外側鼡径窩
腸骨
膀胱
大腿骨

腹腔断面
背側から腹腔内面を見る
『臓単』p.93参照。

腹壁
abdominal wall

腹壁内面は臍から正中、下外方へ向かって**正中臍ヒダ、内側・外側臍ヒダ**の3つのヒダがある。正中臍ヒダ内部には臍部から膀胱尖に向かって走行する尿膜管索が、内側臍ヒダ内部には臍動脈索が、外側臍ヒダ内部には下腹壁動・静脈が走行しているので、腹膜が肥厚し、それぞれヒダとなって観察できる。内側鼠径窩は内ヘルニアの**ヘルニア門**となる。

スカルパ筋膜
カンパー筋膜
腹部
外陰部
コリース筋膜

外腹斜筋腱膜
結合組織層
スカルパ筋膜
壁側腹膜
筋
腹部
皮膚
鼡径靱帯
大腿筋膜
カンパー筋膜
大腿部

腹壁の構造

| 8 KI 足の少陰腎経 | 9 PC 手の厥陰心包経 | 10 TE 手の少陽三焦経 | 11 GB 足の少陽胆経 | 12 LR 13 14 足の厥陰肝経 | 13 GV 督脈 | 14 CV 任脈 | 付録 奇穴 | 症例別 | 索引 |

過度な感情作用は病気の原因になる!?

　現代では「怒って気が逆上する」「びっくりして気が動転する」「思い悩んで気がふさぐ」「悲しんで意気消沈する」など気持ちを表す言葉が数多く存在する。東洋医学ではこれらの感情が過度や過少になることで五臓に変調をきたすと考え、感情を怒・喜・思・悲（・憂）・恐（・驚）の7種類（七情）に分類し、順に肝・心・脾・肺・腎と相互に関連づけている。

　ここで、「怒」と「肝」との関係について取り上げてみる。東洋医学における肝は現代西洋医学の肝臓とは異なり、自律神経系の中枢としての働きが、機能の一つと考えられる。自律神経は生存のための基本的な、循環、消化、排泄等の機能を無意識のうちに常時調節する神経で、交感神経と副交感神経から成り立っている。交感神経は主に緊張・興奮時に働いている神経で、心拍数増加、気管支拡張、消化器の機能抑制、血圧上昇などを促し、副交感神経は主に平常時やリラックス時に働いており、心拍数減少、気管支収縮、消化液分泌促進、血圧下降などの作用がある。ストレス社会の中で生きる現代人にとって、怒りやイライラ感は最も切実な問題となっており、これらの感情は「肝」の機能を失調させる原因で、お腹が痛くなる、血圧が上がる、頭痛がするなど、体の種々の症状を誘発することになってしまう。瞬間湯沸かし器のように部下に対してガミガミ怒っている会社の上司の場合、上司は怒りをぶつけている部下だけでなく、自分の身も犠牲にしている。まず怒り始めでは肝気が高ぶり顔面紅潮、不眠、肩凝りになりやすい（肝陽上亢）。さらに怒ると目の充血、頭痛、めまいなどの症状が現れ（肝火上炎）、最終的には肝火が内風を呼び起こし、脳血管障害（中風）を起こすことにもなりかねない。つまり、「怒」の感情は我が身（肝臓をはじめとする内臓など）と相手を傷つける諸刃の剣である。自律神経の機能に不調和を起こすことなく、平穏な生活を送りたいものである。(坂)

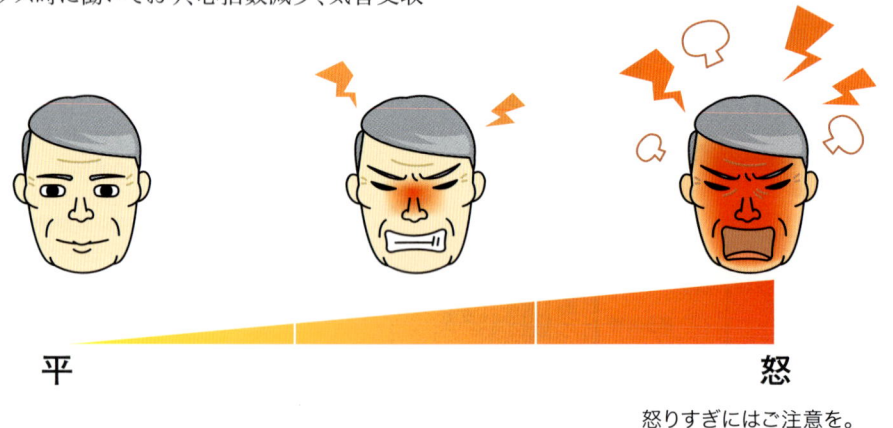

平　　　　　　　　　　　　　　　怒

怒りすぎにはご注意を。

Chapter 13

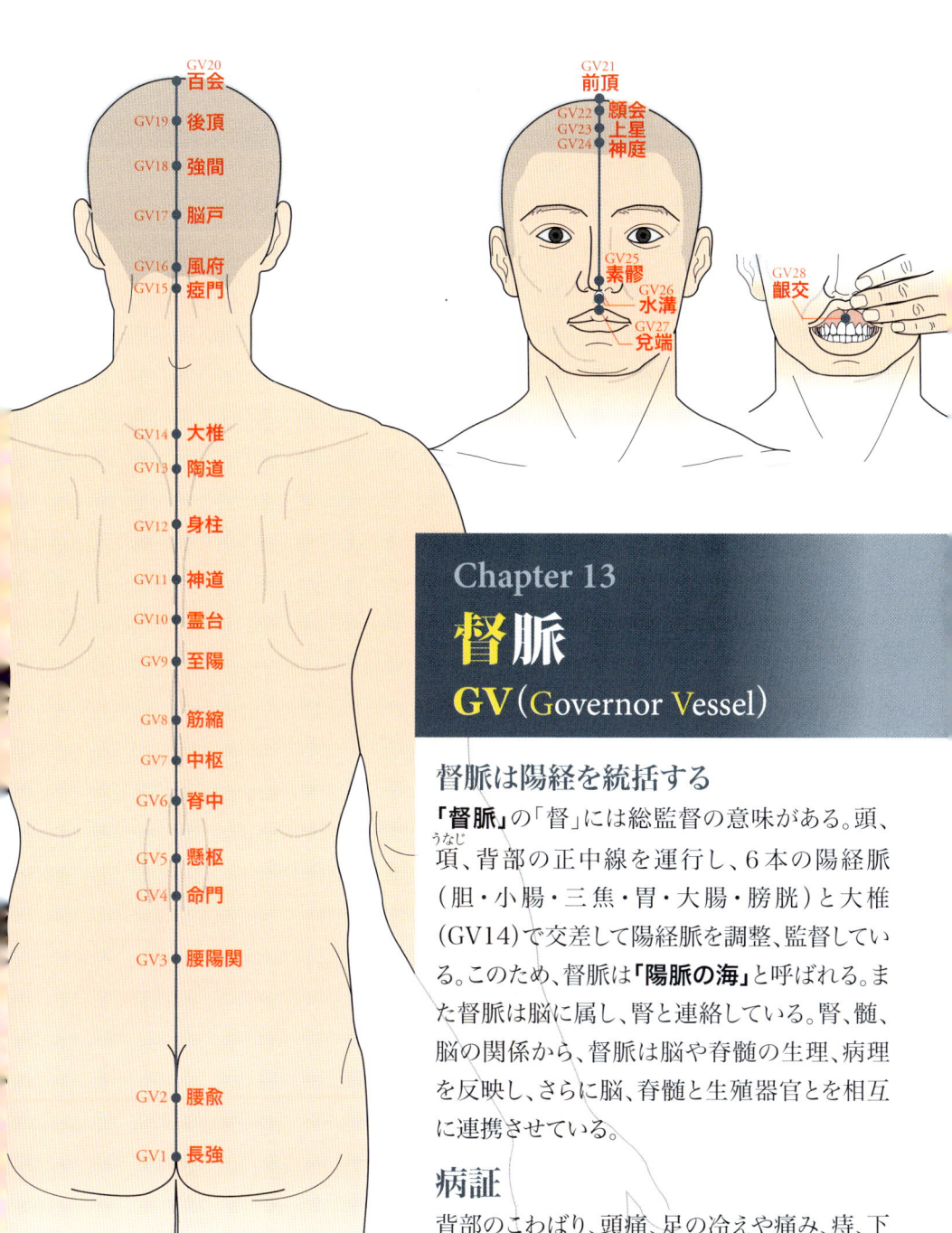

督脈

GV (Governor Vessel)

督脈は陽経を統括する

「督脈」の「督」には総監督の意味がある。頭、項、背部の正中線を運行し、6本の陽経脈（胆・小腸・三焦・胃・大腸・膀胱）と大椎（GV14）で交差して陽経脈を調整、監督している。このため、督脈は**「陽脈の海」**と呼ばれる。また督脈は脳に属し、腎と連絡している。腎、髄、脳の関係から、督脈は脳や脊髄の生理、病理を反映し、さらに脳、脊髄と生殖器官とを相互に連携させている。

病証

背部のこわばり、頭痛、足の冷えや痛み、痔、下腹部から胸までの突き上げるような痛み、心部痛、むくみ、遺尿、不妊（女性）

GV20	百会
GV19	後頂
GV18	強間
GV17	脳戸
GV16	風府
GV15	瘂門
GV14	大椎
GV13	陶道
GV12	身柱
GV11	神道
GV10	霊台
GV9	至陽
GV8	筋縮
GV7	中枢
GV6	脊中
GV5	懸枢
GV4	命門
GV3	腰陽関
GV2	腰兪
GV1	長強
GV21	前頂
GV22	顖会
GV23	上星
GV24	神庭
GV25	素髎
GV26	水溝
GV27	兌端
GV28	齦交

Governor Vessel
GV 督脈 ①背部

とくみゃく

穴性解説

- 昇提…脾気を引き上げること。
- 温下元…腎を温めること。
- 培元…益元、壮元、補元ともいう。活動源である元気を補充すること。
- 固本…活力源を養うこと。
- 調中…中焦の働きを整えること。

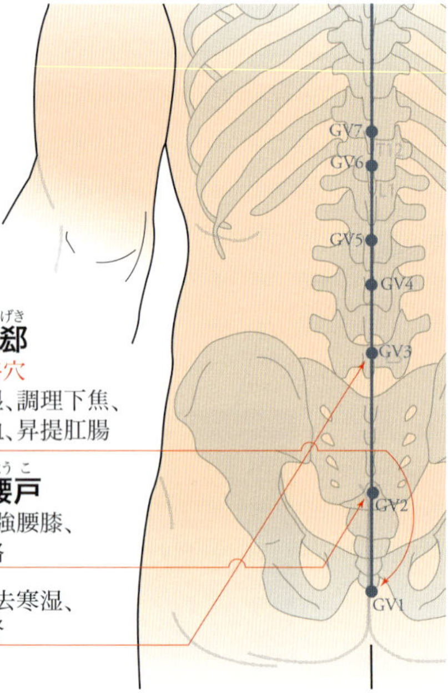

GV1 長強 (ちょうきょう)
- 別名：気之陰郄 (き の いんげき)
- 要穴：督脈の絡穴
- 穴性：清熱利湿、調理下焦、清熱止血、昇提肛腸

GV2 腰兪 (ようゆ)
- 別名：背解、腰戸 (はいかい、ようこ)
- 穴性：温下元、強腰膝、去湿通絡

GV3 腰陽関 (こしようかん)
- 穴性：強腰膝、去寒湿、壮腰補腎

GV4 命門 (めいもん)
- 別名：属累 (ぞくるい)
- 穴性：培元固本、温陽補腎、疏調経気、強健腰膝

GV5 懸枢 (けんすう)
- 穴性：温腎健脾、強健腰膝

GV6 脊中 (せきちゅう)
- 穴性：温腎健脾

GV7 中枢 (ちゅうすう)
- 穴性：強腰補腎、和胃止痛

GV8 筋縮 (きんしゅく)
- 穴性：緩急止疼、通絡止疼

GV9 至陽 (しよう)
- 穴性：寛胸利膈、健脾調中、利気寛胸

GV10 霊台 (れいだい)
- 穴性：清熱解毒、宣肺通絡

GV11 神道 (しんどう)
- 別名：臓兪 (ぞうゆ)
- 穴性：寧神、清熱、通経止痛

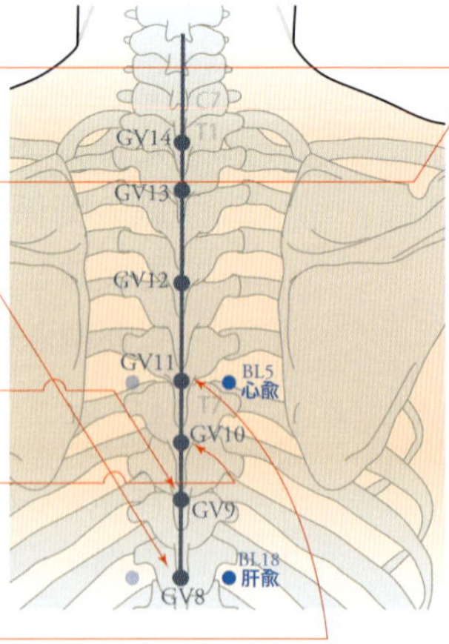

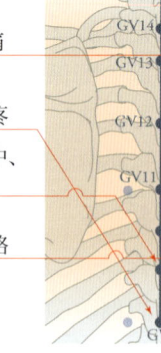

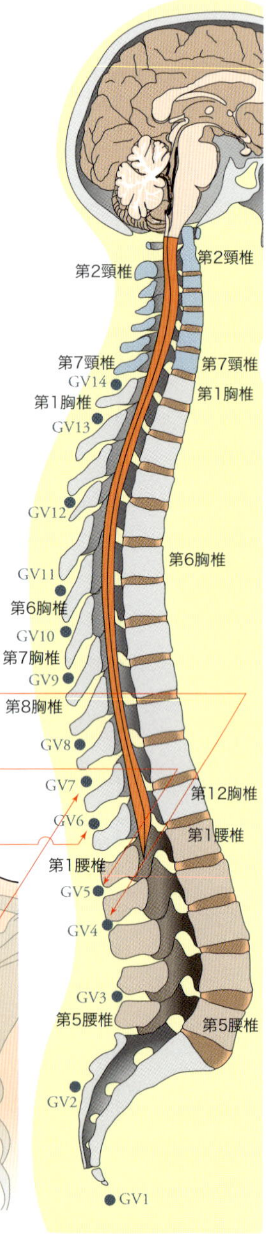

| 序文 | 目次 | 経絡経穴概論 | 1 LU 手の太陰肺経 | 2 LI 手の陽明大腸経 | 3 ST 足の陽明胃経 | 4 SP 足の太陰脾経 | 5 HT 手の少陰心経 | 6 SI 手の太陽小腸経 | 7 BL 足の太陽膀胱経 |

- 督脈は、胞中(小骨盤腔)に起こり、会陰部に出て、後正中線上を尾骨先端(**長強**)から腰部、背部(**腰兪・腰陽関・命門・懸枢・脊中・中枢・筋縮・至陽・霊台・神道**)に至る。

● **長強**は、督脈の最初の経穴、督脈の「長」で、背骨の**強**ばる症状に効果のある経穴の意。督脈が頭上まで長く分布していることが由来だという。別説では、作用が「強い」ことを表わしているとされる。さらには、ヒトの尾骨が「強くて長い虫」に似ていることが由来という考えもある。

● **腰兪**は、**腰**部の障害を治癒するのに効果のある経穴。

● **腰陽関**は、気が上行する**関**所にあたる部分にある経穴の意。

● **命門**とは、古代中国において左右の腎臓の間にあるとされた「生命の重要な門」、「生命力の中心」のこと(さらに詳しくは右の囲み参照)。経穴の命門はそこにある経穴の意。

● **懸枢**の**枢**は、体幹を屈曲する枢要な部分の意。督脈の枢要の経穴の意味ともいわれる。

● **脊中**は、古代中国では、脊柱を構成する椎骨を21と数えており(脊椎は、胸椎12＋腰椎5＋仙椎4＝21個)、その**中**央にあたる11個目の椎骨にある経穴の意。

● **中枢**は脊柱の**中**央にあり**枢**要な経穴の意。

● **筋縮**は、肝兪(p.96)と並ぶ位置にある経穴で、肝は**筋**を司ることから命名された。また、痙攣に対して効果のある経穴の意。

● **至陽**は、第7胸椎と第8胸椎の棘突起の間、すなわち横隔膜の高さ※にあり、上焦と中焦とを隔てる位置にある経穴。体幹において、前後の陰陽では**陽**側とは背側を指すが、上下の陰陽では横隔膜を隔てて上を陽、下を陰とする。その両方を加味すると、背側で横隔膜より上が「陽中の陽」、下が「陽中の陰」となる。督脈の気がのぼってきて、ここで「陽中の陽」に至るために、もしくは「陽中の陽」が至上の「陽」なので、至陽となったという。

● **霊台**の**霊**は心に通じ、**台**は居処を意味する。心疾患、精神疾患に効果的な経穴の意。

● **神道**の**神**もやはり心に通じ、心気の通じる道を意味する。神道は、両脇にある心兪(p.96)の間にあり、精神と感情の治療に効果的な経穴。

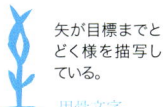

矢が目標までとどく様を描写している。

至

甲骨文字

至は、目指すところまで届く様を表わした字。ちなみに、「室」は家の中で、これ以上進めないところまで行ったところにある場所、奥の部屋を指した。窒息の窒は、穴が行き止まりになってふさがる様を表わしている。姪(めい)は、血縁関係の行き止まりを指すという。

── 命門と右腎 ──

東晋時代の『難経』には、「左は腎であり、右は命門である。命門は精神の宿るところであり、男子では精気を蔵し、女子では子宮につながる」とされていた。その後、命門は両腎の間にあるという説、さらには、左右両腎の総称が命門であるといった説も生じたが、明代以降は、両腎の間にあるというのが定説となる。

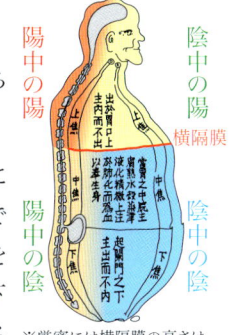

陽中の陽／陰中の陽
横隔膜
陽中の陰／陰中の陰

※厳密には横隔膜の高さは呼吸により上下する。
図は『類経図翼』に基づく。

GV Governor Vessel 督脈 ②頭頸部・背面

GV12	身柱（しんちゅう）	穴性：宣肺止咳、清心寧神、去風活絡、理気降逆、止咳平喘
GV13	陶道（とうどう）	穴性：清熱、解表
GV14	大椎（だいつい）	穴性：疏風解表、清熱通陽、疏風散寒、理気降逆、鎮静安神、醒脳解痙
GV15	瘂門（あもん）	別名：舌横、舌厭、暗門　穴性：開竅醒神、安神
GV16	風府（ふうふ）	別名：舌本、鬼枕、鬼穴　穴性：清熱散風、通関開竅、疏開脳府
GV17	脳戸（のうこ）	別名：匝風、会額　穴性：清熱散風、疏解脳府、開竅
GV18	強間（きょうかん）	別名：大羽（たいう）　穴性：清頭目、安神志
GV19	後頂（ごちょう）	別名：交衝（こうしょう）　穴性：清頭目、安神志
GV20	百会（ひゃくえ）	別名：三陽五会（さんようごえ）　穴性：蘇厥熄風、清熱開竅、昇陽固脱、健脳寧神、回陽固脱、平肝熄風

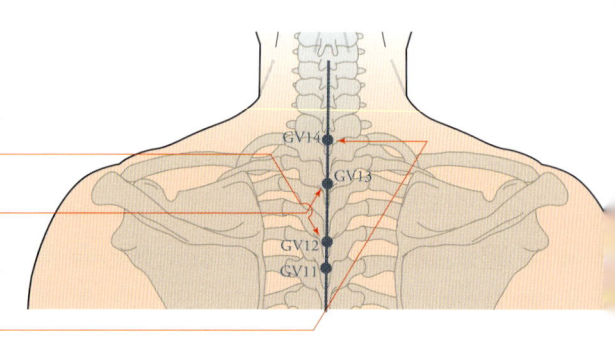

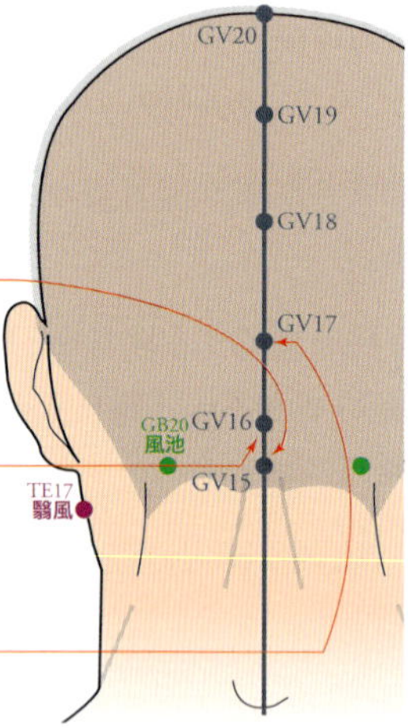

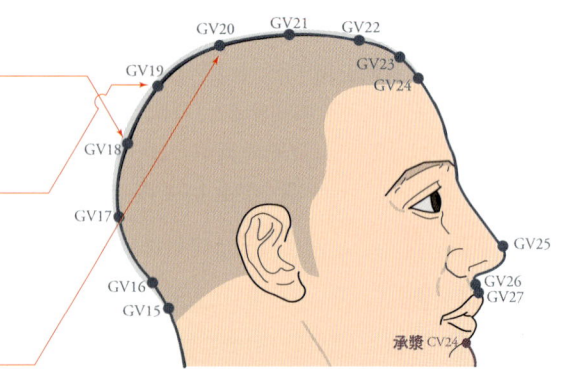

穴性解説

宣肺（せんぱい）…宣白ともいう。肺気を宣通する治療法。
解表（かいひょう）…疏表ともいう。外感初期に発汗させて体表の邪気を取り除くこと。
醒脳（せいのう）…意識をはっきりさせること。
疏開（そかい）…のびやかで明朗にすること。
脳府（のうふ）…脳の機能のこと。
熄風（そくふう）…眩暈（めまい）、ふるえ、痙攣（けいれん）などの状態を改善すること。
昇陽固脱（しょうようこだつ）…陽気を昇らせ、便秘や尿閉を改善すること。

234

| 序文 | 目次 | 経絡経穴概論 | 1 LU 手の太陰肺経 | 2 LI 手の陽明大腸経 | 3 ST 足の陽明胃経 | 4 SP 足の太陰脾経 | 5 HT 手の少陰心経 | 6 SI 手の太陽小腸経 | 7 BL 足の太陽膀胱経 |

神道より背部を上り(**身柱・陶道・大椎**)、手足の三陽の脈(手の陽明大腸経・手の太陽小腸経・手の少陽三焦経・足の太陽膀胱経・足の陽明胃経・足の少陽胆経)と交会し、後頸部(**瘖門**)へと上がり、外後頭隆起直下(**風府**)に至り脳に入る。さらに頭部正中を通り(**脳戸・強間・後頂**)、頭頂部(**百会**)に至る。

- **身柱**(しんちゅう)は、**身**体の**柱**、脊柱を指す。
- **陶道**(とうどう)は、第1および第2胸椎棘突起の間にあり、「土器を焼くかまど」、ないしは「丘」と関連付けられている**陶**の字が、それら棘突起を描写していると考えられる。
- **大椎**(だいつい)は、頸椎のうち最も大きい、第7頸椎(隆椎)の棘突起(きょくとっき)を古代中国において**大椎**と呼んだことに由来している。
- **瘖門**(あもん)の**瘖**は「**お**し、発話障害」のこと。失語症に有効な経穴とされる。
- **風府**(ふうふ)の**府**は、「集まるところ」を指し、**風**邪の侵入する位置にある経穴の意。風池(p.186)、翳風(p.168)と同じレベルにある。
- **脳戸**(のうこ)は、脳を守る後頭部の**外後頭隆起**(がいことうりゅうき)を指すという説や、脳から脊髄に移行する穴である**大孔**(だいこう)(**大後頭孔**)の近くにある経穴という説などがある。
- **強間**(きょうかん)の**間**は、新生児の小泉門(しょうせんもん)のある部分の骨と骨の「間」を指すという。また後頸部の**強**ばりの治療に効果のある経穴とされる。**強**は、頭蓋骨の強固な部分である枕骨(後頭骨)を示すという説もある。
- **後頂**(ごちょう)は、頭頂にある百会の**後**ろにある経穴の意。
- **百会**(ひゃくえ)は頭頂にあって、頭部の陽気が集まるところ、また太陽膀胱経、少陽胆経、少陽三焦経、督脈、厥陰肝経の会う場所の意。また頭部の様々な疾患の治療に用いられる経穴の意。

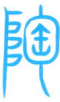

陶(篆文)
缶(ほとぎ)は、湯や水を入れる胴が太く口が小さい土器のこと。

陶は、土器を表わす缶に、勹(つつみがまえ)が付いて、土器をこねて型枠に入れること、または、土器を焼く窯を指すという。丘や土、階段を表わすβ(こざとへん)がついたもの。そこから焼き物、陶器を指すようになる。

瘖(金文)
亞(亜)は、地下を四角く掘り、四隅を「出隅」にした様を表わす。

瘖は疒(やまいだれ)＋亞(新字は亜)。亞の字は、建物の土台を築くため、また墓をつくるために地下を四角く掘った様を描いたもの。表に出ない「下の支え、下でつかえる」という意味から転じて、「ノドがつかえてしゃべることができない」という意味の「瘖(おし)」や、「下に押しやられて胸がつかえるいやな気持ち」を表わす悪の字が生まれたという説もある。さらに、下にあって表にでないというところから、「二番目の、次ぐもの」という意味の「亜」も生じた(亜流、亜熱帯)。

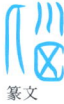

脳(篆文)
右側は、髪の毛の付いた頭、頭蓋骨を表したもの。

脳は、頭蓋骨を表わす𡿺に月(にくづき)が付いたもので、頭蓋骨の中の柔らかい部分である「脳」を指す。凶(旧字では囟)のメは、頭蓋骨の縫合、とくに大泉門(ひよめき、おどりこ、つまり新生児の脈を打つたびに動く部分)を指すという。別説では、このメは脳回を指すという。ちなみに、悩も頭脳を「なやます」こと。

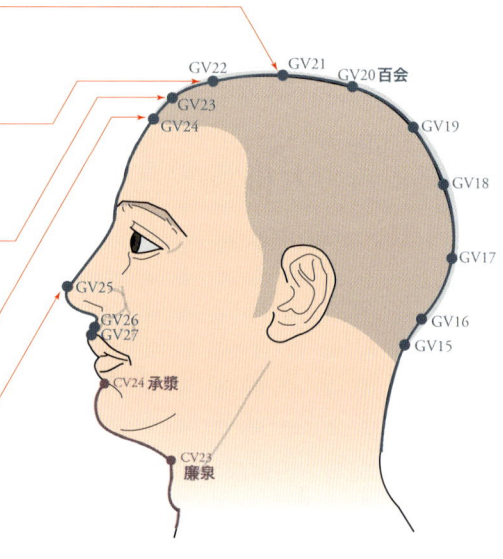

GV 督脈 ③頭部・前面
Governor Vessel　とくみゃく

GV21	ぜんちょう **前頂**	穴性：清頭目、散風
GV22	しんえ **顖会**	別名：しんじょう きもん 　　　**顖上、鬼門** 穴性：清頭目、散風
GV23	じょうせい **上星**	別名：きどう 　　　**鬼堂** 穴性：清熱散風、宣肺通竅
GV24	しんてい **神庭**	穴性：清熱散風、通竅、 　　　鎮驚安神、鎮静醒脳
GV25	そりょう **素髎**	別名：めんおう めんじょう 　　　**面王、面上** 穴性：清熱、痛竅
GV26	すいこう **水溝**	別名：ききゅう ききゃくちょう じんちゅう 　　　**鬼宮、鬼客庁、人中** 穴性：清熱開竅、回陽救逆、 　　　鎮痛寧神
	「だったん」とも読む。	※兌の呉音は「だい」、漢音は「たい」、 「だ」は慣用読み。
GV27	だたん **兌端**	別名：だこつ そうこつ 　　　**兌骨、壮骨** 穴性：清熱、止驚

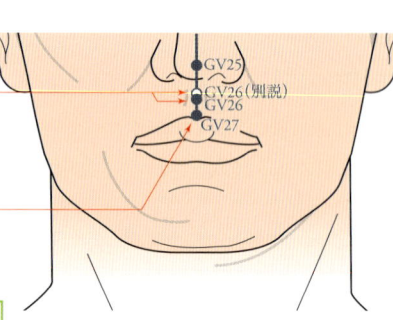

穴性解説

ちんきょう
鎮驚…びくびくしたり、驚きやすいなどの不安感を和らげること。

あんしん
安神…精神不安、動悸、睡眠障害などの症状を安定させること。

せいのう
醒脳…意識をはっきりさせること。

かいようきゅうぎゃく
回陽救逆…陽気を回復すること。

ねいしん
寧神…精神が不安定な状態を安定させること。

GV28	ぎんこう **齦交**	穴性：清熱、疏経、 　　　寧神

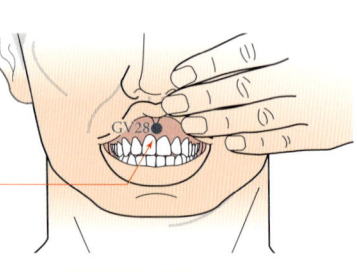

- 百会で足の太陽膀胱経および足の厥陰肝経と交わり、顔面部正中を経て(**前頂・顖会・上星・神庭・素髎・水溝・兌端**)、上歯齦、上唇小帯の接合部(**齦交**)に終わる。

- **前頂**は、頭頂にある百会の**前**にある経穴の意。

- **顖会**の**顖**は、**大泉門**を表わす字で、冠状縫合にある経穴。

- **上星**は、前頭部の髪際にあって**星**を見**上**げるときに、一番高いところにある経穴。または、「星」という語は「高いところ」を示唆し、頭部の高いところにある経穴という説もある。

- **神**は精神をつかさどる脳を、**庭**は額、前額部を指す。

- **素髎**の**髎**は、「陥凹部、穴」を指す。**素**は、元々「糸」を垂らすことと関連し、まっすぐに通った鼻筋を表わしていると考えられる。素髎は鼻すじの下にある**鼻尖**にある陥凹部の経穴。ちなみに、陥凹部というのは、鼻孔のことではなく、鼻尖を押すと特にへこむ部分のこと。

- **水溝**は、鼻水の通る溝の意。水溝の別名「**人中**」は、天気(空気)を吸い込む鼻と、地気(飲食物)を取り入れる口の中間にあるので人中と名付けられたという(人は天と地の間にある)。

- **兌端**の**兌**は鋭(尖っていること、尖端)に通じ、口の**端**にある経穴の意。または督脈の**端**にある経穴の意。また右に示す通り、**兌**の字には「穴」という意味もあり、口と関連している。

- **齦交**の**齦**は、「**歯根**」を指す。ちなみに、「齦」の字には「はぐき」や「はじし(意味は歯根)」という訓読みがある。**齦交**は、**上歯根と上唇小帯の交**わる部位にある経穴の意。

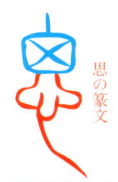

顖

囟は、「脳」の字と同じく頭蓋骨の縫合、大泉門を指す。

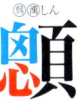

顖の頁(おおがい)は、「顔」を表わす。ちなみに、細の字も、本来は糸+田ではなく、糸+囟で、小児の大泉門の「小さい隙間」を指していた。思の字も、田+心ではなく、囟+心である。

兌

兌=八+兄(頭の大きい人)だが、八は色々と解釈が分かれる。

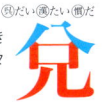

兌は、「脱げる」ことと関係し、兌は、人が衣を脱ぐ様、もしくは気が抜けてぼんやりした状態を指すという解釈がある。**脱(脱)**は「脱ぐこと」を、**悦(悦)**は心を表わすりっしんべん†を付けて「心中のわだかまりが抜けとれること」、「よろこぶこと」を表わす。**鋭(鋭)**は、金属の外側をはぎ取り、錐(きり)や、矛(ほこ)を鋭く尖らせることを指す。そこから、「抜け出る、抜き取る」、さらには「穴、抜け穴」の意味が生じたと考えられる。ちなみに、**蛻変**(ぜいへん)の蛻、もぬけの殻の蛻(もぬけ)の字は、セミが殻を「脱ぐ」ことを表わしている。

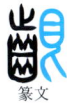

齦

歯の上の止は発音を表わし、「物をかみとめる」の意味。

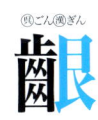

艮は、目+ヒ(あいくち=匕首、ナイフのこと)で、小刀で目のまわりに、いつまでも取れない入れ墨を入れることを表わしている。もしくは、小刀で刺すかのように視線をひとところに留めることを表わす(他の説もある)。そこから、「一定の所にとどまる、動かない」という意味が生じた。**根**は、「木の動かない部分」、「根元」を表わし、**齦**は「歯の根元」、すなわち「歯根」を指す。ちなみに、**銀**は「腐りにくい金属」を、**限**は「動かない境界」を、**痕**は「いつまでも取れない傷」を表わすという。艮に似ている**良**は、穀物を洗って汚れのない様、もしくは穀物を升に出し入れする様を表わすため、全く意味も発音も異なる。

GV 督脈 とくみゃく 取り方① 長強、腰兪、腰陽関

Governor Vessel

GV1 長強 ちょうきょう

部位:会陰部,尾骨の下方,尾骨端と肛門の中央.
この経穴に関連した解剖学的構造:
- 皮膚には仙骨神経叢の枝の**陰部神経**(S2〜S4)
- 梨状筋下孔から出る陰部神経(S2〜S4)筋枝に支配される随意性の**外肛門括約筋**
- 梨状筋下孔から出る内陰部動・静脈の枝の**下直腸動**・**静脈**
- 深部には**肛門尾骨靱帯**がある。

GV2 腰兪 ようゆ

部位:仙骨部,後正中線上,仙骨裂孔.
この経穴に関連した解剖学的構造:
- 皮膚には**仙骨神経後枝**(S4)
- **仙骨裂孔**を閉じている**浅後仙尾靱帯**
- 梨状筋下孔から出て中・小殿筋を栄養する内腸骨動・静脈の壁側枝の**下殿動**・**静脈**

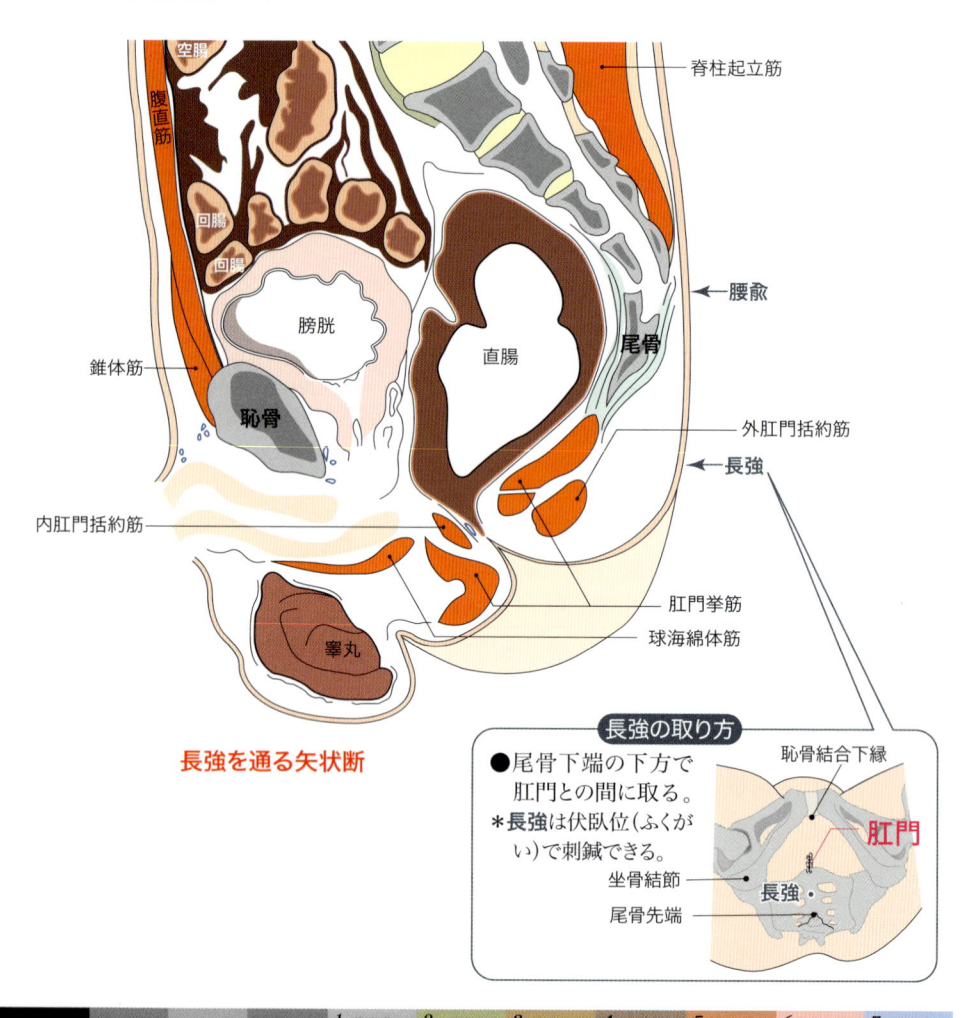

長強を通る矢状断

図中ラベル:空腸、腹直筋、回腸、膀胱、錐体筋、恥骨、内肛門括約筋、睾丸、脊柱起立筋、尾骨、腰兪、長強、外肛門括約筋、肛門挙筋、球海綿体筋、直腸

長強の取り方
- 尾骨下端の下方で肛門との間に取る。
- *長強は伏臥位(ふくがい)で刺鍼できる。

恥骨結合下縁、肛門、坐骨結節、尾骨先端、長強

| 序文 | 目次 | 経絡経穴概論 | 1 LU 手の太陰肺経 | 2 LI 手の陽明大腸経 | 3 ST 足の陽明胃経 | 4 SP 足の太陰脾経 | 5 HT 手の少陰心経 | 6 SI 手の太陽小腸経 | 7 BL 足の太陽膀胱経 |

自律神経系に属する**副交感神経**はリラックスしている時に優位に働き、心拍数の低下や内臓の機能を活発にする。副交感神経系の節前ニューロンは脳幹および仙髄に位置するので頭仙系ともいわれる。12対ある脳神経の中では動眼神経、顔面神経、舌咽神経、迷走神経が副交感神経を含んでいる。

GV3 腰陽関（こしようかん）

部位：腰部，後正中線上，第4腰椎棘突起下方の陥凹部．

この経穴に関連した解剖学的構造：
- 皮膚には腰神経後枝(L4)の内側皮枝
- 脊柱起立筋を構成する固有背筋内側群の一つである腰神経後枝支配の(腰)棘間筋
- 第7頸椎棘突起から第4腰椎棘突起先端の間にある棘上靭帯
- 第4・5腰椎棘突起の間にある棘間靭帯
- 腹大動脈の有対の壁側枝である腰動脈の背枝

ヤコビー線 Jacoby's line と腰椎穿刺 lumbar puncture

左右の**腸骨稜の最高点**を結ぶ**ヤコビー線**は第4腰椎の棘突起を通る。脊髄下端の脊髄円錐は第1・2腰椎の高さで終わるので、第3と第4腰椎間のクモ膜下腔から脳脊髄液を採取する**腰椎穿刺**（ようついせんし）やクモ膜下腔へ麻酔薬を注入する**腰椎麻酔**を行うことができる。第4、第5腰椎間と第5腰椎、第1仙骨間のヘルニアが最も多い。

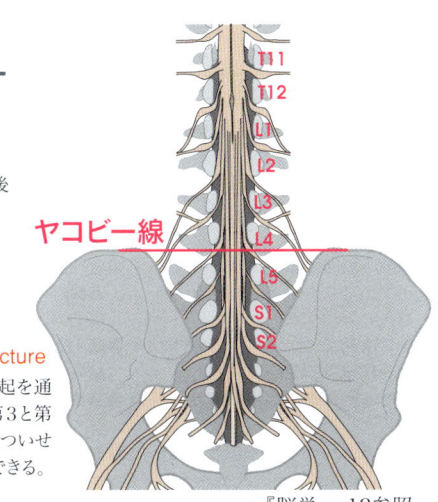

→『脳単』p.12参照。

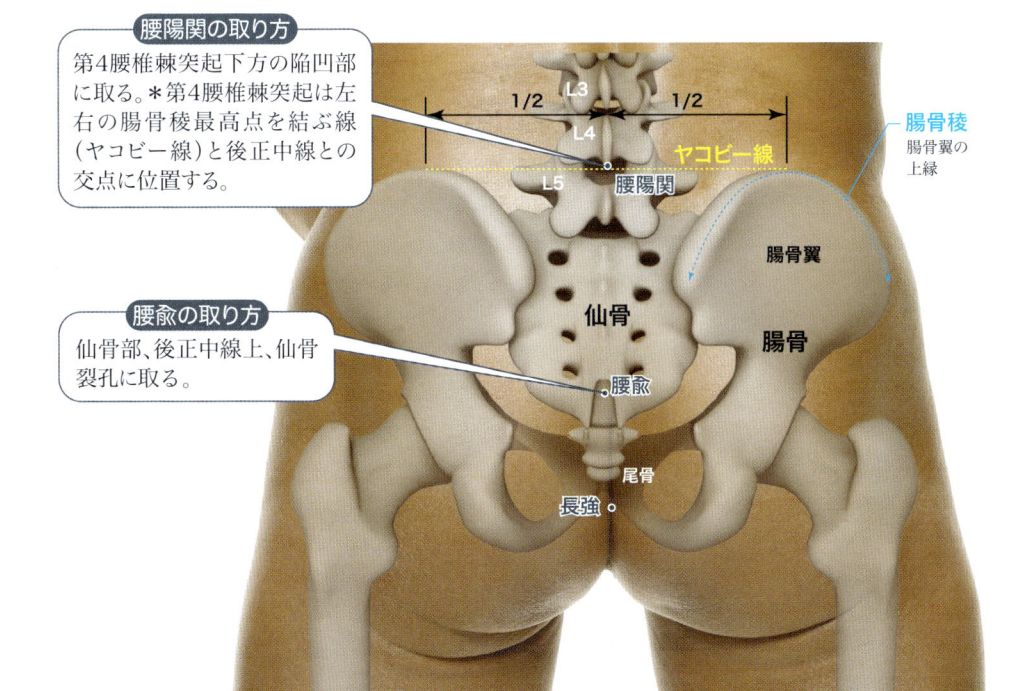

腰陽関の取り方

第4腰椎棘突起下方の陥凹部に取る。＊第4腰椎棘突起は左右の腸骨稜最高点を結ぶ線（ヤコビー線）と後正中線との交点に位置する。

腰兪の取り方

仙骨部、後正中線上、仙骨裂孔に取る。

239

GV 督脈 とくみゃく
Governor Vessel

取り方② 命門、懸枢、脊中、中枢、筋縮

GV4 命門 めいもん
部位:腰部,後正中線上,
　　　第2腰椎棘突起下方の
　　　陥凹部.
この経穴に関連した解剖学的構造:
- 皮膚には腰神経後枝(L2)の内側皮枝
- 脊柱起立筋を構成する固有背筋内側群の一つである腰神経後枝支配の(腰)棘間筋
- 第7頸椎棘突起から第4腰椎棘突起先端の間にある棘上靭帯
- 第2・3腰椎棘突起の間にある棘間靭帯
- 腹大動脈の有対の壁側枝である腰動脈の背枝

GV5 懸枢 けんすう
部位:腰部,後正中線上,
　　　第1腰椎棘突起下方の
　　　陥凹部.
この経穴に関連した解剖学的構造:
- 皮膚には腰神経後枝の内側皮枝(L1)
- 脊柱起立筋を構成する固有背筋内側群の一つである腰神経後枝支配の(腰)棘間筋
- 第7頸椎棘突起から第4腰椎棘突起先端の間にある棘上靭帯
- 第1・2腰椎棘突起の間にある棘間靭帯
- 腹大動脈の有対の壁側枝である腰動脈の背枝

GV6 脊中 せきちゅう
部位:上背部,後正中線上,
　　　第11胸椎棘突起下方の
　　　陥凹部.
この経穴に関連した解剖学的構造:
- 皮膚には胸神経後枝の内側皮枝(T11)
- 脊髄神経後枝支配で体幹の後屈に働く脊柱起立筋
- 第7頸椎棘突起から第4腰椎棘突起先端の間にある棘上靭帯
- 第11・12胸椎棘突起の間にある棘間靭帯
- 腹大動脈の有対の壁側枝である肋間動脈の背枝

懸枢の取り方
第2腰椎棘突起を求め、その1つ上の第1腰椎棘突起下方の陥凹部に取る。

脊中の取り方
第2腰椎棘突起を求め、その上の3棘突起上がった第11胸椎棘突起下方の陥凹部に取る。

第2腰椎棘突起の取り方
両側の第12肋骨端を結ぶ高さが第2腰椎棘突起に相当する。

命門の取り方
第2腰椎棘突起下方の陥凹部に取る。

ラベル: T9, 筋縮, 第9肋骨, T10, 中枢, 第10肋骨, T11, 脊中, 第11肋骨, T12, 懸枢, 第12肋骨, L1, 命門, L2, L3, 腰陽関, L4, L5

| 序文 | 目次 | 経絡経穴概論 | 1 LU 手の太陰肺経 | 2 LI 手の陽明大腸経 | 3 ST 足の陽明胃経 | 4 SP 足の太陰脾経 | 5 HT 手の少陰心経 | 6 SI 手の太陽小腸経 | 7 BL 足の太陽膀胱経 |

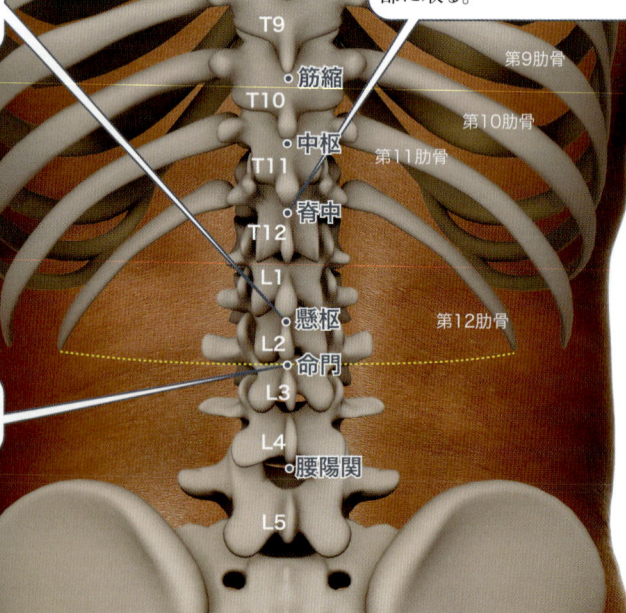

自律神経系に属する**交感神経**は緊張・興奮時に優位に働き、運動に適した状態にする。交感神経系の節前ニューロン細胞体は胸髄、腰髄の側角に位置するので胸腰系といわれる。なお、標的器官に作用する化学伝達物質は、副交感神経ではアセチルコリン、交感神経ではノルアドレナリン（ノルエピネフリン）である。生理学ではそれぞれコリン作動性、アドレナリン作動性という。

GV7 中枢（ちゅうすう）

部位：上背部、後正中線上、
　　　第10胸椎棘突起下方の陥凹部．

この経穴に関連した解剖学的構造：
- 皮膚には**胸神経後枝の内側皮枝（T10）**
- 脊髄神経後枝支配で体幹の後屈に働く**脊柱起立筋**
- 第7頸椎棘突起から第4腰椎棘突起先端の間にある**棘上靱帯**
- 第10・11胸椎棘突起の間にある**棘間靱帯**
- 腹大動脈の有対の壁側枝である**肋間動脈の背枝**

GV8 筋縮（きんしゅく）

部位：上背部、後正中線上、
　　　第9胸椎棘突起下方の陥凹部．

この経穴に関連した解剖学的構造：
- 皮膚には**胸神経後枝の内側皮枝（T9）**
- 脊髄神経後枝支配で体幹の後屈に働く**脊柱起立筋**
- 第7頸椎棘突起から第4腰椎棘突起先端の間にある**棘上靱帯**
- 第9・10胸椎棘突起の間にある**棘間靱帯**
- 腹大動脈の有対の壁側枝である**肋間動脈の背枝**

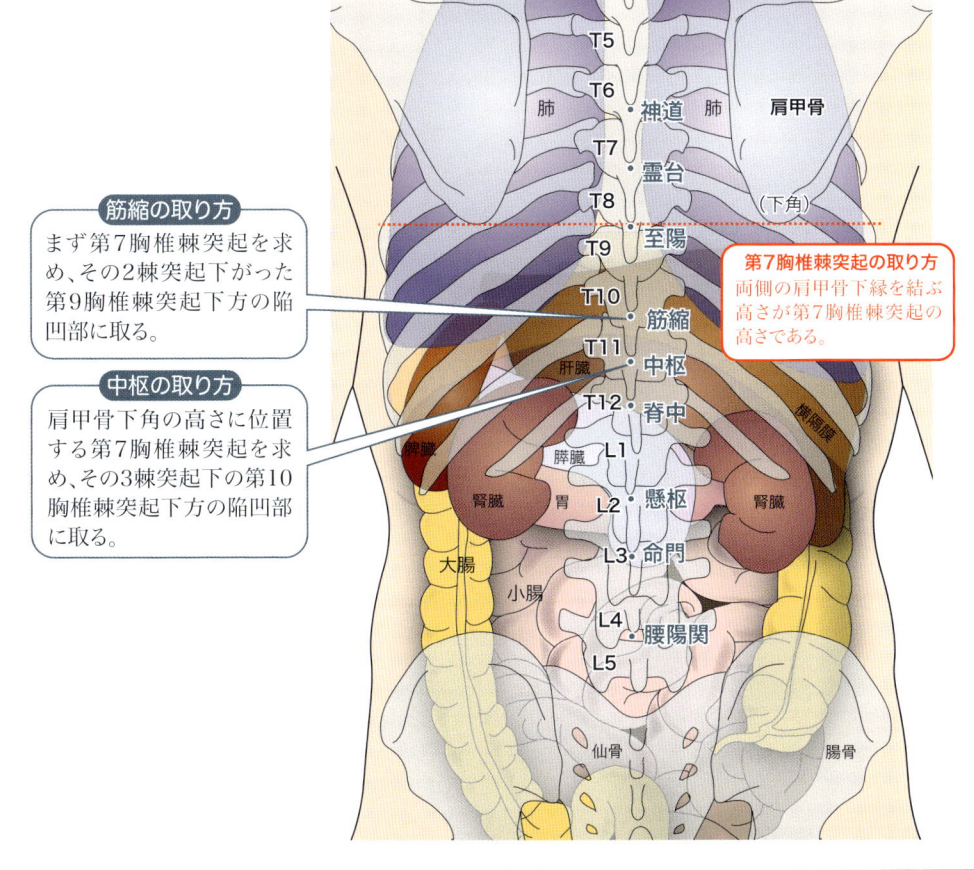

筋縮の取り方
まず第7胸椎棘突起を求め、その2棘突起下がった第9胸椎棘突起下方の陥凹部に取る。

中枢の取り方
肩甲骨下角の高さに位置する第7胸椎棘突起を求め、その3棘突起下の第10胸椎棘突起下方の陥凹部に取る。

第7胸椎棘突起の取り方
両側の肩甲骨下縁を結ぶ高さが第7胸椎棘突起の高さである。

GV 督脈 とくみゃく 取り方③ 至陽、霊台、神道

Governor Vessel

GV9 至陽
部位:上背部,後正中線上,
　　　第7胸椎棘突起下方の陥凹部.
この経穴に関連した解剖学的構造:
- 皮膚には**胸神経後枝の内側皮枝(T7)**
- 副神経・頸神経叢の筋枝(C2〜C4)支配の**僧帽筋**
- 脊髄神経後枝支配で体幹の後屈に働く**脊柱起立筋**
- 第7頸椎棘突起から第4腰椎棘突起先端の間にある**棘上靱帯**
- 第7・8胸椎棘突起の間にある**棘間靱帯**
- 腹大動脈の有対の壁側枝である**肋間動脈の背枝**

GV10 霊台
部位:上背部,後正中線上,
　　　第6胸椎棘突起下方の陥凹部.
この経穴に関連した解剖学的構造:
- 皮膚には**胸神経後枝の内側皮枝(T6)**
- 副神経・頸神経叢の筋枝(C2〜C4)支配の**僧帽筋**
- 脊髄神経後枝支配で体幹の後屈に働く**脊柱起立筋**
- 第7頸椎棘突起から第4腰椎棘突起先端の間にある**棘上靱帯**
- 第6・7胸椎棘突起の間にある**棘間靱帯**
- 腹大動脈の有対の壁側枝である**肋間動脈の背枝**

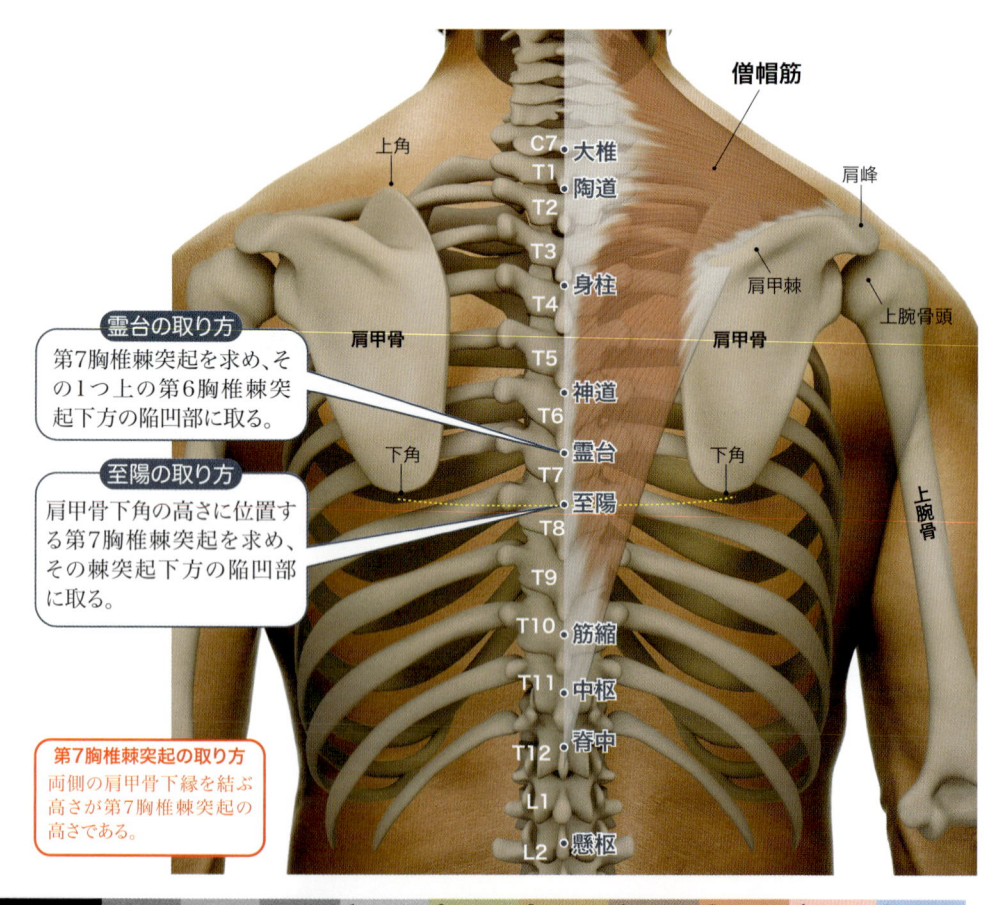

霊台の取り方
第7胸椎棘突起を求め、その1つ上の第6胸椎棘突起下方の陥凹部に取る。

至陽の取り方
肩甲骨下角の高さに位置する第7胸椎棘突起を求め、その棘突起下方の陥凹部に取る。

第7胸椎棘突起の取り方
両側の肩甲骨下縁を結ぶ高さが第7胸椎棘突起の高さである。

ラベル: 上角、肩甲骨、下角、C7・大椎、T1・陶道、T2、T3・身柱、T4、T5、T6・神道、霊台、T7・至陽、T8、T9、T10・筋縮、T11・中枢、T12・脊中、L1、L2・懸枢、僧帽筋、肩峰、肩甲棘、上腕骨頭、上腕骨

脊柱の靱帯によって椎骨同士が強固につながれ、様々な方向からの負荷や軸圧に抗することができる。椎体に付着する靱帯には**前縦靱帯**と**後縦靱帯**があり、脊柱弯曲の保持に関与している。椎弓に付着する靱帯には**黄色靱帯、棘間靱帯、棘上靱帯、項靱帯、横突間靱帯**がある。黄色靱帯は主成分が弾性線維であるため、黄色であり、厚く強靭な靱帯である。項靱帯は棘上靱帯が上方へ広がったもので、第7頸椎から外後頭隆起の間に位置する。

GV11 神道(しんどう)

部位:上背部,後正中線上,
　　第5胸椎棘突起下方の陥凹部.

この経穴に関連した解剖学的構造:
- 皮膚には**胸神経後枝の内側皮枝**(T5)
- 副神経・頸神経叢の筋枝(C2〜C4)支配の**僧帽筋**
- 脊髄神経後枝支配で体幹の後屈に働く**脊柱起立筋**
- 第7頸椎棘突起から第4腰椎棘突起先端の間にある**棘上靱帯**
- 第5・6胸椎棘突起の間にある**棘間靱帯**
- 腹大動脈の有対の壁側枝である**肋間動脈の背枝**

項靱帯
nunchal ligament

後頭骨の外後頭隆起と第1〜7頸椎の棘突起の先端をむすぶ棘上靱帯を特に**項靱帯**という。四足歩行をする動物ではよく発達し、後頸部の筋とともに頭部を固定している。→『肉単』p.106,107参照。

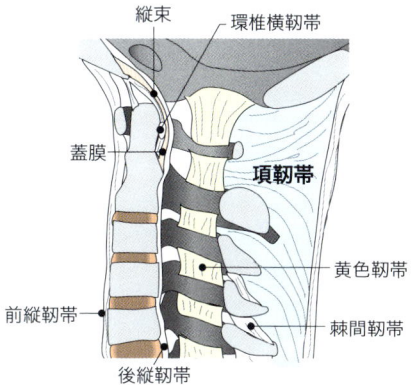

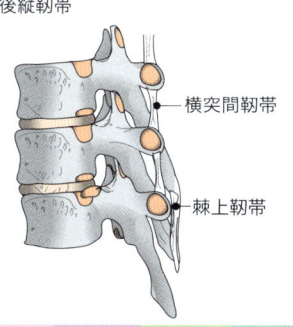

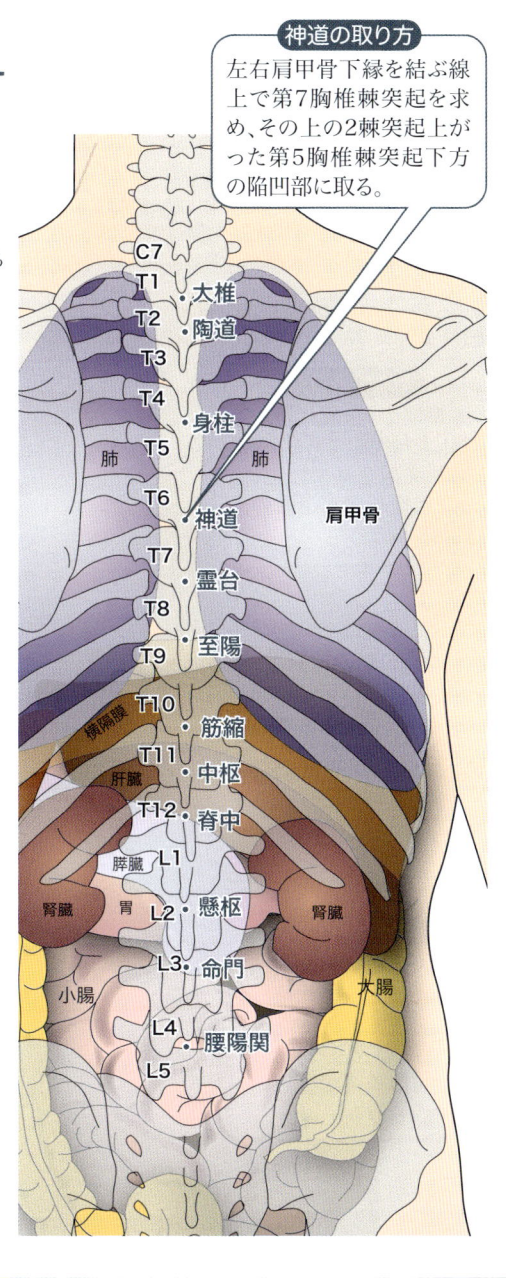

神道の取り方
左右肩甲骨下縁を結ぶ線上で第7胸椎棘突起を求め、その上の2棘突起上がった第5胸椎棘突起下方の陥凹部に取る。

Governor Vessel
GV 督脈 とくみゃく 取り方④ 身柱、陶道、大椎

GV12 身柱 しんちゅう

部位：上背部，後正中線上，
　　　第3胸椎棘突起下方の陥凹部．
この経穴に関連した解剖学的構造：
- 皮膚には**胸神経後枝の内側皮枝(T3)**
- 副神経・頸神経叢の筋枝(C2～C4)支配の**僧帽筋**
- 脊髄神経後枝支配で体幹の後屈に働く**脊柱起立筋**
- 第7頸椎棘突起から第4腰椎棘突起先端の間にある**棘上靭帯**
- 第3・4胸椎棘突起の間にある**棘間靭帯**
- 腹大動脈の有対の壁側枝である**肋間動脈の背枝**

GV13 陶道 とうどう

部位：上背部，後正中線上，
　　　第1胸椎棘突起下方の陥凹部．
この経穴に関連した解剖学的構造：
- 皮膚には**胸神経後枝の内側皮枝(T1)**
- 副神経・頸神経叢の筋枝(C2～C4)支配の**僧帽筋**
- 脊髄神経後枝支配で体幹の後屈に働く**脊柱起立筋**
- 第7頸椎棘突起から第4腰椎棘突起先端の間にある**棘上靭帯**
- 第1・2胸椎棘突起の間にある**棘間靭帯**
- 腹大動脈の有対の壁側枝である**肋間動脈の背枝**

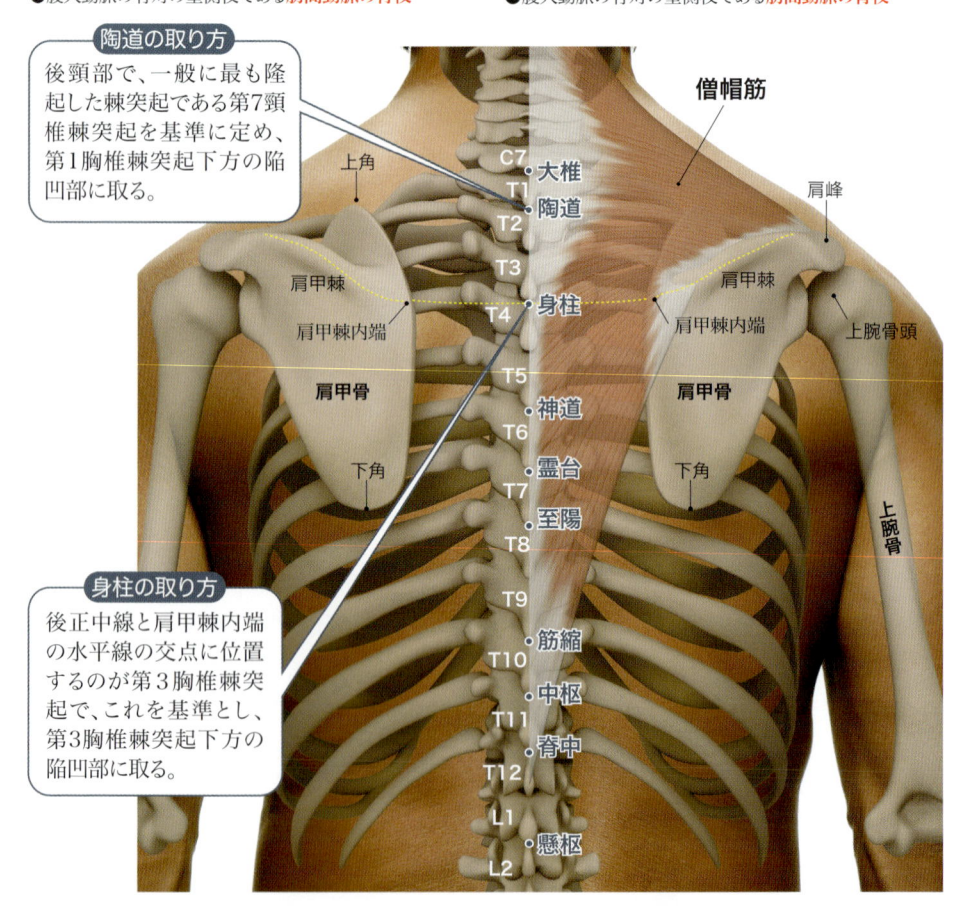

【陶道の取り方】
後頸部で、一般に最も隆起した棘突起である第7頸椎棘突起を基準に定め、第1胸椎棘突起下方の陥凹部に取る。

【身柱の取り方】
後正中線と肩甲棘内端の水平線の交点に位置するのが第3胸椎棘突起で、これを基準とし、第3胸椎棘突起下方の陥凹部に取る。

頸椎は前弯し、棘突起は椎体から後方へ水平に伸びている。したがって、椎体と棘突起はほぼ同じ高さにある。特に、C3～C5の棘突起の長さは他の頸椎の棘突起のそれと比べて短いので、**C7（隆椎）の棘突起**が目立って後方へ突出していて触知しやすい。

GV14 大椎(だいつい)

部位：後頸部，後正中線上，
　　　第7頸椎棘突起下方の陥凹部．

この経穴に関連した解剖学的構造：
- 皮膚には**頸神経後枝の内側皮枝(C8)**
- 副神経・頸神経叢の筋枝(C2～C4)支配の**僧帽筋**
- 脊柱起立筋を構成する固有背筋内側群の一つである**頸神経後枝**支配の**(頸)棘間筋**
- 第7頸椎棘突起から第4腰椎棘突起先端の間にある**棘上靱帯**
- 第7頸椎と第1胸椎棘突起の間にある**棘間靱帯**
- 鎖骨下動脈の枝の甲状頸動・静脈から分枝する**頸横動・静脈の上行枝**

大椎の取り方

第7頸椎棘突起下方の陥凹部に取る。＊後頸部で最も隆起しているのが第7頸椎棘突起にあたる。

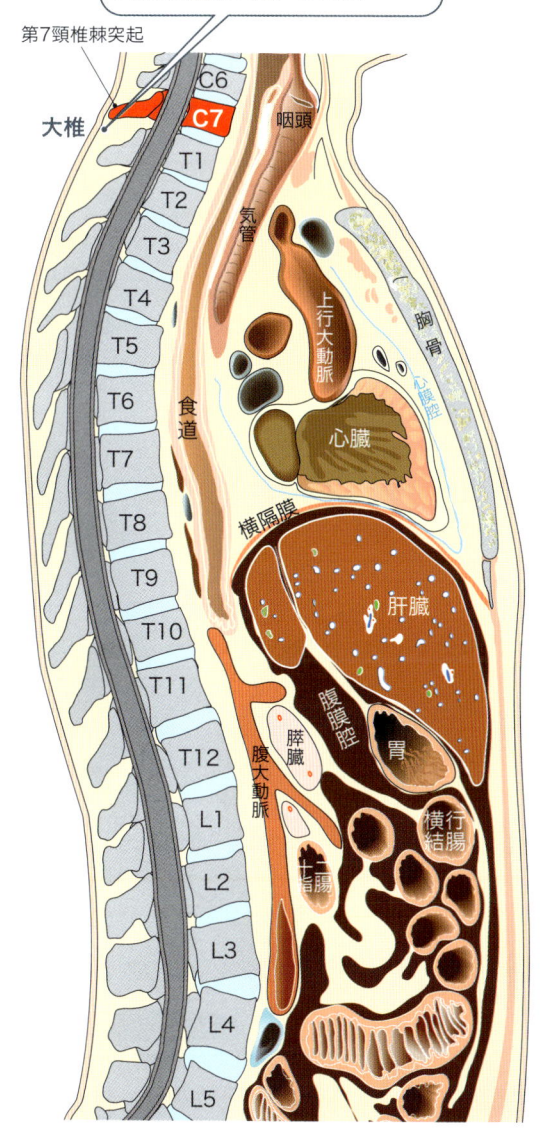

第7頸椎棘突起の取り方

第7頸椎棘突起と見当をつけたままで中指を当て、示指と薬指を上下の棘に当てる。頸部を軽く前屈したり、頭部を回旋すると、動くのが頸椎の棘突起、動かないのが胸椎の棘突起である。

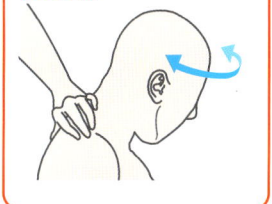

Governor Vessel
GV 督脈

取り方⑤ 瘂門、風府、脳戸

GV15 瘂門（あもん）

部位：後頸部、後正中線上、
　　　第2頸椎棘突起上方の陥凹部。

この経穴に関連した解剖学的構造：
- 皮膚には第3頸神経後枝で後頭部皮膚に分布する**第3後頭神経（C3）**
- 外後頭隆起に始まり第7頸椎棘突起までにある弾性線維からなる**項靭帯**
- 頸神経後枝（C3〜C8）支配で頭部の伸展、側屈、回旋に働く**頭板状筋**
- 脊柱起立筋を構成する固有背筋内側群の一つである頸神経後枝支配の**（頸）棘間筋**
- 頸神経後枝支配で頭部の伸展、回旋に働く**頭半棘筋**
- 鎖骨下動・静脈の枝の甲状頸動脈から分枝する**頸横動・静脈**の上行枝
- 深部には**脊髄**がある。

GV16 風府（ふうふ）

部位：後頸部、後正中線上、外後頭隆起の
　　　直下、左右の僧帽筋間の陥凹部。

この経穴に関連した解剖学的構造：
- 皮膚には第2頸神経後枝で後頭部皮膚に分布する**大後頭神経（C2）**
- 副神経・頸神経叢の筋枝（C2〜C4）支配の**僧帽筋**の起始部である外後頭隆起に始まり第7頸椎棘突起までにある弾性線維からなる**項靭帯**
- 頸神経後枝支配で頭部の伸展、回旋に働く**頭半棘筋**
- 第1頸神経後枝の後頭下神経支配で頭部の回旋に働く**大・小後頭直筋**
- 外頸動脈の枝である顔面動・静脈の後ろから分岐する**後頭動・静脈**
- 鎖骨下動脈の枝の甲状頸動・静脈から分枝する**頸横動・静脈**の上行枝

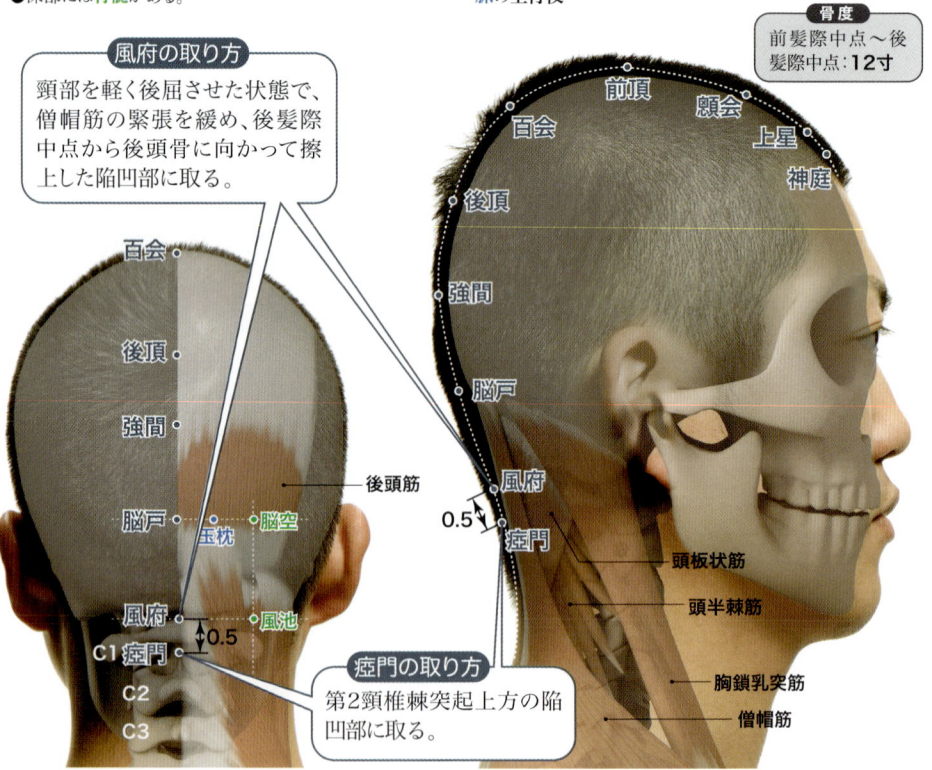

骨度
前髪際中点〜後髪際中点：12寸

風府の取り方
頸部を軽く後屈させた状態で、僧帽筋の緊張を緩め、後髪際中点から後頭骨に向かって擦上した陥凹部に取る。

瘂門の取り方
第2頸椎棘突起上方の陥凹部に取る。

（頭部ラベル：百会、後頂、強間、脳戸、玉枕、脳空、風府、風池、C1 瘂門、C2、C3、後頭筋）
（側面ラベル：前頂、顖会、上星、神庭、百会、後頂、強間、脳戸、風府、瘂門、0.5、頭板状筋、頭半棘筋、胸鎖乳突筋、僧帽筋）

- **外後頭隆起**は手のひらで後頭部を軽く圧迫した際、最も突出した骨の隆起の部分である。外後頭隆起の左右にある隆起線が**上項線**、その上方には**最上項線**、その下方には**下項線**があり、僧帽筋、頭板状筋、頭半棘筋などが付着する。また、外後頭隆起から下方（遠位）に指を進めて、最初に触れる棘突起が**第2頸椎棘突起**であり、その上方に**瘂門**が位置する。

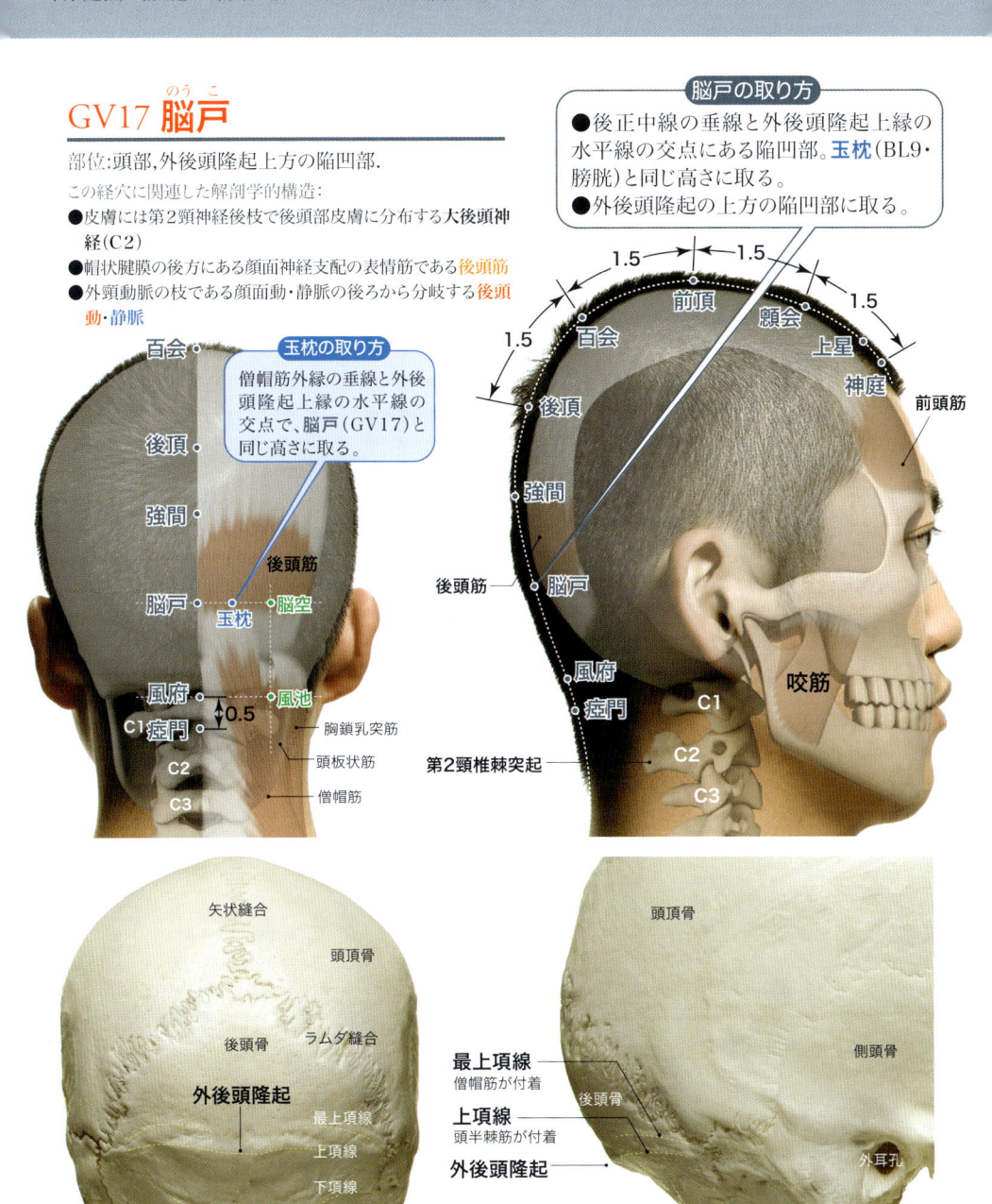

GV17 脳戸（のうこ）

部位：頭部，外後頭隆起上方の陥凹部．

この経穴に関連した解剖学的構造：
- 皮膚には第2頸神経後枝で後頭部皮膚に分布する**大後頭神経(C2)**
- 帽状腱膜の後方にある顔面神経支配の表情筋である**後頭筋**
- 外頸動脈の枝である顔面動・静脈の後ろから分岐する**後頭動・静脈**

脳戸の取り方
- 後正中線の垂線と外後頭隆起上縁の水平線の交点にある陥凹部。**玉枕(BL9・膀胱)** と同じ高さに取る。
- 外後頭隆起の上方の陥凹部に取る。

玉枕の取り方
僧帽筋外縁の垂線と外後頭隆起上縁の水平線の交点で、脳戸(GV17)と同じ高さに取る。

Governor Vessel
GV 督脈 とくみゃく

取り方⑥
強間、後頂、百会

GV18 強間 きょうかん

部位:頭部、後正中線上、
　　後髪際の上方**4寸**.

この経穴に関連した解剖学的構造:
- 皮膚には第2頸神経後枝で後頭部皮膚に分布する**大後頭神経**(C2)
- 前頭筋と後頭筋の間にある**帽状腱膜**
- 外頸動脈の枝である顔面動・静脈の後ろから分岐する**後頭動・静脈**

GV19 後頂 ごちょう

部位:頭部、後正中線上、
　　後髪際の上方**5.5寸**.

この経穴に関連した解剖学的構造:
- 皮膚には第2頸神経後枝で後頭部皮膚に分布する**大後頭神経**(C2)
- 前頭筋と後頭筋の間にある**帽状腱膜**
- 外頸動脈の枝である顔面動・静脈の後ろから分岐する**後頭動・静脈**

骨度
前髪際中点〜後髪際中点:12寸

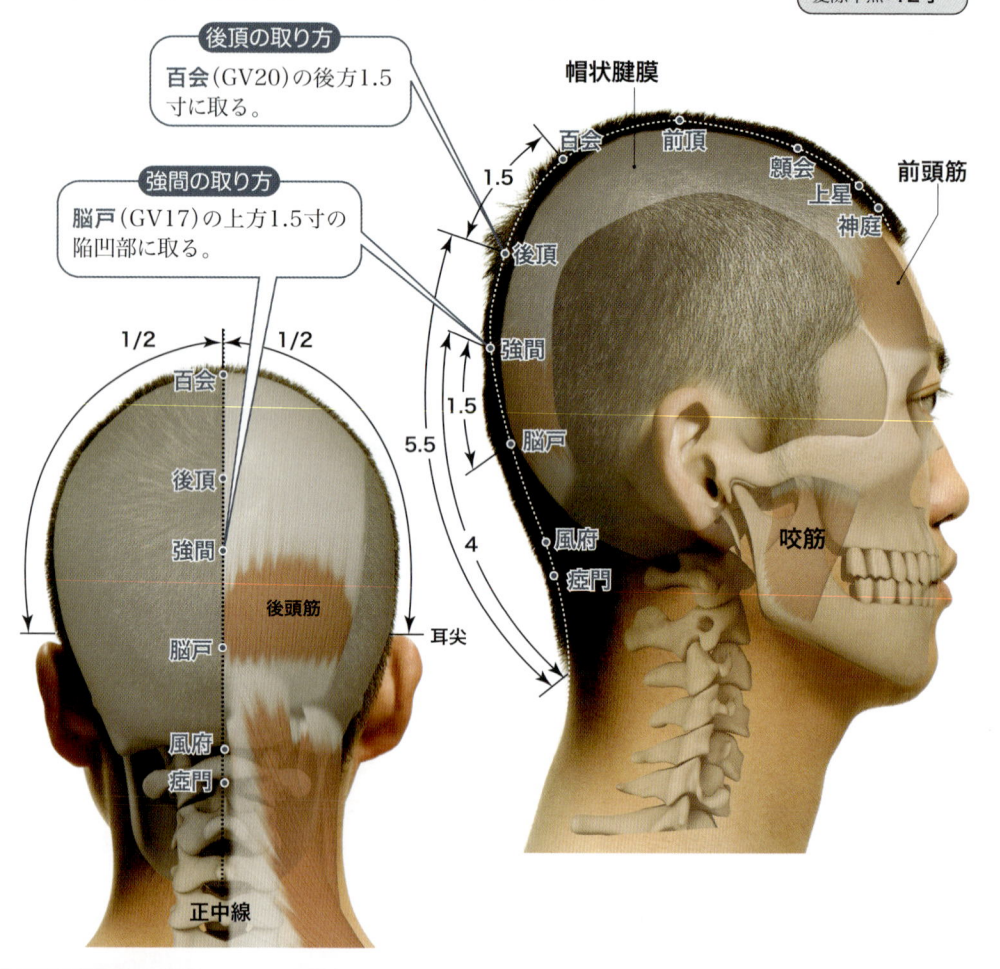

後頂の取り方
百会(GV20)の後方1.5寸に取る。

強間の取り方
脳戸(GV17)の上方1.5寸の陥凹部に取る。

| | 序文 | 目次 | 経絡経穴概論 | 1 LU 手の太陰**肺**経 | 2 LI 手の陽明**大腸**経 | 3 ST 足の陽明**胃**経 | 4 SP 足の太陰**脾**経 | 5 HT 手の少陰**心**経 | 6 SI 手の太陽**小腸**経 | 7 BL 足の太陽**膀胱**経 |

大後頭神経は第2頸神経の後枝が主で感覚性である。この神経は僧帽筋を貫き、後頭部から頭頂部の皮膚に分布する。後頭部に痛みがあり、眼の奥の痛みや目の疲れが同時に起こる症状で**大後頭神経三叉神経症候群**というものがある。

GV20 百会(ひゃくえ)

部位:頭部,前正中線上,前髪際の後方**5寸**.

この経穴に関連した解剖学的構造:
- 皮膚には第2頸神経後枝で後頭部皮膚に分布する**大後頭神経(C2)**と眼神経の枝の眼窩上孔を通る**眼窩上神経**
- 前頭筋と後頭筋の間にある**帽状腱膜**
- 外頸動脈の2終枝のうちの一つで外耳道上前方の陥凹で触知可能な**浅側頭動・静脈**
- 眼動・静脈の枝の眼窩上孔を通る**眼窩上動・静脈**

百会の取り方
前髪際と後髪際を結ぶ線上の中点の前方1寸にある陥凹部。耳を折り返したとき、両耳尖を結ぶ線の中点に取る。

新生児頭蓋上面
- 前頭縫合（多くの人は癒合する）
- 前頭骨
- 大泉門（生後18〜24ヶ月で閉鎖）
- 頭頂骨
- 小泉門（生後2ヶ月で閉鎖）
- 後側頭泉門（生後12ヶ月までに閉鎖）
- 後頭骨

新生児頭蓋側面
- 頭頂骨
- 前頭骨
- 前側頭泉門（生後3ヶ月で閉鎖）
- 後頭骨
- 側頭骨

泉門

成人頭蓋上面
- 前頭骨
- 冠状縫合
- 頭頂骨
- 後頭骨
- 矢状縫合
- ラムダ縫合（人字縫合）

縫合

図中ラベル：前頂、百会、囟会、上星、神庭、前髪際、後頂、強間、脳戸、風府、瘂門、後髪際、帽状腱膜、側頭筋、前頭筋、眼輪筋、外側翼突筋、大頬骨筋、小頬骨筋、頬筋、咬筋、口輪筋、下唇下制筋、口角下制筋、後頭筋

| 8 KI 足の少陰腎経 | 9 PC 手の厥陰心包経 | 10 TE 手の少陽三焦経 | 11 GB 足の少陽胆経 | 12 LR 足の厥陰肝経 | 13 GV 18-20 督脈 | 14 CV 任脈 | 付録 奇穴 | 症例別 | 索引 |

249

GV 督脈 とくみゃく

Governor Vessel

取り方⑦ 前頂、顖会、上星、神庭

GV21 前頂 ぜんちょう

部位:頭部,前正中線上,
前髪際の後方**3.5寸**.

この経穴に関連した解剖学的構造:
- 皮膚には眼神経の枝の眼窩上孔を通る**眼窩上神経**
- **前頭筋**と後頭筋の間にある**帽状腱膜**
- 外頸動脈の2終枝のうちの一つで外耳道上前方の陥凹で触知可能な**浅側頭動**・**静脈**
- 眼動・静脈の枝の眼窩上孔を通る**眼窩上動**・**静脈**

GV22 顖会 しんえ

部位:頭部,前正中線上,前髪際の後方**2寸**.

この経穴に関連した解剖学的構造:
- 皮膚には眼神経の枝の眼窩上孔を通る**眼窩上神経**
- **前頭筋**と後頭筋の間にある**帽状腱膜**
- 外頸動脈の2終枝のうちの一つで外耳道上前方の陥凹で触知可能な**浅側頭動**・**静脈**
- 眼動・静脈の枝の眼窩上孔を通る**眼窩上動**・**静脈**

骨度
前髪際中点〜後髪際中点:12寸

前頂の取り方
百会(GV20)と顖会(GV22)の中点に取る。

顖会の取り方
百会(GV20)の前方3寸、百会と神庭(GV24)とを結ぶ線を3等分し、神庭から3分の1のところに取る。*小児では大泉門部にあたる。

| 1 LU 手の太陰肺経 | 2 LI 手の陽明大腸経 | 3 ST 足の陽明胃経 | 4 SP 足の太陰脾経 | 5 HT 手の少陰心経 | 6 SI 手の太陽小腸経 | 7 BL 足の太陽膀胱経 |

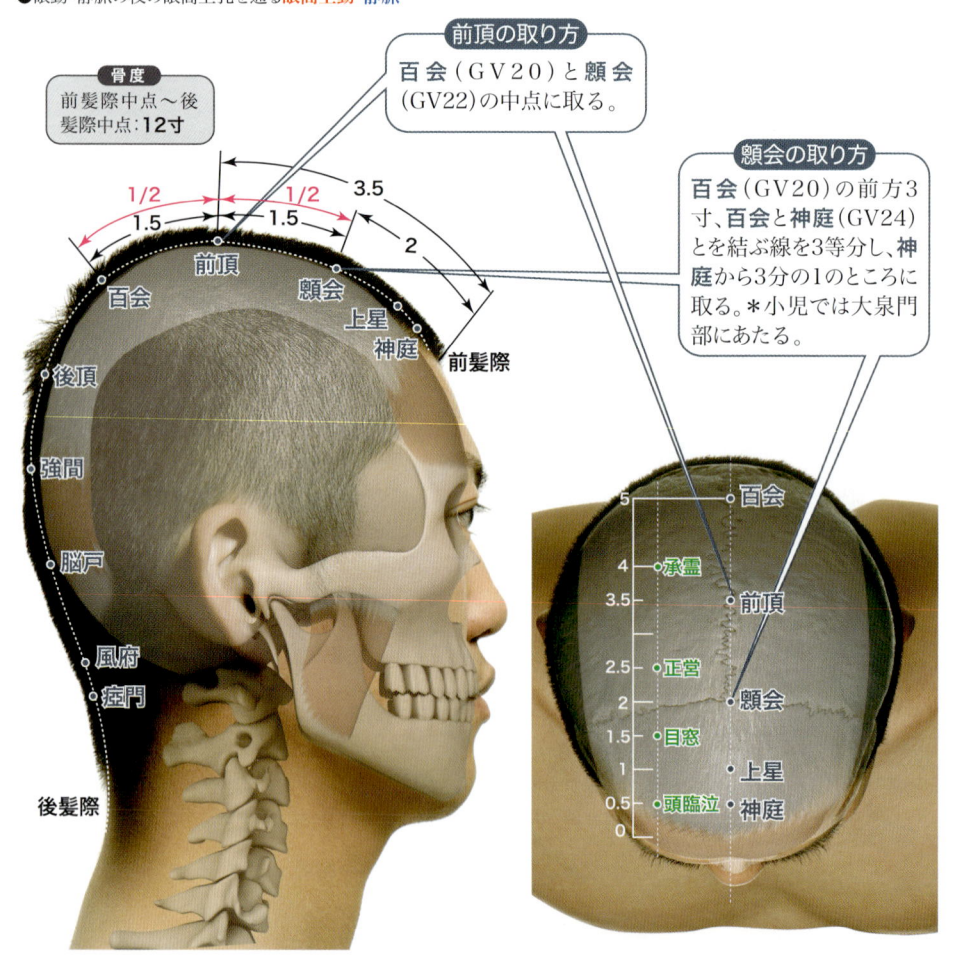

顔面神経は顔面に分布し表情筋を支配するが、顔面の知覚は顔面神経ではなく**三叉神経**がつかさどることに注意しなければならない。顔面神経の枝で特殊感覚性の鼓索神経は舌の前2/3の味覚に関与している。顔面神経走行の障害部位により、表情筋の麻痺の他に、味覚障害、聴覚過敏、または副交感神経支配の涙や顎下腺・舌下腺からの唾液の分泌障害などが起こる。

GV23 上星（じょうせい）

部位：頭部，前正中線上，
　　　前髪際の後方**1寸**．

この経穴に関連した解剖学的構造：
- 皮膚には眼神経の枝の眼窩上孔を通る**眼窩上神経**
- 顔面神経支配の表情筋である**前頭筋**と後頭筋の間にある**帽状腱膜**
- 眼動・静脈の枝の眼窩上孔を通る**眼窩上動・静脈**と前頭切痕を通る**滑車上動・静脈**

上星の取り方
顖会（GV22）の前方で前髪際との中点に取る。

GV24 神庭（しんてい）

部位：頭部，前正中線上，
　　　前髪際の後方**0.5寸**．

この経穴に関連した解剖学的構造：
- 皮膚には三叉神経の第1枝の眼神経の枝の眼窩上孔を通る**眼窩上神経**と前頭切痕を通る**滑車上神経**
- 顔面神経支配の表情筋である**前頭筋**
- 眼動・静脈の枝の眼窩上孔を通る**眼窩上動・静脈**と前頭切痕を通る**滑車上動・静脈**

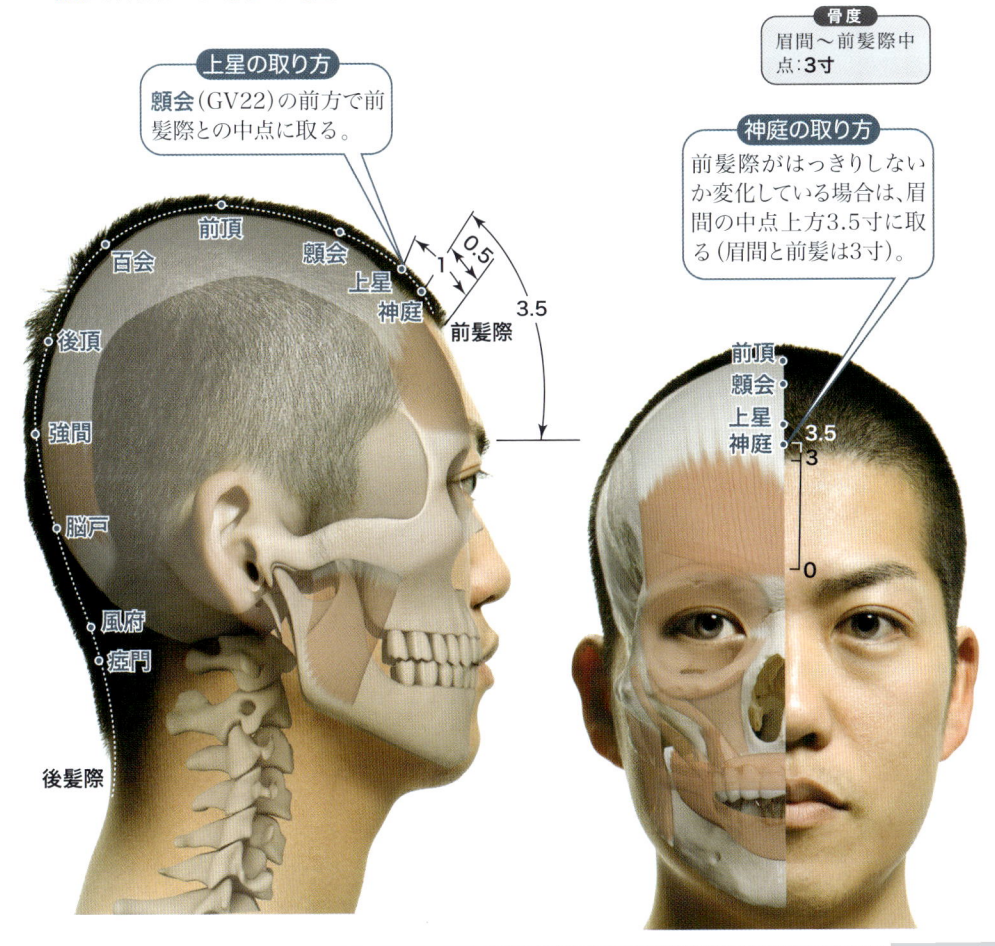

骨度
眉間〜前髪際中点：**3寸**

神庭の取り方
前髪際がはっきりしないか変化している場合は、眉間の中点上方3.5寸に取る（眉間と前髪は3寸）。

| 8 KI 足の少陰腎経 | 9 PC 手の厥陰心包経 | 10 TE 手の少陽三焦経 | 11 GB 足の少陽胆経 | 12 LR 足の厥陰肝経 | 13 GV 21-24 督脈 | 14 CV 任脈 | 付録 奇穴 | 症例別 | 索引 |

GV 督脈 とくみゃく

Governor Vessel

取り方⑧ 素髎、水溝、兌端、齦交

GV25 素髎 そりょう

部位:顔面部,鼻の尖端.
この経穴に関連した解剖学的構造:
- 皮膚には三叉神経の第1枝の眼神経の枝の眼窩上孔を通る**眼窩上神経**
- 外頸動・静脈の一つで触知可能な**顔面動・静脈**とその続きである眼角動脈の分枝の**鼻背動・静脈**

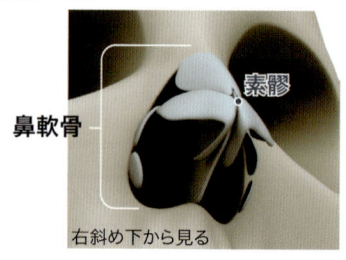

素髎の取り方
鼻の尖端に取る。

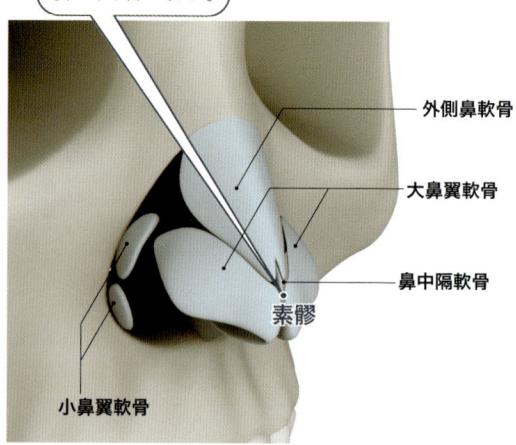

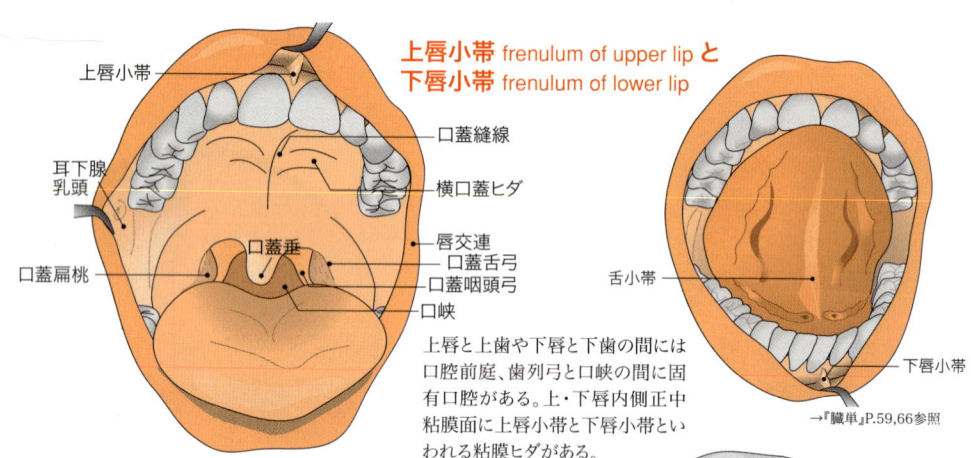

- 外側鼻軟骨
- 大鼻翼軟骨
- 鼻中隔軟骨
- 小鼻翼軟骨
- 素髎
- 鼻軟骨
- 右斜め下から見る

上唇小帯 frenulum of upper lip と
下唇小帯 frenulum of lower lip

- 上唇小帯
- 耳下腺乳頭
- 口蓋扁桃
- 口蓋垂
- 口蓋縫線
- 横口蓋ヒダ
- 唇交連
- 口蓋舌弓
- 口蓋咽頭弓
- 口峡
- 舌小帯
- 下唇小帯

上唇と上歯や下唇と下歯の間には口腔前庭、歯列弓と口峡の間に固有口腔がある。上・下唇内側正中粘膜面に上唇小帯と下唇小帯といわれる粘膜ヒダがある。

→『臓単』P.59,66参照

ワルダイエル扁桃(咽頭)輪
Waldeyer's tonsilar (pharyngeal lymphatic) ring

咽頭は咽頭鼻部、咽頭口部、咽頭喉頭部に分けられる。咽頭鼻部粘膜下にはリンパ小節が発達した1個の**咽頭扁桃**、耳管周囲の粘膜下には左右に**耳管扁桃**、口蓋両側には**口蓋扁桃**、舌根には左右に**舌扁桃**があり、口腔内の局所免疫に関与している。乳幼児期に咽頭扁桃が肥大すると**アデノイド**adenoidとなって、鼻腔や耳管の閉塞を引き起こし呼吸障害となる。→『臓単』P.67参照

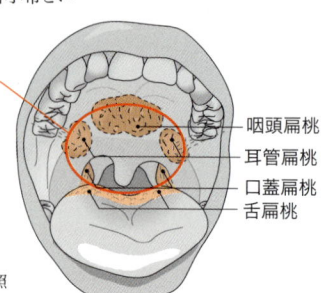

- 咽頭扁桃
- 耳管扁桃
- 口蓋扁桃
- 舌扁桃

水溝は救急の常用穴で古くは失神などの意識障害を起こした時に用いられていた。現代ではこの目的で使用することは少ないが、覚醒を目的に使用されていた経穴であることからも、非常に敏感な部位であるので刺激強度に関しては注意が必要である。

GV26 水溝(すいこう)

部位:顔面部,人中溝の中点.
別説:顔面部,人中溝の上から**1/3**.

この経穴に関連した解剖学的構造:
- 皮膚には三叉神経の第2枝の上顎神経の枝の眼窩下孔を通る**眼窩下神経**
- 顔面神経支配で口を閉めさせる**口輪筋**
- 触知可能な顔面動・静脈の枝の**上唇動・静脈**

GV27 兌端(だたん)

部位:顔面部,上唇結節の中点.

この経穴に関連した解剖学的構造:
- 皮膚には三叉神経の第2枝の上顎神経の枝の眼窩下孔を通る**眼窩下神経**
- **顔面神経**支配で口を閉めさせる**口輪筋**
- 触知可能な顔面動・静脈の枝の**上唇動・静脈**

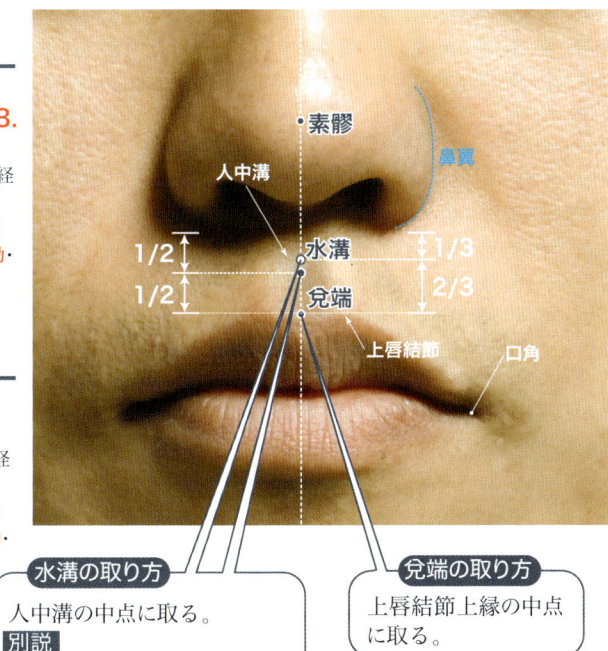

水溝の取り方
人中溝の中点に取る。
別説
人中溝の上から3分の1のところに取る。

兌端の取り方
上唇結節上縁の中点に取る。

GV28 齦交(ぎんこう)

部位:顔面部,上歯齦,
　　　上唇小帯の接合部.

この経穴に関連した解剖学的構造:
- 粘膜には三叉神経の第2枝の上顎神経の枝の眼窩下孔を通る**眼窩下神経**
- 顎動脈から枝分かれする眼窩下動・静脈が眼窩下孔から出る前に分枝する**前上歯槽動・静脈**
- 上唇正中粘膜面と切歯間に張る粘膜ヒダの**上唇小帯**

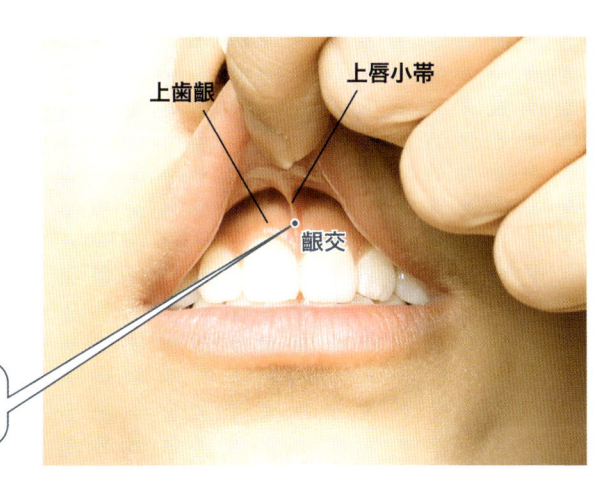

齦交の取り方
上唇をめくり上げ、上唇小帯と歯齦との移行部に取る。

気になる「気」

　私たちは普段、何気なく「気」という言葉を数多く使っている。

　「気が強い、気が利く、気難しい、気にする、気が重い、気が気でない、気が散る、気に入る、気を配る、気を失う、人気、元気、根気、天気、空気、病気・・・」など、枚挙にいとまがない。これは私たち日本人の生活と「気」とが密接に関係していることを示している。実はこの「気」という漢字は略字であって、正しくは「氣」と書く。この字の由来として「气」の部分は天体や自然を表し、下の「米」は人間が八方に光を放っている姿（食べ物の米という意味もあるようだが）を表している。つまり、**人は天地自然からエネルギーを吸収することで、活き活きと活動することができる**というのが「氣」の由来である。また、古代の中国哲学や思想の中でも世界は「氣」から成り立っていると考えられ、**人は「氣」が凝集されて形を成し、生命活動を維持している**と考えられている。

　東洋医学では心も体も含めた様々な病証は「氣」の異常として現れると考えられている。つまり、「氣」を全身に巡らせる通路となる経絡の流れがスムーズであれば健康であるが、経絡の流れに異常が起こってしまうと人は病気になってしまうということである。「病は氣から」という言葉も良く使われるが、この「氣」の本来の意味は「元気や気分の氣」と捉えるよりも、「経絡を流れる氣」と理解するのが正しい。したがって、東洋医学における病気の治療は、経絡上の経穴（ツボ）に対して鍼や灸を用いて「氣」の流れを整え、人が本来持っている自然治癒力を高め、病気になりにくい体、また、病気になっても治りやすい体質を創る事を目的としている。

　このように、"自分"というのは自然の中の一部分であり、人が活き活きと活動するためには自然から与えられた「氣」は無くてはならないものである。しかし、現在では、世界的な経済の発展に伴い森林面積の減少、水資源不足、二酸化炭素など温室効果ガスの排出量増加、地球温暖化などの環境破壊問題が年々深刻化している。我々人間が私利私欲を求めた結果でもある自然破壊は、人の「氣」にもダメージを与え、様々な病を引き起こしていくことに繋がるという東洋医学的な考えに結び付く。ややもすると医科学の発展により目覚ましく進歩している西洋医学的な治療法が注目されがちであるが、自然から与えられる「氣」を気にする（自然を大事にし共に生きる）ことも大切な治療法だと考える。(坂)

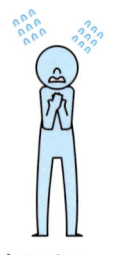

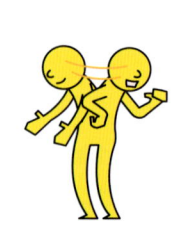

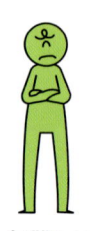

| 気にする | 気が強い | 気が重い | 気が利く | 気難しい |

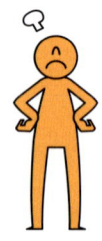

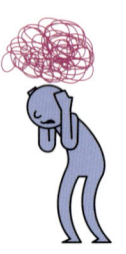

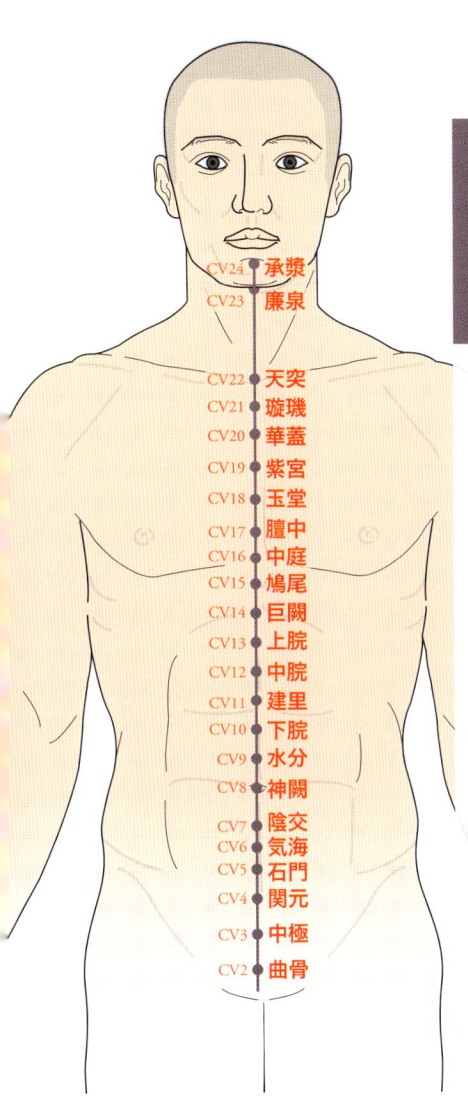

Chapter 14
任脈
CV（Conception Vessel）

CV24	承漿
CV23	廉泉
CV22	天突
CV21	璇璣
CV20	華蓋
CV19	紫宮
CV18	玉堂
CV17	膻中
CV16	中庭
CV15	鳩尾
CV14	巨闕
CV13	上脘
CV12	中脘
CV11	建里
CV10	下脘
CV9	水分
CV8	神闕
CV7	陰交
CV6	気海
CV5	石門
CV4	関元
CV3	中極
CV2	曲骨
CV1	会陰

任脈は陰経を統括する

「任脈」の「任」には、総担任の意味がある。体の前面の正中線を運行し、足の3本の陰経脈（脾・腎・肝）と下腹部で交差し、左右両側の陰経脈を相互に連係させて、全身の陰経脈（肝・心・心包・脾・肺・腎）を調整している。このため任脈は**「陰脈の海」**と呼ばれる。また、任脈の「任」は「妊」に通じ、月経や妊娠に関係する。

病証

疝気※1、帯下※2、月経異常、腹部皮膚の痛みやかゆみ

※1 疝気：男性の下腹部から睾丸にかけて起こる激痛
※2 帯下：女性において膣内から出る粘液のことで「おりもの」「こしけ」と呼ばれ、正常では無色透明・無臭で量は少ない。量・色・臭いに異常がある場合は「帯下病」と呼ばれる病変である。

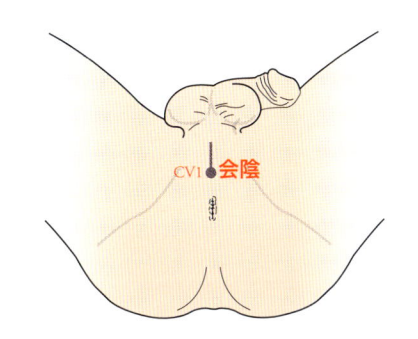

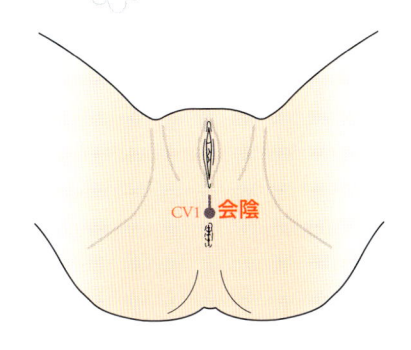

CV 任脈 ①下腹部
Conception Vessel　にんみゃく

CV1 会陰 （えいん）
別名：**屏翳、金門** （びょうえい、きんもん）
穴性：調経強腎、清利湿熱、回陽固脱

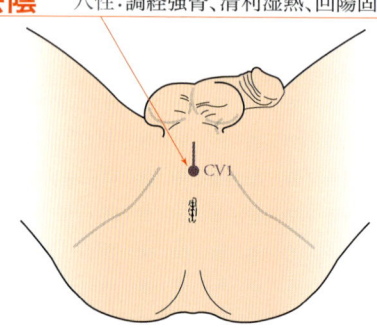

CV2 曲骨 （きょっこつ）
別名：**尿胞、屈骨、屈骨端** （にょうほう、くっこつ、くっこつたん）
穴性：温補腎陽、調経止帯

CV3 中極 （ちゅうきょく）
別名：**気原、玉泉** （きげん、ぎょくせん）
要穴：膀胱の募穴
穴性：助陽調経、利膀胱、理下焦、培元気、助気化、補腎調気

CV4 関元 （かんげん）
別名：**次門、丹田** （じもん、たんでん）
要穴：小腸の募穴
穴性：温腎壮陽、培補元気、通調衝任、培腎固本

穴性解説
培補（ばいほ）…養い補うこと。
元気（げんき）…原気、真気ともいう。生命活動の基本となる気のこと。
固本（こほん）…活力源を養うこと。
固精止遺（こせいしい）…精液が外に漏れ出ないようにすること。

CV5 石門 （せきもん）
別名：**利機、精露、丹田、命門** （りき、せいろ、たんでん、めいもん）
要穴：三焦の募穴
穴性：調経止帯、温腎壮陽

CV6 気海 （きかい）
別名：**脖胦、下肓** （ぼつおう、げこう）
穴性：昇陽補気、益腎固精、調補下焦、補腎虚、益元気、固精止遺

CV7 陰交 （いんこう）
別名：**少関、横戸** （しょうかん、おうこ）
穴性：調経血、温下元

256

- 奇経八脈の一つである任脈は、胞中(小骨盤腔)に起こり、会陰部に出て**(会陰)**、腹部の前正中線を上る**(曲骨・中極・関元・石門・気海・陰交)**。

●**会陰**とは、足の太陽膀胱経と督脈の陽経が**会**う場所にあり、**陰側**(体幹では腹側)のものを指す。それに対して、陽側(体幹では背側)のものは「会陽」という。会陽は、太陽膀胱経の経穴で、尾骨下端外方に位置する(BL35, p.98)。ちなみに、解剖学用語の**会陰**(ラテン語 Perineum)は、この経穴名に由来している。とはいえ、解剖学で「会陰」は、狭義には「**外陰部と肛門の間**」、広義には「**恥骨結合の下縁・左右の坐骨結節・尾骨の尖端を結ぶ菱形の領域**」、つまり骨盤の出口全体を指している(さらに詳しくは→p.262)。この広義の会陰の方は、「会陰部 perineal region」とも呼ばれる。解剖学用語の「会陰(広義・狭義どちらにしても)」は、領域を指しているが、経穴の「会陰」は領域ではなく、ポイントを指していることに注意。

●**曲骨**の**曲**とは、**恥骨上縁**(つまり、恥骨稜)の弯曲を描写したもの。曲骨は**恥骨上縁**の中央、すなわち恥骨結合の中央の経穴を指す。

●**中極**は、全身、すなわち頭頂から足の踵の中間にあたり、身体の根本の位置にあり、元気の根本となる重要なところを指す。別名の「玉泉」は膀胱に尿が溜まることを描写している。

●**関元**は、**元**気(原気、生命活動の原動力)の集まる場所の経穴の意。別名の「丹田」の丹も、「元気」を指している。

●**石門**の**石**は、石女(うまずめ)、すなわち不妊症の婦人を指す。この経穴は不妊症になってしまうとされたために妊婦に禁鍼、禁灸とされてきた。一方、水分調節、造精、五臓の働きを助け、陰陽を通じさせる機能もあるとされる。

●**気海**の**海**は、「集まるところ」の意。元**気**、ないしは腎**気**の集まるところを**気海**と呼ぶ。

●**陰交**は、陰側(体幹の場合、腹側)にあり、任脈(陰経に属す)や、衝脈、小陰腎経の交わるところの経穴の意。

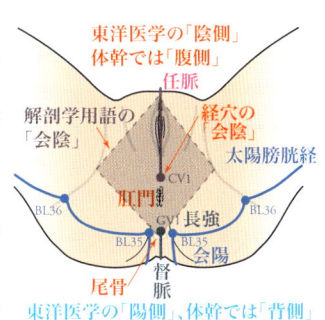

東洋医学の「陰側」体幹では「腹側」
任脈
解剖学用語の「会陰」
経穴の「会陰」
太陽膀胱経
CV1
肛門
BL36 — BL36
尾骨 — 督脈 — 長強
CV1 — 会陽
東洋医学の「陽側」、体幹では「背側」

解剖学の会陰と経穴の会陰

任脈と太陽膀胱経が出会うところに会陰と会陽があるが、解剖学名に採用されたため**会陰**という語は、東洋医学のみならず西洋医学の世界でも広く使われている。解剖学用語としても使用されている経穴名としては、他にも「**人中(p.237)**」や「**鳩尾(p.259)**」がある。

ワンポイント漢字講座

呉音のON→漢音のIN (またはEN)

陰陽
[呉音] おんみょう
[漢音] いんよう

陰陽師・陰陽道は、大抵、呉音の「**おんみょうじ、おんみょうどう**」と読まれるが、陰陽説の「**陰陽**」は、**漢音**で「**いんよう**」と読まれることが多い。呉音onは、しばしば漢音でinまたはenになる。

呉音	漢音
勤行(ごんぎょう)	**勤労**(きんろう)
隠密(おんみつ)	**隠居**(いんきょ)
大音声(だいおんじょう)	**母音**(ぼいん)
建立(こんりゅう)	**建設**(けんせつ)

「乙」も、呉音「おつ」、漢音「いつ」で母音がo→iに変化している。経穴名は漢音で読まれるため、太乙は「**たいいつ**」と読まれる。

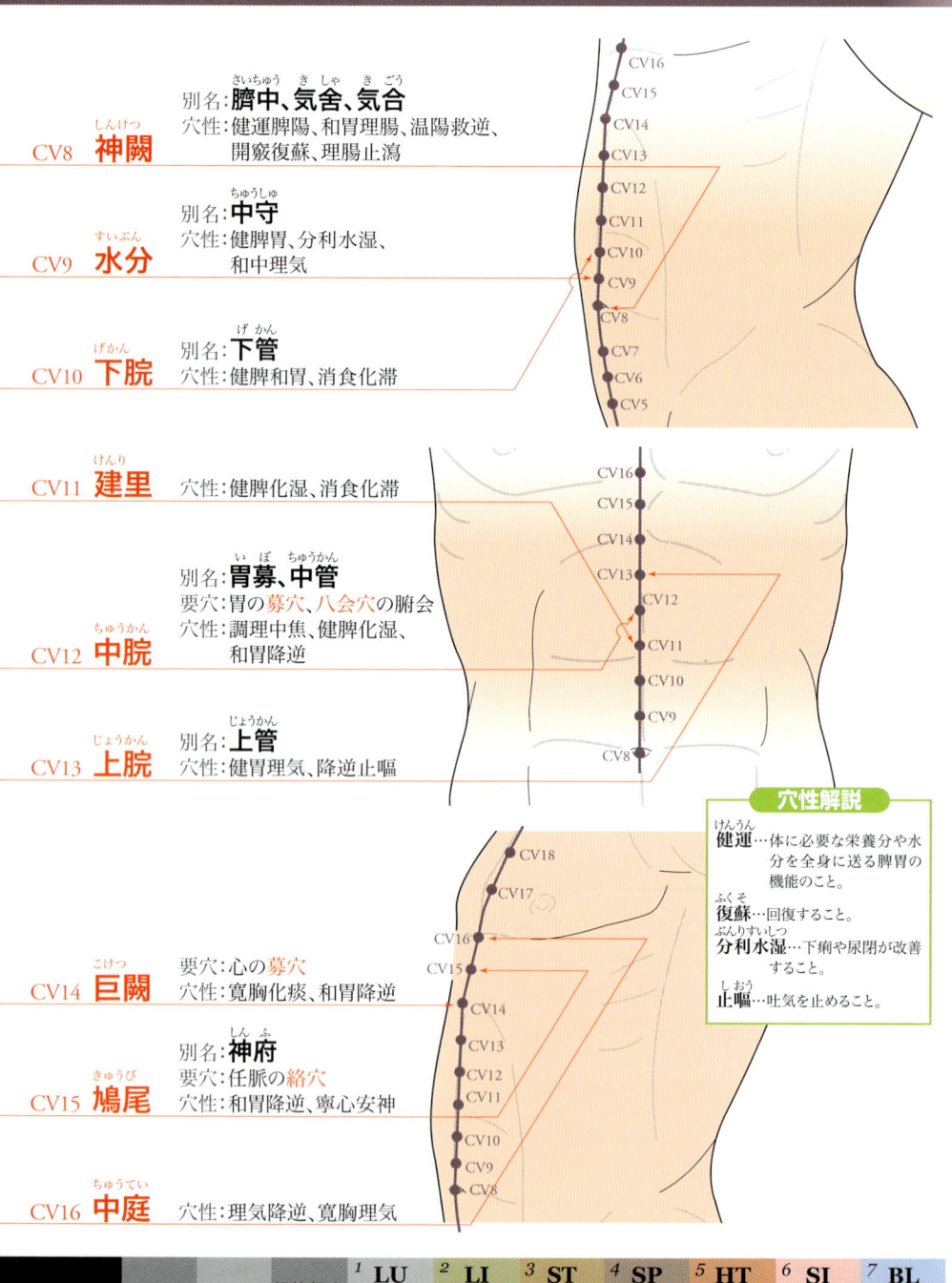

CV 任脈 ②上腹部
Conception Vessel

CV8 神闕 （しんけつ）	別名：	臍中（さいちゅう）、気舎（きしゃ）、気合（きごう）
	穴性：	健運脾腸、和胃理腸、温陽救逆、開竅復蘇、理腸止瀉
CV9 水分 （すいぶん）	別名：	中守（ちゅうしゅ）
	穴性：	健脾胃、分利水湿、和中理気
CV10 下脘 （げかん）	別名：	下管（げかん）
	穴性：	健脾和胃、消食化滞
CV11 建里 （けんり）	穴性：	健脾化湿、消食化滞
CV12 中脘 （ちゅうかん）	別名：	胃募（いぼ）、中管（ちゅうかん）
	要穴：	胃の募穴、八会穴の腑会
	穴性：	調理中焦、健脾化湿、和胃降逆
CV13 上脘 （じょうかん）	別名：	上管（じょうかん）
	穴性：	健胃理気、降逆止嘔
CV14 巨闕 （こけつ）	要穴：	心の募穴
	穴性：	寛胸化痰、和胃降逆
CV15 鳩尾 （きゅうび）	別名：	神府（しんふ）
	要穴：	任脈の絡穴
	穴性：	和胃降逆、寧心安神
CV16 中庭 （ちゅうてい）	穴性：	理気降逆、寛胸理気

穴性解説

健運（けんうん）…体に必要な栄養分や水分を全身に送る脾胃の機能のこと。

復蘇（ふくそ）…回復すること。

分利水湿（ぶんりすいしつ）…下痢や尿閉が改善すること。

止嘔（しおう）…吐気を止めること。

1 LU 手の太陰肺経	2 LI 手の陽明大腸経	3 ST 足の陽明胃経	4 SP 足の太陰脾経	5 HT 手の少陰心経	6 SI 手の太陽小腸経	7 BL 足の太陽膀胱経

● 陰交より腹部の前正中線をさらに上行(神闕・水分・下脘・建里・中脘・上脘・巨闕・鳩尾)し、胸部(中庭)に至る。

● **神闕**の**闕**は「宮殿の門」を指し、**神**は「神気」、ないしは生命力を表わす。神闕は、**元気**が出入りする「**門**」のようなところの経穴、ないしは元気がそこにある経穴の意。別名「臍中」は、その名の通り臍の中を指す。

● **水分**は、古代において、小腸の下にあって**小便(清)**と**大便(濁)**を**分**ける場所と考えられていたため、利**水**の効果がある経穴の意といわれる。

● **下脘**、**中脘**、**上脘**の**脘**は、胃の腔所、胃室を指す。ちなみに、下脘、中脘、上脘は下管、中管、上管と書かれている文献もある。下脘は胃の下口にあたる**幽門**(ないしは幽門部)、中脘は胃の中ほどにある**小弯部**を、上脘は、胃の上口にあたる**噴門**を指していると考えられる。

● **建里**の**里**は、「人里、人の住むところ」で、胃が「存する」場所を指す。また、胃の働きを高め、胃と腸の機能を調整し、いわば胃腸を「建てる」、健胃に効果のある経穴の意。

● **巨闕**の**闕**は、「くぼむ、かがみこむ」様を表わす字で、**心窩部**にあって大きく「くぼんでいる」部分の経穴の意。

● **鳩尾**とは、剣状突起をハトの尾に例えたもの。左右の下部の肋骨を翼に見立てている。ちなみに、**鳩尾**を「みぞおち」と読ませるのは当て字。みぞおちは、「飲んだ水が落ちる場所」のことで、「**水落ち**」が変化したもの。ちなみに、解剖学では鳩尾は心窩部(epigastric region)、東洋医学では心下ともいう。

● **中庭**から幾つかの経穴は、天子のいる宮殿の建物群に模している。中庭は、宮中の中庭に相当する部位にある経穴の意。

里は、本来、田(四角く区切りのついた田畑)＋土「神を祭る社(やしろ)」の象形。社を中心に人が集まった「村、人里」を指す。後に「里」は距離の単位として用いられる。(周時代の1里＝約400m、現代中国の1里[市里]＝約500m。日本の街道の一里塚にある江戸時代の1里＝約3.9kmと場所・時代で異なる。

闕は、「人が逆さになった姿」の象形。ちなみに、逆は、逆方向に進むことを表わしている。

闕の字の**欮**は、屰+欠(ひとが腹をくぼませてかがみこんだ姿)で、コの字に「曲げて」、吐いて倒れる様を表わしている(→p.97)。門＋欮で、城壁や土塁の一部がコの字にくぼんだ入口の部分を指し、そこから「宮殿などの門」を指すようになる。

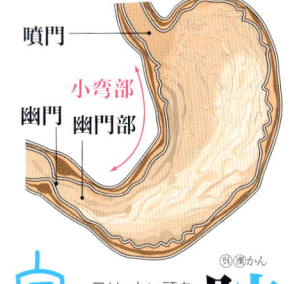

元は、丸い頭を表した象形とされている。

脘は、月＋完(まるく取り巻いたもの)。完は、家や建物を指す宀(うかんむり)＋元で、丸く取り囲んで欠けることなく守る様を描いたものだという(完の説明に関しては諸説あり)。

鳩は、九＋鳥で、ひとところに集まった鳥を指す。

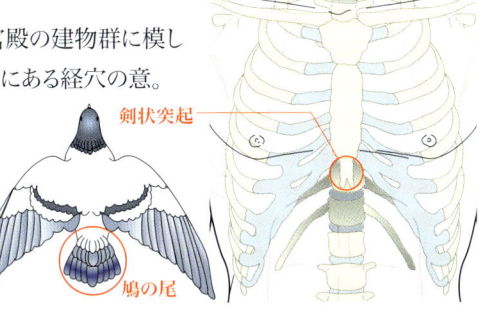

Conception Vessel

CV 任脈 ③胸部
にんみゃく

CV17 膻中（だんちゅう）
別表記:羶
別名：元児（げんじ）
要穴：心包の募穴、八会穴の気会
穴性：調理気機、宣肺降逆、寛胸化痰、通乳寧神

CV18 玉堂（ぎょくどう）
別名：玉英（ぎょくえい）
穴性：寛胸止咳、清利肺気

CV19 紫宮（しきゅう）
穴性：寛胸止咳

穴性解説
気機…機能、活動のこと。各臓器の活動を主にいう。
清音…発声をスムーズにすること。
開音…清音と同じで、発声をスムーズにすること。

CV20 華蓋（かがい）
穴性：寛胸止咳、清肺化痰

CV21 璇璣（せんき）
別表記:璣
穴性：寛胸止咳

CV22 天突（てんとつ）
別名：玉戸、天瞿（ぎょくこ、てんく）
穴性：宣肺止咳、降逆化痰、清利咽喉、利咽清音

CV23 廉泉（れんせん）
別名：本池、舌本（ほんち、ぜっぽん）
穴性：利喉舌、清咽開音

CV24 承漿（しょうしょう）
別名：天池、鬼市（てんち、きし）
穴性：去風通絡、通調任督

図中ラベル：CV15、CV16、CV17、CV18、CV19、CV20、CV21、CV22、CV23、CV24、舌骨、喉頭隆起、LI18 扶突、ST10 水突

| | 序文 | 目次 | 経絡経穴概論 | ¹LU 手の太陰肺経 | ²LI 手の陽明大腸経 | ³ST 足の陽明胃経 | ⁴SP 足の太陰脾経 | ⁵HT 手の少陰心経 | ⁶SI 手の太陽小腸経 | ⁷BL 足の太陽膀胱経 |

中庭より胸部の前正中線（膻中・玉堂・紫宮・華蓋・璇璣・天突）および前頸部の前正中線を上り、喉に至り（廉泉）、下顎の正中（承漿）から口角をめぐって、上唇の齦交（督・GV28）で督脈と会し、鼻翼の外方から眼下の承泣（胃・ST1）に至り、そして内眼に入る。

● **膻中**の膻は、左右の乳頭の間、「胸元」を表わし、**膻中**はその中央を指す。別説では、膻は「心包」を指すという（胸膜ないしは心膜を指すという説明もある）。

● **玉堂**は、「神殿」、ないしは「帝王、君主の宮殿」の意味。「君主の官」である**心臓**の位置にある経穴の意を指す。

● **紫宮**は、天帝、天子、あるいは神仙の住まいのことで、心臓のある部分の経穴の意。この経穴と北極星である紫微星とが関連付けられており、この周囲の経穴名は天体名と関係している（璇璣など）。

● **華蓋**とは、「天子が外出する時に馬車に付けた傘、屋根」のことで、五臓六腑を覆う、屋根のような「**肺**」を指す。肺に関連する疾患に効果のある経穴とされている。

● **璇璣**は、古代中国において「**北斗七星**」の第2星を**璇**、第3星を**璣**と呼んだ。天の「蓋」である肺の中央にあるこの経穴を、天空の北極を中心に回転する北斗七星に例えたものといわれている。

● **天突**の天は、人体の高い位置を示唆し、突は喉頭隆起の突起を指す（→p.26 水突、→p.12 扶突）。

● **廉泉**の泉は陥凹部を意味し、舌骨上方にある陥凹部を指す。廉に関しては様々な意見があり、廉が「**建物の境目、かど（出隅）**、もしくは部屋の隅（**入隅**）、稜線」を指すと解釈する場合、廉は「**喉頭隆起**（ちょうど出隅のよう）」ないしは「**舌骨体**（ちょうど入隅のよう）」を指すという説がある。さらには、廉が「簾（すだれ）」を意味し、**舌骨に付く筋**をすだれに例えたものという説もある。

● **承漿**の漿は、「**飲み物、粥状の食べ物**」を指す。承漿はものを受ける（承る）とき、すなわち飲むときに唇が触れるところにある経穴の意。

膻 （㊖だん ㊗たん）

膻は、月（にくづき）＋物を多く集めることを表わす「亶（たん）」。紫檀、黒檀、梅檀などの「檀」は木（きへん）＋亶で「太くずっしりとした木」を指す。

亶の上部は、穀物を屋根の下、囲いの中に集めた姿を表す。

華蓋は「傘」を意味したが、古代中国の文献に描かれた肺は、確かに「傘」のような印象を与える。

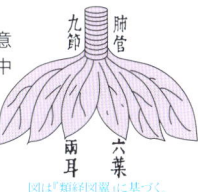

図は『類経図翼』に基づく。

星座と経穴名

本書では詳述していないが、多くの経穴名は、古代中国の星座や天体名と関係している。

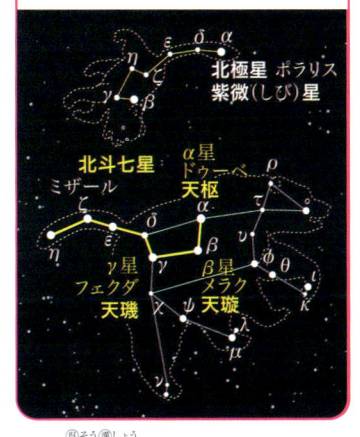

漿 （㊖そう ㊗しょう）

将の篆文

将は「細長い中指」（古代中国では中指を将指と呼んだ）。

漿は、細長く糸をひいて垂れる液、総じてドロッとした液状の飲み物を指した。ちなみに、上の部分の将（旧字、將）は、**中指**を指したが、そこから、手で持つ、長として率いるという意味が生じた。また醤油（しょうゆ）の醤は、細長く垂れる、ドロっとした液である醗酵調味料を指した（日本の醤油はサラッとしているが…）。

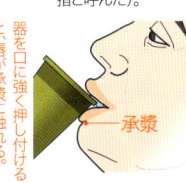

器を口に強く押し付けると、唇が承漿に触れる。

承漿

| 8 KI 足の少陰腎経 | 9 PC 手の厥陰心包経 | 10 TE 手の少陽三焦経 | 11 GB 足の少陽胆経 | 12 LR 足の厥陰肝経 | 13 GV 督脈 | 14 CV 17-24 任脈 | 付 録 奇穴 | 症例別 | 索引 |

Conception Vessel

CV 任脈 取り方①
にん みゃく
会陰、曲骨、中極、関元、石門

CV1 会陰 (えいん)

部位:会陰部,男性は陰嚢根部と肛門を結ぶ
　　　線の中点,女性は後陰唇交連と
　　　肛門を結ぶ線の中点.

この経穴に関連した解剖学的構造:
- 皮膚には仙骨神経叢の皮枝である**後大腿皮神経(S1～S3)**
- 恥骨結合,左右の坐骨結節,尾骨を結ぶ菱形の部位である**会陰部**の中心にある腱様組織の**会陰腱中心**
- **会陰腱中心**には**外肛門括約筋**や肛門挙筋に属する恥骨尾骨筋などが付着
- **陰部神経(S2～S4)**支配の外肛門括約筋(随意筋)
- 梨状筋下孔を出て陰部神経管を通り会陰に分布する**内陰部動・静脈**

CV2 曲骨 (きょっこつ)

部位:下腹部,前正中線上,
　　　恥骨結合上縁.

この経穴に関連した解剖学的構造:
- 皮膚には**腸骨下腹神経(T12～L1)**の前皮枝と**腸骨鼠径神経(L1)**の前陰嚢枝(男性)あるいは前陰唇枝(女性)
- **腹直筋**を左右に分けている腹直筋鞘の正中部分の強靱な索状の**白線**
- 外腸骨動・静脈の枝の**下腹壁動・静脈**と大腿動・静脈の枝の**浅腹壁動・静脈**

会陰の取り方

側臥位あるいは膝胸位で、男性は肛門と陰嚢との間に、女性は肛門と後陰唇交連との間に取る。

会陰 perineum

恥骨結合下縁、(解剖学用語における)左右の坐骨結節、尾骨先端を結ぶ菱形部分をいう。前方の三角を尿生殖三角といい、深会陰横筋、尿道括約筋、男性の尿道球腺(カウパー腺)あるいは女性の大前庭腺(バルトリン腺)がある。また、男性の尿道、女性の尿道と膣が貫いている。後方は肛門三角といい、肛門が貫く。

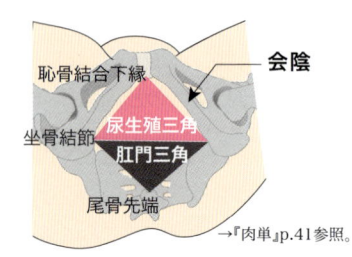

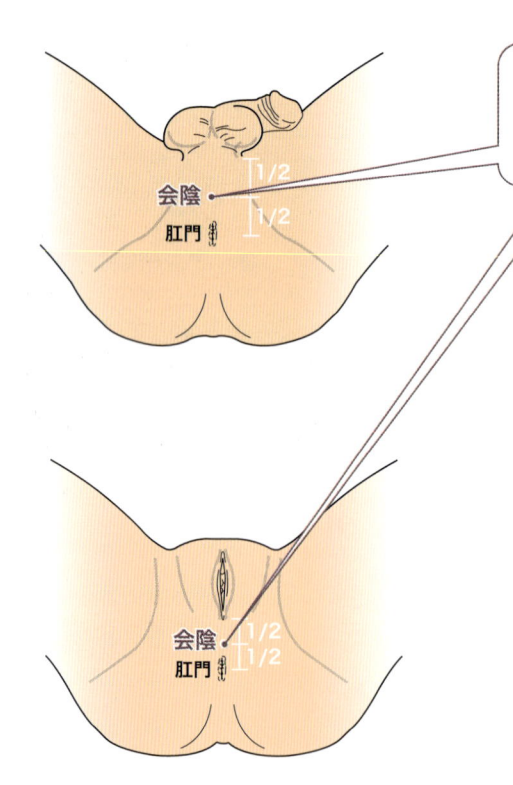

→『肉単』p.41参照。

関元は「臍下丹田」の位置にあり、全身の気が集まるところといわれている。丹田は頭頂部や眉間の間や胸など、他の部位にも存在し、臍の下3寸の部位にあることから臍下丹田と呼ばれている。臍下丹田(関元穴)は人体の真気や原気が生まれるところで、呼吸の門でもある。また、全身の臓腑や経絡の根本でもある。

CV3 中極 ちゅうきょく

部位:下腹部,前正中線上,臍中央の下方**4寸**.

この経穴に関連した解剖学的構造:
- 皮膚には腸骨下腹神経(T12〜L1)の前皮枝
- 腹直筋鞘に包まれる腹直筋を左右に分けている腹直筋鞘の正中部分の強靭な索状の白線
- 外腸骨動・静脈の枝の下腹壁動・静脈と大腿動・静脈の枝の浅腹壁動・静脈

CV4 関元 かんげん

部位:下腹部,前正中線上,臍中央の下方**3寸**.

この経穴に関連した解剖学的構造:
- 皮膚には肋間神経(T11)の前皮枝
- 腹直筋を左右に分けている腹直筋鞘の正中部分の強靭な索状の白線
- 外腸骨動・静脈の枝の下腹壁動・静脈と大腿動・静脈の枝の浅腹壁動・静脈
- 深部には小腸がある。

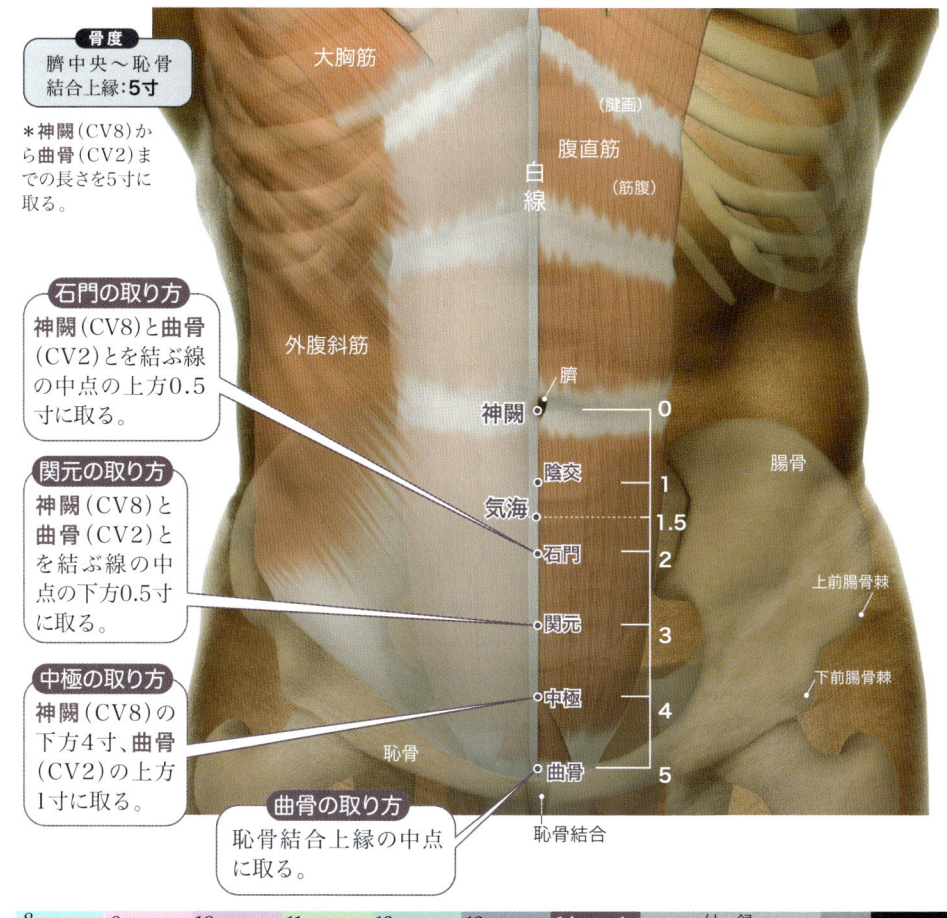

CV5 石門 せきもん

部位:下腹部,前正中線上,臍中央の下方**2寸**.

この経穴に関連した解剖学的構造:
- 皮膚には肋間神経(T11)の前皮枝
- 腹直筋を左右に分けている腹直筋鞘の正中部分の強靭な索状の白線
- 外腸骨動・静脈の枝の下腹壁動・静脈と大腿動・静脈の枝の浅腹壁動・静脈
- 深部には小腸がある。

骨度
臍中央〜恥骨結合上縁:5寸

*神闕(CV8)から曲骨(CV2)までの長さを5寸に取る。

石門の取り方
神闕(CV8)と曲骨(CV2)とを結ぶ線の中点の上方0.5寸に取る。

関元の取り方
神闕(CV8)と曲骨(CV2)とを結ぶ線の中点の下方0.5寸に取る。

中極の取り方
神闕(CV8)の下方4寸、曲骨(CV2)の上方1寸に取る。

曲骨の取り方
恥骨結合上縁の中点に取る。

CV 任脈 取り方②
にんみゃく
Conception Vessel

気海、陰交、神闕、水分、下脘、建里

CV6 気海
部位：下腹部，前正中線上，臍中央の下方**1.5寸**.
この経穴に関連した解剖学的構造：
- 皮膚には**肋間神経(T10)の前皮枝**
- 腹直筋を左右に分けている腹直筋鞘の正中部分の強靭な索状の**白線**
- 外腸骨動・静脈の枝の**下腹壁動**・**静脈**と大腿動・静脈の枝の**浅腹壁動**・**静脈**
- 深部には**小腸**がある．

CV7 陰交
部位：下腹部，前正中線上，臍中央の下方**1寸**.
この経穴に関連した解剖学的構造：
- 皮膚には**肋間神経(T10)の前皮枝**
- 腹直筋を左右に分けている腹直筋鞘の正中部分の強靭な索状の**白線**
- 外腸骨動・静脈の枝の**下腹壁動**・**静脈**と大腿動・静脈の枝の**浅腹壁動**・**静脈**
- 深部には**小腸**がある．

CV8 神闕
部位：上腹部，臍の中央.
この経穴に関連した解剖学的構造：
- 皮膚には**肋間神経(T10)の前皮枝**
- 腹直筋を左右に分けている腹直筋鞘の正中部分の強靭な索状の**白線**
- 鎖骨下動脈の枝の内胸動・静脈が下行して**上腹壁動**・**静脈**となり外腸骨動脈の枝の**下腹壁動**・**静脈**と吻合
- 深部には**小腸**がある．

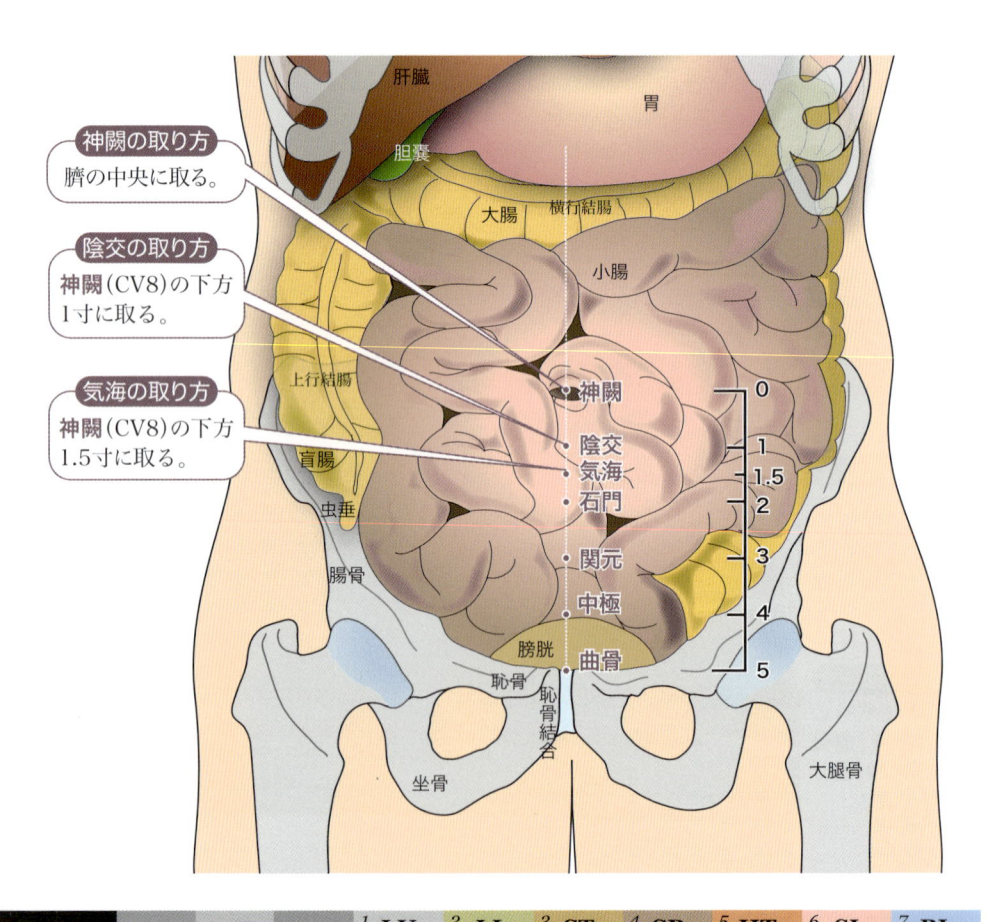

神闕の取り方
臍の中央に取る。

陰交の取り方
神闕(CV8)の下方1寸に取る。

気海の取り方
神闕(CV8)の下方1.5寸に取る。

● 白線は左右の腹直筋鞘の前葉と後葉が正中線上で結合した直線状の腱膜の部分であり、**内腹斜筋**と**外腹斜筋**の停止する部位でもある。また、白線の臍の部分は「**臍輪**」といわれ、臍動脈索や臍静脈の遺残である肝円索および尿膜管の遺残である正中臍索の起点となっている。臍輪や白線は腹壁の中でも圧力に弱い部分であるため、**ヘルニア**(腹部の臓器が腹腔から脱出すること)が生じやすい。

CV9 水分 （すいぶん）

部位:上腹部、前正中線上、
　　臍中央の上方**1寸**.

この経穴に関連した解剖学的構造:
- 皮膚には**肋間神経(T9)の前皮枝**
- 腹直筋を左右に分けている腹直筋鞘の正中部分の強靭な索状の白線
- 鎖骨下動脈の枝の内胸動脈が下行して外腸骨動脈の枝の下腹壁動・静脈と吻合する上腹壁動・静脈
- 深部には小腸がある。

CV10 下脘 （げかん）

部位:上腹部、前正中線上、
　　臍中央の上方**2寸**.

この経穴に関連した解剖学的構造:
- 皮膚には**肋間神経(T9)の前皮枝**
- 腹直筋を左右に分けている腹直筋鞘の正中部分の強靭な索状の白線
- 鎖骨下動脈の枝の内胸動脈が下行して外腸骨動脈の枝の下腹壁動・静脈と吻合する上腹壁動・静脈
- 深部には横行結腸や小腸がある。

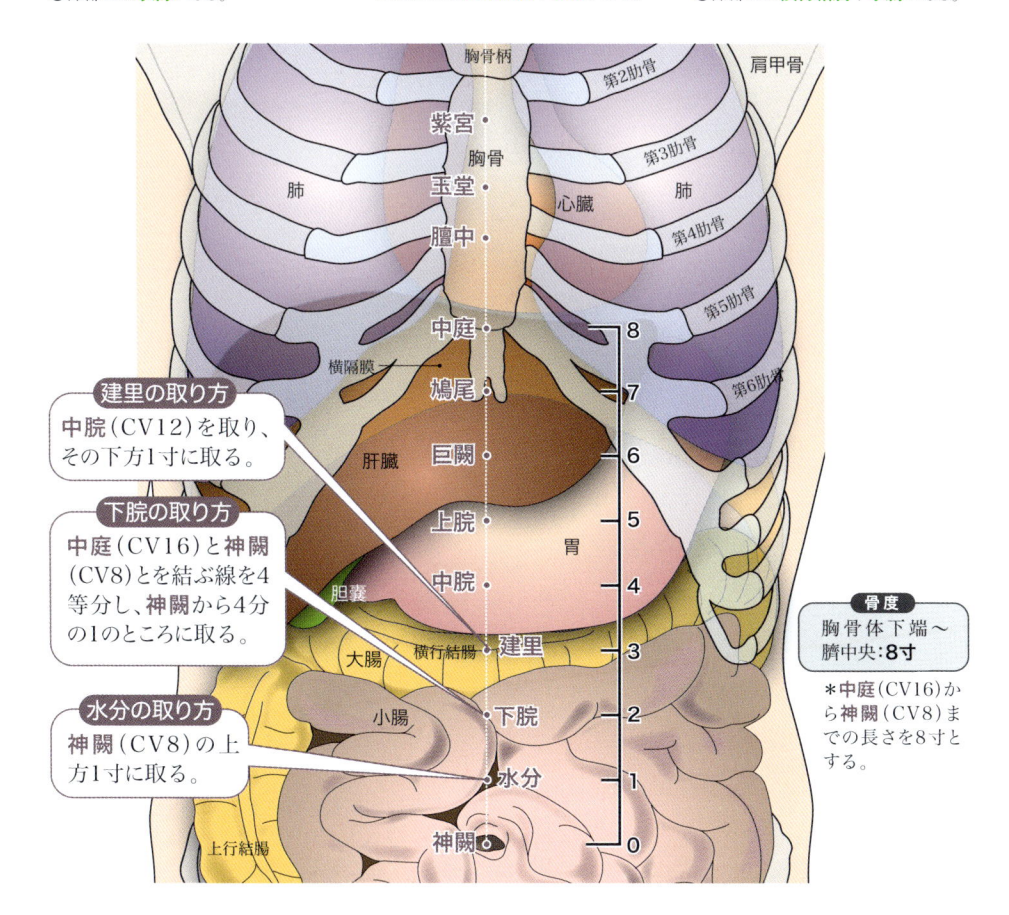

CV11 建里 （けんり）

部位:上腹部、前正中線上、
　　臍中央の上方**3寸**.

この経穴に関連した解剖学的構造:
- 皮膚には**肋間神経(T9)の前皮枝**
- 腹直筋を左右に分けている腹直筋鞘の正中部分の強靭な索状の白線
- 鎖骨下動脈の枝の内胸動脈が下行して外腸骨動脈の枝の下腹壁動・静脈と吻合する上腹壁動・静脈
- 深部には横行結腸や小腸がある。

建里の取り方
中脘(CV12)を取り、その下方1寸に取る。

下脘の取り方
中庭(CV16)と神闕(CV8)とを結ぶ線を4等分し、神闕から4分の1のところに取る。

水分の取り方
神闕(CV8)の上方1寸に取る。

骨度
胸骨体下端〜
臍中央:**8寸**

＊中庭(CV16)から神闕(CV8)までの長さを8寸とする。

CV 任脈 Conception Vessel
にん みゃく

取り方③ 中脘、上脘、巨闕、鳩尾

CV12 中脘
ちゅうかん

部位：上腹部，前正中線上，臍中央の上方**4寸**．
この経穴に関連した解剖学的構造：
- 皮膚には**肋間神経(T8)の前皮枝**
- 腹直筋を左右に分けている腹直筋鞘の正中部分の強靭な索状の**白線**
- 鎖骨下動脈の枝の内胸動脈が下行して外腸骨動脈の枝の下腹壁動・静脈と吻合する**上腹壁動・静脈**
- 深部には**横行結腸**や**胃**がある．

CV13 上脘
じょうかん

部位：上腹部，前正中線上，臍中央の上方**5寸**．
この経穴に関連した解剖学的構造：
- 皮膚には**肋間神経(T7, 8)の前皮枝**
- 腹直筋を左右に分けている腹直筋鞘の正中部分の強靭な索状の**白線**
- 鎖骨下動脈の枝の内胸動脈が下行して外腸骨動脈の枝の下腹壁動・静脈と吻合する**上腹壁動・静脈**
- 深部には**横行結腸**や**胃**がある．

鳩尾の取り方
中庭(CV16)の下方1寸に取る。

巨闕の取り方
中庭(CV16)と**神闕**(CV8)とを結ぶ線を4等分し、**中庭**から4分の1のところに取る。

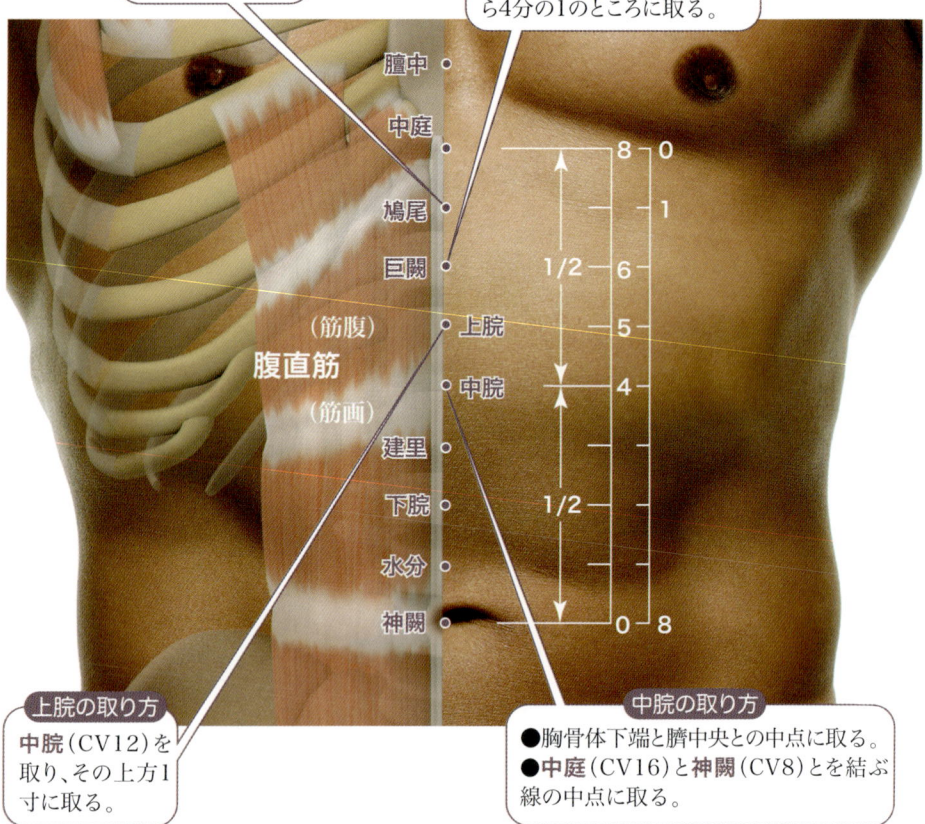

上脘の取り方
中庭(CV12)を取り、その上方1寸に取る。

中脘の取り方
- 胸骨体下端と臍中央との中点に取る。
- **中庭**(CV16)と**神闕**(CV8)とを結ぶ線の中点に取る。

● 中脘は上腹部のほぼ中央にあり、胃の中央あたりに位置する。「胃経の募穴」であり、胃腸の諸症状(食後の膨満感、胃炎、胃下垂、便通異常など)や心窩部痛やストレス性の症状に対しての治療にも用いられる。胃潰瘍や十二指腸潰瘍ではともに上腹部痛が現れることが多いが、胃潰瘍は食後に多く、十二指腸潰瘍は空腹時に現れることが多く、食べると収まるのが特徴である。

CV14 巨闕(こけつ)

部位:上腹部、前正中線上、臍中央の上方**6寸**.

この経穴に関連した解剖学的構造：
- 皮膚には**肋間神経(T7)の前皮枝**
- 腹直筋を左右に分けている腹直筋鞘の正中部分の強靭な索状の**白線**
- 鎖骨下動脈の枝の内胸動脈が下行して外腸骨動脈の枝の下腹壁動・静脈と吻合する**上腹壁動・静脈**
- 深部には**胃**や**肝臓**がある。

CV15 鳩尾(きゅうび)

部位:上腹部、前正中線上、胸骨体下端の下方**1寸**.

この経穴に関連した解剖学的構造：
- 皮膚には**肋間神経(T7)の前皮枝**
- 腹直筋を左右に分けている腹直筋鞘の正中部分の強靭な索状の**白線**
- 鎖骨下動脈の枝の内胸動脈が下行して外腸骨動脈の枝の下腹壁動・静脈と吻合する**上腹壁動・静脈**

- **剣状突起**を触知することが多いが、人によっては深部に向いている場合は触知しにくい。
- 深部には**肝臓**がある。

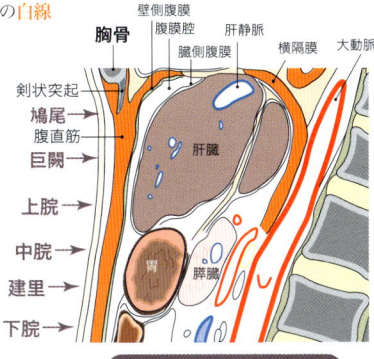

鳩尾付近の正中矢状断

腹部の筋線維の走行とウエストライン waistline

右外腹斜筋の線維と左内腹斜筋の線維は互いに同じ走行をしている。一方、右内腹斜筋線維と左外腹斜筋線維の走行も互いに同じ走行をしている。その結果、腹部の筋線維の走行は全体的には白線を中心に交叉しているのでウエストラインができる。

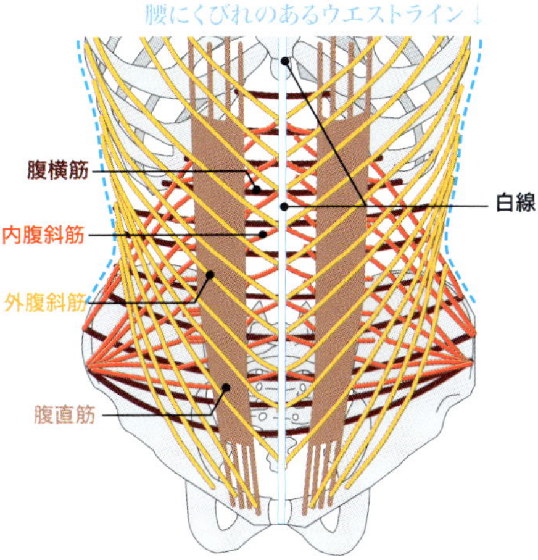

腹直筋 rectus abdominis と
腹直筋鞘の前葉と後葉 anterior and posterior rectus sheath

腹壁の4つの筋の一つである腹直筋は、内・外腹斜筋腱膜、横筋筋膜で構成される前葉と後葉からなる腹直筋鞘に包まれている。ただし、臍と恥骨結合との中点より下方では、後葉はなく左右の下縁が弓状になっているので、弓状線といわれ、下腹壁動・静脈が通過する部位となっている。

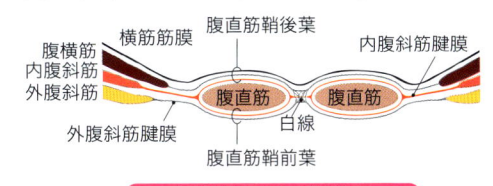

弓状線より上の横断面

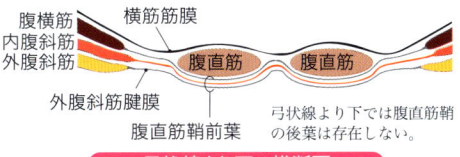

弓状線より下の横断面

白線 linea alba と
白線ヘルニア hernia of linea alba

腹壁の3つの筋、外・内腹斜筋、腹横筋の腱膜は、腹直筋の前部と後部を覆い、前葉と後葉を形成する。前葉と後葉の線維は正中線で合し、白線を構成する。臍より上の白線に裂隙ができると腹部内臓が突出することがある。これを白線ヘルニアという。

CV 任脈 取り方④
Conception Vessel　にんみゃく
中庭、膻中、玉堂、紫宮、華蓋

CV16 中庭
部位：前胸部、前正中線上、胸骨体下端の中点．

この経穴に関連した解剖学的構造：
- 皮膚には**肋間神経(T5,6)の前皮枝**
- **腹直筋**を左右に分けている腹直筋鞘の正中部分の強靱な索状の**白線**
- 鎖骨下動・静脈から分枝する**内胸動・静脈の枝**
- 深部には**胸骨体の下端（剣状突起）**がある。

CV17 膻中
部位：前胸部、前正中線上、第4肋間と同じ高さ．

この経穴に関連した解剖学的構造：
- 皮膚には**肋間神経(T4,5)の前皮枝**
- 内側(C8〜T1)・外側胸筋神経の筋枝(C5〜C7)支配で肩関節の内転に働く**大胸筋**
- 鎖骨下動・静脈から分枝する**内胸動・静脈の枝**
- 深部には**胸骨体**がある。
- 注意：**胸骨裂孔**が存在する場合がある。

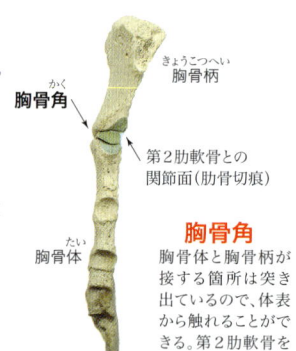

胸骨角
胸骨体と胸骨柄が接する箇所は突き出ているので、体表から触れることができる。第2肋軟骨を探す目印になる。

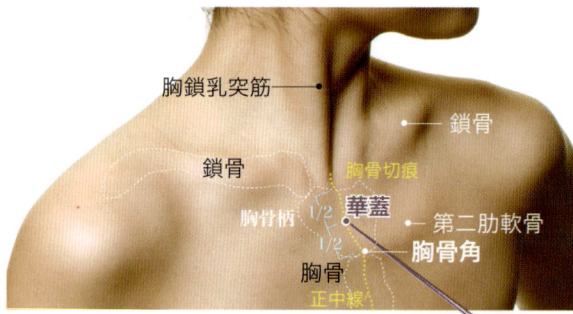

胸骨裂孔 sternal foramen
胸骨は胸骨柄、胸骨体、剣状突起に区分されるが、**分節性**に発生するので、2〜8％の頻度で**第4肋間に先天性胸骨裂孔**が生じることがある。胸骨裂孔の高さと位置は膻中と同じなので、膻中に鍼刺する場合は、注意を要する。間違って胸骨裂孔に鍼刺すると心臓に達し、心タンポナーデを引き起こす可能性がある。体表─胸骨後面間の距離測定の研究で、極端な痩せ型を除いて、体型に関係なく10mmまでは、刺入鍼が心臓に達する可能性はなく、安全と考えられている。

【文献】尾崎朋文らː『膻中穴刺鍼の安全深度の検討(1)─遺体での胸骨裂孔の形状と胸骨の厚さ、および生体での画像所見による安全深度の検討─』、全日本鍼灸学会雑誌50巻1号、103〜110,2003

華蓋の取り方
胸骨前面の正中線上で、第1肋間と同じ高さに取る。

(画像ラベル：胸鎖乳突筋、鎖骨、胸骨切痕、華蓋、第二肋軟骨、胸骨柄、胸骨角、胸骨、正中線)

膻中付近の正中矢状断
(ラベル：胸腺、右肺動脈、大胸筋、大動脈、胸骨、食道、胸椎体、右冠状動脈、左心房、膻中→、心膜（線維性心膜、漿膜性心膜、心膜腔）、右心房、左心室、剣状突起、腹直筋、肝臓、大動脈)

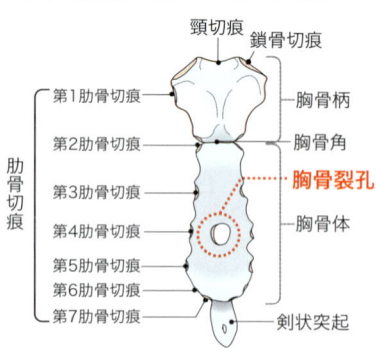

(右図ラベル：頸切痕、鎖骨切痕、第1〜7肋骨切痕、胸骨柄、胸骨角、**胸骨裂孔**、胸骨体、剣状突起)

| 1 LU 手の太陰肺経 | 2 LI 手の陽明大腸経 | 3 ST 足の陽明胃経 | 4 SP 足の太陰脾経 | 5 HT 手の少陰心経 | 6 SI 手の太陽小腸経 | 7 BL 足の太陽膀胱経 |

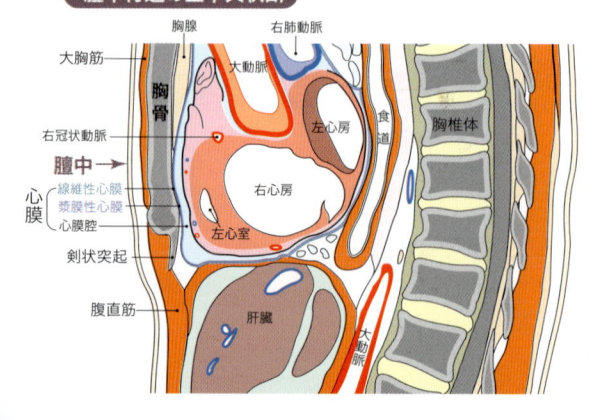

胸骨は上方より**胸骨柄・胸骨体・剣状突起**からなり、思春期から若い成人の期間では互いに軟骨性に結合しているが、加齢とともに骨性結合になる。胸骨体には第2〜7肋軟骨が関節し、第7肋間関節は胸骨体と剣状突起の境目（上方が胸骨体、下方が剣状突起）となる。第6・7が付く切痕は非常に接近しており、間隙はほとんどない。剣状突起の形態は個人差があり、成人でも軟骨性の場合もみられる。また、剣状突起には腹直筋と横隔膜の一部が付着している。

CV18 玉堂（ぎょくどう）

部位：前胸部、前正中線上、第3肋間と同じ高さ．
この経穴に関連した解剖学的構造：
- 皮膚には**肋間神経(T3,4)**の前皮枝
- 内側(C8〜T1)・外側胸筋神経の筋枝(C5〜C7)支配で肩関節の内転に働く**大胸筋**
- 鎖骨下動・静脈から分枝する**内胸動・静脈の枝**
- 深部には**胸骨体**、**心臓**がある。

CV19 紫宮（しきゅう）

部位：前胸部、前正中線上、第2肋間と同じ高さ．
この経穴に関連した解剖学的構造：
- 皮膚には**肋間神経(T2,3)**の前皮枝
- 内側(C8〜T1)・外側胸筋神経の筋枝(C5〜C7)支配で肩関節の内転に働く**大胸筋**
- 鎖骨下動・静脈から分枝する**内胸動・静脈の枝**
- 深部には**胸骨体**がある。

CV20 華蓋（かがい）

部位：前胸部、前正中線上、第1肋間と同じ高さ．
この経穴に関連した解剖学的構造：
- 皮膚には**肋間神経(T1,2)**の前皮枝
- 内側(C8〜T1)・外側胸筋神経の筋枝(C5〜C7)支配で肩関節の内転に働く**大胸筋**
- 鎖骨下動・静脈から分枝する**内胸動・静脈の枝**
- 深部には**胸骨柄**がある。

骨度：頸切痕〜胸骨体下端：9寸

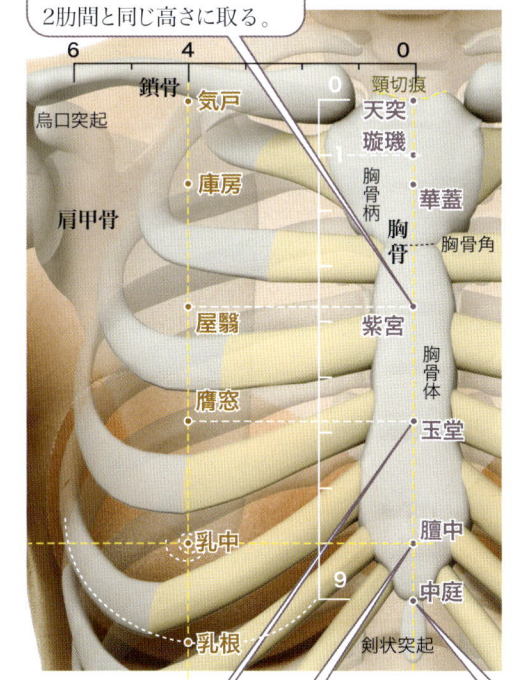

紫宮の取り方
胸骨前面の正中線上で、第2肋間と同じ高さに取る。

玉堂の取り方
胸骨角（第2肋骨の高さ）を基準とし、胸骨前面の正中線上で、第3肋間の高さに取る。

膻中の取り方
胸骨角（第2肋骨の高さ）を基準とし、胸骨前面の正中線上で、第4肋間の高さに取る。

中庭の取り方
前正中線上、胸骨体下端の中点に取る。

膻中〜華蓋の指標となる第1〜4肋間は決して水平ではない。膻中穴から華蓋穴は理論上では胃経での肋間の高さになるが（左図）、実践では肋骨切痕を探りながら取穴するため、肋軟骨と胸骨が接する箇所の第1〜4肋間の位置とする場合が多いと思われる（右図）。

Conception Vessel

CV 任脈 取り方⑤ 璇璣、天突

CV21 璇璣
部位:前胸部、前正中線上、胸骨上窩の下方**1寸**．
この経穴に関連した解剖学的構造：
- 皮膚には**肋間神経(T1,2)の前皮枝**と**鎖骨上神経(T3,4)**
- 内側(C8〜T1)・外側胸筋神経の筋枝(C5〜C7)支配で肩関節の内転に働く**大胸筋**
- 鎖骨下動・静脈から分枝する**内胸動**・**静脈**の枝
- 深部には**胸骨柄**がある。

CV22 天突
部位:前頸部、前正中線上、胸骨上窩の中央．
この経穴に関連した解剖学的構造：
- 皮膚には頸神経叢の皮枝で頸部から肩に至る皮膚に分布する**頸横神経(C3〜C4)**
- 頸神経ワナ(C1〜C4)支配で舌骨下筋群の**胸骨舌骨筋**や**胸骨甲状筋**
- 鎖骨下動脈の枝である甲状頸動・静脈から分枝する**下甲状腺動**・**静脈**
- 体表では**鎖骨上窩**を触れる。

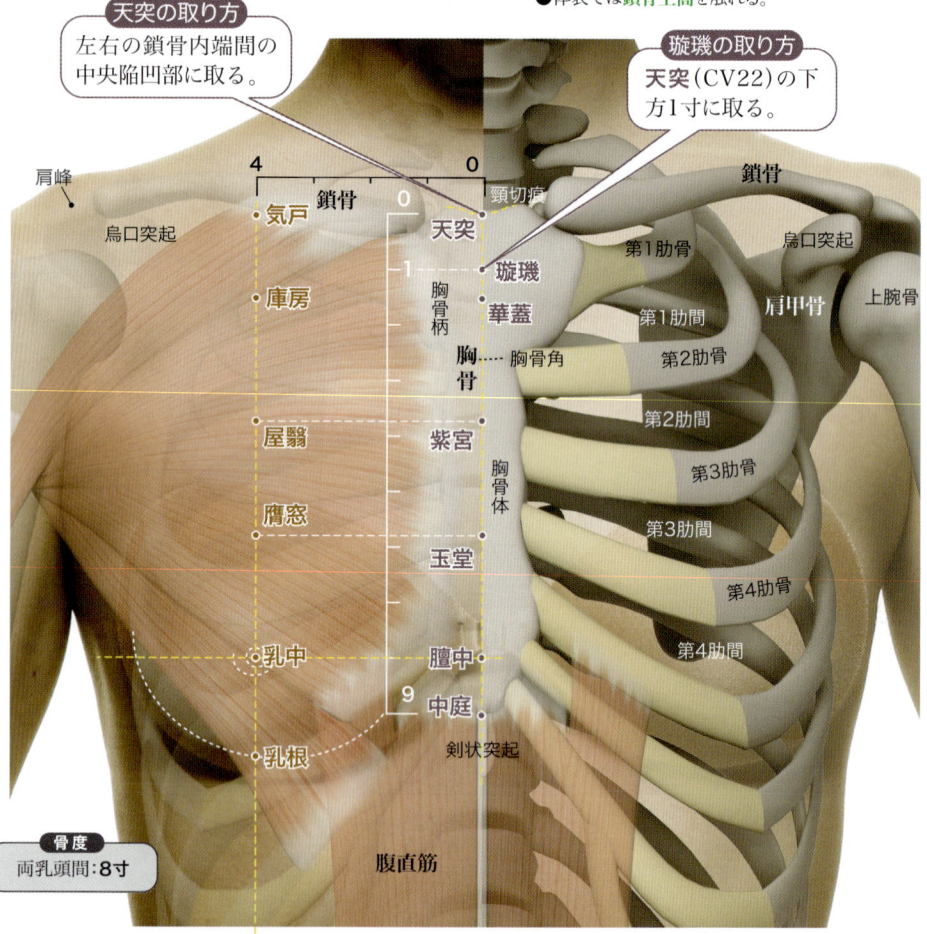

天突の取り方
左右の鎖骨内端間の中央陥凹部に取る。

璇璣の取り方
天突(CV22)の下方1寸に取る。

骨度　両乳頭間:8寸

- 胸骨柄の上縁のくぼみを**頸切痕**といい、頸静脈窩の下縁となる。頸切痕の左右には鎖骨との関節(胸鎖関節)をつくるくぼみ(**鎖骨切痕**)がある。胸骨柄と胸骨体の結合部(胸骨角)には第2肋骨の関節面がある(第2肋骨切痕)。この部分では、胸骨柄が胸骨体に対してやや後方に傾斜している。第1・2胸肋関節に指を当て深呼吸を行わせると、肋骨が可動するのが触知できる。

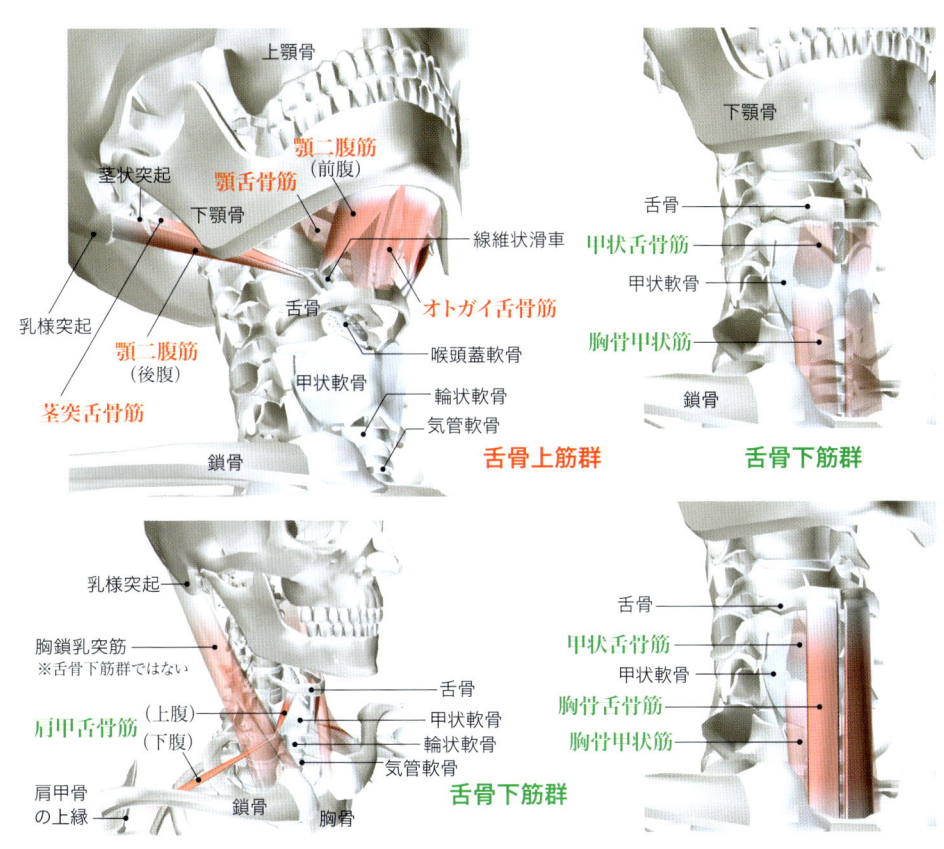

舌骨上筋群 suprahyoid muscles と 舌骨下筋群 infrahyoid muscles

舌骨を中心として、上・下に起始のある筋群である。嚥下や発声の時に機能する。

肉単(p.18)	筋群		起始	停止	支配神経	主な運動
E-4	舌骨上筋群	オトガイ舌骨筋	下顎骨(オトガイ棘)	舌骨体	C1,2前枝	舌骨を前方へ
E-5		顎舌骨筋	下顎骨(顎舌骨筋線)	舌骨体	下顎神経顎舌骨筋枝	口腔底と舌の挙上
E-6		茎突舌骨筋	側頭骨(茎状突起)	舌骨小角	顔面神経	舌骨挙上
E-7		顎二腹筋	側頭骨(乳突切痕)	下顎骨下縁	前腹:下顎神経 後腹:顔面神経	舌骨挙上 下顎骨下制
E-9	舌骨下筋群	甲状舌骨筋	甲状軟骨	舌骨体	頸神経ワナ:C1・2で上根、C2・3で下根を形成しそれらが吻合して頸神経ワナとなる	舌骨を喉頭に近づける
E-10		胸骨舌骨筋	胸骨	舌骨体		舌骨を下げる
E-11		胸骨甲状筋	胸骨	甲状軟骨		喉頭を下方に引く
E-12		肩甲舌骨筋	肩甲骨上縁	舌骨体		舌骨を下方に引く

Conception Vessel

CV 任脈 にんみゃく 取り方⑥ 廉泉、承漿

CV23 廉泉 れんせん

部位:前頸部,前正中線上,喉頭隆起上方,舌骨の上方陥凹部.

この経穴に関連した解剖学的構造:
- 皮膚には頸部から肩にいたる頸神経叢の皮枝である**頸横神経(C1～C4)**
- 顔面神経支配の表情筋で口角を下げる**広頸筋**
- 第1,2頸神経前枝支配で舌骨を前方に引く**オトガイ舌骨筋**
- 外頸動・静脈の枝である**上甲状腺動・静脈**
- 深部には**舌骨上・下筋群が起始,停止する舌骨**がある。

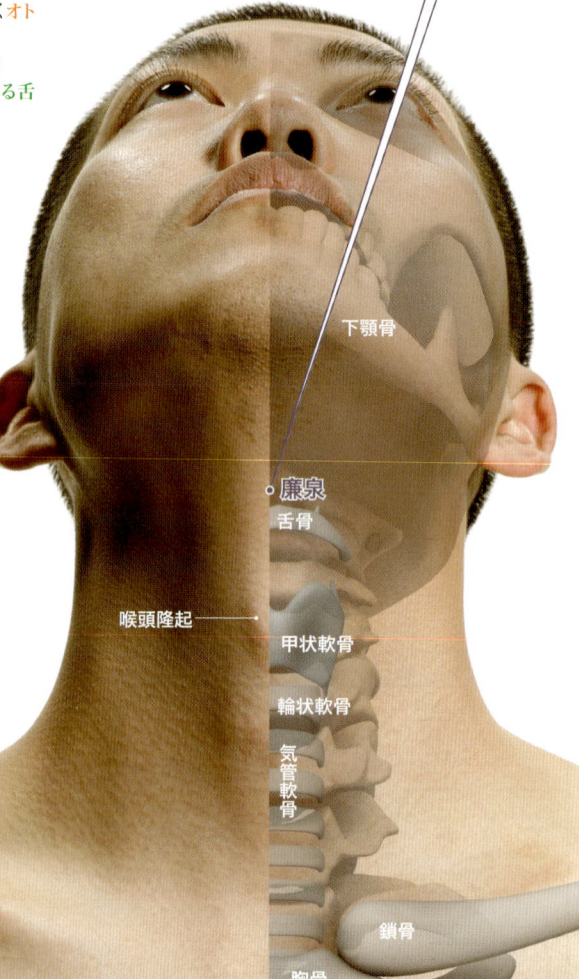

廉泉の取り方
頸部を軽く後屈させて舌骨に触れ、その上方陥凹部に取る。

オトガイ孔
オトガイ
下顎骨
舌骨
オトガイ舌骨筋

下顎骨
舌骨
顎舌骨筋

下顎骨
廉泉
舌骨
喉頭隆起
甲状軟骨
輪状軟骨
気管軟骨
鎖骨
胸骨

| 序文 | 目次 | 経絡経穴概論 | 1 LU 手の太陰肺経 | 2 LI 手の陽明大腸経 | 3 ST 足の陽明胃経 | 4 SP 足の太陰脾経 | 5 HT 手の少陰心経 | 6 SI 手の太陽小腸経 | 7 BL 足の太陽膀胱経 |

甲状軟骨の突出部の**喉頭隆起**は「のどぼとけ（喉仏）」といわれている。その名の由来は、火葬後に残る第2頸椎（軸椎）の形状が坐禅をしている仏に似ているため。甲状軟骨そのものは火葬の温度に耐えられない。また、英語で喉頭隆起のことを Adam's Apple「アダムのリンゴ」と呼ぶのは、「アダムが食べた禁断の実のリンゴがのどに引っかかって喉頭隆起になった」という話に起因する。とはいえ、聖書に書かれているのは「善悪の知識の木の実」であってリンゴではなく、のどに引っかかったというのも後代の脚色である。

甲状腺 thyroid と上・下甲状腺動脈
superior and inferior thyroid arteries

甲状腺は咽頭底の上皮性細胞が増殖したもの。甲状腺原基は下降してゆくが、「**甲状舌管**」で咽頭とつながっている。後にこの管は消失し、最初に甲状腺の発生したあたりは**舌盲孔**となる。「**甲状舌管嚢胞**」は移動途中の甲状舌管が残ったもの。

下垂体前葉ホルモンのTSHによってT3やT4を分泌する甲状腺を栄養する**上甲状腺動脈**は、外頸動脈の第一枝として分岐する。一方、**下甲状腺動脈**は鎖骨下動脈の枝の甲状頸動脈から分岐してくる。下甲状腺動脈の枝は主に甲状腺の背側にある4個の副甲状腺（上皮小体）も栄養する。

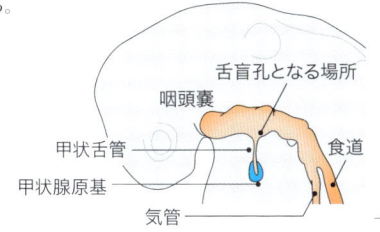

正中舌喉頭蓋ヒダ　口蓋咽頭弓　喉頭蓋
外側舌喉頭蓋ヒダ　口蓋咽頭筋
喉頭蓋谷　口蓋扁桃
舌根　口蓋舌筋
口蓋舌弓
舌盲孔
舌体

咽頭嚢　舌盲孔となる場所
甲状舌管　食道
甲状腺原基
気管

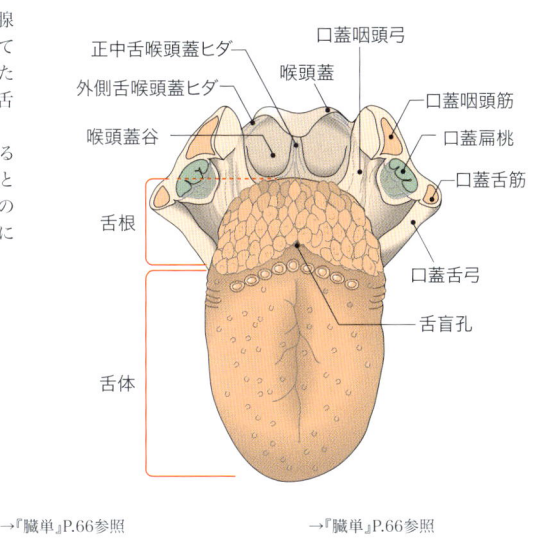

→『臓単』P.66参照

CV24 承漿（しょうしょう）

部位：顔面部、オトガイ唇溝中央の陥凹部．

この経穴に関連した解剖学的構造：
- 皮膚には下顎神経の枝でオトガイ孔を出る**オトガイ神経**
- 顔面神経支配の表情筋で口を閉める**口輪筋**と下唇を下に引く**下唇下制筋**
- 咬筋前縁と下顎骨下縁の交点付近に触知できる顔面動・静脈の枝の**下唇動・静脈**

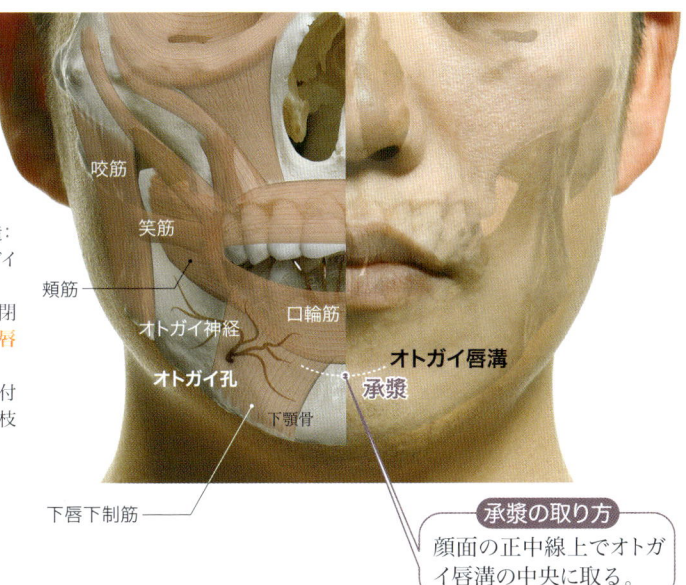

咬筋　笑筋　頬筋　オトガイ神経　口輪筋　オトガイ孔　オトガイ唇溝　承漿　下顎骨　下唇下制筋

承漿の取り方
顔面の正中線上でオトガイ唇溝の中央に取る。

8 KI	9 PC	10 TE	11 GB	12 LR	13 GV	14 CV 23/24	付録		
足の少陰**腎経**	手の厥陰**心包経**	手の少陽**三焦経**	足の少陽**胆経**	足の厥陰**肝経**	督脈	任脈	奇穴	症例別	索引

273

Extra Point 奇穴 (きけつ)

Points of Head and Neck ①頭頸穴

頭頸穴

四神聡 Ex-HN1
部位：百会（GV20・督）を中心に前後左右それぞれ1寸もしくは2.5寸の4穴とされるが、現代文献の多くは百会から各1寸4穴とする。

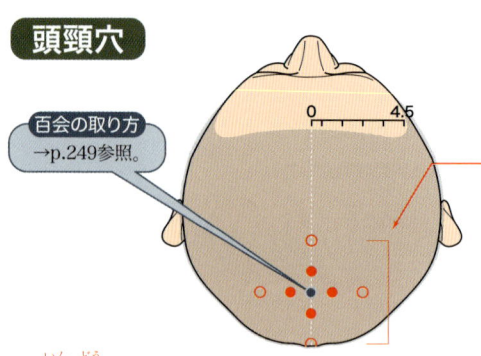

百会の取り方 →p.249参照。

当陽 Ex-HN2
部位：瞳孔の直上で、前髪際から入ること1寸とされる。
備考：頭臨泣（GB15・胆）の0.5寸上。

頭臨泣の取り方 →p.198参照。

印堂 Ex-HN3
部位：両眉の中間の陥中とされる。
備考：古代において、化粧としてここに紅の印を付けた。

魚腰 Ex-HN4
部位：瞳孔の直上で、眉の中間とされる。
備考：眉の形を魚に例えた。

球後 Ex-HN7
部位：眼窩下縁の外眼角3分の1、もしくは外眼角4分の1と内眼角4分の3の境とされる（数説ある）。
備考：新穴。「球」とは「眼球」のことを指す。

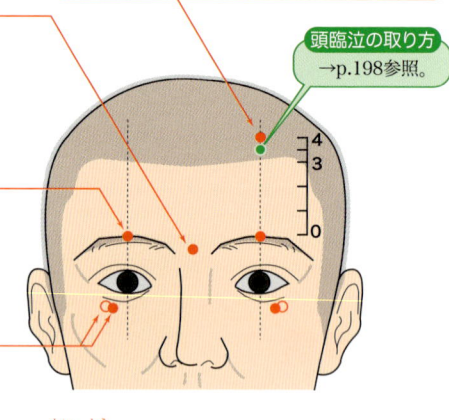

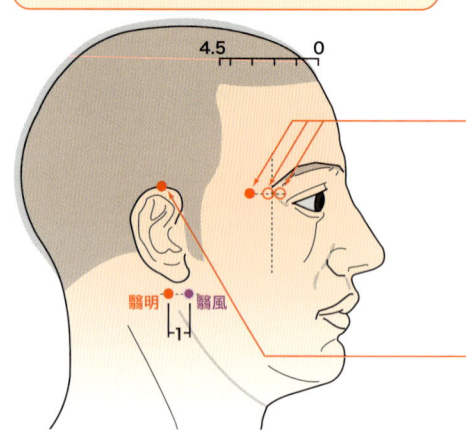

太陽 Ex-HN5
部位：目尻の外方0.5寸、もしくは眼小眥の後方1寸、もしくは眉尻の陥凹部静脈上とされる（数説ある）。現代文献の多くは眉梢と外眼角との間、後方約1指寸の陥凹部とされる。

翳明　翳風

耳尖 Ex-HN6
部位：耳尖の上とされる。
備考：耳尖は耳を前方に折り曲げたときの耳介の最頂点。

274

ここではWHOによって国際標準決定された**奇穴**48穴を記す。
現在決定されているのは奇穴数(48穴)、名称、表記法で、経穴の標準部位や取穴法の表記については今後決定予定である。そこでここでは体の部位ごとに、奇穴の日本語名、表記法(略記)と古典に基づく部位を示した。部位は、古典から現代までの記載が基本的に一致しているものは「●」で示し、数説ある場合は「○」で示した。また、数説のうち現代文献で多く記載されているほうを「●」で示した。

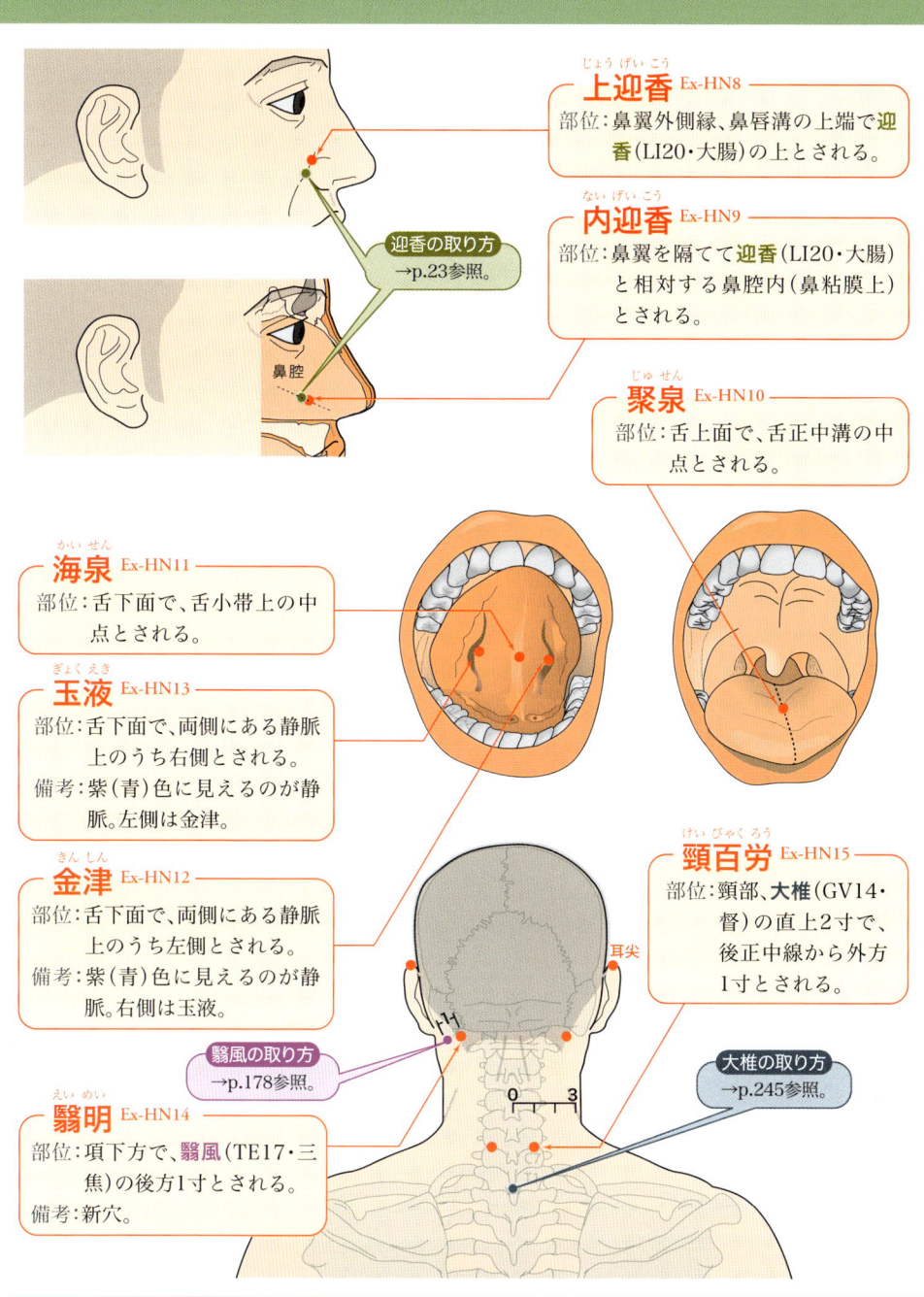

上迎香 Ex-HN8
部位:鼻翼外側縁、鼻唇溝の上端で**迎香**(LI20・大腸)の上とされる。

内迎香 Ex-HN9
部位:鼻翼を隔てて**迎香**(LI20・大腸)と相対する鼻腔内(鼻粘膜上)とされる。

迎香の取り方 →p.23参照。

鼻腔

聚泉 Ex-HN10
部位:舌上面で、舌正中溝の中点とされる。

海泉 Ex-HN11
部位:舌下面で、舌小帯上の中点とされる。

玉液 Ex-HN13
部位:舌下面で、両側にある静脈上のうち右側とされる。
備考:紫(青)色に見えるのが静脈。左側は金津。

金津 Ex-HN12
部位:舌下面で、両側にある静脈上のうち左側とされる。
備考:紫(青)色に見えるのが静脈。右側は玉液。

耳尖

頸百労 Ex-HN15
部位:頸部、**大椎**(GV14・督)の直上2寸で、後正中線から外方1寸とされる。

翳風の取り方 →p.178参照。

大椎の取り方 →p.245参照。

翳明 Ex-HN14
部位:項下方で、**翳風**(TE17・三焦)の後方1寸とされる。
備考:新穴。

275

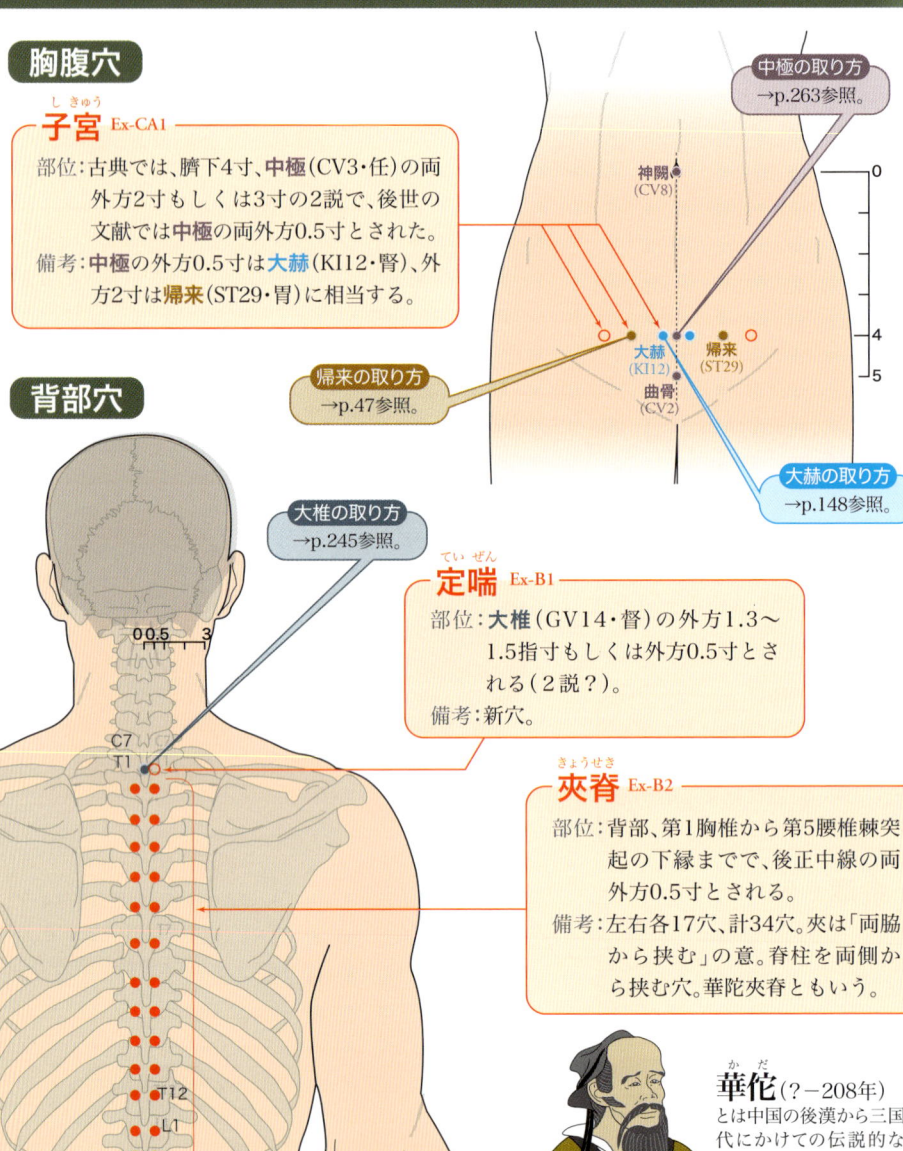

Extra Point 奇穴 (きけつ) ②胸腹穴 ・ 背部穴
Points of Chest and Abdomen ・ **Points of Back**

胸腹穴

子宮 (しきゅう) Ex-CA1
- 部位：古典では、臍下4寸、中極（CV3・任）の両外方2寸もしくは3寸の2説で、後世の文献では中極の両外方0.5寸とされた。
- 備考：中極の外方0.5寸は大赫（KI12・腎）、外方2寸は帰来（ST29・胃）に相当する。

中極の取り方 →p.263参照。
帰来の取り方 →p.47参照。
大赫の取り方 →p.148参照。

神闕（CV8）
大赫（KI12）
帰来（ST29）
曲骨（CV2）

背部穴

大椎の取り方 →p.245参照。

定喘 (ていぜん) Ex-B1
- 部位：大椎（GV14・督）の外方1.3〜1.5指寸もしくは外方0.5寸とされる（2説？）。
- 備考：新穴。

夾脊 (きょうせき) Ex-B2
- 部位：背部、第1胸椎から第5腰椎棘突起の下縁までで、後正中線の両外方0.5寸とされる。
- 備考：左右各17穴、計34穴。夾は「両脇から挟む」の意。脊柱を両側から挟む穴。華陀夾脊ともいう。

華佗 (かだ) (?−208年)
とは中国の後漢から三国時代にかけての伝説的な名医。→『生薬単』p.187。

華佗は、「紫蘇」によって人を蘇生させたとか、毒矢で重傷を負った関羽を手術した（しかも関羽はその間、碁を打っていた）といった逸話で知られるが、この華陀夾脊穴に関しても、そのように名付けられたのは、もっと後代のことと考えられている。

経穴とは原則的に経絡上に存在するものを指すが、経絡上にはない**奇穴**とよばれる経穴も存在する。奇穴は、有効な施術点として経験的に認められ、受け継がれてきた。奇穴は特効穴とも言われ、臓腑とは直接つながっているわけではないが、その効果は顕著で、「特定の疾患に対する特別な効果」や「特殊な取穴法」などの特徴がみられる。

胃脘下兪 Ex-B3
（いかんげゆ）
部位：第8胸椎棘突起の下縁、外方1.5寸とされる。

痞根 Ex-B4
（ひこん）
部位：第1腰椎棘突起の下縁の外方3.5寸、もしくは第12胸椎棘突起下縁の外方3.5寸、もしくは第11胸椎棘突起下縁の外方3.5寸の陥凹部とされる（3説ある）。

下志室 Ex-B5
（げししつ）
部位：第3腰椎棘突起下縁、外方3寸とされる。

腰宜 Ex-B6
（ようぎ）
部位：腰部、第4腰椎棘突起の下縁、外方3寸とされる。

十七椎 Ex-B8
（じゅうななつい）
部位：第5腰椎棘突起の下縁とされる。
備考：胸椎12＋腰椎5＝17個の椎骨の下に位置する。

腰奇 Ex-B9
（ようき）
部位：尾骨端の直上2寸とされる。
備考：新穴。『中医雑誌』（1955年）では、尾骨端の直上3寸とあるが、その部位は腰兪（GV2・督→p.240）と同一もしくは甚だ近いとされる。

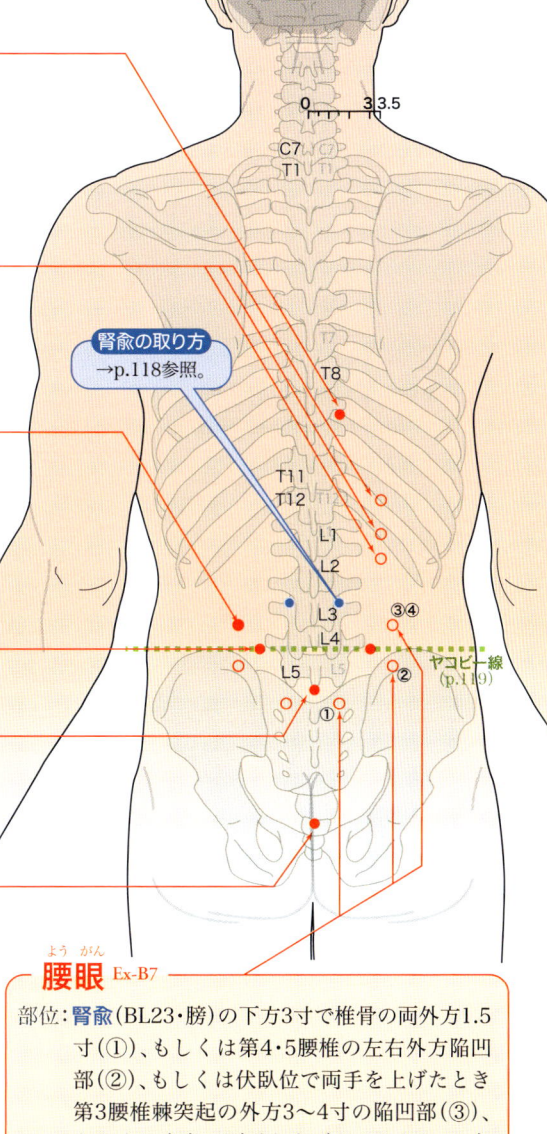

腎兪の取り方 →p.118参照。

腰眼 Ex-B7
（ようがん）
部位：**腎兪**（BL23・膀）の下方3寸で椎骨の両外方1.5寸（①）、もしくは第4・5腰椎の左右外方陥凹部（②）、もしくは伏臥位で両手を上げたとき第3腰椎棘突起の外方3〜4寸の陥凹部（③）、もしくは患者に両手を上げさせたときの、左右腰上の陥凹部（④）とされる（4説ある）。

ヤコビー線 (p.119)

| 8 KI 足の少陰腎経 | 9 PC 手の厥陰心包経 | 10 TE 手の少陽三焦経 | 11 GB 足の少陽胆経 | 12 LR 足の厥陰肝経 | 13 GV 督脈 | 14 CV 任脈 | 付録 奇穴 | 症例別 | 索引 |

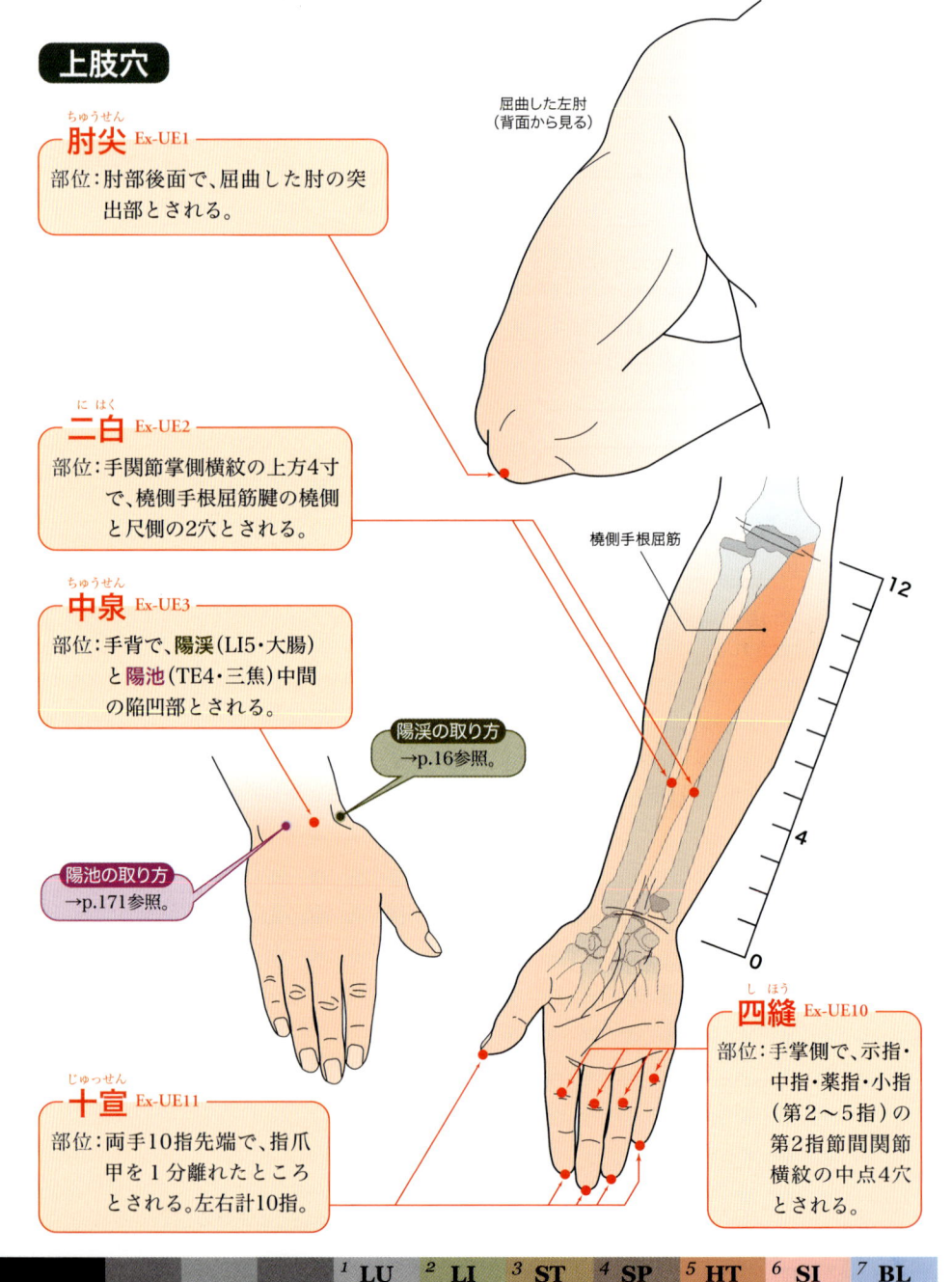

Extra Point 奇穴 （き けつ） Points of Upper Extremities ③上肢穴

上肢穴

肘尖 Ex-UE1
部位：肘部後面で、屈曲した肘の突出部とされる。

二白 Ex-UE2
部位：手関節掌側横紋の上方4寸で、橈側手根屈筋腱の橈側と尺側の2穴とされる。

中泉 Ex-UE3
部位：手背で、陽渓（LI5・大腸）と陽池（TE4・三焦）中間の陥凹部とされる。

陽渓の取り方 →p.16参照。

陽池の取り方 →p.171参照。

屈曲した左肘（背面から見る）

橈側手根屈筋

四縫 Ex-UE10
部位：手掌側で、示指・中指・薬指・小指（第2～5指）の第2指節間関節横紋の中点4穴とされる。

十宣 Ex-UE11
部位：両手10指先端で、指爪甲を1分離れたところとされる。左右計10指。

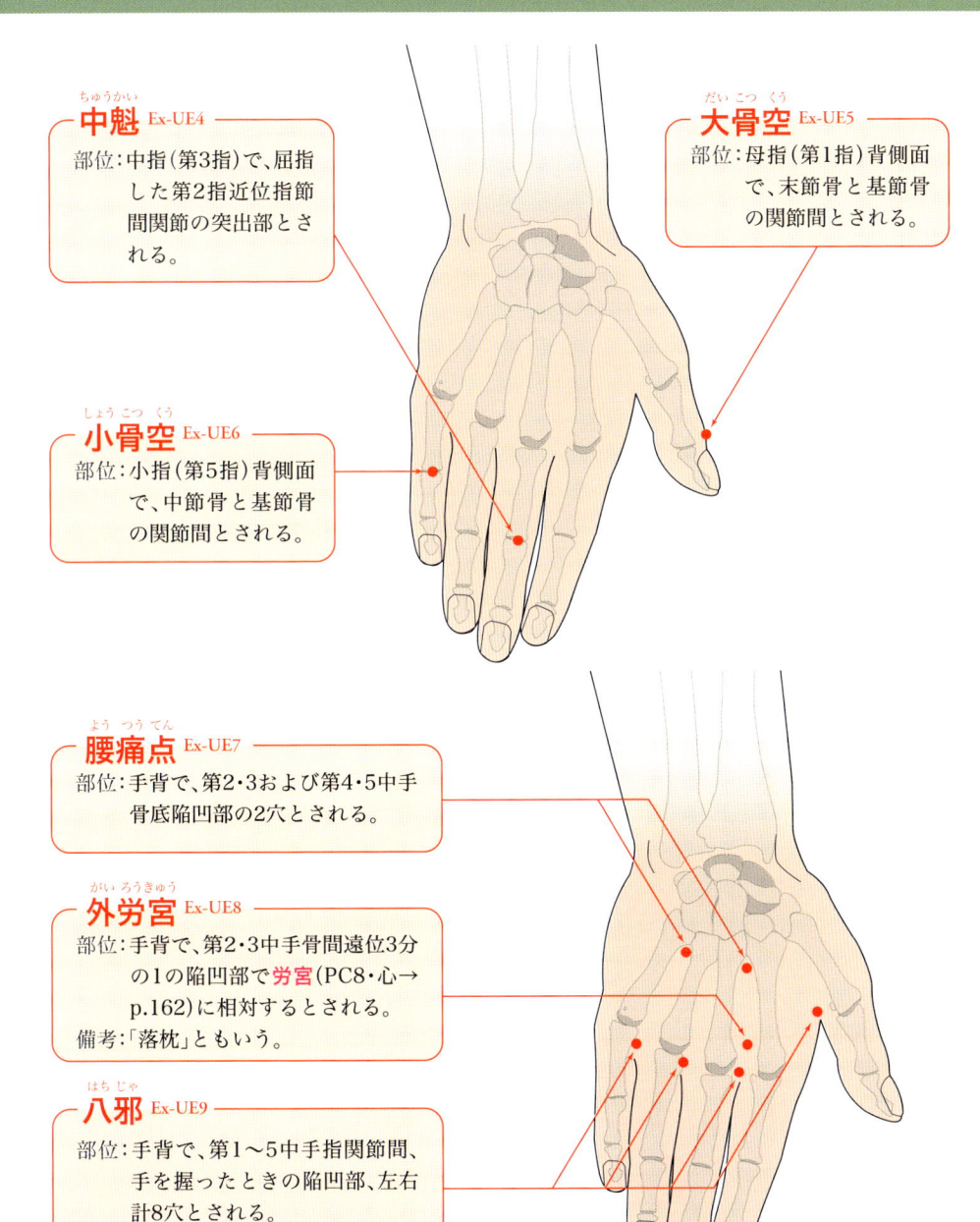

● 奇穴の数は正穴よりも多く、昔から知られている経穴に加えて、新しく発見される経穴（**新穴**）もある。WHOが認定した正穴は361だが、東洋医学で実際に治療に使われるツボは1000を超えるという。

中魁 Ex-UE4
ちゅうかい

部位：中指（第3指）で、屈指した第2指近位指節間関節の突出部とされる。

大骨空 Ex-UE5
だい こつ くう

部位：母指（第1指）背側面で、末節骨と基節骨の関節間とされる。

小骨空 Ex-UE6
しょう こつ くう

部位：小指（第5指）背側面で、中節骨と基節骨の関節間とされる。

腰痛点 Ex-UE7
よう つう てん

部位：手背で、第2・3および第4・5中手骨底陥凹部の2穴とされる。

外労宮 Ex-UE8
がい ろうきゅう

部位：手背で、第2・3中手骨間遠位3分の1の陥凹部で労宮（PC8・心→p.162）に相対するとされる。
備考：「落枕」ともいう。

八邪 Ex-UE9
はち じゃ

部位：手背で、第1〜5中手指関節間、手を握ったときの陥凹部、左右計8穴とされる。

| 8 KI 足の少陰腎経 | 9 PC 手の厥陰心包経 | 10 TE 手の少陽三焦経 | 11 GB 足の少陽胆経 | 12 LR 足の厥陰肝経 | 13 GV 督脈 | 14 CV 任脈 | 付録 奇穴 | 症例別 | 索引 |

Extra Point 奇穴 ④下肢部穴
Points of Lower Extremities

下肢穴

髕骨（かんこつ） Ex-LE1
部位：膝蓋骨上方で、**梁丘**（ST34・胃）の両外方0.5寸、もしくは1寸、もしくは1.5寸の諸説があり、現代文献の多くは**梁丘**の外方1.5寸とされる。

鶴頂（かくちょう） Ex-LE2
部位：膝蓋骨尖上、もしくは膝蓋骨の中点から上方1寸、もしくは膝蓋骨上縁正中の陥凹部とされる（3説ある）。
備考：膝蓋骨の形が「ツルの頭頂」の形に似ているためといわれる。

闌尾（らんび） Ex-LE7
部位：下腿前外側面の上部で、**足三里**（ST36・胃）の下方1.5あるいは2寸とされる。
備考：新穴。闌尾とは中国語で「虫垂」のこと。

梁丘の取り方 →p.49参照。
膝蓋骨尖
足三里の取り方 →p.51参照。
犢鼻の取り方 →p.50参照。
膝蓋靱帯

内膝眼（ないしつがん） Ex-LE4
部位：膝関節前面で、膝蓋靱帯内側の陥凹部とされる。
備考：外側は**犢鼻**（ST35・胃）。

膝眼（しつがん） Ex-LE5
部位：膝関節前面、膝蓋靱帯両側の陥凹部、左右計4穴とされる。
備考：外側が**犢鼻**（ST35・胃）、内側が内膝眼。

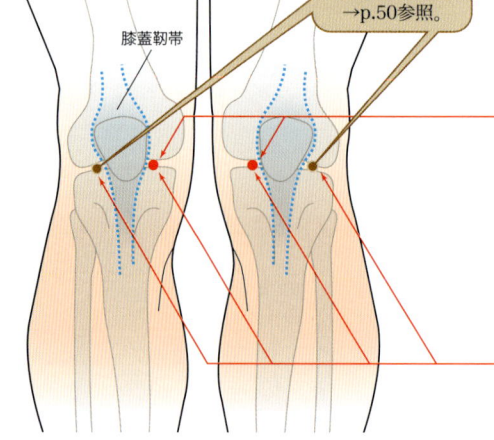

- 奇穴と新穴の定義
  ①奇穴：1900年以前の文献記載のもの。使用頻度の高いものを選定。
  ②新穴：1901年以降の文献に記載されたもの。臨床上効果の確かなものを選定。

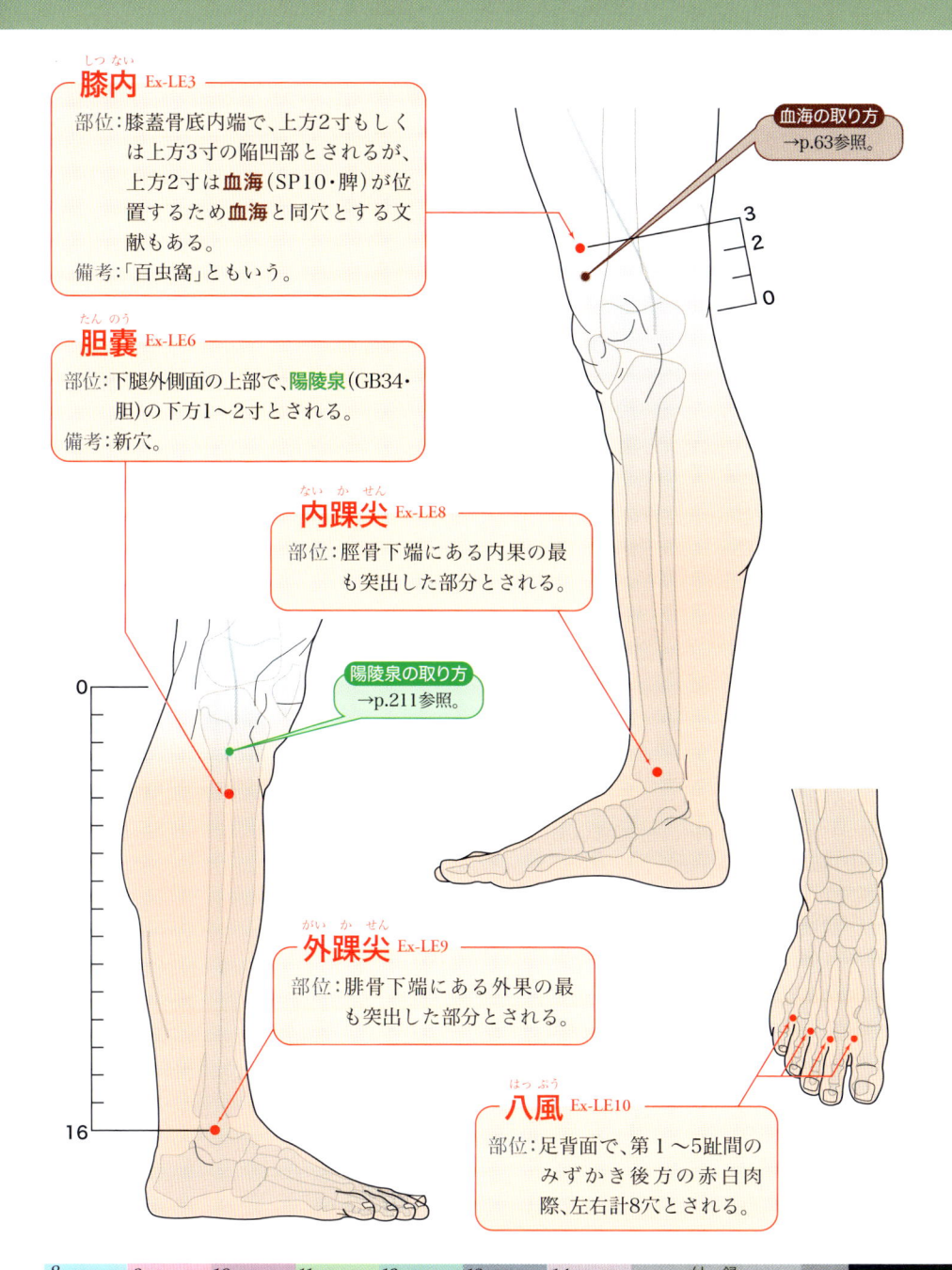

膝内 Ex-LE3
部位：膝蓋骨底内端で、上方2寸もしくは上方3寸の陥凹部とされるが、上方2寸は血海（SP10・脾）が位置するため血海と同穴とする文献もある。
備考：「百虫窩」ともいう。

血海の取り方
→p.63参照。

胆嚢 Ex-LE6
部位：下腿外側面の上部で、陽陵泉（GB34・胆）の下方1～2寸とされる。
備考：新穴。

内踝尖 Ex-LE8
部位：脛骨下端にある内果の最も突出した部分とされる。

陽陵泉の取り方
→p.211参照。

外踝尖 Ex-LE9
部位：腓骨下端にある外果の最も突出した部分とされる。

八風 Ex-LE10
部位：足背面で、第1～5趾間のみずかき後方の赤白肉際、左右計8穴とされる。

| 8 KI 足の少陰腎経 | 9 PC 手の厥陰心包経 | 10 TE 手の少陽三焦経 | 11 GB 足の少陽胆経 | 12 LR 足の厥陰肝経 | 13 GV 督脈 | 14 CV 任脈 | 付録 奇穴 | 症例別 | 索引 |

症例別・使用経穴例一覧《1》

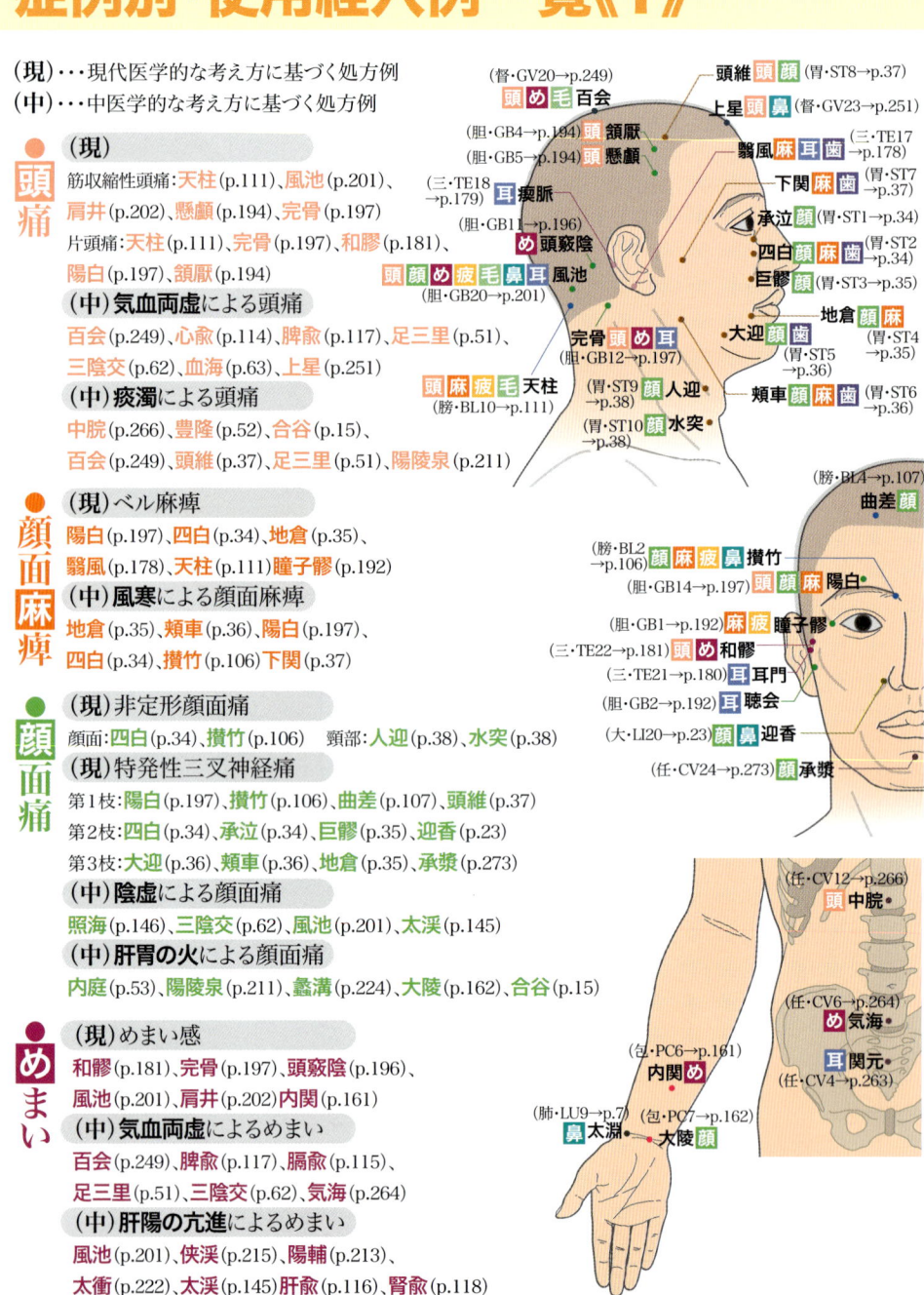

(現)…現代医学的な考え方に基づく処方例
(中)…中医学的な考え方に基づく処方例

●頭痛

(現)
筋収縮性頭痛：天柱(p.111)、風池(p.201)、肩井(p.202)、懸顱(p.194)、完骨(p.197)
片頭痛：天柱(p.111)、完骨(p.197)、和髎(p.181)、陽白(p.197)、頷厭(p.194)

(中)気血両虚による頭痛
百会(p.249)、心兪(p.114)、脾兪(p.117)、足三里(p.51)、三陰交(p.62)、血海(p.63)、上星(p.251)

(中)痰濁による頭痛
中脘(p.266)、豊隆(p.52)、合谷(p.15)、百会(p.249)、頭維(p.37)、足三里(p.51)、陽陵泉(p.211)

●顔面麻痺

(現)ベル麻痺
陽白(p.197)、四白(p.34)、地倉(p.35)、翳風(p.178)、天柱(p.111)、瞳子髎(p.192)

(中)風寒による顔面麻痺
地倉(p.35)、頬車(p.36)、陽白(p.197)、四白(p.34)、攅竹(p.106)、下関(p.37)

●顔面痛

(現)非定形顔面痛
顔面：四白(p.34)、攅竹(p.106)　頸部：人迎(p.38)、水突(p.38)

(現)特発性三叉神経痛
第1枝：陽白(p.197)、攅竹(p.106)、曲差(p.107)、頭維(p.37)
第2枝：四白(p.34)、承泣(p.34)、巨髎(p.35)、迎香(p.23)
第3枝：大迎(p.36)、頬車(p.36)、地倉(p.35)、承漿(p.273)

(中)陰虚による顔面痛
照海(p.146)、三陰交(p.62)、風池(p.201)、太渓(p.145)

(中)肝胃の火による顔面痛
内庭(p.53)、陽陵泉(p.211)、蠡溝(p.224)、大陵(p.162)、合谷(p.15)

●めまい

(現)めまい感
和髎(p.181)、完骨(p.197)、頭竅陰(p.196)、風池(p.201)、肩井(p.202)、内関(p.161)

(中)気血両虚によるめまい
百会(p.249)、脾兪(p.117)、膈兪(p.115)、足三里(p.51)、三陰交(p.62)、気海(p.264)

(中)肝陽の亢進によるめまい
風池(p.201)、侠渓(p.215)、陽輔(p.213)、太衝(p.222)、太渓(p.145)、肝兪(p.116)、腎兪(p.118)

(督・GV20→p.249) 頭め毛 百会
(胆・GB4→p.194) 頭 頷厭
(胆・GB5→p.194) 頭 懸顱
(三・TE18→p.179) 耳 瘈脈
(胆・GB11→p.196) め 頭竅陰
頭顔め疲毛鼻耳 風池
(胆・GB20→p.201)
完骨 頭め耳
(胆・GB12→p.197)
頭麻疲毛 天柱
(膀・BL10→p.111)

頭維 頭顔 (胃・ST8→p.37)
上星 頭鼻 (督・GV23→p.251)
翳風 麻耳歯 (三・TE17→p.178)
下関 麻歯 (胃・ST7→p.37)
承泣 顔 (胃・ST1→p.34)
四白 顔麻歯 (胃・ST2→p.34)
巨髎 顔 (胃・ST3→p.35)
地倉 顔麻 (胃・ST4→p.35)
大迎 顔歯 (胃・ST5→p.36)
頬車 顔麻歯 (胃・ST6→p.36)
人迎 顔 (胃・ST9→p.38)
水突 顔 (胃・ST10→p.38)

曲差 顔 (膀・BL4→p.107)
攅竹 顔麻疲鼻 (膀・BL2→p.106)
陽白 頭顔麻 (胆・GB14→p.197)
瞳子髎 麻疲 (胆・GB1→p.192)
和髎 頭め (三・TE22→p.181)
耳門 耳 (三・TE21→p.180)
聴会 耳 (胆・GB2→p.192)
迎香 顔鼻 (大・LI20→p.23)
承漿 顔 (任・CV24→p.273)

中脘 頭 (任・CV12→p.266)
気海 め (任・CV6→p.264)
関元 耳 (任・CV4→p.263)

内関 め (包・PC6→p.161)
太淵 鼻 (肺・LU9→p.7)
大陵 顔 (包・PC7→p.162)

---

			1 LU 手の太陰肺経	2 LI 手の陽明大腸経	3 ST 足の陽明胃経	4 SP 足の太陰脾経	5 HT 手の少陰心経	6 SI 手の太陽小腸経	7 BL 足の太陽膀胱経
	序文	目次	経絡経穴概論						

● 頭痛は日本人の3～4人に1人の割合でみられると言われる頻度の高い症状である。原因は様々で、精神的・身体的ストレスが原因となる緊張性頭痛や脳の血管や血流、セロトニン系神経伝達物質の分泌異常が原因と考えられている片頭痛、さらに脳出血や髄膜炎、脳腫瘍などの生命に危険を及ぼす徴候としての頭痛まで多くのタイプが存在する。

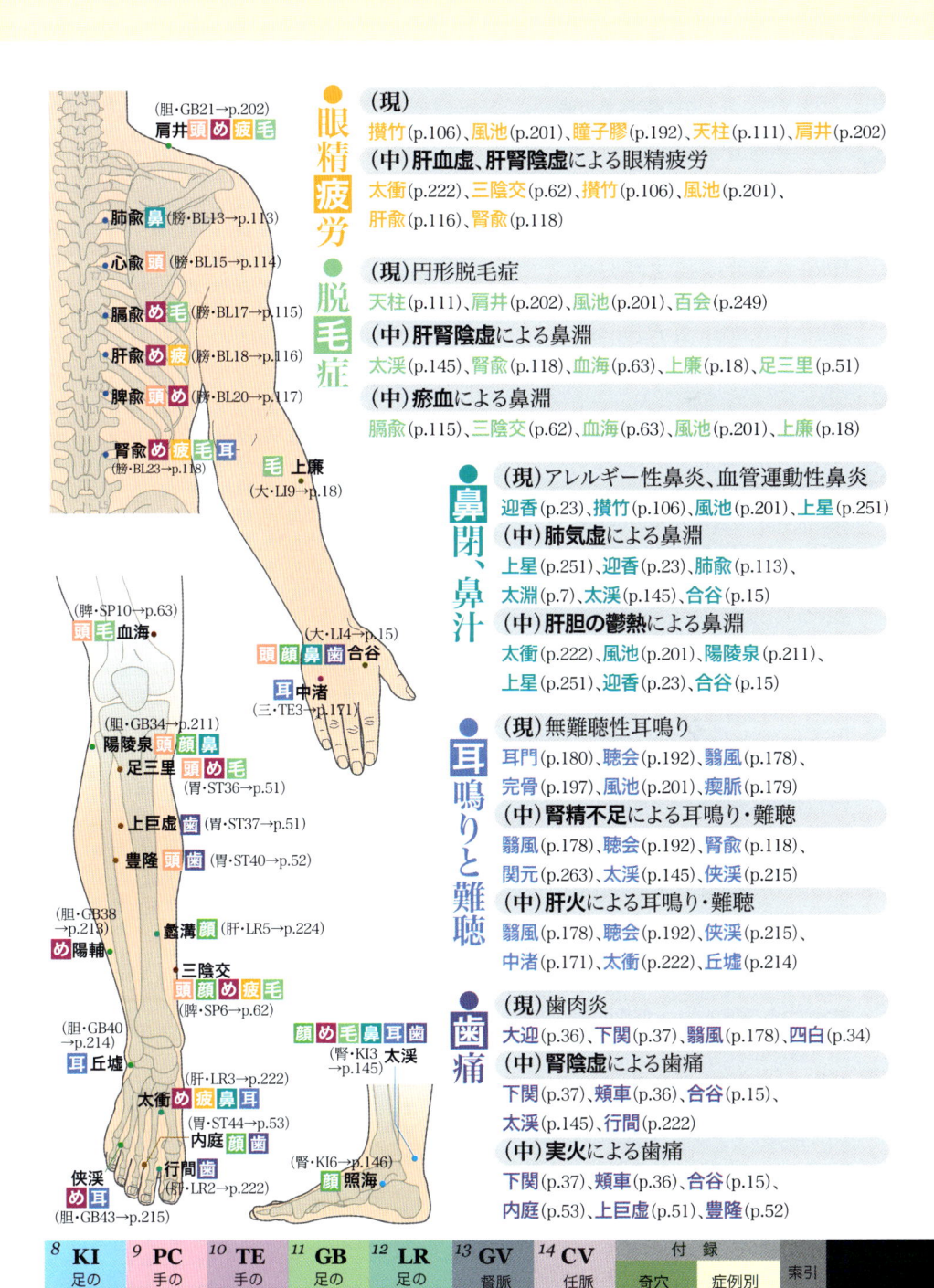

眼精疲労

(現)
攅竹(p.106)、風池(p.201)、瞳子髎(p.192)、天柱(p.111)、肩井(p.202)

(中) 肝血虚、肝腎陰虚による眼精疲労
太衝(p.222)、三陰交(p.62)、攅竹(p.106)、風池(p.201)、肝兪(p.116)、腎兪(p.118)

脱毛症

(現) 円形脱毛症
天柱(p.111)、肩井(p.202)、風池(p.201)、百会(p.249)

(中) 肝腎陰虚による鼻淵
太渓(p.145)、腎兪(p.118)、血海(p.63)、上廉(p.18)、足三里(p.51)

(中) 瘀血による鼻淵
膈兪(p.115)、三陰交(p.62)、血海(p.63)、風池(p.201)、上廉(p.18)

鼻閉、鼻汁

(現) アレルギー性鼻炎、血管運動性鼻炎
迎香(p.23)、攅竹(p.106)、風池(p.201)、上星(p.251)

(中) 肺気虚による鼻淵
上星(p.251)、迎香(p.23)、肺兪(p.113)、太淵(p.7)、太渓(p.145)、合谷(p.15)

(中) 肝胆の鬱熱による鼻淵
太衝(p.222)、風池(p.201)、陽陵泉(p.211)、上星(p.251)、迎香(p.23)、合谷(p.15)

耳鳴りと難聴

(現) 無難聴性耳鳴り
耳門(p.180)、聴会(p.192)、翳風(p.178)、完骨(p.197)、風池(p.201)、瘈脈(p.179)

(中) 腎精不足による耳鳴り・難聴
翳風(p.178)、聴会(p.192)、腎兪(p.118)、関元(p.263)、太渓(p.145)、侠渓(p.215)

(中) 肝火による耳鳴り・難聴
翳風(p.178)、聴会(p.192)、侠渓(p.215)、中渚(p.171)、太衝(p.222)、丘墟(p.214)

歯痛

(現) 歯肉炎
大迎(p.36)、下関(p.37)、翳風(p.178)、四白(p.34)

(中) 腎陰虚による歯痛
下関(p.37)、頬車(p.36)、合谷(p.15)、太渓(p.145)、行間(p.222)

(中) 実火による歯痛
下関(p.37)、頬車(p.36)、合谷(p.15)、内庭(p.53)、上巨虚(p.51)、豊隆(p.52)

| | 8 KI 足の少陰腎経 | 9 PC 手の厥陰心包経 | 10 TE 手の少陽三焦経 | 11 GB 足の少陽胆経 | 12 LR 足の厥陰肝経 | 13 GV 督脈 | 14 CV 任脈 | 付録 奇穴 | 症例別 | 索引 |

283

症例別・使用経穴例一覧《2》

(現)・・・現代医学的な考え方に基づく処方例
(中)・・・中医学的な考え方に基づく処方例

咳嗽

(現)風邪症候群
天突(p.270)、大杼(p.112)、尺沢(p.5)、厥陰兪(p.113)

(中)肺腎陰虚による咳嗽
肺兪(p.113)、腎兪(p.118)、膏肓(p.127)、
尺沢(p.5)、照海(p.146)、太渓(p.145)

(中)肝火による咳嗽
肺兪(p.113)、魚際(p.7)、尺沢(p.5)、
行間(p.222)、陽陵泉(p.211)、太衝(p.222)

喘息

(現)気管支喘息
天突(p.270)、中府(p.4)、身柱(p.244)、
肺兪(p.113)、膈兪(p.115)、大椎(p.245)

(中)腎気虚による哮喘
肺兪(p.113)、太淵(p.7)、腎兪(p.118)、
太渓(p.145)、足三里(p.51)、命門(p.240)

(中)痰熱による哮喘
合谷(p.15)、豊隆(p.52)、膻中(p.268)、
中府(p.4)、孔最(p.6)、大陵(p.162)

胸痛

(現)特発性肋間神経痛
前皮枝：当該肋骨部で胸骨の傍ら（胸骨点）
外側皮枝：前腋窩線上の当該肋骨部（腋窩点）
後枝：棘突起の外側3cmの部位（脊柱点）

(中)陽虚による胸痛
心兪(p.114)、厥陰兪(p.113)、膻中(p.268)、内関(p.161)、通里(p.75)

(中)瘀血による胸痛
心兪(p.114)、膈兪(p.115)、膻中(p.268)、
巨闕(p.267)、陰郄(p.76)、三陰交(p.62)

悪心と嘔吐

(現)急性・慢性胃炎
巨闕(p.267)、中脘(p.266)、天枢(p.45)、内関(p.161)、
胃の六つ灸[膈兪(p.115)、肝兪(p.116)、脾兪(p.117)]

(中)脾胃虚弱による悪心、嘔吐
中脘(p.266)、内関(p.161)、足三里(p.51)、
脾兪(p.117)、章門(p.228)、公孫(p.61)

(中)食滞による悪心、嘔吐
下脘(p.265)、内関(p.161)、足三里(p.51)、
天枢(p.45)、内庭(p.53)、中脘(p.266)、公孫(p.61)

(任・CV22→p.270) 咳 息 天突
(肺・LU1→p.4) 息 中府
(任・CV17→p.268) 息 胸 膻中
(任・CV14→p.267) 胸 嘔 巨闕
(胃・ST19→p.43) 腹 不容
(任・CV12→p.266) 嘔 腹 上 下 倦 便 中脘
(肺・LU5) 咳 尺沢 (p.5)
(肝・LR13→p.228) 嘔 下 章門
(任・CV10→p.265) 嘔 下脘
(肺・LU6→p.6) 息 孔最
(胃・ST25→p.45) 嘔 腹 上 便 天枢
(包・PC6→p.161) 胸 嘔 上 下 内関
(脾・SP14→p.64) 便 腹結
(包・PC7→p.162) 息 大陵
(胃・ST27→p.46) 便 大巨
(肺・LU9→p.7) 息 太淵
(任・CV6→p.264) 下 倦 気海
(肺・LU10→p.7) 咳 魚際
通里 胸 (心・HT5→p.75)
関元 倦 便
(任・CV4→p.263)
陰郄 胸 (心・HT6→p.76)
梁丘 上 (胃・ST34→p.49)
(脾・SP9→p.62) 倦 便 陰陵泉
(胆・GB34→p.211) 咳 下 陽陵泉
息 嘔 上 下 倦 便 足三里 (胃・ST36→p.51)
(胃・ST37→p.51) 便 上巨虚
(胃・ST40→p.52) 息 倦 豊隆
(胃・ST39→p.52) 便 下巨虚
(脾・SP6→p.62) 胸 倦 便 三陰交
(脾・SP4→p.61) 嘔 上 公孫
(肝・LR3→p.222) 咳 下 太衝
(胃・ST44→p.53) 嘔 便 内庭
(肝・LR2→p.222) 咳 行間

| | 序文 | 目次 | 経絡経穴概論 | 1 LU 手の太陰肺経 | 2 LI 手の陽明大腸経 | 3 ST 足の陽明胃経 | 4 SP 足の太陰脾経 | 5 HT 手の少陰心経 | 6 SI 手の太陽小腸経 | 7 BL 足の太陽膀胱経 |

中医学において便秘とは大便秘結といわれ、原因は以下の4つに分けられる。①辛い物の偏食により津液を損傷し起こる(熱秘)、②情志の失調により気の流れが悪くなり、腸内の伝導機能が悪くなることで起こる(気秘)、③病後や産後に気血が回復せず、腸の伝導機能が低下し、腸の潤いも無くなることで起こる(虚秘)、④虚弱体質な人や老人で下焦(腸)の陽気が虚し、温煦［おんく］機能(体を温めるはたらき)が低下して起こる(冷秘)。

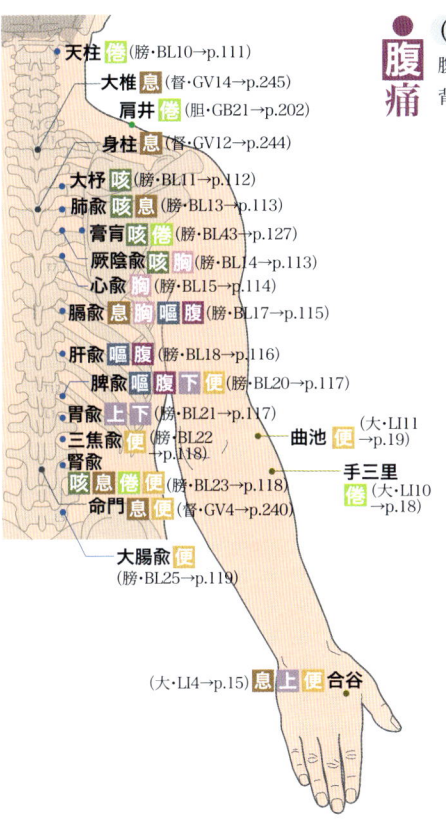

腹痛

(現)心因性・慢性の消化器疾患
腹部：中脘(p.266)、天枢(p.45)、不容(p.43)
背部：胃の六つ灸［膈兪(p.115)、肝兪(p.116)、脾兪(p.117)］

上腹部痛

(中)脾胃虚寒による胃脘痛
胃兪(p.117)、中脘(p.266)、足三里(p.51)、内関(p.161)、公孫(p.61)、天枢(p.45)

(中)寒邪による胃脘痛
中脘(p.266)、足三里(p.51)、内関(p.161)、公孫(p.61)、梁丘(p.49)、合谷(p.15)

下腹部痛

(中)脾陽虚による腹痛
脾兪(p.117)、胃兪(p.117)、章門(p.228)、中脘(p.266)、足三里(p.51)、気海(p.264)

(中)肝鬱による腹痛
章門(p.228)、太衝(p.222)、内関(p.161)、中脘(p.266)、気海(p.264)、陽陵泉(p.211)

疲労と倦怠

(現)生理的疲労
肩井(p.202)、中脘(p.266)、腎兪(p.118)、手三里(p.18)、足三里(p.51)、天柱(p.111)、

(中)脾気虚による倦怠
関元(p.263)、気海(p.264)、中脘(p.266)、足三里(p.51)、三陰交(p.62)、膏肓(p.127)、

(中)痰湿による倦怠
関元(p.263)、中脘(p.266)、陰陵泉(p.62)、足三里(p.51)、豊隆(p.52)、照海(p.146)、

便秘と下痢

(現)習慣性便秘、過敏性腸症候群
腹結(p.64)、天枢(p.45)、三焦兪(p.118)、大腸兪(p.119)、大巨(p.46)

(中)気虚、血虚による便秘
脾兪(p.117)、大腸兪(p.119)、三陰交(p.62)、天枢(p.45)、上巨虚(p.51)、足三里(p.51)、関元(p.263)

(中)胃腸の熱による便秘
合谷(p.15)、曲池(p.19)、内庭(p.53)、天枢(p.45)、上巨虚(p.51)、足三里(p.51)

(中)腎陽虚による下痢
中脘(p.266)、天枢(p.45)、脾兪(p.117)、腎兪(p.118)、命門(p.240)、足三里(p.51)

(中)湿熱による下痢
天枢(p.45)、合谷(p.15)、陰陵泉(p.62)、上巨虚(p.51)、下巨虚(p.52)、中脘(p.266)

天柱 倦(膀・BL10→p.111)
大椎 息(督・GV14→p.245)
肩井 倦(胆・GB21→p.202)
身柱 息(督・GV12→p.244)
大杼 咳(膀・BL11→p.112)
肺兪 咳息(膀・BL13→p.113)
膏肓 咳倦(膀・BL43→p.127)
厥陰兪 咳胸(膀・BL14→p.113)
心兪 胸(膀・BL15→p.114)
膈兪 息胸嘔腹(膀・BL17→p.115)
肝兪 嘔腹(膀・BL18→p.116)
脾兪 嘔腹下便(膀・BL20→p.117)
胃兪 上下(膀・BL21→p.117)
三焦兪 便(膀・BL22→p.118)
腎兪 咳息倦便(膀・BL23→p.118)
命門 息便(督・GV4→p.240)
大腸兪 便(膀・BL25→p.119)

曲池 便(大・LI11→p.19)
手三里 倦(大・LI10→p.18)
合谷 息上便(大・LI4→p.15)

太渓 咳息(腎・KI3→p.145)
照海 咳倦(腎・KI6→p.146)

| 8 KI 足の少陰腎経 | 9 PC 手の厥陰心包経 | 10 TE 手の少陽三焦経 | 11 GB 足の少陽胆経 | 12 LR 足の厥陰肝経 | 13 GV 督脈 | 14 CV 任脈 | 付録 奇穴 | 症例別 | 索引 |

285

症例別・使用経穴例一覧《3》

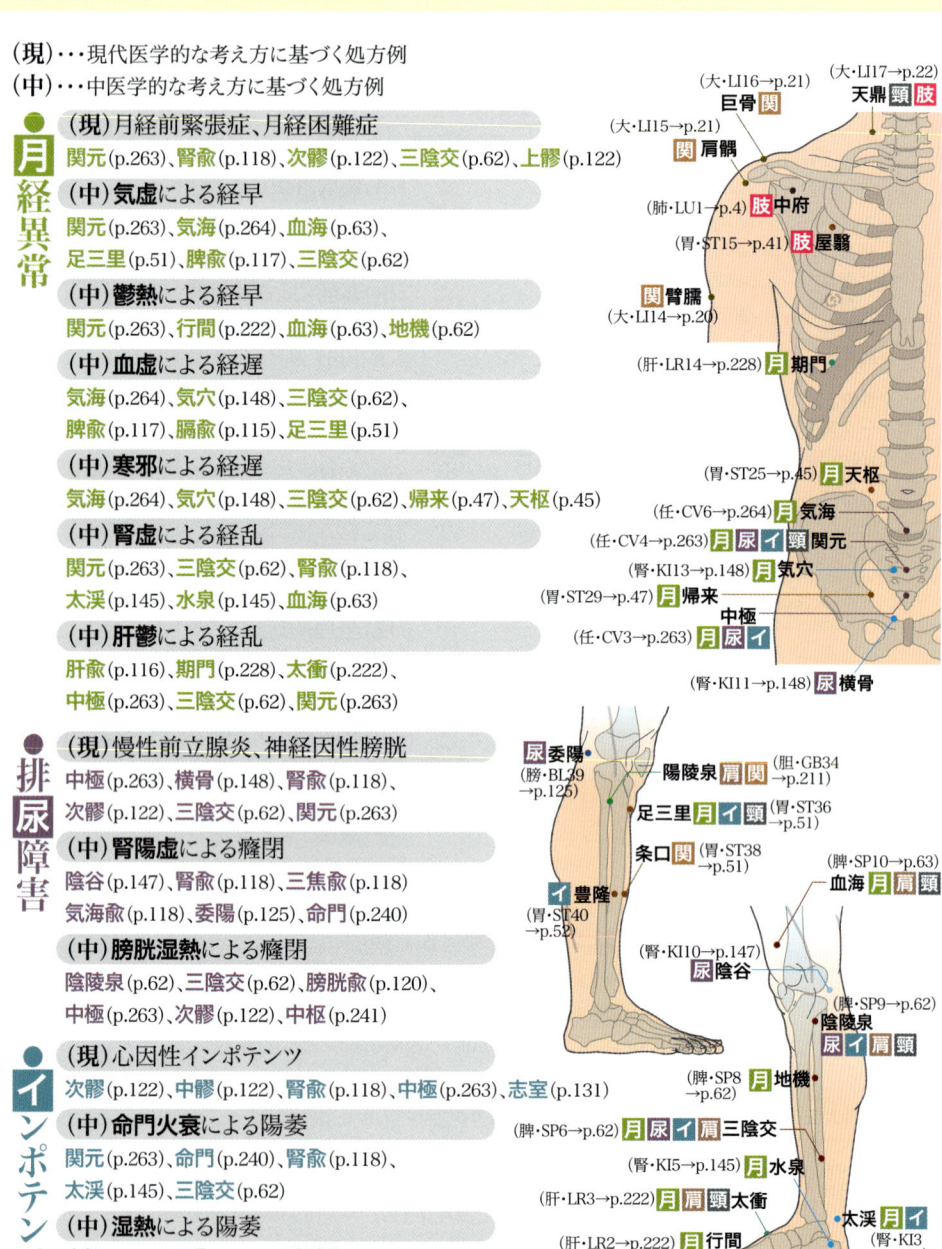

(現)・・・現代医学的な考え方に基づく処方例
(中)・・・中医学的な考え方に基づく処方例

月経異常

● (現)月経前緊張症、月経困難症
関元(p.263)、腎兪(p.118)、次髎(p.122)、三陰交(p.62)、上髎(p.122)

(中)気虚による経早
関元(p.263)、気海(p.264)、血海(p.63)、
足三里(p.51)、脾兪(p.117)、三陰交(p.62)

(中)鬱熱による経早
関元(p.263)、行間(p.222)、血海(p.63)、地機(p.62)

(中)血虚による経遅
気海(p.264)、気穴(p.148)、三陰交(p.62)、
脾兪(p.117)、膈兪(p.115)、足三里(p.51)

(中)寒邪による経遅
気海(p.264)、気穴(p.148)、三陰交(p.62)、帰来(p.47)、天枢(p.45)

(中)腎虚による経乱
関元(p.263)、三陰交(p.62)、腎兪(p.118)、
太渓(p.145)、水泉(p.145)、血海(p.63)

(中)肝鬱による経乱
肝兪(p.116)、期門(p.228)、太衝(p.222)、
中極(p.263)、三陰交(p.62)、関元(p.263)

排尿障害

● (現)慢性前立腺炎、神経因性膀胱
中極(p.263)、横骨(p.148)、腎兪(p.118)、
次髎(p.122)、三陰交(p.62)、関元(p.263)

(中)腎陽虚による癃閉
陰谷(p.147)、腎兪(p.118)、三焦兪(p.118)、
気海兪(p.118)、委陽(p.125)、命門(p.240)

(中)膀胱湿熱による癃閉
陰陵泉(p.62)、三陰交(p.62)、膀胱兪(p.120)、
中極(p.263)、次髎(p.122)、中枢(p.241)

インポテンツ

● (現)心因性インポテンツ
次髎(p.122)、中髎(p.122)、腎兪(p.118)、中極(p.263)、志室(p.131)

(中)命門火衰による陽萎
関元(p.263)、命門(p.240)、腎兪(p.118)、
太渓(p.145)、三陰交(p.62)

(中)湿熱による陽萎
中極(p.263)、腎兪(p.118)、膀胱兪(p.120)、
三陰交(p.62)、陰陵泉(p.62)、足三里(p.51)、豊隆(p.52)

肩こりは夏目漱石の「肩がこる」という表現が元となり、日本人が肩の筋肉が硬くなり重くなるような症状を自覚するようになったと言われている。中医学での肩こりの原因は、長時間物を注視することでの眼精疲労により気血がスムーズに流れなくなり肝血不足（肝は目と関係する）によって起こる肩こりや、精神状態が不安定で憂鬱になると気の動きが悪くなり肩部の血行が悪くなることで肩こりが起こると考えられている。

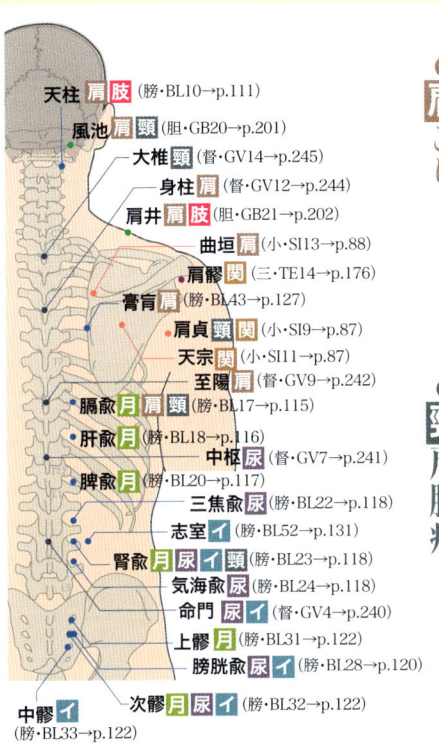

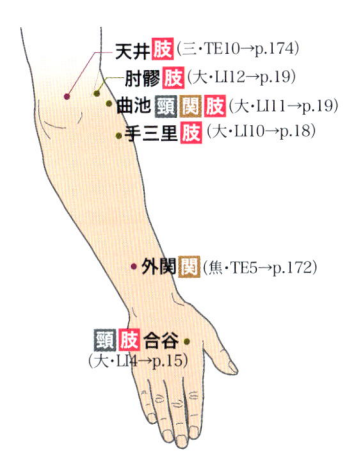

肩こり

（現）
天柱(p.111)、風池(p.201)、肩井(p.202)、
膏肓(p.127)、身柱(p.244)、曲垣(p.88)

（中）肝血虚による肩こり
至陽(p.242)、天柱(p.111)、肩井(p.202)、
三陰交(p.62)、血海(p.63)、陰陵泉(p.62)

（中）気滞血瘀による肩こり
至陽(p.242)、肩井(p.202)、膈兪(p.115)
太衝(p.222)、陽陵泉(p.211)、血海(p.63)

頸肩腕痛

（現）頸椎症、頸肩腕痛
風池(p.201)、大椎(p.245)、天鼎(p.22)、
肩貞(p.87)、曲池(p.19)

（中）行痺
風池(p.201)、膈兪(p.115)、血海(p.63)、太衝(p.222)

（中）痛痺
腎兪(p.118)、関元(p.263)

（中）着痺
陰陵泉(p.62)、足三里(p.51)

（中）熱痺
大椎(p.245)、曲池(p.19)、合谷(p.15)

肩関節痛

（現）五十肩
肩髃(p.21)、肩髎(p.176)、肩貞(p.87)、
巨骨(p.21)、臑兪(p.20)、天宗(p.87)

（中）経絡型
肩髃(p.21)、肩髎(p.176)、肩貞(p.86)、
曲池(p.19)、外関(p.172)

（中）経筋型
肩髃(p.20)、肩髎(p.176)、肩貞(p.86)、
条口(p.51)、陽陵泉(p.211)

上肢痛

（現）胸郭出口症候群
天鼎(p.22)、屋翳(p.41)、中府(p.4)、
天柱(p.111)、肩井(p.202)

（中）肘労
曲池(p.19)、手三里(p.18)、合谷(p.15)、
肘髎(p.19)、天井(p.174)

287

症例別・使用経穴例一覧《4》

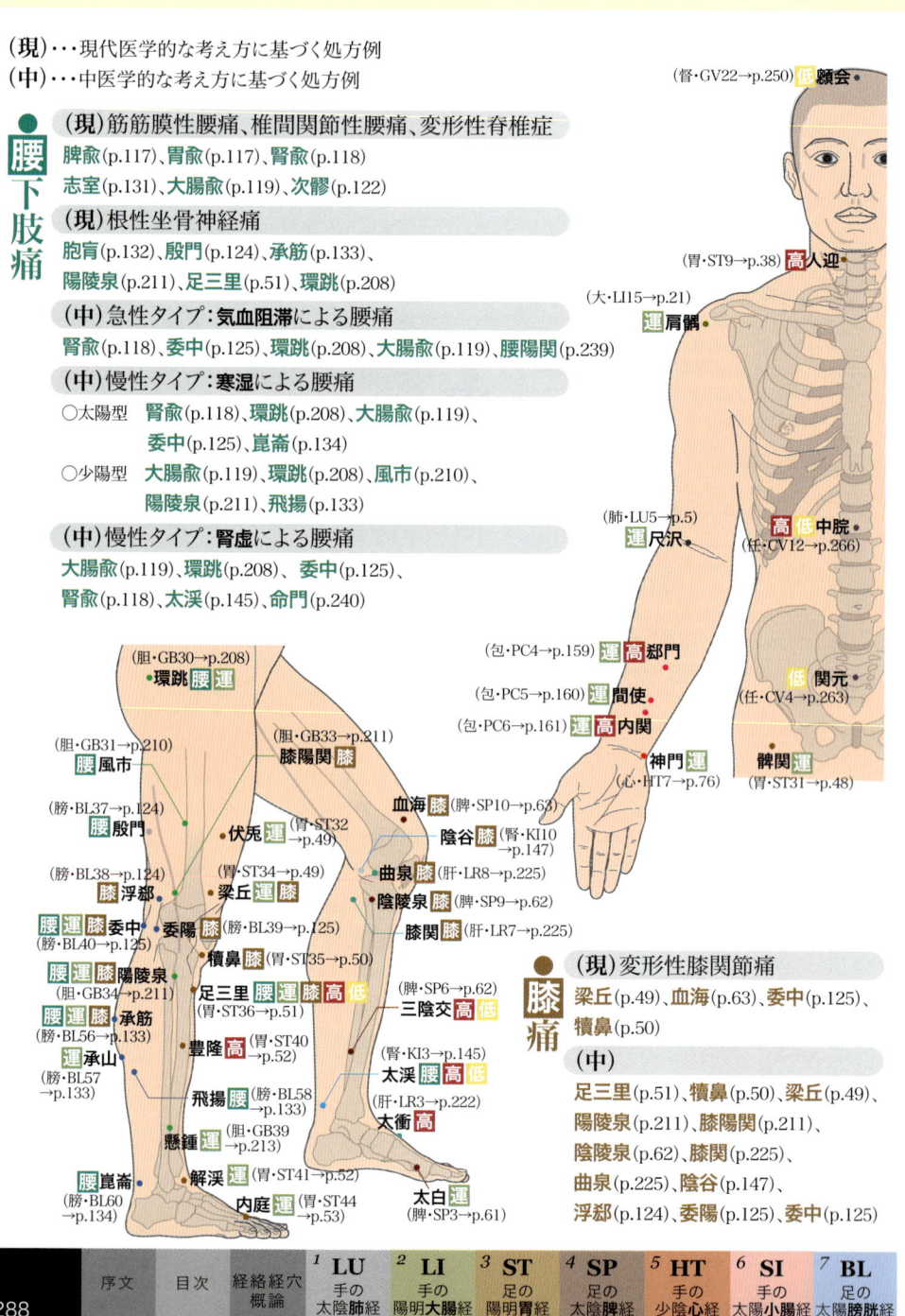

(現)‥‥現代医学的な考え方に基づく処方例
(中)‥‥中医学的な考え方に基づく処方例

腰下肢痛

●**(現)筋筋膜性腰痛、椎間関節性腰痛、変形性脊椎症**
脾兪(p.117)、胃兪(p.117)、腎兪(p.118)、
志室(p.131)、大腸兪(p.119)、次髎(p.122)

(現)根性坐骨神経痛
胞肓(p.132)、殷門(p.124)、承筋(p.133)、
陽陵泉(p.211)、足三里(p.51)、環跳(p.208)

(中)急性タイプ：気血阻滞による腰痛
腎兪(p.118)、委中(p.125)、環跳(p.208)、大腸兪(p.119)、腰陽関(p.239)

(中)慢性タイプ：寒湿による腰痛
○太陽型　腎兪(p.118)、環跳(p.208)、大腸兪(p.119)、
　　　　　委中(p.125)、崑崙(p.134)
○少陽型　大腸兪(p.119)、環跳(p.208)、風市(p.210)、
　　　　　陽陵泉(p.211)、飛揚(p.133)

(中)慢性タイプ：腎虚による腰痛
大腸兪(p.119)、環跳(p.208)、委中(p.125)、
腎兪(p.118)、太渓(p.145)、命門(p.240)

膝痛

●**(現)変形性膝関節痛**
梁丘(p.49)、血海(p.63)、委中(p.125)、
犢鼻(p.50)

(中)
足三里(p.51)、犢鼻(p.50)、梁丘(p.49)、
陽陵泉(p.211)、膝陽関(p.211)、
陰陵泉(p.62)、膝関(p.225)、
曲泉(p.225)、陰谷(p.147)、
浮郄(p.124)、委陽(p.125)、委中(p.125)

(督・GV22→p.250) 低 顖会
(胃・ST9→p.38) 高 人迎
(大・LI15→p.21) 運 肩髃
(肺・LU5→p.5) 運 尺沢
(任・CV12→p.266) 高低 中脘
(包・PC4→p.159) 運高 郄門
(包・PC5→p.160) 運 間使
(包・PC6→p.161) 運高 内関
(心・HT7→p.76) 運 神門
(任・CV4→p.263) 低 関元
(胃・ST31→p.48) 運 髀関

(胆・GB30→p.208) 環跳 腰運
(胆・GB31→p.210) 腰 風市
(膀・BL37→p.124) 腰 殷門
(膀・BL38→p.124) 膝 浮郄
(胆・GB34→p.211) 腰運膝 陽陵泉
(膀・BL56→p.133) 腰運膝 承筋
(膀・BL57→p.133) 運 承山
(膀・BL60→p.134) 腰 崑崙

(胆・GB33→p.211) 膝陽関 膝
(胃・ST32→p.49) 伏兎 運
(胃・ST34→p.49) 梁丘 運膝
(膀・BL39→p.125) 委陽 膝
(胃・ST35→p.50) 犢鼻 膝
(胃・ST36→p.51) 足三里 腰運膝高低
(胃・ST40→p.52) 豊隆 高
(膀・BL58→p.133) 飛揚 腰
(胆・GB39→p.213) 懸鍾 運
(胃・ST41→p.52) 解渓 運
(胃・ST44→p.53) 内庭 運

(脾・SP10→p.63) 血海 膝
(腎・KI10→p.147) 陰谷 膝
(肝・LR8→p.225) 曲泉 膝
(脾・SP9→p.62) 陰陵泉
(肝・LR7→p.225) 膝関 膝
(脾・SP6→p.62) 三陰交 運高低
(腎・KI3→p.145) 太渓 腰高低
(肝・LR3→p.222) 太衝 高
(脾・SP3→p.61) 太白 運

---

			1 **LU** 手の 太陰肺経	2 **LI** 手の 陽明大腸経	3 **ST** 足の 陽明胃経	4 **SP** 足の 太陰脾経	5 **HT** 手の 少陰心経	6 **SI** 手の 太陽小腸経	7 **BL** 足の 太陽膀胱経
	序文	目次	経絡経穴概論						

腰痛には原因となる多くの疾患が存在し、腰椎椎間板ヘルニアが原因となることが多い。腰椎椎間板ヘルニアは加齢に伴う椎間板の退行変性の過程で生じる事がほとんどで、脊柱のクッションの役割をする椎間板がつぶれて後方にある神経根を圧迫し、腰痛だけでなく、下肢のしびれや痛み、感覚障害、筋力低下などの症状を引き起こす。ほとんどの患者は3カ月以内に保存療法（安静、薬物療法、リハビリテーションなど）で軽快する。

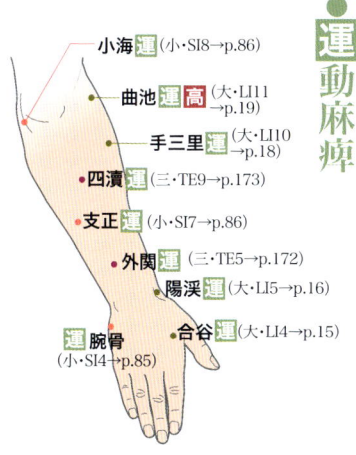

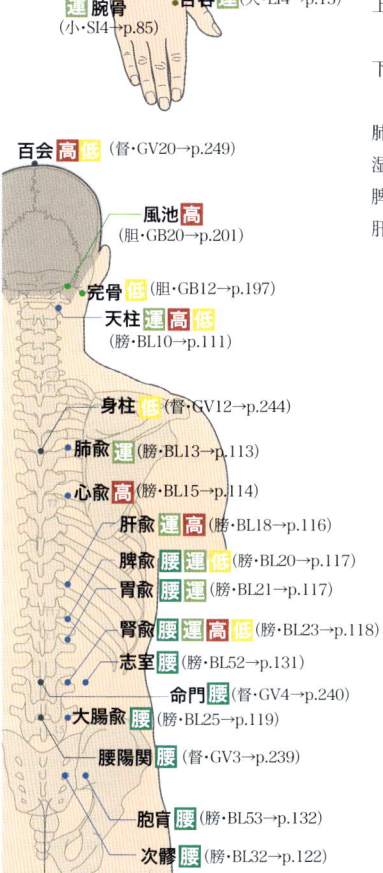

運動麻痺

（現）脳血管障害後遺症
天柱(p.111)、曲池(p.19)、合谷(p.15)、伏兎(p.49)、足三里(p.51)、解渓(p.52)

（現）末梢神経麻痺
橈骨神経麻痺：曲池(p.19)、手三里(p.18)、合谷(p.15)、四瀆(p.173)
正中神経麻痺：郄門(p.159)、間使(p.160)、内関(p.161)
尺骨神経麻痺：小海(p.86)、支正(p.86)、神門(p.76)、腕骨(p.85)
総腓骨神経麻痺：陽陵泉(p.211)、懸鍾(p.213)、足三里(p.51)
脛骨神経麻痺：承筋(p.133)、承山(p.133)、委中(p.125)

（中）肝腎陰虚・湿熱による運動麻痺
上肢：肩髃(p.21)、曲池(p.19)、手三里(p.18)、
　　　外関(p.172)、合谷(p.15)、陽渓(p.16)
下肢：環跳(p.208)、伏兎(p.49)、梁丘(p.49)、
　　　足三里(p.51)、解渓(p.52)、髀関(p.48)
肺熱：尺沢(p.5)、肺兪(p.113)
湿熱：陽陵泉(p.211)、内庭(p.53)、脾兪(p.117)
脾胃虚弱：脾兪(p.117)、胃兪(p.117)、太白(p.61)
肝腎陰虚：肝兪(p.116)、腎兪(p.118)、懸鍾(p.213)、陽陵泉(p.211)

高血圧症

（現）本態性高血圧症
天柱(p.111)、人迎(p.38)、心兪(p.114)、腎兪(p.118)、郄門(p.159)、百会(p.249)

（中）陰虚陽亢による高血圧症
風池(p.201)、曲池(p.19)、内関(p.161)、三陰交(p.62)、太渓(p.145)、肝兪(p.116)

（中）痰濁による高血圧症
風池(p.201)、豊隆(p.52)、足三里(p.51)、太衝(p.222)、中脘(p.266)

低血圧症

（現）本態性低血圧症
完骨(p.197)、中脘(p.266)、身柱(p.244)、脾兪(p.117)、顖会(p.250)、天柱(p.111)

（中）気虚による低血圧症
百会(p.249)、腎兪(p.118)、脾兪(p.117)、関元(p.263)、足三里(p.51)

（中）気陰両虚による低血圧症
脾兪(p.117)、腎兪(p.118)、足三里(p.51)、太渓(p.145)、三陰交(p.62)

小海 運 (小・SI8→p.86)
曲池 運 高 (大・LI11→p.19)
手三里 運 (大・LI10→p.18)
四瀆 運 (三・TE9→p.173)
支正 運 (小・SI7→p.86)
外関 運 (三・TE5→p.172)
陽渓 運 (大・LI5→p.16)
腕骨 運 (小・SI4→p.85)
合谷 運 (大・LI4→p.15)

百会 高 低 (督・GV20→p.249)
風池 高 (胆・GB20→p.201)
完骨 低 (胆・GB12→p.197)
天柱 運 高 低 (膀・BL10→p.111)
身柱 低 (督・GV12→p.244)
肺兪 運 (膀・BL13→p.113)
心兪 高 (膀・BL15→p.114)
肝兪 運 高 (膀・BL18→p.116)
脾兪 腰 運 低 (膀・BL20→p.117)
胃兪 腰 運 (膀・BL21→p.117)
腎兪 腰 運 高 低 (膀・BL23→p.118)
志室 腰 (膀・BL52→p.131)
命門 腰 (督・GV4→p.240)
大腸兪 腰 (膀・BL25→p.119)
腰陽関 腰 (督・GV3→p.239)
胞肓 腰 (膀・BL53→p.132)
次髎 腰 (膀・BL32→p.122)

| 8 KI 足の少陰腎経 | 9 PC 手の厥陰心包経 | 10 TE 手の少陽三焦経 | 11 GB 足の少陽胆経 | 12 LR 足の厥陰肝経 | 13 GV 督脈 | 14 CV 任脈 | 付録 奇穴 | 症例別 | 索引 |

289

症例別・使用経穴例一覧《5》

(現)・・・現代医学的な考え方に基づく処方例
(中)・・・中医学的な考え方に基づく処方例

食欲不振

(現)胃神経症
中脘(p.266)、巨闕(p.267)、膈兪(p.115)、
脾兪(p.117)、百会(p.249)、胃兪(p.117)

(中)胃陰虚による食欲不振
足三里(p.51)、解渓(p.52)、太渓(p.145)、
胃兪(p.117)

(中)脾胃湿熱による食欲不振
中脘(p.266)、足三里(p.51)、曲池(p.19)、
陰陵泉(p.62)、三陰交(p.62)

肥満

(現)単純性肥満
天枢(p.45)、脾兪(p.117)、腎兪(p.118)、
曲池(p.19)、足三里(p.51)、関元(p.263)

(中)気虚による肥満
内関(p.161)、列欠(p.6)、豊隆(p.52)、
三陰交(p.62)、水分(p.265)、天枢(p.45)、
関元(p.263)、太渓(p.145)

(中)痰湿による肥満
曲池(p.19)、支溝(p.172)、三陰交(p.62)、
内庭(p.53)、四満(p.149)、腹結(p.64)、
中脘(p.266)、豊隆(p.52)

発熱

(現)慢性扁桃炎
肩井(p.202)、腎兪(p.118)、中府(p.4)、
人迎(p.38)、合谷(p.15)

(中)陰虚による発熱
神門(p.76)、心兪(p.114)、太渓(p.145)、
腎兪(p.118)、三陰交(p.62)、内関(p.161)

(中)瘀血による発熱
心兪(p.114)、膈兪(p.115)、太淵(p.7)、
内関(p.161)、太衝(p.222)

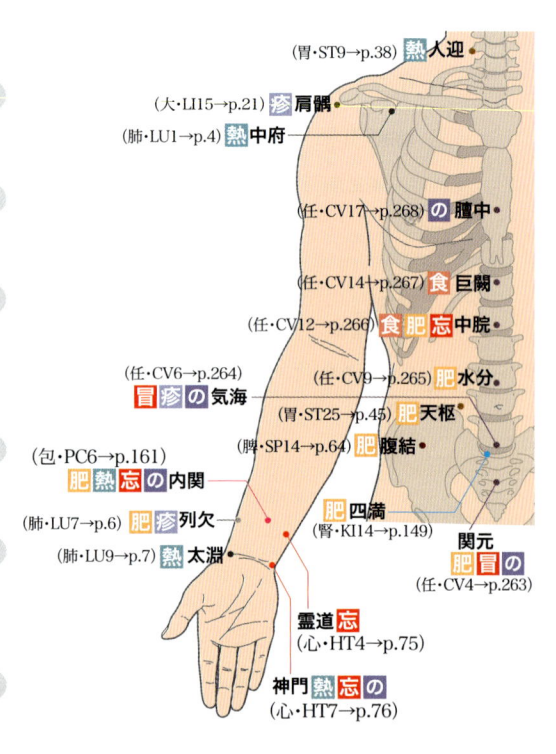

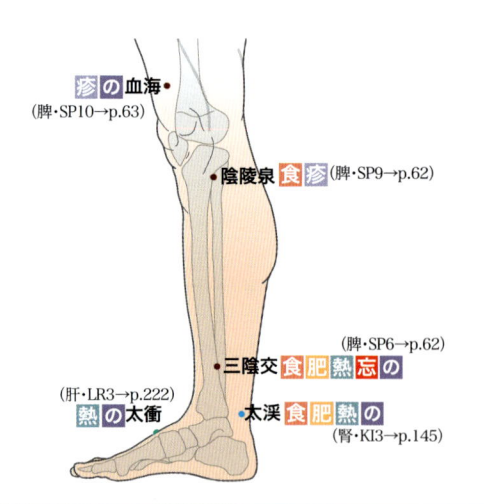

(胃・ST9→p.38) 熱 人迎
(大・LI15→p.21) 瘀 肩髃
(肺・LU1→p.4) 熱 中府
(任・CV17→p.268) の 膻中
(任・CV14→p.267) 食 巨闕
(任・CV12→p.266) 食肥忘 中脘
(任・CV9→p.265) 肥 水分
(任・CV6→p.264) 冒瘀の 気海
(胃・ST25→p.45) 肥 天枢
(脾・SP14→p.64) 肥 腹結
(包・PC6→p.161) 肥熱忘の 内関
(肺・LU7→p.6) 肥瘀 列欠
(腎・KI14→p.149) 肥 四満
(肺・LU9→p.7) 熱 太淵
(任・CV4→p.263) 肥冒の 関元
(心・HT4→p.75) 霊道 忘
(心・HT7→p.76) 神門 熱忘の

(脾・SP10→p.63) 瘀の 血海
(脾・SP9→p.62) 陰陵泉 食瘀
(脾・SP6→p.62) 三陰交 食肥熱忘の
(肝・LR3→p.222) 熱の 太衝
(腎・KI3→p.145) 太渓 食肥熱の

| | 序文 | 目次 | 経絡経穴概論 | ¹LU 手の太陰肺経 | ²LI 手の陽明大腸経 | ³ST 足の陽明胃経 | ⁴SP 足の太陰脾経 | ⁵HT 手の少陰心経 | ⁶SI 手の太陽小腸経 | ⁷BL 足の太陽膀胱経 |

290

「のぼせ・冷え」の症状は中医学では上熱下寒と言われ、上部（頭顔面部）の熱性の症状と下部（足部）の寒性の症状が同時に起こっている状態である。原因としては、「火に属し陽をなす心」と「水に属し陰をなす腎」の機能のバランスが悪くなる（心腎不交）ことで上熱下寒が起こる。そのため、陰が下で盛んになることで下部の冷えが起こり、陽が上に亢進することで上部がのぼせるという症状が起こる。

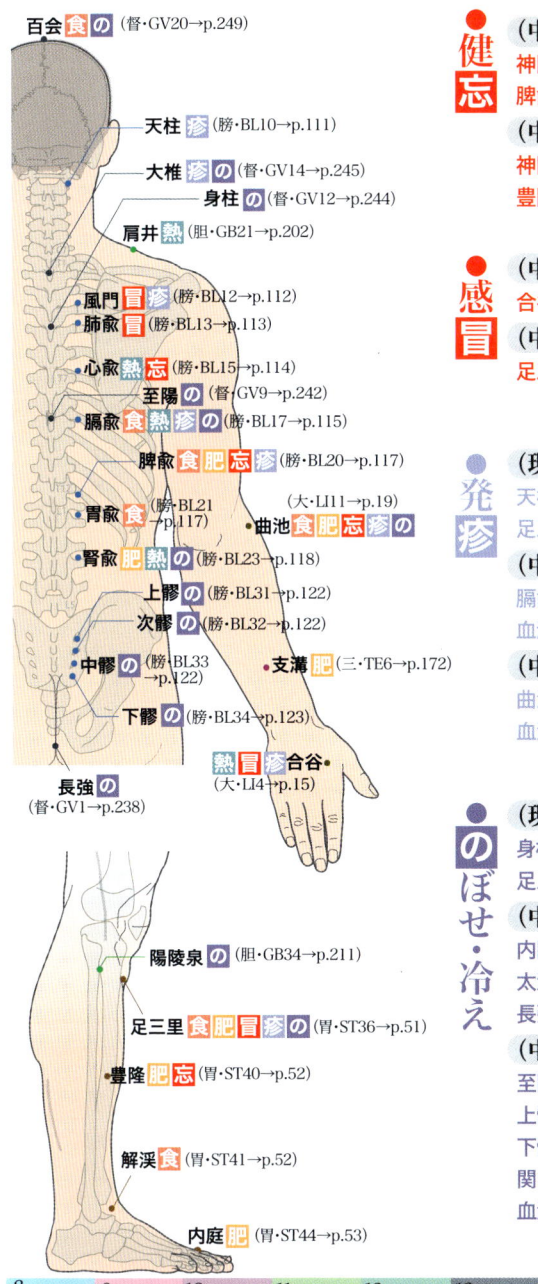

百会 食の（督・GV20→p.249）
天柱 疹（膀・BL10→p.111）
大椎 疹（督・GV14→p.245）
身柱 の（督・GV12→p.244）
肩井 熱（胆・GB21→p.202）
風門 冒疹（膀・BL12→p.112）
肺兪 冒（膀・BL13→p.113）
心兪 熱忘（膀・BL15→p.114）
至陽 の（督・GV9→p.242）
膈兪 食熱疹（膀・BL17→p.115）
脾兪 食肥忘疹（膀・BL20→p.117）
胃兪 食（膀・BL21→p.117）
曲池 食肥忘疹の（大・LI11→p.19）
腎兪 肥熱の（膀・BL23→p.118）
上髎 の（膀・BL31→p.122）
次髎 の（膀・BL32→p.122）
中髎 の（膀・BL33→p.122）
支溝 肥（三・TE6→p.172）
下髎 の（膀・BL34→p.123）
長強 の（督・GV1→p.238）
合谷 熱冒（大・LI4→p.15）

陽陵泉 の（胆・GB34→p.211）
足三里 食肥冒疹の（胃・ST36→p.51）
豊隆 肥忘（胃・ST40→p.52）
解渓 食（胃・ST41→p.52）
内庭 肥（胃・ST44→p.53）

● 健忘
(中)**心脾両虚**による健忘
神門(p.76)、霊道(p.75)、心兪(p.114)、脾兪(p.117)、三陰交(p.62)
(中)**痰濁**による健忘
神門(p.76)、内関(p.161)、曲池(p.19)、豊隆(p.52)、三陰交(p.62)、中脘(p.266)

● 感冒
(中)**風寒**による感冒
合谷(p.15)、風門(p.112)、肺兪(p.113)
(中)**気虚**による感冒
足三里(p.51)、気海(p.264)、関元(p.263)

● 発疹
(現)蕁麻疹
天柱(p.111)、肩髃(p.21)、曲池(p.19)、足三里(p.51)、大椎(p.245)
(中)**気血両虚**による発疹
膈兪(p.115)、脾兪(p.117)、気海(p.264)、血海(p.63)、足三里(p.51)、風門(p.112)
(中)**胃の湿熱**による発疹
曲池(p.19)、足三里(p.51)、陰陵泉(p.62)、血海(p.63)、列欠(p.6)、合谷(p.15)

● のぼせ・冷え
(現)更年期障害
身柱(p.244)、次髎(p.122)、三陰交(p.62)、足三里(p.51)、太衝(p.222)、曲池(p.19)
(中)**心腎不交**によるのぼせ、冷え
内関(p.161)、神門(p.76)、三陰交(p.62)、太渓(p.145)、大椎(p.245)、腎兪(p.118)、長強(p.238)、百会(p.249)、関元(p.263)
(中)**陽虚、寒湿、瘀血**などによる冷え症
至陽(p.242)、膈兪(p.115)、腎兪(p.118)、上髎(p.122)、次髎(p.122)、中髎(p.122)、下髎(p.123)、膻中(p.268)、気海(p.264)、関元(p.263)、三陰交(p.62)、陽陵泉(p.211)、血海(p.63)

| 8 KI 足の少陰腎経 | 9 PC 手の厥陰心包経 | 10 TE 手の少陽三焦経 | 11 GB 足の少陽胆経 | 12 LR 足の厥陰肝経 | 13 GV 督脈 | 14 CV 任脈 | 付録 奇穴 | 症例別 | 索引 |

症例別・使用経穴例一覧《6》

テニス肘は手関節・手指の伸筋群が付着する上腕骨外側顆に痛みが起こる疾患で、テニスのバックハンド動作での発症が多いのでテニス肘と呼ばれているが、日常での労作により中年の女性に多く発生する疾患である。また、ジャンパー膝はバレーボールやバスケットボールに多いジャンプ動作で、膝周囲の筋肉を使い過ぎることにより大腿四頭筋腱や膝蓋腱の膝蓋骨付着部で炎症が発生し痛みを来たす疾患である。

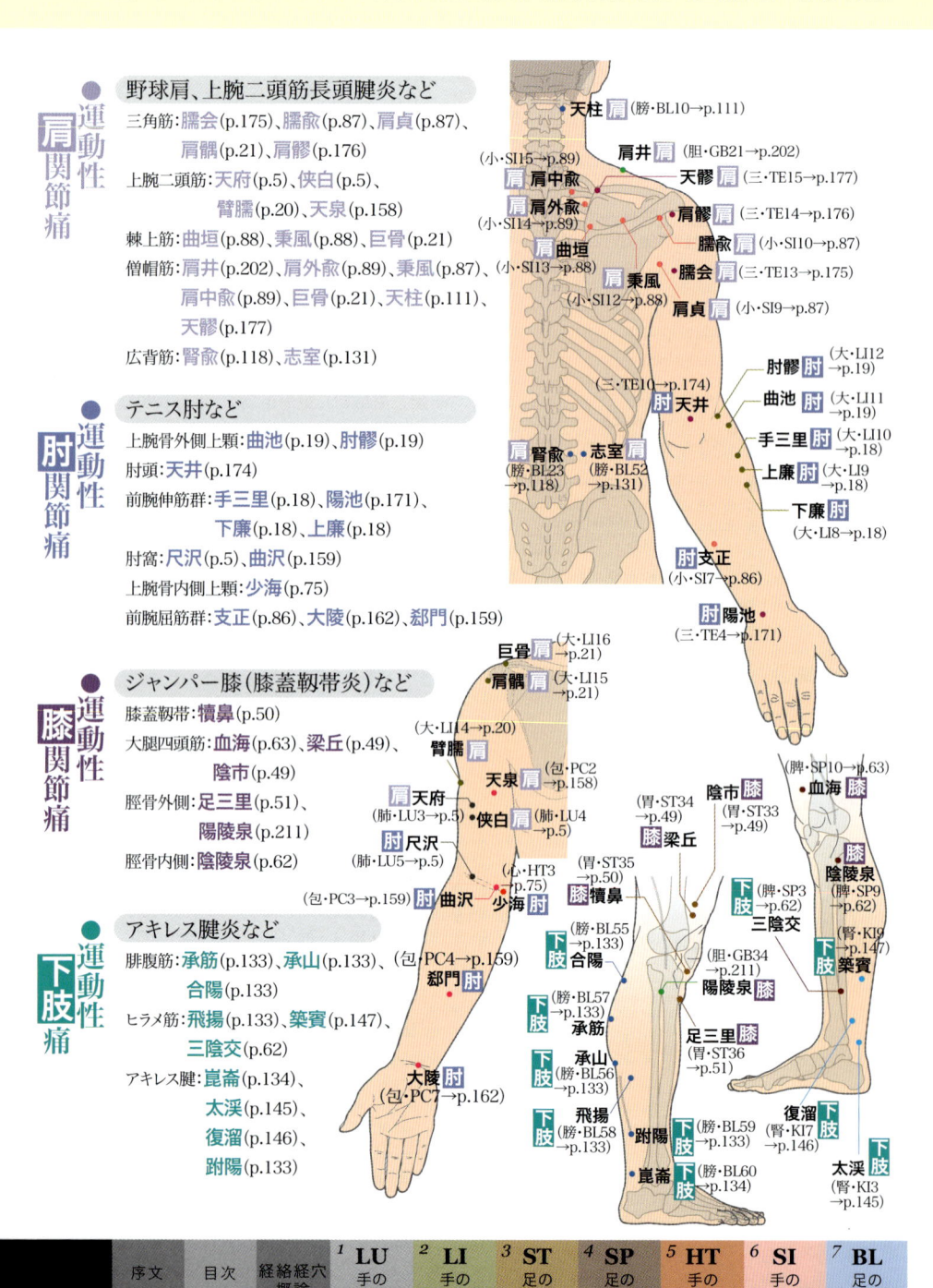

運動性肩関節痛

● 野球肩、上腕二頭筋長頭腱炎など

三角筋：臑会(p.175)、臑兪(p.87)、肩貞(p.87)、
　　　　肩髃(p.21)、肩髎(p.176)
上腕二頭筋：天府(p.5)、侠白(p.5)、
　　　　　　臂臑(p.20)、天泉(p.158)
棘上筋：曲垣(p.88)、秉風(p.88)、巨骨(p.21)
僧帽筋：肩井(p.202)、肩外兪(p.89)、秉風(p.87)、
　　　　肩中兪(p.89)、巨骨(p.21)、天柱(p.111)、
　　　　天髎(p.177)
広背筋：腎兪(p.118)、志室(p.131)

運動性肘関節痛

● テニス肘など

上腕骨外側上顆：曲池(p.19)、肘髎(p.19)
肘頭：天井(p.174)
前腕伸筋群：手三里(p.18)、陽池(p.171)、
　　　　　　下廉(p.18)、上廉(p.18)
肘窩：尺沢(p.5)、曲沢(p.159)
上腕骨内側上顆：少海(p.75)
前腕屈筋群：支正(p.86)、大陵(p.162)、郄門(p.159)

運動性膝関節痛

● ジャンパー膝(膝蓋靱帯炎)など

膝蓋靱帯：犢鼻(p.50)
大腿四頭筋：血海(p.63)、梁丘(p.49)、
　　　　　　陰市(p.49)
脛骨外側：足三里(p.51)、
　　　　　陽陵泉(p.211)
脛骨内側：陰陵泉(p.62)

運動性下肢痛

● アキレス腱炎など

腓腹筋：承筋(p.133)、承山(p.133)、
　　　　合陽(p.133)
ヒラメ筋：飛揚(p.133)、築賓(p.147)、
　　　　　三陰交(p.62)
アキレス腱：崑崙(p.134)、
　　　　　　太渓(p.145)、
　　　　　　復溜(p.146)、
　　　　　　跗陽(p.133)

| 序文 | 目次 | 経絡経穴概論 | 1 LU 手の太陰肺経 | 2 LI 手の陽明大腸経 | 3 ST 足の陽明胃経 | 4 SP 足の太陰脾経 | 5 HT 手の少陰心経 | 6 SI 手の太陽小腸経 | 7 BL 足の太陽膀胱経 |

Reference 参考文献

主な参考文献の一部をここに挙げる。

●ツボ関係
WHO 西太平洋地域事務局 原著，第二次日本経穴委員会 監訳：WHO/WPRO 標準経穴部位―日本語公式版―，医道の日本社(2009)
第二次日本経穴委員会 編：詳解・経穴部位完全ガイド 古典から WHO 標準へ，医歯薬出版(2009)
第二次日本経穴委員会 編：経穴集成 復刻版，医歯薬出版(2009)
形井秀一 著：治療家の手の作り方―反応論・触診学試論―，六然社([2001]2004)
形井秀一 著：からだの声を聴く―東洋医学がよくわかる54話，医道の日本社([1997]2009)
厳振国 主編，川俣順一 監訳：カラーアトラス経穴断面解剖図解(上肢編)，(下肢編)，医歯薬出版(1992)
严振国 主编：经穴断面解剖图解(头颈・胸部),(腹盆部),上海科学技术出版社(1990,2002)
严振国 主编：全身经穴应用解剖图谱,上海中医药大学出版社(1997)
山下詢 著：臨床経絡経穴図解 第2版，医歯薬出版([1972]2003)
森秀太郎 著，青野三郎 画：解剖経穴図，医道の日本社(1981)
日本理療科教員連名,(社)東洋療法学校協会 編，教科書執筆小委員会 著，第二次日本経穴委員会 協力：新版 経絡経穴概論，医道の日本社(2009)
高橋秀則 医学監修，J.Y.Wong 原著：神経解剖学による鍼治療マニュアル，エルゼビア・ジャパン(2005)
創医会学術部 著：漢方用語大辞典，燎原([1984]2005)
伊藤良 著，森有材 監修：中医学大全科，法研
高金亮 監修，劉桂平，孟静岩 主編：中医基本用語辞典，東洋学術出版社(2006)
山田光胤，代田文彦，はやし浩司 著：図説 東洋医学，学研研究社(1979)
国分正一，鳥巣岳彦 監修：標準整形外科学，医学書院(2005)
伊藤美千穂，北山隆 監修，原島広至 著：生薬単，エヌ・ティー・エス([2007]2010)

●経穴名の由来関係
王德深 主编：中国针灸穴位通鉴 上・下卷,青岛出版社(2004)
高式国 著：针灸经穴名の解説，燎原([1988]2009)
李丁 著，浅川要，木田洋，兵藤明，生田知恵子，横山瑞生 訳：針灸経穴辞典，東洋学術出版所(1986)
小田規矩之助 著，孫基然，戴昭宇 編：経穴名辞攷，株式会社パレード(2009)
張晟星，戚淦 著，川口準子 訳：鍼灸経穴名の解釈と意義，近代文芸社(1990)
篠原昭二 著：臨床経穴ポケットガイド361穴，医歯薬出版(2009)
王暁明，金原正幸，中澤寛元 著，森和 監：経穴マップ，医歯薬出版(2004)
周春才，土屋憲明 訳：まんが経穴入門，医道の日本社(2004)

●漢字関係
山田勝美，進藤英幸 著：漢字字源辞典，角川書店(1995)
鎌田正，米山寅太郎 著：漢語林，大修館書店(1990)
藤堂明保，加納喜光 著：学研漢和大字典，学習研究社(1978)
藤堂明保，加納喜光 編：漢字源，学習研究社(1988)
白川静 著：字統 普及版，平凡社([1994]/1999)
A.Cotterell 著，佐々木達夫 日本語版監修：写真でたどる中国の文化と歴史 (「知」のビジュアル百科)，あすなろ書房(2006)
稲畑耕一郎 監修，劉煒 編，尹盛平 著，荻野友範，崎川隆 訳：図説 中国文明史〈2〉殷周―文明の原点，創元社(2007)
林巳奈夫 著：中国古代の生活史，吉川弘文館(2009)

●解剖学関係
藤田恒太郎 著，寺田春水 改訂：生体観察，南山堂([1950]1976)
青木隆明 監修，林典雄 著：運動療法のための機能解剖学的触診技術,MEDICAL VIEW(2006)
J.H.Clay & D.M.Pounds 著，大谷素明 監訳：クリニカルマッサージ ―ひと目でわかる筋解剖学と触診・治療の基本テクニック―，医道の日本社(2004)
河合良訓 監修，原島広至 著：骨単／肉単／脳単／臓単／3D踊る肉単，エヌ・ティー・エス([2004-2009]2010)
K.L.Moore, A.F.Dalley：Clinically Oriented Anatomy, L.Williams & Wilkins([1980]2006)
R.Putz, R.Pabst：Sobotta -Atlas of Human Anatomy-, E.URBAN & FISCHER(2006)
L.M.Ross, E.D.Lamperti：THIEME Atlas of Anatomy, Thieme(2006)
P.Richer, R.B.Hale：ARTISTIC ANATOMY, Watson-Guptill(1971)
Fritz Schider：AN ATLAS OF ANATOMY FOR ARTISTS, Dover(1957)

経穴名の書き取りテスト《応用編》

	読み方	漢字	場所(記号で)	
1	てんすう	(	) (	) p.28
2	きもん	(	) (	) p.56,220
3	ぎょさい	(	) (	) p.2
4	かつにくもん	(	) (	) p.28
5	だたん	(	) (	) p.236
6	だいかく	(	) (	) p.140
7	きょうはく	(	) (	) p.2
8	いんりょうせん	(	) (	) p.56
9	しちくくう	(	) (	) p.168
10	おくえい	(	) (	) p.28
11	いんげき	(	) (	) p.72
12	だいとん	(	) (	) p.218
13	しょうきゅう	(	) (	) p.26
14	れいこう	(	) (	) p.218
15	どうしりょう	(	) (	) p.184
16	ちょうきん	(	) (	) p.186

正解 ①てんすう(天枢・F) ②きもん(箕門,期門・P,Q) ③ぎょさい(魚際・K) ④かつにくもん(滑肉門・G) ⑤だたん(兌端・D) ⑥だいかく(大赫・J) ⑦きょうはく(侠白・I) ⑧いんりょうせん(陰陵泉・M) ⑨しちくくう(糸竹空・A) ⑩おくえい(屋翳・E) ⑪いんげき(陰郄・L) ⑫だいとん(大敦・O) ⑬しょうきゅう(承泣・B) ⑭れいこう(蠡溝・N) ⑮どうしりょう(瞳子髎・C) ⑯ちょうきん(輒筋・H)

同音経穴名クイズ

Q.1	しょうきゅう	承泣( )	商丘( )		A.胃経、B.脾経
Q.2	しょうしょう	承漿( )	少商( )	少衝( )	A.肺経、B.心経、C.任脈
Q.3	しょうふ	少府( )	承扶( )		A.膀胱経、B.心経
Q.4	しょうもん	衝門( )	章門( )		A.肝経、B.脾経
Q.5	しょうよう	商陽( )	衝陽( )		A.大腸経、B.胃経
Q.6	しんどう	神道( )	神堂( )		A.膀胱経、B.督脈
Q.7	ちゅうりょう	肘髎( )	中髎( )		A.大腸経、B.膀胱経
Q.8	てんそう	天宗( )	天窓( )		A.小腸経、B.腎経
Q.9	ふよう	不容( )	附陽( )		A.膀胱経、B.胃経
Q.10	ようこう	陽綱( )	陽交( )		A.膀胱経、B.胆経

同音の経穴名を発音で区別する方法はないのか？

経穴の和名には、左ページ下のクイズに示したように同じ読みのものが多数ある。例えば、脾経の**箕門**(SP11)と肝経の**期門**(LR14)はどちらも**「きもん」**、心経の**極泉**(HT1)と肝経の**曲泉**(LR8)は**「きょくせん」**など。中には心経の**少海**と小腸経の**小海**、腎経の**照海**、また任脈の**承漿**と肺経の**少商**と心経の**少衝**のように同じ読みが三つもあるものまで見受けられる。鍼灸の文献を『読む』場合は、漢字が異なるので困らないが、会話では誤解を招くおそれがある。それでは、現代の中国語ではどうだろうか（付録の「経穴名に使用されている漢字リスト」参照）。

少商	しょうしょう	少商	Shào shāng	LU11・肺 p.2, 7	シャオ＼シャン→
少衝	しょうしょう	少冲	Shào chōng	HT9・心 p.72, 77	シャオ＼ツォン→
承漿	しょうしょう	承浆	Chéng jiāng	CV24・任 p.260, 273	チャン／ジャン→

※ここでは現代中国語を仮にカタカナで表記してみたが、正確に表現するのは不可能なのであくまで目安である。

このように、日本語で「しょう」と読む漢字でも、中国語では、**少** shàoシャオ、**小** xiǎoシャオ、**消** xiāoシャオ、**商** shāngシャン、**衝** chōngツォン、**承** chéngチャン、**漿** jiāngジャンを見て分かるように気息音(気帯音)の有無や、そり舌音、音節末の子音の種類、高低アクセントの「四声」といった違いがあるため、組み合わせが多岐にわたるのである。つまり、日本語で同音の経穴名でも、中国語では発音が全く異なるため、耳で聞いたときに混同することはない。そこで日本語の経穴名も、なんとか発音だけで区別できないものだろうか…。

会話なら「胃経の」「脾経の」しょうきゅうや「眼の下の」「足の」しょうきゅうのように**修飾語**を用いる手段はあるが、やや冗長になってしまう。日本語にも、高低アクセントが存在する(橋と端、柿と牡蠣のように)。それを利用し、少商は<u>しょう</u>しょう、承漿はしょう<u>しょう</u>と決め、それを広めるというのも一案だが、アクセントは地方差(方言)が大きいため普及困難かもしれない。もしくは、別名を併記するのはどうであろう(少商は「鬼信少商」、少衝を「終始少衝」と呼び習わす等)。

解剖学では、鼻腔の「腔」の字は、「空」に引きずられた「くう」という読みだが、これは呉音や漢音に基づかない、日本独自の**「慣用読み」**である(もっとも言語学、音声学の世界では、鼻腔は「びこう」である)。慣用読みは、単なる読み間違いが定着したものだ(それゆえ、慣用読みは「百姓読み」などと見下された時代もあった)。とはいえ、解剖学では「溝、孔、鈎、口」など「こう」と読ませる漢字が多いため慣用読みも重複した発音を減らすのに貢献している(例えば「鼻腔」と「鼻孔」→『骨単』p.122)。そこで、重複した経穴名に対して、皆が合意できて、かつ学生も覚えやすい「慣用読み」を編み出せないだろうか？ ないしは重複した経穴名の呉音を漢音に変えて差別させてはどうだろうか？ 例えば経穴名の「神堂」は「しんどう」、「神道」は「しんとう」(「道」の呉音は「どう」、漢音は「とう」)という読みを広めるといったように。宗教の「神道」と、経穴名の「神道」は混同されることはないであろう。

発音上の区別を設けることは、視覚障害のある人が鍼灸を学ぶ時に役立つに違いない。(原)

同音経穴名クイズの解答		
A.1	承泣(A.胃経) 商丘(B.脾経)	A.6 神道(B.督脈) 神堂(A.膀胱経)
A.2	承漿(C.任脈) 少商(A.肺経) 少衝(B.心経)	A.7 肘髎(A.大腸経) 中髎(B.膀胱経)
A.3	少府(B.心経) 承扶(A.膀胱経)	A.8 天宗(A.小腸経) 天窓(A.小腸経)
A.4	衝門(B.脾経) 章門(A.肝経)	A.9 不容(B.胃経) 附陽(A.膀胱経)
A.5	商陽(A.大腸経) 衝陽(B.胃経)	A.10 陽綱(A.膀胱経) 陽交(B.胆経)

経穴名に使用されている 漢字リスト　あ〜く

ここでは経穴名に用いられている漢字リストを示す。単なる索引とは異なり、経穴名の後半に用いられた漢字も調べることができるため、例えば、「〜骨」、「〜谷」、「〜池」、「〜沢」、「〜里」、「〜兪」、「〜道」という漢字で終わる経穴をすぐに見つけることができる。

あ
瘂門	あもん	哑门 Yǎmén	……	GV15・督 p.234, 246

あい
腹哀	ふくあい	腹哀 Fùāi	……	SP16・脾 p.58, 65

あし
足竅陰	あしきょういん	足窍阴 Zúqiàoyīn		GB44・胆 p.190, 215
足五里	あしごり	足五里 Zúwǔlǐ	……	LR10・肝 p.220, 227
足三里	あしさんり	足三里 Zúsānlǐ	……	ST36・胃 p.32, 51
足通谷	あしつうこく	足通谷 Zútōnggǔ	……	BL66・膀 p.104, 135
足臨泣	あしりんきゅう	足临泣 Zúlínqì	……	GB41・胆 p.190, 214

あたま
頭竅陰	あたまきょういん	头窍阴 Tóuqiàoyīn		GB11・胆 p.184, 196
頭臨泣	あたまりんきゅう	头临泣 Tóulínqì	……	GB15・胆 p.186, 198

い
委中	いちゅう	委中 Wěizhōng	……	BL40・膀 p.100, 125
委陽	いよう	委阳 Wěiyáng	……	BL39・膀 p.100, 125
維道	いどう	维道 Wéidào	……	GB28・胆 p.188, 206
頭維	ずい	头维 Tóuwéi	……	ST8・胃 p.26, 37
胃倉	いそう	胃仓 Wèicāng	……	BL50・膀 p.102, 130
胃兪	いゆ	胃俞 Wèishū	……	BL21・膀 p.96, 117
意舎	いしゃ	意舍 Yìshè	……	BL49・膀 p.102, 130
譩譆	いき	譩譆 Yìxǐ	……	BL45・膀 p.102, 128

いく
彧中	いくちゅう	彧中 Yùzhōng	……	KI26・腎 p.142, 153

いつ
太乙	たいいつ	太乙 Tàiyǐ	……	ST23・胃 p.28, 44

いん
足竅陰	あしきょういん	足窍阴 Zúqiàoyīn		GB44・胆 p.190, 215
頭竅陰	あたまきょういん	头窍阴 Tóuqiàoyīn		GB11・胆 p.184, 196
陰郄	いんげき	阴郄 Yīnxì	……	HT6・心 p.72, 76
陰交	いんこう	阴交 Yīnjiāo	……	CV7・任 p.256, 264
陰谷	いんこく	阴谷 Yīngǔ	……	KI10・腎 p.138, 147
陰市	いんし	阴市 Yīnshì	……	ST33・胃 p.30, 49
陰都	いんと	阴都 Yīndū	……	KI19・腎 p.140, 151
陰包	いんぽう	阴包 Yīnbāo	……	LR9・肝 p.220, 226
陰陵泉	いんりょうせん	阴陵泉 Yīnlíngquán	……	SP9・脾 p.56, 62
陰廉	いんれん	阴廉 Yīnlián	……	LR11・肝 p.220, 227
会陰	えいん	会阴 Huìyīn	……	CV1・任 p.256, 262
厥陰兪	けついんゆ	厥阴俞 juéyīnshū	……	BL14・膀 p.96, 113
三陰交	さんいんこう	三阴交 Sānyīnjiāo	……	SP6・脾 p.56, 62
至陰	しいん	至阴 Zhìyīn	……	BL67・膀 p.104, 135
隠白	いんぱく	隐白 Yǐnbái	……	SP1・脾 p.56, 60
殷門	いんもん	殷门 Yīnmén	……	BL37・膀 p.100, 124

う
雲門	うんもん	云门 Yúnmén	……	LU2・肺 p.2, 4

え
会陰	えいん	会阴 Huìyīn	……	CV1・任 p.256, 262
会宗	えそう	会宗 Huìzōng	……	TE7・焦 p.166, 173
会陽	えよう	会阳 Huìyáng	……	BL35・膀 p.98, 123
臑会	じゅえ	臑会 Nàohuì	……	TE13・焦 p.168, 175
顖会	しんえ	囟会 Xìnhuì	……	GV22・督 p.236, 250
地五会	ちごえ	地五会 Dìwǔhuì	……	GB42・胆 p.190, 215
聽会	ちょうえ	听会 Tīnghuì	……	GB2・胆 p.184, 192
百会	ひゃくえ	百会 Bǎihuì	……	GV20・督 p.234, 249

※「会」の呉音は「え」、漢音は「かい」。

正営	しょうえい	正营 Zhèngyíng	……	GB17・胆 p.186, 199
周栄	しゅうえい	周荣 Zhōuróng	……	SP20・脾 p.58, 67
翳風	えいふう	翳风 Yìfēng	……	TE17・焦 p.168, 178
屋翳	おくえい	屋翳 Wūyì	……	ST15・胃 p.28, 41
液門	えきもん	液门 Yèmén	……	TE2・焦 p.166, 170
淵腋	えんえき	渊腋 Yuānyè	……	GB22・胆 p.186, 203
頷厭	がんえん	颔厌 Hànyàn	……	GB4・胆 p.184, 194
曲垣	きょくえん	曲垣 Qūyuán	……	SI13・小 p.82, 88
淵腋	えんえき	渊腋 Yuānyè	……	GB22・胆 p.186, 203
太淵	たいえん	太渊 Tàiyuān	……	LU9・肺 p.2, 7
清冷淵	せいれいえん	清冷渊 Qīnglěngyuān	TE11・焦 p.166, 174

お
横骨	おうこつ	横骨 Hénggǔ	……	KI11・腎 p.140, 148
大横	だいおう	大横 Dàhéng	……	SP15・脾 p.58, 65

※「横」の呉音は「おう」、漢音は「こう」。

おく
屋翳	おくえい	屋翳 Wūyì	……	ST15・胃 p.28, 41

おん
温溜	おんる	温溜 Wēnliū	……	LI7・大 p.10, 17

か
禾髎	かりょう	禾髎 Hóuéliáo	……	LI19・大 p.12, 23
華蓋	かがい	华盖 Huágài	……	CV20・任 p.260, 269
解渓	かいけい	解溪 Jiěxī	……	ST41・胃 p.32, 52
気海	きかい	气海 Qìhǎi	……	CV6・任 p.256, 264
気海兪	きかいゆ	气海俞 Qìhǎishū	……	BL24・膀 p.96, 118
血海	けっかい	血海 Xuèhǎi	……	SP10・脾 p.56, 63
少海	しょうかい	少海 Shàohǎi	……	HT3・心 p.72, 75
小海	しょうかい	小海 Xiǎohǎi	……	SI8・小 p.80, 86
照海	しょうかい	照海 Zhàohǎi	……	KI6・腎 p.138, 146
外関	がいかん	外关 Wàiguān	……	TE5・焦 p.166, 172
外丘	がいきゅう	外丘 Wàiqiū	……	GB36・胆 p.190, 212
外陵	がいりょう	外陵 Wàiling	……	ST26・胃 p.30, 46
肩外兪	けんがいゆ	肩外俞 Jiānwàishū	……	SI14・小 p.82, 89
華蓋	かがい	华盖 Huágài	……	CV20・任 p.260, 269

※「蓋」の呉音は「かい」、漢音も「かい」、「がい」は慣用読み。

かく
膈関	かくかん	膈关 Géguān	……	BL46・膀 p.102, 128
膈兪	かくゆ	膈俞 Géshū	……	BL17・膀 p.96, 115
大赫	だいかく	大赫 Dàhè	……	KI12・腎 p.140, 148
角孫	かくそん	角孙 Jiǎosūn	……	TE20・焦 p.168, 179

かつ
滑肉門	かつにくもん	滑肉门 Huáròumén	……	ST24・胃 p.28, 45

かん
肝兪	かんゆ	肝俞 Gānshū	……	BL18・膀 p.96, 116
関元兪	かんげんゆ	关元俞 Guānyuánshū	……	BL26・膀 p.96, 119
関元	かんげん	关元 Guānyuán	……	CV4・任 p.256, 263
関衝	かんしょう	关冲 Guānchōng	……	TE1・焦 p.166, 170
関門	かんもん	关门 Guānmén	……	ST22・胃 p.28, 44

索-1

このリストの配列は経穴名の五十音順ではなく、漢字を主体とした表である。下関と下脘、少海と小海のように、同じ発音の経穴名が並ぶように配置し、経穴の日本語名が同じ読みのものを同じ色の下地で示している。

この表では中国語のピンインも併記した。このリストから、日本語では同音語でも中国語では同音語にはならないことが理解できる（**極泉 极泉 Jí**quán、**曲泉 曲泉 Qū**quán のように）。日本語で「き」と読む漢字でも、中国語では ji（ジー）、qi（チー）、xi（シー）と幾つも異なる子音に分かれる上に、母音に四声の区別がある。

外関	がいかん	外关 Wàiguān	･･･	TE5･焦 p.166, 172
膈関	かくかん	膈关 Géguān	･･･	BL46･膀 p.102, 128
腰陽関	こしようかん	腰阳关 Yāoyángguān	･･･	GV3･督 p.232, 239
膝関	しつかん	膝关 Xīguān	･･･	LR7･肝 p.218, 225
上関	じょうかん	上关 Shàngguān	･･･	GB3･胆 p.184, 193
石関	せきかん	石关 Shíguān	･･･	KI18･腎 p.140, 150
内関	ないかん	内关 Nèiguān	･･･	PC6･包 p.156, 161
髀関	ひかん	髀关 Bìguān	･･･	ST31･胃 p.30, 48
膝陽関	ひざようかん	膝阳关 Xīyángguān	･･･	GB33･胆 p.188, 211
下関	げかん	下关 Xiàguān	･･･	ST7･胃 p.26, 37
下脘	げかん	下脘 Xiàwǎn	･･･	CV10･任 p.258, 265
上脘	じょうかん	上脘 Shàngwǎn	･･･	CV13･任 p.258, 266
中脘	ちゅうかん	中脘 Zhōngwǎn	･･･	CV12･任 p.258, 266
完骨	かんこつ	完骨 Wángǔ	･･･	GB12･胆 p.184, 197
環跳	かんちょう	环跳 Huántiào	･･･	GB30･胆 p.188, 208
白環兪	はっかんゆ	白环俞 Báihuánshū	･･･	BL30･膀 p.98, 121
間使	かんし	间使 Jiānshǐ	･･･	PC5･包 p.156, 160
強間	きょうかん	强间 Qiángjiān	･･･	GV18･督 p.234, 248
行間	こうかん	行间 Xíngjiān	･･･	LR2･肝 p.218, 222
三間	さんかん	三间 Sānjiān	･･･	LI3･大 p.10, 15
二間	じかん	二间 èrjiān	･･･	LI2･大 p.10, 14

※「間」の呉音は「けん」、漢音は「かん」。

陥谷	かんこく	陥谷 Xiàngǔ	･･･	ST43･胃 p.32, 53
がん 頷厭	がんえん	颔厌 Hànyàn	･･･	GB4･胆 p.184, 194

※「頷」の呉音は「ごん」、漢音は「かん」、「がん」は慣用読み。

き 帰来	きらい	归来 Guīlái	･･･	ST29･胃 p.30, 47
地機	ちき	地机 Dìjī	･･･	SP8･脾 p.56, 62
璇璣	せんき	璇玑 Xuánjī	･･･	CV21･任 p.260, 270
箕門	きもん	箕门 Jīmén	･･･	SP11･脾 p.56, 63
期門	きもん	期门 Qīmén	･･･	LR14･肝 p.220, 228
気海	きかい	气海 Qìhǎi	･･･	CV6･任 p.256, 264
気海兪	きかいゆ	气海俞 Qìhǎishū	･･･	BL24･膀 p.96, 118
気穴	きけつ	气穴 Qìxué	･･･	KI13･腎 p.140, 148
気戸	きこ	气户 Qìhù	･･･	ST13･胃 p.28, 40
気舎	きしゃ	气舎 Qìshè	･･･	ST11･胃 p.26, 39
気衝	きしょう	气冲 Qìchōng	･･･	ST30･胃 p.30, 47
譩譆	いき	譩譆 Yìxǐ	･･･	BL45･膀 p.102, 128
きゃ 絡却	らっきゃく	络却 Luòquè	･･･	BL8･膀 p.94, 109
きゅう 紫宮	しきゅう	紫宫 Zǐgōng	･･･	CV19･任 p.260, 269
聴宮	ちょうきゅう	听宫 Tīnggōng	･･･	SI19･小 p.82, 91
労宮	ろうきゅう	劳宫 Láogōng	･･･	PC8･包 p.156, 163

※「宮」の呉音は「く」（宮内庁）、漢音は「きゅう」、「ぐう」（神宮）は慣用読み。

急脈	きゅうみゃく	急脉 Jímài	･･･	LR12･肝 p.220, 227
鳩尾	きゅうび	鸠尾 Jiūwěi	･･･	CV15･任 p.258, 267
丘墟	きゅうきょ	丘墟 Qiūxū	･･･	GB40･胆 p.190, 214
外丘	がいきゅう	外丘 Wàiqiū	･･･	GB36･胆 p.190, 212
梁丘	りょうきゅう	梁丘 Liángqiū	･･･	ST34･胃 p.30, 49
商丘	しょうきゅう	商丘 Shāngqiū	･･･	SP5･脾 p.56, 61
承泣	しょうきゅう	承泣 Chéngqì	･･･	ST1･胃 p.26, 34
足臨泣	あしりんきゅう	足临泣 Zúlínqì	･･･	GB41･胆 p.190, 214
頭臨泣	あたまりんきゅう	头临泣 Tóulínqì	･･･	GB15･胆 p.186, 198
きょ 居髎	きょりょう	居髎 Jūliáo	･･･	GB29･胆 p.188, 207
経渠	けいきょ	经渠 Jīngqú	･･･	LU8･肺 p.2, 7
下巨虚	げこきょ	下巨虚 Xiàjùxū	･･･	ST39･胃 p.32, 52
上巨虚	じょうこきょ	上巨虚 Shàngjùxū	･･･	ST37･胃 p.32, 51
丘墟	きゅうきょ	丘墟 Qiūxū	･･･	GB40･胆 p.190, 214
霊墟	れいきょ	灵墟 Língxū	･･･	KI24･腎 p.142, 153
ぎょ 魚際	ぎょさい	鱼际 Yújì	･･･	LU10･肺 p.2, 7
きょう 頬車	きょうしゃ	颊车 Jiáchē	･･･	ST6･胃 p.26, 36
強間	きょうかん	强间 Qiángjiān	･･･	GV18･督 p.234, 248
長強	ちょうきょう	长强 Chángqiáng	･･･	GV1･督 p.232, 238
足竅陰	あしきょういん	足窍阴 Zúqiàoyīn	･･･	GB44･胆 p.190, 215
頭竅陰	あたまきょういん	头窍阴 Tóuqiàoyīn	･･･	GB11･胆 p.184, 196
侠渓	きょうけい	侠溪 Xiáxī	･･･	GB43･胆 p.190, 215
侠白	きょうはく	侠白 Xiábái	･･･	LU4･肺 p.2, 5
胸郷	きょうきょう	胸乡 Xiōngxiāng	･･･	SP19･脾 p.58, 66
胸郷	きょうきょう	胸乡 Xiōngxiāng	･･･	SP19･脾 p.58, 66
きょく 中極	ちゅうきょく	中极 Zhōngjí	･･･	CV3･任 p.256, 263
極泉	きょくせん	极泉 Jíquán	･･･	HT1･心 p.72, 74

※「極」の呉音は「ごく」、漢音は「きょく」。

曲泉	きょくせん	曲泉 Qūquán	･･･	LR8･肝 p.218, 225
曲垣	きょくえん	曲垣 Qūyuán	･･･	SI13･小 p.82, 88
曲差	きょくさ	曲差 Qūchā	･･･	BL4･膀 p.94, 107
曲沢	きょくたく	曲泽 Qūzé	･･･	PC3･包 p.156, 159
曲池	きょくち	曲池 Qūchí	･･･	LI11･大 p.10, 19
曲鬢	きょくびん	曲鬓 Qūbìn	･･･	GB7･胆 p.184, 195
曲骨	きょっこつ	曲骨 Qūgǔ	･･･	CV2･任 p.256, 262
商曲	しょうきょく	商曲 Shāngqū	･･･	KI17･腎 p.140, 150
ぎょく 玉枕	ぎょくちん	玉枕 Yùzhěn	･･･	BL9･膀 p.94, 110
玉堂	ぎょくどう	玉堂 Yùtáng	･･･	CV18･任 p.260, 269
きん 金門	きんもん	金门 Jīnmén	･･･	BL63･膀 p.104, 135
筋縮	きんしゅく	筋缩 Jīnsuō	･･･	GV8･督 p.232, 242
承筋	しょうきん	承筋 Chéngjīn	･･･	BL56･膀 p.104, 133
輒筋	ちょうきん	辄筋 Zhéjīn	･･･	GB23･胆 p.186, 206
ぎん 齦交	ぎんこう	龈交 Yínjiāo	･･･	GV28･督 p.236, 253
く 糸竹空	しちくくう	丝竹空 Sīzhúkōng	･･･	TE23･焦 p.168, 181

索-2

経穴名に使用されている漢字リスト　く〜し

くう	脳空	のうくう	脳空 Nǎokōng	……	GB19・胆 p.200, 200

※「空」の呉音は「くう」、漢音は「こう」。

くう	肩髃	けんぐう	肩髃 Jiānyú	……	LI15・大 p.12, 21
け	下関	げかん	下关 Xiàguān	……	ST7・胃 p.26, 37
げ	下脘	げかん	下脘 Xiàwǎn	……	CV10・任 p.258, 265
	下巨虚	げこきょ	下巨虚 Xiàjùxū	……	ST39・胃 p.32, 52
	下髎	げりょう	下髎 Xiàliáo	……	BL34・膀 p.98, 123
	下廉	げれん	下廉 Xiàlián	……	LI8・大 p.10, 18

※「下」の呉音は「げ」、漢音は「か」。

|けい|京骨|けいこつ|京骨 Jīnggǔ|……|BL64・膀 p.104, 135|
| |京門|けいもん|京门 Jīngmén|……|GB25・胆 p.188, 204|

※「京」の呉音は「きょう」、漢音は「けい」、宋音は「きん」（北京、南京）。

| |経渠|けいきょ|经渠 Jīngqú|……|LU8・肺 p.2, 7|

※「経」の呉音は「きょう」、漢音は「けい」。

	解渓	かいけい	解溪 Jiěxī	……	ST41・胃 p.32, 52
	侠渓	きょうけい	侠溪 Xiáxī	……	GB43・胆 p.190, 215
	後渓	こうけい	后溪 Hòuxī	……	SI3・小 p.80, 84
	太渓	たいけい	太溪 Tàixī	……	KI3・腎 p.138, 145
	天渓	てんけい	天溪 Tiānxī	……	SP18・脾 p.58, 66
	陽渓	ようけい	阳溪 Yángxī	……	LI5・大 p.10, 16
	瘈脈	けいみゃく	瘈脉 Chìmài	……	TE18・焦 p.168, 179
けい	迎香	けいこう	迎香 Yíngxiāng	……	LI20・大 p.12, 23
	人迎	じんけい	人迎 Rényíng	……	ST9・胃 p.26, 38
	大迎	だいけい	大迎 Dàyíng	……	ST5・胃 p.26, 36
げき	郄門	げきもん	郄门 Xìmén	……	PC4・包 p.156, 159
	陰郄	いんげき	阴郄 Yīnxì	……	HT6・心 p.72, 76
	浮郄	ふげき	浮郄 Fúxì	……	BL38・膀 p.100, 124

※「郄」の呉音は「きゃく」、漢音は「けき」、「げき」は慣用読み。

けつ	腹結	ふっけつ	腹结 Fùjié	……	SP14・脾 p.58, 64
	厥陰俞	けついんゆ	厥阴俞 Juéyīnshū	……	BL14・膀 p.96, 113
	巨闕	こけつ	巨阙 Jùquè	……	CV14・任 p.258, 267
	神闕	しんけつ	神阙 Shénquè	……	CV8・任 p.258, 264
	欠盆	けつぼん	缺盆 Qūepén	……	ST12・胃 p.26, 39
	列欠	れっけつ	列缺 Lièque	……	LU7・肺 p.2, 6
	血海	けっかい	血海 Xuèhǎi	……	SP10・脾 p.56, 63
	気穴	きけつ	气穴 Qìxué	……	KI13・腎 p.140, 148
げつ	日月	じつげつ	日月 Rìyuè	……	GB24・胆 p.188, 204
けん	肩外俞	けんがいゆ	肩外俞 Jiānwàishū	……	SI14・小 p.82, 89
	肩髃	けんぐう	肩髃 Jiānyú	……	LI15・大 p.12, 21
	肩井	けんせい	肩井 Jiānjǐng	……	GB21・胆 p.186, 202
	肩中俞	けんちゅうゆ	肩中俞 Jiānzhōngshū	……	SI15・小 p.82, 89
	肩貞	けんてい	肩贞 Jiānzhēn	……	SI9・小 p.80, 87
	肩髎	けんりょう	肩髎 Jiānliáo	……	TE14・焦 p.168, 176

	顴髎	けんりょう	颧髎 Quánliáo	……	SI18・小 p.82, 91
	懸鍾	けんしょう	悬钟 Xuánzhōng	……	GB39・胆 p.190, 213
	懸枢	けんすう	悬枢 Xuánshū	……	GV5・督 p.232, 240
	懸顱	けんろ	悬颅 Xuánlú	……	GB5・胆 p.184, 194
	懸釐	けんり	悬厘 Xuánlí	……	GB6・胆 p.184, 194
	建里	けんり	建里 Jiànlǐ	……	CV11・任 p.258, 265
げん	関元	かんげん	关元 Guānyuán	……	CV4・任 p.256, 263
	関元俞	かんげんゆ	关元俞 Guānyuánshū	……	BL26・膀 p.96, 119

※「元」の呉音は「げん」、「がん」（元旦、元祖）は呉音、ないしは慣用読み。

こ	庫房	こぼう	库房 Kùfáng	……	ST14・胃 p.28, 40
	気戸	きこ	气戸 Qìhù	……	ST13・胃 p.28, 40
	脳戸	のうこ	脑戸 Nǎohù	……	GV17・督 p.234, 247
	魄戸	はっこ	魄戸 Pòhù	……	BL42・膀 p.100, 126

※「戸」の漢音は「こ」、「と」は訓読み。

	巨骨	ここつ	巨骨 Jùgǔ	……	LI16・大 p.12, 21
	巨闕	こけつ	巨阙 Jùquè	……	CV14・任 p.258, 267
	巨髎	こりょう	巨髎 Jùliáo	……	ST3・胃 p.26, 35
	下巨虚	げこきょ	下巨虚 Xiàjùxū	……	ST39・胃 p.32, 52
	上巨虚	じょうこきょ	上巨虚 Shàngjùxū	……	ST37・胃 p.32, 51
	大巨	だいこ	大巨 Dàjù	……	ST27・胃 p.30, 46

※「巨」の呉音は「ご」、漢音は「きょ」、「こ」は慣用読み。

|こう|後渓|こうけい|后溪 Hòuxī|……|SI3・小 p.80, 84|
| |後頂|ごちょう|后顶 Hòudǐng|……|GV19・督 p.234, 248|

※「後」の呉音は「ぐ」、漢音は「こう」、「ご」は慣用読み。

ご	五処	ごしょ	五处 Wǔchù	……	BL5・膀 p.94, 108
	五枢	ごすう	五枢 Wǔshū	……	GB27・胆 p.188, 206
	足五里	あしごり	足五里 Zúwǔlǐ	……	LR10・肝 p.220, 227
	地五会	ちごえ	地五会 Dìwǔhuì	……	GB42・胆 p.190, 215
	手五里	てごり	手五里 Shǒuwǔlǐ	……	LI13・大 p.12, 20
こう	孔最	こうさい	孔最 Kǒngzuì	……	LU6・肺 p.2, 6
	条口	じょうこう	条口 Tiáokǒu	……	ST38・胃 p.32, 51
	支溝	しこう	支沟 Zhīgōu	……	TE6・焦 p.166, 172
	水溝	すいこう	水沟 Shuǐgōu	……	GV26・督 p.236, 253
	蠡溝	れいこう	蠡沟 Lígōu	……	LR5・肝 p.218, 224
	公孫	こうそん	公孙 Gōngsūn	……	SP4・脾 p.56, 61
	光明	こうめい	光明 Guāngmíng	……	GB37・胆 p.190, 213
	承光	しょうこう	承光 Chéngguāng	……	BL6・膀 p.94, 108
	膀胱俞	ぼうこうゆ	膀胱俞 Pángguāngshū	……	BL28・膀 p.98, 120
	膏肓	こうこう	膏肓 Gāohuāng	……	BL43・膀 p.100, 127
	肓門	こうもん	肓门 Huāngmén	……	BL51・膀 p.102, 131
	肓俞	こうゆ	肓俞 Huāngshū	……	KI16・腎 p.140, 149
	胞肓	ほうこう	胞肓 Bāohuāng	……	BL53・膀 p.102, 132
	膏肓	こうこう	膏肓 Gāohuāng	……	BL43・膀 p.100, 127

索-3

ピンイン（拼音）は、中国語の発音表記法の一つとして今日広く用いられている。ピンインにはv以外の25種のローマ字が使われるが、これらはローマ字としての発音とも、英語の発音とも異なる独自の読み方である場合が多い。ここに幾つかの発音のポイントを記す。

- 顴髎（顴髎）Quánliáo の quan は、IPA※では [tɕʰyɛn]（クワンではなく、チュエン、チュアン）となるので注意が必要。
- 耳門（耳門）Ěrmén の Ěr は、IPA では [ɑɻ]（アル、アール）となる。
- 次髎（次髎）Cìliáo の Cì は、IPA では [tsʰ]（ツー、ツゥ）となる。

※国際音声記号（International Phonetic Alphabet）

※「肯」の呉音は「こう」、漢音も「こう」。どちらも「もう」とは読まない。

交信	こうしん	交信 Jiāoxìn	KI8・腎	p.138, 146
陰交	いんこう	陰交 Yīnjiāo	CV7・任	p.256, 264
齦交	ぎんこう	齦交 Yínjiāo	GV28・督	p.236, 253
三陰交	さんいんこう	三陰交 Sānyīnjiāo	SP6・脾	p.56, 62
陽交	ようこう	陽交 Yángjiāo	GB35・胆	p.190, 212
陽綱	ようこう	陽綱 Yánggāng	BL48・膀	p.102, 129
行間	こうかん	行間 Xíngjiān	LR2・肝	p.218, 222

※「行」の呉音は「ぎょう」、漢音は「こう」（行楽、行為）、唐音は「あん」（行脚）。

迎香	げいこう	迎香 Yíngxiāng	LI20・大	p.12, 23

※「香」の呉音は「こう」、漢音は「きょう」。

ごう
合谷	ごうこく	合谷 Hégǔ	LI4・大	p.10, 15
合陽	ごうよう	合陽 Héyáng	BL55・膀	p.104, 133

※「合」の呉音は「ごう」、漢音は「こう」。

こく
陰谷	いんこく	陰谷 Yīngǔ	KI10・腎	p.138, 147
陥谷	かんこく	陥谷 Xiàngǔ	ST43・胃	p.32, 53
合谷	ごうこく	合谷 Hégǔ	LI4・大	p.10, 15
前谷	ぜんこく	前谷 Qiángǔ	SI2・小	p.80, 84
率谷	そっこく	率谷 Shuàigǔ	GB8・胆	p.184, 195
然谷	ねんこく	然谷 Rángǔ	KI2・腎	p.138, 145
陽谷	ようこく	陽谷 Yánggǔ	SI5・小	p.80, 85
漏谷	ろうこく	漏谷 Lòugǔ	SP7・脾	p.56, 62
足通谷	あしつうこく	足通谷 Zútōnggǔ	BL66・膀	p.104, 135
腹通谷	はらつうこく	腹通谷 Fùtōnggǔ	KI20・腎	p.140, 151

※「谷」の呉音も漢音も「こく」、「や」は東日本の地名に多い訓読み。

こし
腰陽関	こしようかん	腰陽関 Yāoyángguān	GV3・督	p.232, 239

こつ
横骨	おうこつ	横骨 Hénggǔ	KI11・腎	p.140, 148
完骨	かんこつ	完骨 Wángǔ	GB12・胆	p.184, 197
曲骨	きょくこつ	曲骨 Qūgǔ	CV2・任	p.256, 262
京骨	けいこつ	京骨 Jīnggǔ	BL64・膀	p.104, 135
巨骨	こここつ	巨骨 Jùgǔ	LI16・大	p.12, 21
束骨	そっこつ	束骨 Shùgǔ	BL65・膀	p.104, 135
腕骨	わんこつ	腕骨 Wàngǔ	SI4・小	p.80, 85

こん
乳根	にゅうこん	乳根 Rǔgēn	ST18・胃	p.28, 42
崑崙	こんろん	崑崙 Kūnlún	BL60・膀	p.104, 134
魂門	こんもん	魂門 Húnmén	BL47・膀	p.102, 129

さ
曲差	きょくさ	曲差 Qūchā	BL4・膀	p.94, 107

さい
魚際	ぎょさい	魚際 Yújì	LU10・肺	p.2, 7

※「際」の呉音は「さい」、漢音は「せい」。

孔最	こうさい	孔最 Kǒngzuì	LU6・肺	p.2, 6

さん
三陰交	さんいんこう	三陰交 Sānyīnjiāo	SP6・脾	p.56, 62
三間	さんかん	三間 Sānjiān	LI3・大	p.10, 15
三焦兪	さんしょうゆ	三焦兪 Sānjiāoshū	BL22・膀	p.96, 118
三陽絡	さんようらく	三陽絡 Sānyángluò	TE8・焦	p.166, 173
足三里	あしさんり	足三里 Zúsānlǐ	ST36・胃	p.32, 51
手三里	てさんり	手三里 Shǒusānlǐ	LI10・大	p.10, 18
攢竹	さんちく	攢竹 Cuánzhú	BL2・膀	p.94, 106

ざん
承山	しょうざん	承山 Chéngshān	BL57・膀	p.104, 133

し
支溝	しこう	支溝 Zhīgōu	TE6・焦	p.166, 172
支正	しせい	支正 Zhīzhèng	SI7・小	p.80, 86
至陰	しいん	至陰 Zhìyīn	BL67・膀	p.104, 135
至陽	しよう	至陽 Zhìyáng	GV9・督	p.232, 242
志室	ししつ	志室 Zhìshì	BL52・膀	p.102, 131
間使	かんし	間使 Jiānshǐ	PC5・包	p.156, 160
陰市	いんし	陰市 Yīnshì	ST33・胃	p.30, 49
風市	ふうし	風市 Fēngshì	GB31・胆	p.188, 210
紫宮	しきゅう	紫宮 Zǐgōng	CV19・任	p.260, 269
瞳子髎	どうしりょう	瞳子髎 Tóngzǐliáo	GB1・胆	p.184, 192
四瀆	しとく	四瀆 Sìdú	TE9・焦	p.166, 173
四白	しはく	四白 Sìbái	ST2・胃	p.26, 34
四満	しまん	四満 Sìmǎn	KI14・腎	p.140, 149
糸竹空	しちくくう	糸竹空 Sīzhúkōng	TE23・焦	p.168, 181
耳門	じもん	耳門 Ěrmén	TE21・焦	p.168, 180
二間	じかん	二間 Èrjiān	LI2・大	p.10, 14

※「二」の呉音は「に」、漢音は「じ」（人名の「二郎、譲二」等）。

次髎	じりょう	次髎 Cìliáo	BL32・膀	p.98, 122

※「次」の呉音は「し」、漢音も「し」、「じ」は慣用読み。

しつ
膝関	しつかん	膝関 Xīguān	LR7・肝	p.218, 225
志室	ししつ	志室 Zhìshì	BL52・膀	p.102, 131

じつ
日月	じつげつ	日月 Rìyuè	GB24・胆	p.188, 204

※「日」の呉音は「にち」、漢音は「じつ」（祭日、休日、本日）。

しゃ
頬車	きょうしゃ	頬車 Jiáchē	ST6・胃	p.26, 36
意舎	いしゃ	意舎 Yìshè	BL49・膀	p.102, 130
気舎	きしゃ	気舎 Qìshè	ST11・胃	p.26, 39
府舎	ふしゃ	府舎 Fǔshè	SP13・脾	p.58, 64

しゃく
尺沢	しゃくたく	尺沢 Chǐzé	LU5・肺	p.2, 5

※「尺」の呉音は「しゃく」、漢音は「せき」。

じゅ
臑会	じゅえ	臑会 Nàohuì	TE13・焦	p.168, 175
臑兪	じゅゆ	臑兪 Nàoshū	SI10・小	p.80, 87
臂臑	ひじゅ	臂臑 Bìnào	LI14・大	p.12, 20

しゅう
周栄	しゅうえい	周栄 Zhōuróng	SP20・脾	p.58, 67

しゅく
筋縮	きんしゅく	筋縮 Jīnsuō	GV8・督	p.232, 241

しょ
五処	ごしょ	五処 Wǔchù	BL5・膀	p.94, 108
中渚	ちゅうしょ	中渚 Zhōngzhǔ	TE3・焦	p.166, 171

じょ
大杼	だいじょ	大杼 Dàzhù	BL11・膀	p.96, 112

※「杼」の呉音は「じょ」、漢音は「ちょ」。

索-4

経穴名に使用されている 漢字リスト　し〜ち

しょう	三焦俞	さんしょうゆ	三焦俞 Sānjiāoshū	…	BL22・膀 p.96, 118
	承漿	しょうしょう	承漿 Chéngjiāng	…	CV24・任 p.260, 273
	消濼	しょうれき	消濼 Xiāoluò	…	TE12・焦 p.166, 175
	小腸俞	しょうちょうゆ	小肠俞 Xiǎochángshū	…	BL27・膀 p.98, 120
	小海	しょうかい	小海 Xiǎohǎi	…	SI8・小 p.80, 86
	照海	しょうかい	照海 Zhàohǎi	…	KI6・腎 p.138, 146
	少海	しょうかい	少海 Shàohǎi	…	HT3・心 p.72, 75
	少商	しょうしょう	少商 Shàoshāng	…	LU11・肺 p.2, 7
	少衝	しょうしょう	少冲 Shàochōng	…	HT9・心 p.72, 77
	少沢	しょうたく	少泽 Shàozé	…	SI1・小 p.80, 84
	少府	しょうふ	少府 Shàofǔ	…	HT8・心 p.72, 77
	承扶	しょうふ	承扶 Chéngfú	…	BL36・膀 p.98, 124
	承筋	しょうきん	承筋 Chéngjīn	…	BL56・膀 p.104, 133
	承光	しょうこう	承光 Chéngguāng	…	BL6・膀 p.94, 108
	承山	しょうざん	承山 Chéngshān	…	BL57・膀 p.104, 133
	承漿	しょうしょう	承漿 Chéngjiāng	…	CV24・任 p.260, 273
	承満	しょうまん	承满 Chéngmǎn	…	ST20・胃 p.28, 43
	承霊	しょうれい	承灵 Chénglíng	…	GB18・胆 p.186, 200
	承泣	しょうきゅう	承泣 Chéngqì	…	ST1・胃 p.26, 34
	章門	しょうもん	章门 Zhāngmén	…	LR13・肝 p.220, 228
	衝門	しょうもん	冲门 Chōngmén	…	SP12・脾 p.58, 63
	関衝	かんしょう	关冲 Guānchōng	…	TE1・焦 p.166, 170
	気衝	きしょう	气冲 Qìchōng	…	ST30・胃 p.30, 47
	少衝	しょうしょう	少冲 Shàochōng	…	HT9・心 p.72, 77
	太衝	たいしょう	太冲 Tàichōng	…	LR3・肝 p.218, 222
	中衝	ちゅうしょう	中冲 Zhōngchōng	…	PC9・包 p.156, 163
	天衝	てんしょう	天冲 Tiānchōng	…	GB9・胆 p.184, 195
	眉衝	びしょう	眉冲 Méichōng	…	BL3・膀 p.94, 107
	衝陽	しょうよう	冲阳 Chōngyáng	…	ST42・胃 p.32, 53
	商陽	しょうよう	商阳 Shāngyáng	…	LI1・大 p.10, 14
	商丘	しょうきゅう	商丘 Shāngqiū	…	SP5・脾 p.56, 61
	商曲	しょうきょく	商曲 Shāngqū	…	KI17・腎 p.140, 150
	少商	しょうしょう	少商 Shàoshāng	…	LU11・肺 p.2, 7
	正営	しょうえい	正营 Zhèngyíng	…	GB17・胆 p.186, 199

※「正」の呉音は「しょう」(正月、正面)、漢音は「せい」(正解)。

	懸鍾	けんしょう	悬钟 Xuánzhōng	…	GB39・胆 p.190, 213
	大鍾	だいしょう	大钟 Dàzhōng	…	KI4・腎 p.138, 145
じょう	上関	じょうかん	上关 Shàngguān	…	GB3・胆 p.184, 193
	上脘	じょうかん	上脘 Shàngwǎn	…	CV13・任 p.258, 266
	上巨虚	じょうこきょ	上巨虚 Shàngjùxū	…	ST37・胃 p.32, 51
	上星	じょうせい	上星 Shàngxīng	…	GV23・督 p.236, 251
	上髎	じょうりょう	上髎 Shàngliáo	…	BL31・膀 p.98, 122
	上廉	じょうれん	上廉 Shànglián	…	LI9・大 p.10, 18

※「上」の呉音は「じょう」、漢音は「しょう」(上人)。「上」は広く呉音が現られる。

	条口	じょうこう	條口 Tiáokǒu	…	ST38・胃 p.32, 51

※「条」の呉音は「じょう」、漢音は「ちょう」。

しょく	食窦	しょくとく	食窦 Shídòu	…	SP17・脾 p.58, 66

※「食」の呉音は「じき」(断食、悪食、乞食)、漢音は「しょく」。

しん	心俞	しんゆ	心俞 Xīnshū	…	BL15・膀 p.96, 114
	顖会	しんえ	囟会 Xìnhuì	…	GV22・督 p.236, 250
	交信	こうしん	交信 Jiāoxìn	…	KI8・腎 p.138, 146
	申脈	しんみゃく	申脉 Shēnmài	…	BL62・膀 p.104, 134
	神闕	しんけつ	神阙 Shénquè	…	CV8・任 p.258, 264
	神蔵	しんぞう	神藏 Shéncáng	…	KI25・腎 p.142, 153
	神庭	しんてい	神庭 Shéntíng	…	GV24・督 p.236, 251
	神堂	しんどう	神堂 Shéntáng	…	BL44・膀 p.100, 127
	神道	しんどう	神道 Shéndào	…	GV11・督 p.232, 243
	神封	しんぽう	神封 Shénfēng	…	KI23・腎 p.142, 152
	神門	しんもん	神门 Shénmén	…	HT7・心 p.72, 76
	本神	ほんじん	本神 Běnshén	…	GB13・胆 p.186, 197
	身柱	しんちゅう	身柱 Shēnzhù	…	GV12・督 p.234, 244
	僕参	ぼくしん	仆参 Púcān	…	BL61・膀 p.104, 134

※「参」の呉音には「さん・しん」どちらもあり、漢音も「さん・しん」の読みがある。

じん	人迎	じんけい	人迎 Rényíng	…	ST9・胃 p.26, 38

※「人」の呉音は「にん」(人間、他人)、漢音は「じん」(中国人、別人)。

	腎俞	じんゆ	肾俞 Shènshū	…	BL23・膀 p.96, 118
す	水溝	すいこう	水沟 Shuǐgōu	…	GV26・督 p.236, 253
すい	水泉	すいせん	水泉 Shuǐquán	…	KI5・腎 p.138, 145
	水道	すいどう	水道 Shuǐdào	…	ST28・胃 p.30, 46
	水突	すいとつ	水突 Shuǐtū	…	ST10・胃 p.26, 38
	水分	すいぶん	水分 Shuǐfēn	…	CV9・任 p.258, 265
ず	頭維	ずい	头维 Tóuwéi	…	ST8・胃 p.26, 37

※「頭」の呉音は「ず」(頭上、頭脳、頭巾)、漢音は「とう」。

すう	懸枢	けんすう	悬枢 Xuánshū	…	GV5・督 p.232, 240
	五枢	ごすう	五枢 Wǔshū	…	GB27・胆 p.188, 206
	中枢	ちゅうすう	中枢 Zhōngshū	…	GV7・督 p.232, 241
	天枢	てんすう	天枢 Tiānshū	…	ST25・胃 p.28, 45

※「枢」の呉音は「す」、漢音は「しゅ」。「すう」は慣用読み。

せ	睛明	せいめい	睛明 Jīngmíng	…	BL1・膀 p.94, 106
せい	肩井	けんせい	肩井 Jiānjǐng	…	GB21・胆 p.186, 202
	天井	てんせい	天井 Tiānjǐng	…	TE10・焦 p.166, 174
	青霊	せいれい	青灵 Qīnglíng	…	HT2・心 p.72, 74
	清冷淵	せいれいえん	清冷淵 Qīnglěngyuān	…	TE11・焦 p.166, 174
	上星	じょうせい	上星 Shàngxīng	…	GV23・督 p.236, 251
	支正	しせい	支正 Zhīzhèng	…	SI7・小 p.80, 86

索-5

- ●璇璣(璇玑) Xuánjī の Xuán は、IPA では [ɕyen] (シュエン、シュアン) となる。ピンインの x は英語のように [ks] ではない。
- ●少衝(少冲) Shàochōng の chōng [tʂʰʊŋ] は、舌をそらせて発音する「そり舌音」。「チョン、チョーン」と書かれるが日本語にはない音。
- ●大鍾(大钟) Dàzhōng の zhōng は、IPA では [tʂʊŋ] (ヂョン、ジョーン) となる。ピンインの ch、zh、sh、r はそり舌音。
- ●大赫(大赫) Dàhè の hè は、IPA では [xɤ] (ホォ、ホァ、フゥ) で厳密には「非円唇後舌半狭母音」。「ヘー」でも、「ヒー」でもない。

せき	脊中	せきちゅう	脊中 Jǐzhōng	GV6・督	p.232, 240
	石関	せきかん	石关 Shíguān	KI18・腎	p.140, 150
	石門	せきもん	石门 Shímén	CV5・任	p.256, 263
せん	極泉	きょくせん	极泉 Jíquán	HT1・心	p.72, 74
	曲泉	きょくせん	曲泉 Qūquán	LR8・肝	p.218, 225
	水泉	すいせん	水泉 Shuǐquán	KI5・腎	p.138, 145
	天泉	てんせん	天泉 Tiānquán	PC2・包	p.156, 158
	湧泉	ゆうせん	涌泉 Yǒngquán	KI1・腎	p.138, 144
	廉泉	れんせん	廉泉 Liánquán	CV23・任	p.260, 272
	陰陵泉	いんりょうせん	阴陵泉 Yīnlíngquán	SP9・脾	p.56, 62
	陽陵泉	ようりょうせん	阳陵泉 Yánglíngquán	GB34・胆	p.190, 211
	璇璣	せんき	璇玑 Xuánjī	CV21・任	p.260, 270
ぜん	前谷	ぜんこく	前谷 Qiángǔ	SI2・小	p.80, 84
	前頂	ぜんちょう	前顶 Qiándǐng	GV21・督	p.236, 250

※「前」の呉音は「ぜん」、漢音は「せん」。

そ	素髎	そりょう	素髎 Sùliáo	GV25・督	p.236, 252

※「素」の呉音は「す」(素肌、素手、素敵)、漢音は「そ」(素数、元素、素材、素封家)。

そう	会宗	えそう	会宗 Huìzōng	TE7・焦	p.166, 173
	天宗	てんそう	天宗 Tiānzōng	SI11・小	p.82, 87

※「宗」の呉音は「そ」(昊宗我部)、漢音は「そう」(宗家)、「しゅう」は慣用読み。

	天窓	てんそう	天窗 Tiānchuāng	SI16・小	p.82, 90
	目窓	もくそう	目窗 Mùchuāng	GB16・胆	p.186, 199
	膺窓	ようそう	膺窗 Yīngchuāng	ST16・胃	p.28, 41
	胃倉	いそう	胃仓 Wèicāng	BL50・膀	p.102, 130
	地倉	ちそう	地仓 Dìcāng	ST4・胃	p.26, 35
	神蔵	しんぞう	神藏 Shéncáng	KI25・腎	p.142, 153

※「蔵」の呉音は「ぞう」、漢音は「そう」。

そく	顱息	ろそく	颅息 Lúxī	TE19・焦	p.168, 179

※「息」の呉音は「そく」、漢音は「しょく」。

そつ	束骨	そっこつ	束骨 Shùgǔ	BL65・膀	p.104, 135

※「束」の呉音は「そく」、漢音は「しょく」。

	率谷	そっこく	率谷 Shuàigǔ	GB8・胆	p.184, 195
そん	角孫	かくそん	角孙 Jiǎosūn	TE20・焦	p.168, 179
	公孫	こうそん	公孙 Gōngsūn	SP4・脾	p.56, 61
た	兌端	だたん	兑端 Duìduān	GV27・督	p.236, 253
	厲兌	れいだ	厉兑 Lìduì	ST45・胃	p.32, 53

※「兌」の呉音は「だい」、漢音は「たい」、「だ」は慣用読み。

たい	帯脈	たいみゃく	带脉 Dàimài	GB26・胆	p.188, 205
	太乙	たいいつ	太乙 Tàiyǐ	ST23・胃	p.28, 44
	太淵	たいえん	太渊 Tàiyuān	LU9・肺	p.2, 7
	太渓	たいけい	太溪 Tàixī	KI3・腎	p.138, 145
	太衝	たいしょう	太冲 Tàichōng	LR3・肝	p.218, 222
	太白	たいはく	太白 Tàibái	SP3・脾	p.56, 61

※「太」は「泰」の略字体、呉音も漢音も「たい」(太陽、太子)、「た」は慣用読み。

たい	大横	だいおう	大横 Dàhéng	SP15・脾	p.58, 65
	大赫	だいかく	大赫 Dàhè	KI12・腎	p.140, 148
	大迎	だいげい	大迎 Dàyíng	ST5・胃	p.26, 36
	大巨	だいこ	大巨 Dàjù	ST27・胃	p.30, 46
	大杼	だいじょ	大杼 Dàzhù	BL11・膀	p.96, 112
	大鍾	だいしょう	大钟 Dàzhōng	KI4・腎	p.138, 145
	大腸俞	だいちょうゆ	大肠俞 Dàchángshū	BL25・膀	p.96, 119
	大椎	だいつい	大椎 Dàzhuī	GV14・督	p.234, 245
	大都	だいと	大都 Dàdū	SP2・脾	p.56, 60
	大敦	だいとん	大敦 Dàdūn	LR1・肝	p.218, 222
	大包	だいほう	大包 Dàbāo	SP21・脾	p.58, 67
	大陵	だいりょう	大陵 Dàlíng	PC7・包	p.156, 162

※「大」の呉音は「だい、だ」、漢音は「たい、た」(大国、大枚)。

	霊台	れいだい	灵台 Língtái	GV10・督	p.232, 242
たく	曲沢	きょくたく	曲泽 Qūzé	PC3・包	p.156, 159
	尺沢	しゃくたく	尺泽 Chǐzé	LU5・肺	p.2, 7
	少沢	しょうたく	少泽 Shàozé	SI1・小	p.80, 84
たん	胆俞	たんゆ	胆俞 Dǎnshū	BL19・膀	p.96, 116
	兌端	だたん	兑端 Duìduān	GV27・督	p.236, 253
だん	膻中	だんちゅう	膻中 Dànzhōng	CV17・任	p.260, 268

※「膻」の呉音は「だん」、漢音は「たん」。

ち	地機	ちき	地机 Dìjī	SP8・脾	p.56, 62
	地五会	ちごえ	地五会 Dìwǔhuì	GB42・胆	p.190, 215
	地倉	ちそう	地仓 Dìcāng	ST4・胃	p.26, 35

※「地」の呉音は「じ(ぢ)」(地面、地場)、漢音は「ち」(土地、地球)。

	曲池	きょくち	曲池 Qūchí	LI11・大	p.10, 19
	天池	てんち	天池 Tiānchí	PC1・包	p.156, 158
	風池	ふうち	风池 Fēngchí	GB20・胆	p.186, 201
	陽池	ようち	阳池 Yángchí	TE4・焦	p.166, 171
ちく	築賓	ちくひん	筑宾 Zhùbīn	KI9・腎	p.138, 147
	攢竹	さんちく	攒竹 Cuánzhú	BL2・膀	p.94, 106
	糸竹空	しちくくう	丝竹空 Sīzhúkōng	TE23・焦	p.168, 181
ちつ	秩辺	ちっぺん	秩边 Zhìbiān	BL54・膀	p.102, 132
ちゅう	中脘	ちゅうかん	中脘 Zhōngwǎn	CV12・任	p.258, 266
	中極	ちゅうきょく	中极 Zhōngjí	CV3・任	p.256, 263
	中渚	ちゅうしょ	中渚 Zhōngzhǔ	TE3・焦	p.166, 171
	中衝	ちゅうしょう	中冲 Zhōngchōng	PC9・包	p.156, 163
	中枢	ちゅうすう	中枢 Zhōngshū	GV7・督	p.232, 241
	中注	ちゅうちゅう	中注 Zhōngzhù	KI15・腎	p.140, 149
	中庭	ちゅうてい	中庭 Zhōngtíng	CV16・任	p.258, 268
	中都	ちゅうと	中都 Zhōngdū	LR6・肝	p.218, 224
	中瀆	ちゅうとく	中渎 Zhōngdú	GB32・胆	p.188, 211

索-6

経穴名に使用されている 漢字リスト　ち～ほ

中府	ちゅうふ	中府 Zhōngfǔ	……	LU1・肺 p.2, 4
中封	ちゅうほう	中封 Zhōngfēng	……	LR4・肝 p.218, 223
中膂兪	ちゅうりょゆ	中膂俞 Zhōnglǚshū	…	BL29・膀 p.98, 121
彧中	いくちゅう	彧中 Yùzhōng	……	KI26・腎 p.142, 153
委中	いちゅう	委中 Wěizhōng	……	BL40・膀 p.100, 125
肩中兪	けんちゅうゆ	肩中俞 Jiānzhōngshū	…	SI15・小 p.82, 89
脊中	せきちゅう	脊中 Jǐzhōng	……	GV6・督 p.232, 240
膻中	だんちゅう	膻中 Dànzhōng	……	CV17・任 p.260, 268
乳中	にゅうちゅう	乳中 Rǔzhōng	……	ST17・胃 p.28, 42
中髎	ちゅうりょう	中髎 Zhōngliáo	……	BL33・膀 p.98, 122
肘髎	ちゅうりょう	肘髎 Zhǒuliáo	……	LI12・大 p.12, 19
身柱	しんちゅう	身柱 Shēnzhù	……	GV12・督 p.234, 244
中注	ちゅうちゅう	中注 Zhōngzhù	……	KI15・腎 p.140, 149

※「注」の呉音は「す」、漢音は「しゅ」、「ちゅう」は慣用読み。

天柱	てんちゅう	天柱 Tiānzhù	……	BL10・膀 p.94, 111
ちょう 聴会	ちょうえ	听会 Tīnghuì	……	GB2・胆 p.184, 192
聴宮	ちょうきゅう	听宮 Tīnggōng	……	SI19・小 p.82, 91

※「聴」の呉音は「ちょう」、漢音は「てい」。

環跳	かんちょう	环跳 Huántiào	……	GB30・胆 p.188, 208
後頂	ごちょう	后頂 Hòudǐng	……	GV19・督 p.234, 248
前頂	ぜんちょう	前頂 Qiándǐng	……	GV21・督 p.236, 250

※「頂」の呉音は「ちょう」、漢音は「てい」。

輒筋	ちょうきん	輒筋 Zhéjīn	……	GB23・胆 p.186, 203
長強	ちょうきょう	长强 Chángqiáng	……	GV1・督 p.232, 238
小腸兪	しょうちょうゆ	小肠俞 Xiǎochángshū	…	BL27・膀 p.98, 120
大腸兪	だいちょうゆ	大肠俞 Dàchángshū	…	BL25・膀 p.96, 119
ちん 玉枕	ぎょくちん	玉枕 Yùzhěn	……	BL9・膀 p.94, 110

※「枕」の呉音は「しん」、漢音も「しん」、「ちん」は慣用読み。

つ 大椎	だいつい	大椎 Dàzhuī	……	GV14・督 p.234, 245
つう 通天	つうてん	通天 Tōngtiān	……	BL7・膀 p.94, 109
通里	つうり	通里 Tōnglǐ	……	HT5・心 p.72, 75
足通谷	あしつうこく	足通谷 Zútōnggǔ	……	BL66・膀 p.104, 135
腹通谷	はらつうこく	腹通谷 Fùtōnggǔ	……	KI20・腎 p.140, 151

※「通」の呉音は「つう」、漢音は「つ、とう」。

て 手五里	てごり	手五里 Shǒuwǔlǐ	……	LI13・大 p.12, 20
手三里	てさんり	手三里 Shǒusānlǐ	……	LI10・大 p.10, 18
てい 神庭	しんてい	神庭 Shéntíng	……	GV24・督 p.236, 251
中庭	ちゅうてい	中庭 Zhōngtíng	……	CV16・任 p.258, 268
内庭	ないてい	内庭 Nèitíng	……	ST44・胃 p.32, 53
天鼎	てんてい	天鼎 Tiāndǐng	……	LI17・大 p.12, 22
肩貞	けんてい	肩貞 Jiānzhēn	……	SI9・小 p.80, 87
てん 天渓	てんけい	天渓 Tiānxī	……	SP18・脾 p.58, 66
天衝	てんしょう	天冲 Tiānchōng	……	GB9・胆 p.184, 195
天枢	てんすう	天枢 Tiānshū	……	ST25・胃 p.28, 40
天井	てんせい	天井 Tiānjǐng	……	TE10・焦 p.166, 174
天泉	てんせん	天泉 Tiānquán	……	PC2・包 p.156, 158
天宗	てんそう	天宗 Tiānzōng	……	SI11・小 p.82, 87
天窓	てんそう	天窗 Tiānchuāng	……	SI16・小 p.82, 90
天池	てんち	天池 Tiānchí	……	PC1・包 p.156, 158
天柱	てんちゅう	天柱 Tiānzhù	……	BL10・膀 p.94, 111
天鼎	てんてい	天鼎 Tiāndǐng	……	LI17・大 p.12, 22
天突	てんとつ	天突 Tiāntū	……	CV22・任 p.260, 270
天府	てんぷ	天府 Tiānfǔ	……	LU3・肺 p.2, 8
天牖	てんゆう	天牖 Tiānyǒu	……	TE16・焦 p.168, 178
天容	てんよう	天容 Tiānróng	……	SI17・小 p.82, 90
天髎	てんりょう	天髎 Tiānliáo	……	TE15・焦 p.168, 177
通天	つうてん	通天 Tōngtiān	……	BL7・膀 p.94, 109
伏兎	ふくと	伏兔 Fútù	……	ST32・胃 p.30, 49
と 陰都	いんと	阴都 Yīndū	……	KI19・腎 p.140, 151
大都	だいと	大都 Dàdū	……	SP2・脾 p.56, 60
中都	ちゅうと	中都 Zhōngdū	……	LR6・肝 p.218, 224
とう 陶道	とうどう	陶道 Táodào	……	GV13・督 p.234, 244
どう 瞳子髎	どうしりょう	瞳子髎 Tóngzǐliáo	……	GB1・胆 p.184, 192

※「瞳」の呉音は「ずう」、漢音は「とう」、「どう」は慣用読み。

玉堂	ぎょくどう	玉堂 Yùtáng	……	CV18・任 p.260, 269
神堂	しんどう	神堂 Shéntáng	……	BL44・膀 p.100, 127
神道	しんどう	神道 Shéndào	……	GV11・督 p.232, 243
維道	いどう	维道 Wéidào	……	GB28・胆 p.188, 206
水道	すいどう	水道 Shuǐdào	……	ST28・胃 p.30, 46
陶道	とうどう	陶道 Táodào	……	GV13・督 p.234, 244
霊道	れいどう	灵道 Língdào	……	HT4・心 p.72, 75

※「道」の呉音は「どう」、漢音は「とう」(神道)。

とく 督兪	とくゆ	督俞 Dūshū	……	BL16・膀 p.96, 114
犢鼻	とくび	犊鼻 Dúbí	……	ST35・胃 p.32, 50
食竇	しょくとく	食窦 Shídòu	……	SP17・脾 p.58, 66

※「竇」の呉音は「ず」、漢音は「とう」、「とく」は慣用読み。

四瀆	しとく	四渎 Sìdú	……	TE9・焦 p.166, 173
中瀆	ちゅうとく	中渎 Zhōngdú	……	GB32・胆 p.188, 211
とつ 水突	すいとつ	水突 Shuǐtū	……	ST10・胃 p.26, 38
天突	てんとつ	天突 Tiāntū	……	CV22・任 p.260, 270
扶突	ふとつ	扶突 Fútū	……	LI18・大 p.12, 22
とん 大敦	だいとん	大敦 Dàdūn	……	LR1・肝 p.218, 222
な 内関	ないかん	内关 Nèiguān	……	PC6・包 p.156, 161
ない 内庭	ないてい	内庭 Nèitíng	……	ST44・胃 p.32, 53

※「内」の呉音は「ない」(内部)、漢音は「だい」(内裏、境内、参内、黄帝内経)。

に 滑肉門	かつにくもん	滑肉门 Huáròumén	……	ST24・胃 p.28, 45

索-7

● 四白（四白）Sìbáiのbáiは、IPAでは[paɪ]。ピンインのbとpは、無気音と有気音（帯気音）の違いを表わしており、日本語の濁音・清音の区別を表わしていないため、カタカナで表記する場合、「パイ」とも「バイ」とも書かれる。

● 人迎（人迎）RényíngのRは、IPAでは、[ʐ]。ピンインのrは「そり舌音」で、「濁ったr」などとも表現される。riはカタカナで「リー、ルイ」、reは「ルオ、ルア」と表現されるが、日本語のrとは異なる。ピンインのrはshの有気音。

※「肉」の呉音は「にく」、漢音は「じく」。

にゅう	乳根	にゅうこん	乳根 Rǔgēn	ST18・胃 p.28, 42
	乳中	にゅうちゅう	乳中 Rǔzhōng	ST17・胃 p.28, 42

※「乳」の呉音は「にゅう」、漢音は「じゅ」。

| ね | 然谷 | ねんこく | 然谷 Rángǔ | KI2・腎 p.138, 145 |

※「然」の呉音は「ねん」（天然）、漢音は「ぜん」（自然、全然、唖然）。

| の | 脳空 | のうくう | 脳空 Nǎokōng | GB19・胆 p.186, 200 |
| | 脳戸 | のうこ | 脳戸 Nǎohù | GV17・督 p.234, 247 |

※「脳」の呉音は「のう」、漢音は「どう」。

は	白環兪	はっかんゆ	白環俞 Báihuánshū	BL30・膀 p.98, 121
はく	隠白	いんぱく	隐白 Yǐnbái	SP1・脾 p.56, 60
	侠白	きょうはく	侠白 Xiábái	LU4・肺 p.2, 5
	四白	しはく	四白 Sìbái	ST2・胃 p.26, 34
	太白	たいはく	太白 Tàibái	SP3・脾 p.56, 61
	浮白	ふはく	浮白 Fúbái	GB10・胆 p.184, 196
	陽白	ようはく	阳白 Yángbái	GB14・胆 p.186, 197

※「白」の呉音は「びゃく」（白夜）、漢音は「はく」（白眉）。

	魄戸	はっこ	魄户 Pòhù	BL42・膀 p.100, 126
	肺兪	はいゆ	肺俞 Fèishū	BL13・膀 p.96, 113
はら	腹通谷	はらつうこく	腹通谷 Fùtōnggǔ	KI20・腎 p.140, 151
ひ	臂臑	ひじゅ	臂臑 Bìnào	LI14・大 p.12, 20
	髀関	ひかん	髀关 Bìguān	ST31・胃 p.30, 48
	脾兪	ひゆ	脾俞 Píshū	BL20・膀 p.96, 117
	飛揚	ひよう	飞扬 Fēiyáng	BL58・膀 p.104, 133
び	犢鼻	とくび	犊鼻 Dúbí	ST35・胃 p.32, 50

※「鼻」の呉音は「び」、漢音は「ひ」。

	眉衝	びしょう	眉冲 Méichōng	BL3・膀 p.94, 107
	鳩尾	きゅうび	鸠尾 Jiūwěi	CV15・任 p.258, 267
ひざ	膝陽関	ひざようかん	膝阳关 Xīyángguān	GB33・胆 p.188, 211
ひゃく	百会	ひゃくえ	百会 Bǎihuì	GV20・督 p.234, 249

※「百」の呉音は「ひゃく」、漢音は「はく」。

| ひん | 築賓 | ちくひん | 筑宾 Zhùbīn | KI9・腎 p.138, 147 |
| びん | 曲鬢 | きょくびん | 曲鬓 Qūbìn | GB7・胆 p.184, 195 |

※「鬢」の呉音は「ひん」、漢音も「ひん」、「びん」は慣用読み。

| ふ | 不容 | ふよう | 不容 Bùróng | ST19・胃 p.28, 43 |

※「不」の呉音は「ほち」、漢音は「ふつ」、「ふ、ぶ」は慣用読み。

	跗陽	ふよう	跗阳 Fūyáng	BL59・膀 p.104, 133
	附分	ふぶん	附分 Fùfēn	BL41・膀 p.100, 126
	府舎	ふしゃ	府舍 Fǔshè	SP13・脾 p.58, 64
	中府	ちゅうふ	中府 Zhōngfǔ	LU1・肺 p.2, 4
	天府	てんぷ	天府 Tiānfǔ	LU3・肺 p.2, 5
	風府	ふうふ	风府 Fēngfǔ	GV16・督 p.234, 246
	兪府	ゆふ	俞府 Shūfǔ	KI27・腎 p.142, 153

	少府	しょうふ	少府 Shàofǔ	HT8・心 p.72, 77
	承扶	しょうふ	承扶 Chéngfú	BL36・膀 p.98, 124
	扶突	ふとつ	扶突 Fútū	LI18・大 p.12, 22
	浮郄	ふげき	浮郄 Fúxì	BL38・膀 p.100, 124
	浮白	ふはく	浮白 Fúbái	GB10・胆 p.184, 196

※「浮」の呉音は「ぶ」、漢音は「ふう」、「ふ」は慣用読み。

ふう	風市	ふうし	风市 Fēngshì	GB31・胆 p.188, 210
	風池	ふうち	风池 Fēngchí	GB20・胆 p.186, 201
	風府	ふうふ	风府 Fēngfǔ	GV16・督 p.234, 246
	風門	ふうもん	风门 Fēngmén	BL12・膀 p.96, 112
	翳風	えいふう	翳风 Yìfēng	TE17・焦 p.168, 178
	秉風	へいふう	秉风 Bǐngfēng	SI12・小 p.82, 88

※「風」の呉音は「ふう、ふ」、漢音は「ほう」。

ふく	伏兎	ふくと	伏兔 Fútù	ST32・胃 p.30, 49
	復溜	ふくりゅう	复溜 Fùliū	KI7・腎 p.138, 146
	腹哀	ふくあい	腹哀 Fùāi	SP16・脾 p.58, 65
	腹結	ふっけつ	腹结 Fùjié	SP14・脾 p.58, 64
ふん	水分	すいぶん	水分 Shuǐfēn	CV9・任 p.258, 265
	附分	ふぶん	附分 Fùfēn	BL41・膀 p.100, 126

※「分」の呉音は「ぶん、ふん」、漢音は「ふん」、「ぶ」（五分五分）は慣用読み。

へ	秉風	へいふう	秉风 Bǐngfēng	SI12・小 p.82, 88
へん	偏歴	へんれき	偏历 Piānlì	LI6・大 p.10, 17
	秩辺	ちっぺん	秩边 Zhìbiān	BL54・膀 p.102, 132
ほ	歩廊	ほろう	步廊 Bùláng	KI22・腎 p.142, 152

※「歩」の呉音は「ぶ」（歩合）、漢音は「ほ」、将棋の駒の「歩（ふ）」は慣用読み。

| | 陽輔 | ようほ | 阳辅 Yángfǔ | GB38・胆 p.190, 213 |

※「輔」の呉音は「ぶ」、漢音は「ふ」、「ほ」は慣用読み。

ほう	胞肓	ほうこう	胞肓 Bāohuāng	BL53・膀 p.102, 132
	陰包	いんぽう	阴包 Yīnbāo	LR9・肝 p.220, 226
	大包	だいほう	大包 Dàbāo	SP21・脾 p.58, 67
	豊隆	ほうりゅう	丰隆 Fēnglóng	ST40・胃 p.32, 52
	中封	ちゅうほう	中封 Zhōngfēng	LR4・肝 p.218, 223
	神封	しんぽう	神封 Shénfēng	KI23・腎 p.142, 152

※「封」の呉音は「ふう」（封印、金一封）、漢音は「ほう」（襲封、素封家）。

| | 膀胱兪 | ぼうこうゆ | 膀胱俞 Pángguāngshū | BL28・膀 p.98, 120 |

※「膀」の呉音は「ぼう」、漢音は「ほう」。

| | 庫房 | こぼう | 库房 Kùfáng | ST14・胃 p.28, 40 |

※「房」の呉音は「ぼう」、漢音は「ほう」。

| ぼく | 僕参 | ぼくしん | 仆参 Pūcān | BL61・膀 p.104, 134 |

※「僕」の呉音は「ぼく」、漢音は「ほく」。

| ほん | 本神 | ほんじん | 本神 Běnshén | GB13・胆 p.186, 197 |
| ぼん | 欠盆 | けつぼん | 缺盆 Quēpén | ST12・胃 p.26, 39 |

※「盆」の呉音は「ぼん」、漢音は「ほん」。

索-8

経穴名に使用されている漢字リスト　ま〜わ

ま
四満	しまん	四満 Sìmǎn	KI14・腎 p.140, 149
まん 承満	しょうまん	承満 Chéngmǎn	ST20・胃 p.28, 43

※「満」の呉音は「まん」、漢音は「ばん」。

み
急脈	きゅうみゃく	急脉 Jímài	LR12・肝 p.220, 227
みゃく 瘈脈	けいみゃく	瘈脉 Chìmài	TE18・焦 p.168, 179
申脈	しんみゃく	申脈 Shēnmài	BL62・膀 p.104, 134
帯脈	たいみゃく	帯脈 Dàimài	GB26・胆 p.188, 205

※「脈」の呉音は「みゃく」、漢音は「ばく」。

め
めい 命門	めいもん	命門 Mìngmén	GV4・督 p.232, 240

※「命」の呉音は「みょう」(寿命、命婦)、漢音は「めい」(生命)。

光明	こうめい	光明 Guāngmíng	GB37・胆 p.190, 213
睛明	せいめい	睛明 Jīngmíng	BL1・膀 p.94, 106

※「明」の呉音は「みょう」(明星、明朝)、漢音は「めい」(明白)、唐音は「みん」。

も
もく 目窓	もくそう	目窗 Mùchuāng	GB16・胆 p.186, 199

※「目」の呉音は「もく」、漢音は「ぼく」。

もん 瘂門	あもん	哑門 Yǎmén	GV15・督 p.234, 246
殷門	いんもん	殷門 Yīnmén	BL37・膀 p.100, 124
雲門	うんもん	云門 Yúnmén	LU2・肺 p.2, 4
液門	えきもん	液門 Yèmén	TE2・焦 p.166, 170
滑肉門	かつにくもん	滑肉門 Huáròumén	ST24・胃 p.28, 45
関門	かんもん	关門 Guānmén	ST22・胃 p.28, 44
箕門	きもん	箕門 Jīmén	SP11・脾 p.56, 63
期門	きもん	期門 Qīmén	LR14・肝 p.220, 228
金門	きんもん	金門 Jīnmén	BL63・膀 p.104, 135
京門	けいもん	京門 Jīngmén	GB25・胆 p.188, 204
郄門	げきもん	郄門 Xìmén	PC4・包 p.156, 159
肓門	こうもん	肓門 Huāngmén	BL51・膀 p.102, 131
魂門	こんもん	魂門 Húnmén	BL47・膀 p.102, 129
耳門	じもん	耳門 Ěrmén	TE21・焦 p.168, 180
衝門	しょうもん	冲門 Chōngmén	SP12・脾 p.58, 63
章門	しょうもん	章門 Zhāngmén	LR13・肝 p.220, 228
神門	しんもん	神門 Shénmén	HT7・心 p.72, 76
石門	せきもん	石門 Shímén	CV5・任 p.256, 263
風門	ふうもん	風門 Fēngmén	BL12・膀 p.96,112
命門	めいもん	命門 Mìngmén	GV4・督 p.232, 240
幽門	ゆうもん	幽門 Yōumén	KI21・腎 p.142, 151
梁門	りょうもん	梁門 Liángmén	ST21・胃 p.28, 44

※「門」の呉音は「もん」、漢音は「ぼん」。

ゆ
ゆ 俞府	ゆふ	俞府 Shūfǔ	KI27・腎 p.142, 153
胃俞	いゆ	胃俞 Wèishū	BL21・膀 p.96, 117
膈俞	かくゆ	膈俞 Géshū	BL17・膀 p.96, 115
肝俞	かんゆ	肝俞 Gānshū	BL18・膀 p.96, 116
関元俞	かんげんゆ	关元俞 Guānyuánshū	BL26・膀 p.96, 119
気海俞	きかいゆ	气海俞 Qìhǎishū	BL24・膀 p.96, 118
厥陰俞	けついんゆ	厥阴俞 Juéyīnshū	BL14・膀 p.96, 113
肩外俞	けんがいゆ	肩外俞 Jiānwàishū	SI14・小 p.82, 85
肩中俞	けんちゅうゆ	肩中俞 Jiānzhōngshū	SI15・小 p.82, 85
肓俞	こうゆ	肓俞 Huāngshū	KI16・腎 p.140, 149
三焦俞	さんしょうゆ	三焦俞 Sānjiāoshū	BL22・膀 p.96, 118
臑俞	じゅゆ	臑俞 Nàoshū	SI10・小 p.80, 84
小腸俞	しょうちょうゆ	小肠俞 Xiǎochángshū	BL27・膀 p.98, 120
心俞	しんゆ	心俞 Xīnshū	BL15・膀 p.96, 114
腎俞	じんゆ	肾俞 Shènshū	BL23・膀 p.96, 118
大腸俞	だいちょうゆ	大肠俞 Dàchángshū	BL25・膀 p.96, 119
胆俞	たんゆ	胆俞 Dǎnshū	BL19・膀 p.96, 116
中膂俞	ちゅうりょゆ	中膂俞 Zhōnglǚshū	BL29・膀 p.98, 121
督俞	とくゆ	督俞 Dūshū	BL16・膀 p.96, 114
肺俞	はいゆ	肺俞 Fèishū	BL13・膀 p.96, 113
白環俞	はっかんゆ	白环俞 Báihuánshū	BL30・膀 p.98, 121
脾俞	ひゆ	脾俞 Píshū	BL20・膀 p.96, 117
膀胱俞	ぼうこうゆ	膀胱俞 Pángguāngshū	BL28・膀 p.98, 120
腰俞	ようゆ	腰俞 Yāoshū	GV2・督 p.232, 238

※「俞」の呉音は「す」、漢音は「しゅ」、「ゆ」は慣用読み。

ゆう 幽門	ゆうもん	幽門 Yōumén	KI21・腎 p.142, 151
天牖	てんゆう	天牖 Tiānyǒu	TE16・焦 p.168, 178

※「牖」の呉音は「ゆ」、漢音は「ゆう」。

湧泉	ゆうせん	涌泉 Yǒngquán	KI1・腎 p.138, 144

※「湧」の呉音は「ゆう」、漢音は「よう」。

よ
よ 腰俞	ようゆ	腰俞 Yāoshū	GV2・督 p.232, 238
よう 養老	ようろう	养老 Yǎnglǎo	SI6・小 p.80, 86
飛揚	ひよう	飞扬 Fēiyáng	BL58・膀 p.104, 133
陽渓	ようけい	阳溪 Yángxī	LI5・大 p.10, 16
陽綱	ようこう	阳纲 Yánggāng	BL48・膀 p.102, 129
陽交	ようこう	阳交 Yángjiāo	GB35・胆 p.190, 212
陽谷	ようこく	阳谷 Yánggǔ	SI5・小 p.80, 85
陽池	ようち	阳池 Yángchí	TE4・焦 p.166, 171
陽白	ようはく	阳白 Yángbái	GB14・胆 p.186, 197
陽輔	ようほ	阳辅 Yángfǔ	GB38・胆 p.190, 213
陽陵泉	ようりょうせん	阳陵泉 Yánglíngquán	GB34・胆 p.190, 211
委陽	いよう	委阳 Wěiyáng	BL39・膀 p.100, 125
会陽	えよう	会阳 Huìyáng	BL35・膀 p.98, 123
合陽	ごうよう	合阳 Héyáng	BL55・膀 p.104, 133
腰陽関	こしようかん	腰阳关 Yāoyángguān	GV3・督 p.232, 239
三陽絡	さんようらく	三阳络 Sānyángluò	TE8・焦 p.166, 173
至陽	しよう	至阳 Zhìyáng	GV9・督 p.232, 242
商陽	しょうよう	商阳 Shāngyáng	LI1・大 p.10, 14

● 胃兪（胃俞）Wèishū の shū は、IPAでは [ʂu]。「シュー」や、「シウ」のように表現される。

● 中膂兪（中膂俞）Zhōnglǚshū の lǚ は、IPAでは [ly]（リュイ）。uとiの中間のような音を指す。

衝陽	しょうよう	冲阳 Chōngyáng	……	ST42・胃 p.32, 53
膝陽関	ひざようかん	膝阳关 Xīyángguān	…	GB33・胆 p.188, 211
跗陽	ふよう	跗阳 Fūyáng	……	BL59・膀 p.104, 133
不容	ふよう	不容 Bùróng	……	ST19・胃 p.28, 43
天容	てんよう	天容 Tiānróng	……	SI17・小 p.82, 90
膺窗	ようそう	膺窗 Yīngchuāng	…	ST16・胃 p.28, 41
らい 帰来	きらい	归来 Guīlái	……	ST29・胃 p.30, 47
らく 絡却	らっきゃく	络却 Luòquè	……	BL8・膀 p.94, 109
三陽絡	さんようらく	三阳络 Sānyángluò	…	TE8・焦 p.166, 173
り 足五里	あしごり	足五里 Zúwǔlǐ	……	LR10・肝 p.220, 227
足三里	あしさんり	足三里 Zúsānlǐ	……	ST36・胃 p.32, 51
通里	つうり	通里 Tōnglǐ	……	HT5・心 p.72, 75
手五里	てごり	手五里 Shǒuwǔlǐ	……	LI13・大 p.12, 20
手三里	てさんり	手三里 Shǒusānlǐ	……	LI10・大 p.10, 18
建里	けんり	建里 Jiànlǐ	……	CV11・任 p.258, 265
懸釐	けんり	悬厘 Xuánlí	……	GB6・胆 p.184, 194
りゅう 復溜	ふくりゅう	复溜 Fùliū	……	KI7・腎 p.138, 146
※「溜」の呉音は「る」、漢音は「りゅう」（貯溜）⇔『温溜』				
豊隆	ほうりゅう	丰隆 Fēnglóng	……	ST40・胃 p.32, 52
りょ 中膂兪	ちゅうりょゆ	中膂俞 Zhōnglǚshū	…	BL29・膀 p.98, 121
りょう 禾髎	かりょう	禾髎 Héliáo (Kǒuhéliáo)	…	LI19・大 p.12, 23
居髎	きょりょう	居髎 Jūliáo	……	GB29・胆 p.188, 207
下髎	げりょう	下髎 Xiàliáo	……	BL34・膀 p.98, 123
顴髎	けんりょう	颧髎 Quánliáo	……	SI18・小 p.82, 91
肩髎	けんりょう	肩髎 Jiānliáo	……	TE14・焦 p.168, 176
巨髎	こりょう	巨髎 Jùliáo	……	ST3・胃 p.26, 35
上髎	じょうりょう	上髎 Shàngliáo	……	BL31・膀 p.98, 122
次髎	じりょう	次髎 Cìliáo	……	BL32・膀 p.98, 122
素髎	そりょう	素髎 Sùliáo	……	GV25・督 p.236, 252
中髎	ちゅうりょう	中髎 Zhōngliáo	……	BL33・膀 p.98, 122
肘髎	ちゅうりょう	肘髎 Zhǒuliáo	……	LI12・大 p.12, 19
天髎	てんりょう	天髎 Tiānliáo	……	TE15・焦 p.168, 177
瞳子髎	どうしりょう	瞳子髎 Tóngzǐliáo	…	GB1・胆 p.184, 192
和髎	わりょう	耳和髎 Ěrhéliáo	……	TE22・焦 p.168, 181
梁丘	りょうきゅう	梁丘 Liángqiū	……	ST34・胃 p.30, 49
梁門	りょうもん	梁门 Liángmén	……	ST21・胃 p.28, 44
外陵	がいりょう	外陵 Wàilíng	……	ST26・胃 p.30, 46
大陵	だいりょう	大陵 Dàlíng	……	PC7・包 p.156, 162
陰陵泉	いんりょうせん	阴陵泉 Yīnlíngquán	……	SP9・脾 p.56, 62
陽陵泉	ようりょうせん	阳陵泉 Yánglíngquán	…	GB34・胆 p.190, 211
りん 足臨泣	あしりんきゅう	足临泣 Zúlínqì	……	GB41・胆 p.190, 214
頭臨泣	あたまりんきゅう	头临泣 Tóulínqì	……	GB15・胆 p.186, 198

る 温溜	おんる	温溜 Wēnliū	……	LI7・大 p.10, 17
※「溜」の呉音は「る」、漢音は「りゅう」⇔『復溜』				
れ 清冷淵	せいれいえん	清冷渊 Qīnglěngyuān	…	TE11・焦 p.166, 174
れい 蠡溝	れいこう	蠡沟 Lígōu	……	LR5・肝 p.218, 224
厲兌	れいだ	厉兑 Lìduì	……	ST45・胃 p.32, 53
霊墟	れいきょ	灵墟 Língxū	……	KI24・腎 p.142, 153
霊台	れいだい	灵台 Língtái	……	GV10・督 p.232, 242
霊道	れいどう	灵道 Língdào	……	HT4・心 p.72, 75
承霊	しょうれい	承灵 Chénglíng	……	GB18・胆 p.186, 200
青霊	せいれい	青灵 Qīnglíng	……	HT2・心 p.72, 74
れき 消濼	しょうれき	消泺 Xiāoluò	……	TE12・焦 p.166, 175
※「濼」の呉音は「りゃく、らく」、漢音は「れき、らく」				
偏歴	へんれき	偏历 Piānlì	……	LI6・大 p.10, 17
れつ 列欠	れっけつ	列缺 Lièquē	……	LU7・肺 p.2, 6
れん 廉泉	れんせん	廉泉 Liánquán	……	CV23・任 p.260, 272
陰廉	いんれん	阴廉 Yīnlián	……	LR11・肝 p.220, 227
下廉	げれん	下廉 Xiàlián	……	LI8・大 p.10, 17
上廉	じょうれん	上廉 Shànglián	……	LI9・大 p.10, 18
ろ 顱息	ろそく	颅息 Lúxī	……	TE19・焦 p.168, 179
懸顱	けんろ	悬颅 Xuánlú	……	GB5・胆 p.184, 194
ろう 労宮	ろうきゅう	劳宫 Láogōng	……	PC8・包 p.156, 163
養老	ようろう	养老 Yǎnglǎo	……	SI6・小 p.80, 86
歩廊	ほろう	步廊 Bùláng	……	KI22・腎 p.142, 152
漏谷	ろうこく	漏谷 Lòugǔ	……	SP7・脾 p.56, 62
ろん 崑崙	こんろん	昆仑 Kūnlún	……	BL60・膀 p.104, 134
わ 和髎	わりょう	耳和髎 Ěrhéliáo	……	TE22・焦 p.168, 181
※「和」の呉音は「わ」、漢音は「か」。				
わん 腕骨	わんこつ	腕骨 Wàngǔ	……	SI4・小 p.80, 85

索-10

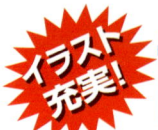

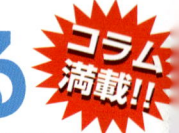

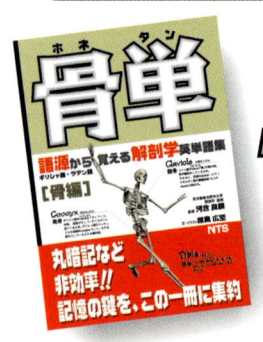

語源（ギリシャ語・ラテン語）から覚える解剖学英単語集シリーズ

イラスト充実！ コラム満載！！

第1弾!! 骨単（ホネタン）

定価 2,860円（本体2,600円+税10%）

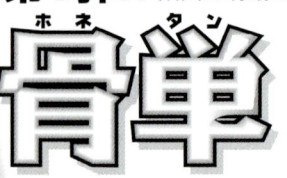

「骨」は医学生が最初に覚える分野!!
最初から挫折しないために、この一冊!!
英単語の読みのカタカナ表記!!
日本語名には全単語ふりがな付き!!

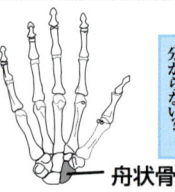

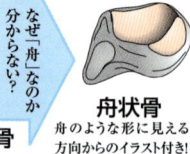

丸暗記など非効率!!記憶の鍵を、この一冊に集約

なぜ「舟」なのか分からない？

舟状骨
舟のような形に見える方向からのイラスト付き

普通の解剖図では、正面から見た図や、真横から見た図がほとんどである。

第2弾!! 肉単（ニクタン）

血湧き、肉踊る
定価 2,860円（本体2,600円+税10%）

血湧き、肉踊る!!
シリーズ第2弾!!
筋の名称をマスターするなら、この一冊!!

個々の筋ごとのイラスト付き。
コンパクトで軽い！おしゃれな筋辞典。

上腕筋
上腕骨
外側上顆
腕橈骨筋

付録B 手と足の筋の比較表

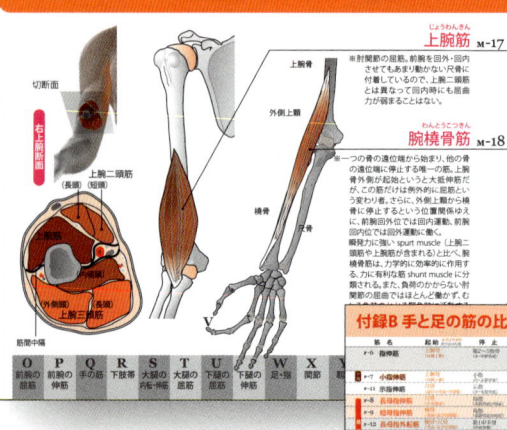

起始・停止・支配神経表、
手と足の筋の比較表、
鰓弓由来の筋の解説等
付録も便利!!

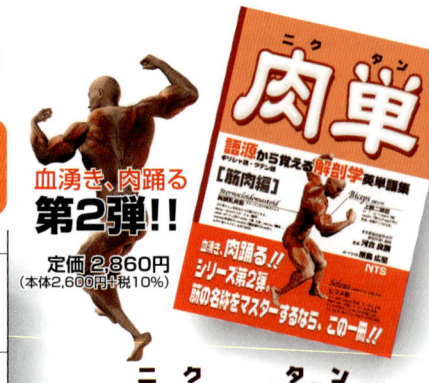

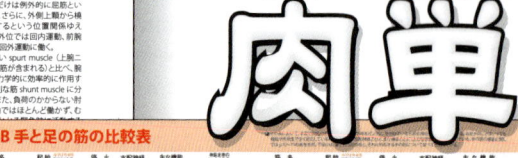

付録も役立つ！

第3弾!! 脳単（ノウタン）

定価 2,860円（本体2,600円＋税10%）

シリーズ第3弾!!
これを記憶の神髄、
難解な脳神経用語をズバッと解説!!

後半には
末梢神経を
簡潔に図説

脳・神経用語に関する
興味深い語源や、
命名者に関する
エピソードも満載！

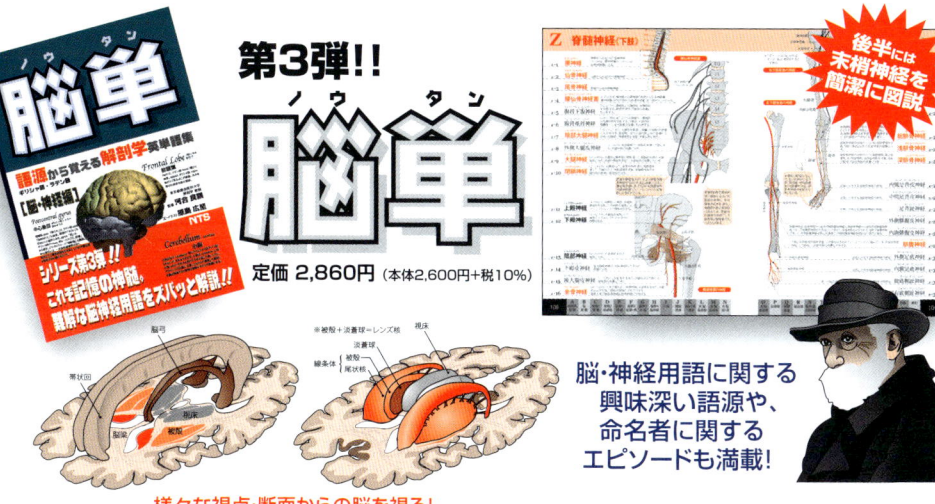

様々な視点・断面からの脳を視る！

第4弾!! 臓単（ゾウタン）

ますます快腸、この一冊!!

付録　A. 脈管アトラス／B. 胎児の血液循環
C. 内臓の位置と関連痛／D. 消化腺と消化液
E. 医学用語の造語法／F. ラテン語名詞の曲用序論
G. 難読用語集／H. 畜産副生物の名称と由来

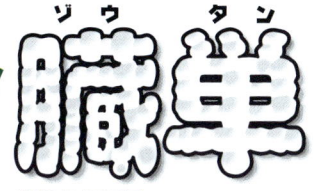

定価 2,860円（本体2,600円＋税10%）

付録にはホルモン焼の名称解説付き。焼肉の席でも解剖学が学べる！

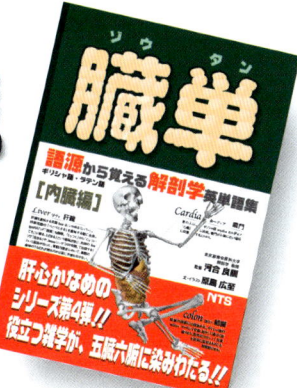

肝心かなめの
シリーズ第4弾!!
役立つ雑学が、五臓六腑に染みわたる!!

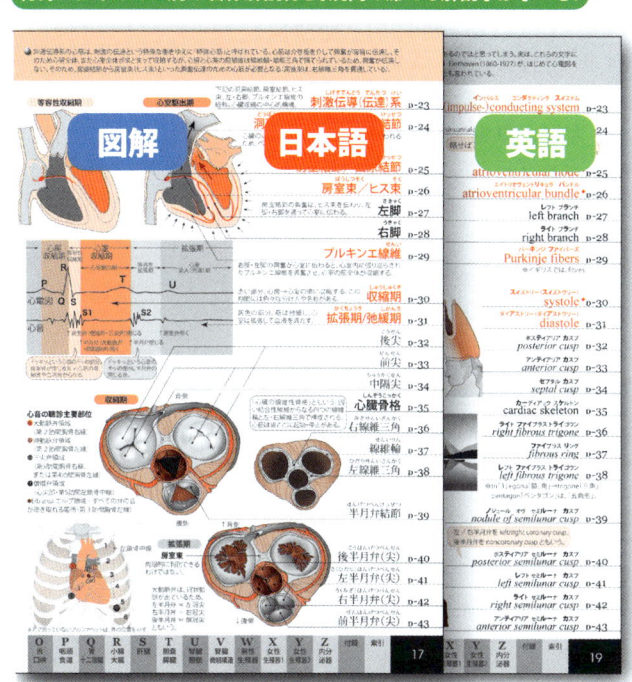

臓コラム例:
靱帯とヒダ、間膜と索 LIGAMENT／なぜ腕に「頭静脈」？ CEPHALE「頭」／静脈が動脈に伴行するのはなぜ？／胸腺とタイム（立麝香草）との関係は？／ゾウの鼻は上唇？／スリル、ドリル、ノストリル THYREL「穴」／幽門とピロリ菌、パイロンとテルモピレー PYLO-「門」／十二指腸は本当に指12本分？／コロン（結腸）、コロン（:）、コロン（香水）／肛門と深鼡径輪、薬指と金環食 ANO-「輪」／膀胱とラグビーボール、フルートと爆発 BHLE-「吹く」／精巣上体の英語のスペル、正しく書けますか？ Deferens と Difference／ワギナとバニラと腱鞘炎 VAGINA「鞘（さや）」／睾丸と証人と第三の男 TESTIS「証人」／五臓六腑あれこれ／帝王切開 Cesarean Section の由来は？

図解　日本語　英語

ツボ単（ツボタン）　～経穴取穴法・経穴名由来解説・腧穴単語集～	

発 行 日	2011 年 3 月 11 日　初版第 1 刷発行
	2024 年 12 月 25 日　　　第 16 刷発行
監　　修	形井　秀一、髙橋　研一
著　　者	坂元　大海、原島　広至
写　　真	タカザワカズヒト
発 行 元	株式会社エヌ・ティー・エス
発 売 者	矢野　正也
発 売 元	丸善雄松堂株式会社
	東京都中央区新川 1 丁目 28 番 23 号
	TEL 03（6367）6131
	https://yushodo.maruzen.co.jp/
印　　刷	株式会社双文社印刷

©2011　形井　秀一、髙橋　研一、坂元　大海、原島　広至
　　　　日本経絡経穴研究会
ISBN978-4-86043-341-3 C3547
乱丁・落丁本はお取り替えいたします。無断複写・転載を禁じます。
定価はカバーに表示してあります。